图解手术配合丛书

总主编　龚仁蓉　李继平　李　卡

图解心血管外科手术配合

主　编　龚仁蓉　黄智慧　陈　芳

科学出版社
北京

内 容 简 介

本书系《图解手术配合丛书》之一，全书共6章。主要包括心血管外科常见手术与手术配合，基本按照手术用物准备、手术体位、消毒铺巾、手术配合及特殊关注点的顺序予以介绍。重点突出手术配合部分，对手术步骤配以解剖、器械及具体操作的图解，循序渐进，图文并茂。本书作者均来自于临床一线，所介绍的手术方式及术中配合技巧也来源于临床经验的总结，并得到了临床医师的指导。全书强调整体护理观念，关注手术配合技能，为高质量的手术配合提供全面的解决方案。

本书既适合于初入手术室工作的人员，也可供有一定手术室工作经验的人员阅读。既可用于手术室护士的三基三严培训，也可作为手术室教学教师备课的参考书。

图书在版编目（CIP）数据

图解心血管外科手术配合 / 龚仁蓉，黄智慧，陈芳主编. —北京：科学出版社，2015.3

（图解手术配合丛书 / 龚仁蓉，李继平，李卡总主编）

ISBN 978-7-03-043859-1

Ⅰ. 图… Ⅱ. ①龚… ②黄… ③陈… Ⅲ. 心脏血管疾病-外科手术-图解 Ⅳ. R654-64

中国版本图书馆CIP数据核字（2015）第055132号

责任编辑：康丽涛 戚东桂 国晶晶 / 责任校对：钟 洋

责任印制：赵 博 / 封面设计：范璧合

科学出版社出版

北京东黄城根北街16号

邮政编码：100717

http://www.sciencep.com

中煤（北京）印务有限公司印刷

科学出版社发行 各地新华书店经销

*

2015年3月第 一 版 开本：787×1092 1/16

2025年9月第八次印刷 印张：26 1/4

字数：601 000

定价：85.00元

（如有印装质量问题，我社负责调换）

《图解手术配合丛书》编委会

罗　媛	罗春蓉	罗红英	马　慧
马　利	马　悦	莫　宏	倪禾丰
宁　芳	牛　玲	潘昕茹	彭　巧
彭　铄	蒲　岚	戚　齐	邱姝婷
石伊潇	帅文彬	宋　敏	宋　珍
覃　燕	谭　辉	谭永琼	汤红梅
汤宁宁	唐　玲	唐　庆	唐　英
田　清	田蕾蕾	田延利	涂雪花
万　莉	汪丽英	王　慧	王　静
王　敏	王仁秋	魏美辰	温　娜
文　波	文艳琼	吴　飞	吴若梅
吴雪霖	夏青红	祥　蓉	向　瑜
向琦雯	肖小潇	谢　静	谢　利
谢　敏	谢江英	徐　静	徐　莉
徐淑芳	徐小凤	许宁惠	鄢　伟
阳　光	杨　茜	杨　婷	杨　霄
杨立惠	杨思悦	杨小蓉	叶　红
余小兰	袁　凤	袁　琦	曾昌群
曾维渝	张　燕	张　译	张妮娅
张天笑	赵迪芳	赵秀梅	郑　丹
郑　静	郑　艳	植路君	钟　玲
周俊英	朱　炜	朱　燕	朱道珺
朱晓燕	邹世蓉		

《图解心血管外科手术配合》编写人员

主　编　龚仁蓉　　黄智慧　　陈　芳

副主编　徐　莉　　罗红英

编　者　（按姓氏汉语拼音排序）

陈　芳　　高秀云　　龚仁蓉　　黄　焜
黄智慧　　蓝修琳　　兰　燕　　罗红英
吕　璟　　倪禾丰　　邱姝婷　　吴雪霖
徐　莉　　杨　茜　　张祥蓉　　郑　静
周荣华

绘　图　黄智慧　　金　晶　　兰　燕　　高　炜

《图解手术配合丛书》序

护理成为一级学科以后对临床护理专业化发展提出了更高的要求。作为涉及范围广、专科特点强、技术含量高的手术护理成为国家卫生和计划生育委员会提出的首批专科护理建设的专业护理领域。随着医疗亚专业的细化和发展，医疗器材、微创技术在外科得以迅速发展，使疾病治疗能在创伤最小、住院时间最短、术后生命质量最佳的状态下完成，与此同时，围手术期的护理也面临专业护理技术精细化的更大挑战。

如何在短期内有效提升各级医院手术室护理人员的专业服务能力，成为我国各级医院护理管理需要解决的重要任务。《图解手术配合丛书》是以国家卫生方针政策为依据，以满足社会患者手术需求为立足点，以提升我国各级医院手术护理专业人才专科服务能力、促进外科手术护理学科人才专业化发展需求为切入点而进行组织编写的实用性与学术性并重的医院手术护理指南。

近年来，手术技术发展日新月异，技术的进步对手术室护士的专业技能与手术配合也提出了更高的要求。为了帮助各级手术护理人员适应现有手术技术的发展，提升护士手术配合质量，保证患者安全，由四川大学华西医院牵头组织编写了本套丛书。丛书有如下特点：①图文并茂，易于理解，适用于各级医院手术护理人员。②深入浅出，既有操作层面的手术操作步骤与程序，又有手术护理发展的理论基础，对各级手术护理人员均有较强的指导作用。③内容覆盖面广。根据不同医院手术范围和特点，丛书涉及全国医院手术室开展的绝大多数手术类型，包括普外科、骨科、神经外科、泌尿外科、心血管外科、胸外科、耳鼻咽喉-头颈外科、眼科和妇科。④编写队伍实力雄厚，编委均是来自全国各大医院的手术室护理专家和教育专家，具有丰富的临床手术配合技能及专科护理理论知识。⑤编写立足手术护理实践，注重手术护理新业务、新技术发展前沿，为广大手术护理人员提供了可持续发展的实践指导。⑥强调医护配合，在手术配合理念、步骤等内容编写过程中，得到外科各专业医疗专家亲自指导、修改和完善，使丛书更具学科建设价值和手术护理实践操作价值。

本套丛书具有很强的指导性、实用性和便捷性，对手术室护理同仁，特别是各专科的护理配合工作有重要的参考价值。希望《图解手术配合丛书》能成为各级医院手术室护理人员全面、系统的工具书，在持续提升全国手术专科护理人员专业能力方面做出积极贡献。

中华护理学会副理事长
四川大学华西医院护理学科主任
四川大学华西医院博士生导师
李继平教授
2014 年 12 月

前　言

随着现代心脏外科学科技术的发展，手术朝着精细化、微创化发展，对医护人员要求越来越高。过去常见的房间隔缺损、室间隔缺损等疾病的治疗手段逐渐被介入、微创等对患者最小损伤的术式和相应的治疗手段所替代。这也是医学发展的必然。因此，留给外科手术的病例越来越复杂，对外科医师及手术室护士、麻醉医师、循环医师的技术和知识要求越来越高。术前医师通过影像学来预估手术的基本步骤和难易程度，但在术中也会遇到无法预判的情况，特别是心脏外科的手术。对护士的要求也同样如此，因此除了对手术的预判、术中护理给予高度重视外，护士还应该有极强的应变能力，保证手术顺利进行，以确保手术安全。医师对手术操作的熟练程度决定着手术时间的长短，决定着术后患者并发症发生率的高低及其经济负担的轻重，甚至关系患者生命的安危。护士在配合手术时应重视对医师手术习惯和手术步骤的熟悉，做到精准配合，此为手术成功的因素之一。

本书重点阐述心脏外科手术常见的术式，关键步骤通过图解的方式给予手术室护士同仁们提醒和帮助，用以培训护士更加熟知体外循环下心脏手术的流程、器械，以及加强其对患者的管理，使患者更加受益，提高手术的成功率，减少院内感染，减少并发症。本书的读者对象主要是心脏外科的护士、手术室护士，用以提升其专业水平；还包括部分需要做心脏手术的患者、家属，使其对心脏外科手术有一定的了解，减少恐惧。本书基于华西医院手术室的条件、环境及手术流程以总结不同类型心脏外科手术的医护配合经验。由于编者水平有限，难免有以偏概全之嫌、不足与疏漏之处，尚祈读者不吝指正。

特借此机会，感谢四川大学华西医院心脏外科专业的安琪、董力、郭应强、赁可等教授，感谢你们在本书撰稿中给予的指导与支持。在日常工作中，通过与你们的配合与交流，使我们明晰了心脏外科各种手术的相关知识和护理要点，同时，在收集手术及影像资料方面亦给予我们很大的帮助。感谢罗书画、干昌平、方智、凌云飞、赵俊飞等医师在本次撰文过程中给予的帮助。感谢负责此次绘图的黄智慧、金晶、兰燕、高炜老师，正是由于你们的辛苦付出，我们才得以欣赏到书中清晰、明朗的手术解剖及器械的配图，让读者能更加容易地理解文字内容。完成此书的编写与你们的支持和帮助密不可分，在此衷心地表示感谢！

编　者

2014 年 12 月

目　　录

上篇　总　　论

下篇　各　　论

上篇　总　论

第一章　正常心脏解剖及血液循环

（一）心脏外部结构

一般情况下，心脏位于下纵隔内，横径的1/3位于中线右侧，2/3位于中线左侧。心底平面由左上斜向右下，心尖位于左季肋部后。从心尖沿心脏长轴观察，心脏近三棱锥形，有三个面、两个缘。其前面紧贴胸壁为胸壁面，其前面的坚固胸骨，在钝性损伤时对心脏起保护作用。其下面紧贴膈肌为膈面，范围较大。心脏后面主要由左心房后壁组成，其后为食管、支气管分叉和进入两肺的左右支气管。胸壁面和膈面以锐角相连形成右侧的锐缘为右心室，左下方胸壁面和膈面以弧形相连形成的钝缘为左心室。心脏左右两侧均由胸膜覆盖。右侧胸膜覆盖心脏右侧，接近正中线，而左侧胸膜折返远离正中线。左胸前到中线5cm范围内无肺组织覆盖，称为心脏裸区，也称为心前切迹。

心脏形如前后略扁的圆锥体，左右径略宽而前后径稍扁，位于胸骨后方和胸椎前方的纵隔之中，其位居正中偏左，大小犹如本人拳头，主要为心肌构成的中空器官，腔内充满血液（图1-1-1）。

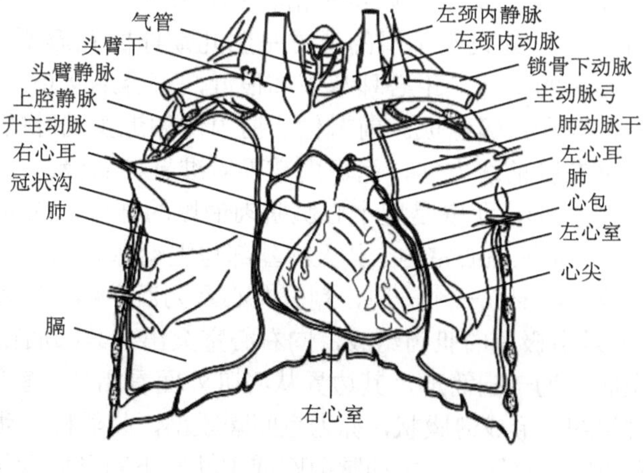

图1-1-1　心脏前面观

（二）心脏与大血管之间的应用解剖

1. 右心房 右心房壁薄，表面光滑。右心耳短小，呈三角形，基底部宽大，其上缘与上腔静脉交界处有窦房结，为心脏起搏点所在处。近房间隔的中部有一卵圆形的浅凹陷，除下缘外，周围有增厚的嵴缘，称为卵圆窝。卵圆窝前上缘可能有未闭的小裂口与左心房相通，称为卵圆孔未闭。

三尖瓣孔与右心房室孔位于右心房内面的前下部，正常瓣孔可容纳三指尖。上腔静脉开口处无瓣膜。下腔静脉与上腔静脉不位于同一直线上，下腔静脉入口指向卵圆窝。在胚胎时期，下腔静脉入口的前面有极大的右静脉窦，其基底部大部分沿界嵴附着，有引导胎儿血液由下腔静脉流向卵圆孔的功能。胎儿出生后，瓣膜退化，遗留在下腔静脉入口前面，称为下腔静脉瓣（enstachian valve）。有些人此瓣仍然存留。在下腔静脉入口的内上方，与三尖瓣孔之间，有冠状窦口，可容纳一指尖。其边缘往往有一薄膜，来自胚胎时期的右静脉瓣，称为冠状窦瓣（thebeian valve），其距离房室结的后方约 0.5cm，故其是房间隔上的重要解剖标示。自房室结起，有房室传导束或房室束（atrio ventricular bundle，HIS 束）沿房室纤维环上方横行于房间隔右面。如房间隔缺损是原发孔型，其下界为房室环平面。在二尖瓣与三尖瓣环之上极易损伤房室束。冠状窦是确认房间隔缺损类型最明显的标志，当房间隔缺损位于冠状窦后可确认为继发孔缺损，反之缺损位于冠状窦前则可确认为原发孔缺损。

2. 右心室 主要由两部分组成。一部分是流入道，为右心室的体或窦部；另一部分是流出道，为右心室的漏斗部。右心室漏斗部的上界是肺动脉瓣；漏斗部的下界为室上嵴，其内壁光滑；漏斗部的后壁较薄，紧贴于主动脉根部的前壁。

肺动脉瓣由三个半月瓣组成。前瓣略偏左侧，肺动脉瓣环是处于肺动脉主干和右心室流出道肌壁之间的一个界限不清楚的构造，主要由肺动脉根部、肺动脉瓣附着的纤维组织和右心室的肌肉组织构成。

3. 左心房 左心房的前面有左心耳，较突出。左心耳的形态变异较多，一般可分为 4 种类型：①三角形；②菱形；③虫样形；④S形。左心耳一般较右心耳狭长，基底部较窄。左心房壁较右心房壁厚很多，内壁平滑，其后壁有四个孔，左右各二，为肺静脉的入口。房间隔面上有一处较不平滑的地方是胎儿期卵圆孔瓣所在处。

二尖瓣孔位于左心房的下部，距心耳基底部很近，可容纳两指通过。二尖瓣由大瓣和小瓣组成，亦是由前瓣和后瓣组成。前瓣位于前内侧靠近主动脉的一边，而后瓣位于后外侧。前外交界对准左腋前线方向，而后内交界对准脊柱右缘。

4. 左心室 略呈狭长形，肌壁是整个心脏肌肉最厚的部分，约为右心室肌壁厚度的三倍，二尖瓣在开放时下垂入左心室内，其大瓣基部与主动脉无冠状动脉瓣和左冠状动脉瓣之间的垂幕状组织连接，形成一个分隔，划分左心室为后半部（流入道）和前半部（流出道）。室间隔大部分是由极厚的肌肉组成，向右心室突出，其凹面在左心室。从心室的横剖面可看到左心室肌壁为一圆筒形，其边界从心脏外面看相当于室间隔沟和后室间沟。室间隔的上部是纤维组织，形成薄膜状，称为室间隔膜部，此隔将主动脉前庭或主动脉下窦与右心房下部、右心室上部隔开。主动脉前庭或主动脉下窦形似管状，壁极光滑，为左心室流出道的主要部分。其前壁为肌肉组织，由邻近的室间隔和心室壁组成，后内侧壁为纤维组织，由二尖瓣大瓣附着部分和有关的室间隔膜部组成。

5. 主动脉 起自左心室主动脉的前庭部，有纤维组织散发成环状嵌入周围组织。主动脉根部有三个膨出处，相当于三个主动脉瓣的部位，称为主动脉窦。主动脉瓣呈半月形，故称半月瓣。当左心室处于舒张期的时候，三个瓣膜关闭紧密；处于收缩期时，三个瓣膜完全开放，瓣孔呈三角形。在胚胎发育时，主动脉和肺动脉分隔后，主动脉前面的两个瓣正对肺动脉后面的两个瓣，由于动脉干的旋转，主动脉右前瓣几乎转至正前方。为了避免混淆，根据有无冠瓣动脉开口，统一命名称为左冠状动脉瓣、右冠状动脉瓣和无冠状动脉瓣。

冠状动脉开口略低于主动脉瓣的游离缘，且瓣孔开放时呈三角形，瓣膜并不紧贴于主动脉壁上。经主动脉切口施行主动脉瓣手术时，为避免撕裂右冠状动脉开口，切口下端需弯向右侧，正对无冠状动脉瓣。

（三）心脏瓣膜

心脏共有四个瓣膜，分为房室瓣和半月瓣两类。瓣膜损伤时可能形成狭窄或关闭不全。房室瓣分隔心房和心室，右心房和右心室之间是三尖瓣，左心房和左心室之间是二尖瓣。两个半月瓣分别位于和隔离与肺动脉、主动脉相连的右心室和左心室。

1. 二尖瓣 是由二尖瓣环、瓣叶、腱索、乳头肌和左心室壁组成的复合体。二尖瓣环主要由心脏内左右纤维三角及其沿房室口延伸的纤维构成。后瓣叶附着于左心室后壁上，前瓣叶附于将二尖瓣和主动脉瓣分隔开的瓣膜间纤维体上。因为后瓣叶附着于球形螺旋形肌束上，故瓣环有类似括约肌的功能。心脏收缩期二尖瓣面积缩减约 25%。瓣环在舒张期呈圆形，在收缩期呈扁平形。

二尖瓣叶是一个整体结构，但前后瓣叶也各有功能。前瓣叶基底大约占瓣环周长的 1/3，而后瓣叶大约为基底周长的 2/3，前瓣叶比后瓣叶狭长，但两瓣叶面积大小近似。两瓣叶相互连接处称为交界，有前、后两个交界。后叶有两个假的联合将其分为三个阶段：侧叶、中央叶和间叶。正常成人二尖瓣的开口面积是 4～5cm^2，是风湿性心脏病容易受累的瓣膜。

2. 三尖瓣 三尖瓣的功能性解剖比较复杂。该房室瓣有三个瓣叶：隔瓣、前瓣和后瓣。隔瓣的基底部通过纤维环连接在室间隔上，游离缘通过腱索直接与室间隔相连。前瓣的基底部通过纤维环连接在右心室前壁上，其游离边缘通过腱索固定，大部分腱索与前乳头肌相连，其余的分布在邻近的隔叶和室间隔隔束的区域。后瓣的基底部通过纤维环连接到右心室的后壁（膈面），游离缘通过腱索连接到前乳头肌上。三个瓣叶的解剖结构使得三尖瓣的功能较二尖瓣更加复杂。成人三尖瓣口的面积大约是 8cm^2，瓣环的周长是 11～14cm。

3. 主动脉瓣 主动脉瓣的功能不仅仅依赖于主动脉瓣叶，因此最好把主动脉根部结构视为一个整体。主动脉根部有 4 个解剖结构：主动脉环、主动脉瓣叶、主动脉窦（valsalva 窦）和窦管交界。主动脉环连接主动脉根部与左心室，呈扇形嵌入主动脉瓣叶，瓣叶形状类似半月形。主动脉环大约 45%附着于室间隔，55%附着于纤维组织，近侧由瓣环、远侧由管交界包围着的主动脉壁部分是主动脉窦。机体共有三个主动脉窦和三个瓣叶，分别为：右主动脉窦（瓣）、左主动脉窦（瓣）和无冠状动脉窦（瓣）。左冠状动脉起自左主动脉窦，右冠状动脉起自右主动脉窦。

两个主动脉瓣叶相交的最高点，称为接合缘。共有三个接合缘，接合缘下面的三角形间隙称为接合下三角。这些三角形间隙对主动脉瓣功能也很重要。左右瓣叶之间的接合下三角由心肌构成，另外两个由纤维组织构成。窦管交界是一个嵴，将主动脉窦末端与升主动脉起始部分开，主动脉瓣接合缘就位于窦管交界下面。

虽然主动脉瓣叶是主动脉瓣最重要的组成部分，但其他瓣叶也影响其功能，例如，主动脉瓣环或窦管交界扩张，造成主动脉瓣叶移位而引起主动脉瓣的病变。主动脉窦于主动脉瓣叶的开放和关闭上起到了重要的作用，并且在心动周期中将机械压力减少到最小。但是单独的主动脉窦的解剖异常并不引起主动脉关闭不全。这就是为什么主动脉窦破入到其他心室还可以完全胜任主动脉瓣的原因（图 1-1-2，图 1-1-3）。

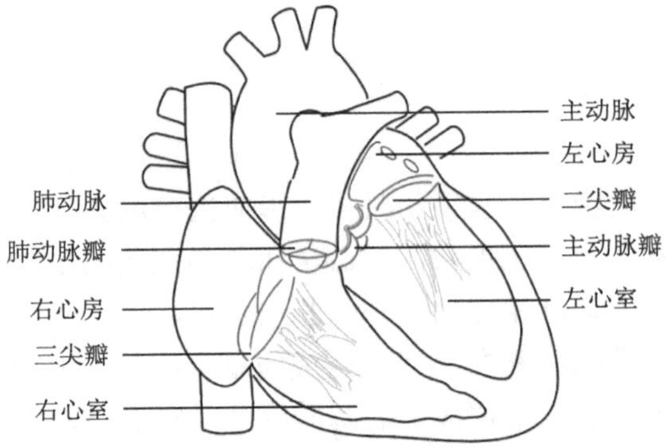

图 1-1-2　心脏瓣膜图

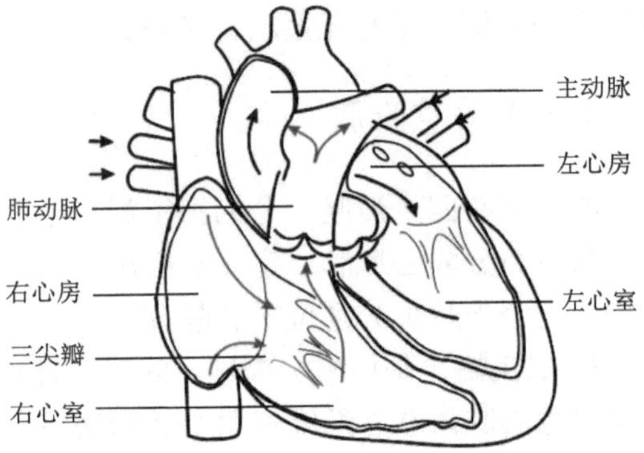

图 1-1-3　心脏腔内血液循环

（四）冠状循环-心脏自身血液循环

供应心脏血液的主要是冠状动脉，有左冠状动脉和右冠状动脉。左冠状动脉起源于升主动脉根部左侧，起始部分称为左冠状动脉主干，左下方分出前降支到心尖部、回旋支到左心后部，负责供血至室间隔前部、左心室大部、右心室前部和左心房；右冠状动脉起始自升主动脉右侧，供血至室间隔后部、右心房和右心室。

静脉和动脉相伴随，左右心的静脉汇合成心大静脉，在心脏后面注入冠状静脉窦内，然后回流入右心房内（图 1-1-4）。

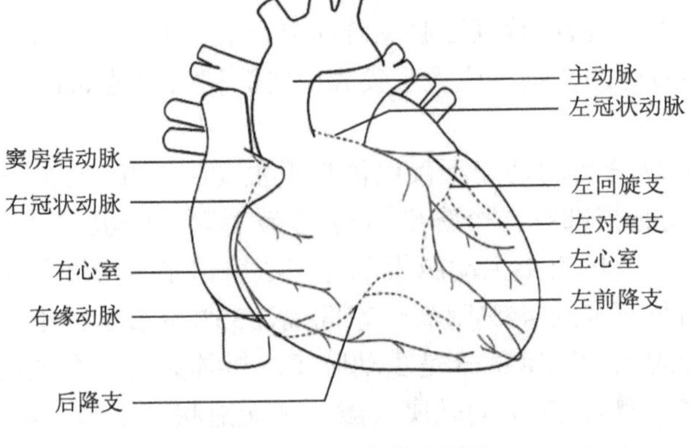

图 1-1-4　心脏自身血供

（五）体循环与肺循环路径

1. 体循环路径（大循环）　左心室⟹主动脉（胸主动脉）⟹主动脉（腹主动脉）⟹小动脉⟹毛细血管网动脉段⟹毛细血管网静脉段⟹小静脉⟹上腔静脉、下腔静脉⟹右心房。

2. 肺循环路径（小循环）　右心室⟹肺动脉⟹肺毛细血管网⟹肺静脉⟹左心房（图 1-1-5）。

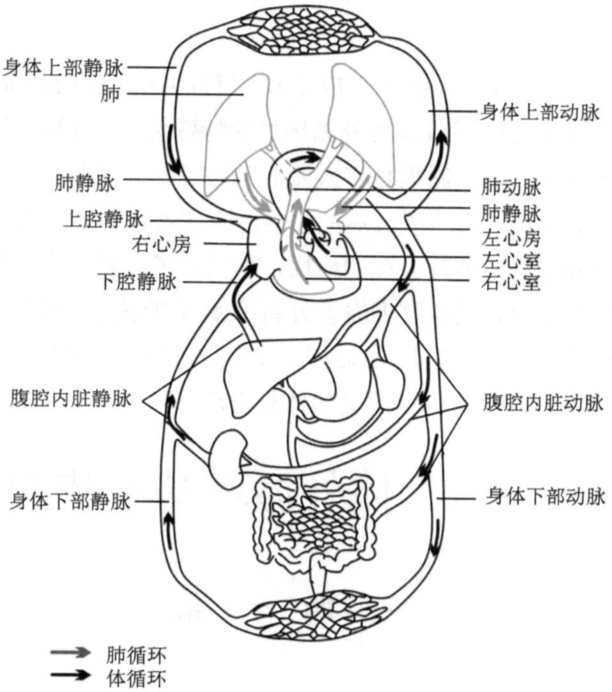

图 1-1-5　人体血液循环

3. 体循环与肺循环交汇在心脏（图 1-1-6）

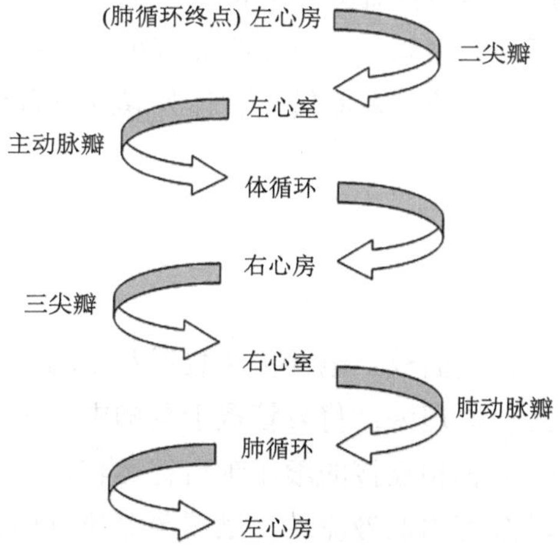

图 1-1-6　心脏血液循环

（龚仁蓉）

第二章 体外循环

第一节 体外循环的概念

体外循环（extracorporeal circulation，ECC），又称心肺转流（cardiopulmonary bypass，CPB），是用一种称为人工心肺机或者体外循环机的特殊装置，可暂时代替心脏和肺工作，进行血液循环及气体交换。基本原理是将人体静脉血经上腔静脉、下腔静脉引出体外，经人工肺氧合并排出二氧化碳，再将氧合后的血液经人工心脏泵入人体动脉系统，维持全身重要器官的血流灌注和氧供。体外循环的应用，既保证了心脏手术时清晰的手术视野，又保证了心脏重要器官的供血，是心脏大血管外科手术顺利进行的重要保证措施。体外循环虽然主要应用于心内直视手术，但其临床应用的范围已经涉及许多领域。凡是进行心肺支持、血流暂停的旁路循环，都可称为广义的体外循环。

第二节 体外循环基本装置

一、血 泵

血泵又称为人工心，是体外循环机的核心组成部分，主要作用是替代人体心脏的射血功能，同时也可利用其回收、利用术中失血及灌注心脏停搏液。主泵主要有两种类型：滚压泵和离心泵。其中滚压泵是目前临床上最常用的配置，然而对于一些大体重、预计手术时间长者常使用离心泵作为主泵，其可以明显减少血细胞破坏。离心泵目前还多用于心室辅助，肝移植时的静脉转流、左心转流、体外膜肺氧合等体外循环辅助和支持技术方面。

（一）滚压泵

滚压泵由泵头、泵管、控制面板、电器传送装置及手动装置等组成。泵头分为两部分，即滚压轴和泵槽。其工作原理为：将泵管置于泵槽中，电机旋转运动通过传动装置传入泵的中心轴，带动与中心轴相连接的滚压轴自行运转，在泵槽内旋转运动，对泵管外壁单方向滚动挤压，推动泵管内血液流动，滚压泵流量则由机内电脑通过计算滚轴转速与泵管内容量的乘积而间接得到。滚压泵头一般为两个，可自身旋转，能减少滚压中的摩擦。滚压泵有单头泵和双头泵两种类型。

（二）离心泵

离心泵由泵头、传感器、控制装置及手动装置等组成。离心泵根据物体做同心圆运动时产生的向外力（离心力）大小与转速和质量成正比的原理而设计。其工作原理为：泵头的磁性后室与带有磁性装置的驱动马达相互磁性连接，当驱动马达高速旋转时，带动泵内结构高速旋转，产生涡流和离心力，推动血液前进。离心泵的流量传感器可以探测流量，传感方式有超声和电磁两种。通常离心泵为平流灌注，为了使灌注更接近生理，靠微机处理机控制电机高速和低速交替运转而使血流形成脉冲，使离心泵可进行搏动灌注。

二、氧合器

氧合器又称人工肺，主要功能是代替肺进行气体交换，将静脉血氧合成动脉血，同时排出二氧化碳。现代氧合器除了配有气体交换部分外，还配有储血室、热交换器、滤过装置等。它除无内分泌功能外，在短时间内已基本代替了肺功能。氧合器经历了血膜式氧合、鼓泡式氧合及膜式氧合三个发展阶段。

（一）血膜式氧合器

血膜式氧合器原理是使血液铺成很薄的血膜与气体直接接触完成气体交换，气体与血液直接接触但不产生泡沫。氧气的分压差、扩散面积和扩散距离（血膜的厚度）是影响血膜式氧合器氧合效果的主要因素。血膜式氧合器在 20 世纪五六十年代盛行，由于氧合面积有限、血流量低、预充量大等缺点，于 20 世纪 60 年代被鼓泡式氧合器所取代。

（二）鼓泡式氧合器

鼓泡式氧合器主要由氧合室、变温装置、祛泡室、过滤网和储血室 5 部分组成。原理是氧气经过氧合室的发泡装置后在氧合室与静脉血混合形成无数个微气泡，同时进行血液变温，再经祛泡后形成氧合的动脉血。鼓泡式氧合室通过气血直接接触来完成血液的氧合，其氧合效能受下列因素的影响：①气泡形成的大小和数量；②氧合室的容积大小和长度；③氧气在血液中搅动能力；④氧合室的扩散能力。鼓泡式氧合器由于气血直接接触，存在血液破坏、补体激活、炎症反应、微栓形成及脑损伤等问题，现在临床上已逐渐被膜式氧合器替代。

（三）膜式氧合器

膜式氧合器（膜肺）是当前最符合人体生理的人工氧合器。其作用原理与人体气体交换过程相似，血液与气体不直接接触，而是通过一层极薄的膜把血液和气体隔开，这层膜类似于肺中的气血屏障，允许气体自由通过，而液体不能渗透。目前常用的两种膜材料是：聚丙烯和硅橡胶。硅橡胶是无孔的膜，而聚丙烯是带有很多微孔、不溶于水的膜。根据膜的基本结构将膜肺分为微孔型膜肺和无孔型膜肺。

1. 微孔型膜肺 微孔型膜肺是临床上应用最广泛的膜肺，有微孔的薄膜具有近似人体的气体通透性，血液与微孔膜接触时，立即产生血浆的轻微变化和血小板黏着，使微孔膜涂上一层极薄的蛋白膜，这层膜使血液自由流动，气体易于扩散，但不直接接触微孔膜，减少了血浆蛋白的变性和血小板黏着。微孔型膜肺组织相容性好，气体交换能力强，可有效排除二氧化碳。微孔型膜肺主要适用于临床心脏手术。但是长时间转流，微孔膜表面的蛋白沉淀会增加，使膜的厚度增加，气体弥散能力下降，进而氧合性能下降；并且，当气相压力高于液相时，有产生气栓的危险；微孔型膜肺还可能存在血浆渗漏、液体蒸发等问题。

2. 无孔型膜肺 无孔型膜肺主要由硅胶膜组成，气体与血液完全隔离，是真正意义上的膜肺，维持几周而不影响气体交换的性能，可有效防止气栓形成和血浆渗漏，适用于长时间转流或辅助循环，是用于体外膜肺氧合（extracorporeal membrane oxygenation，ECMO）的常用膜式氧合器。但是无孔型膜肺制作工艺复杂，制造成本高，价格昂贵。

三、过 滤 器

体外循环过程中会产生一定的固体栓子和气体栓子。固体栓子的来源：库血中变性的白细胞和血小板栓子，管道和接头净化不足而残存的微栓，泵管在滚压摩擦中脱落的微栓，硅油固化不佳脱落，手术过程中产生的组织碎片、纱布、小线头、心内赘生物等，血液与非生物管道接触导致一定的血液变性而产生的微栓等。气体栓子的来源：鼓泡式氧合器产生的微气泡（尤其存在硅油祛泡不良时），体外循环温度变化导致气体在血液中溶解度变化而在复温阶段容易产生的微气栓，体外循环中产生的湍流会增加微气栓的产生（湍流多发生于体外循环管道细、灌注流量大、管道接头多、搏动灌注等）。体外循环微栓直接堵塞血管，损伤组织器官，尤其是脑和肺。有数据显示，心内直视手术后有1/3的患者出现中枢神经系统功能不全的征象，如情感变化、定向力障碍、谵妄、失眠、兴奋、抑郁、多梦甚至昏迷等。体外循环过程中，使用微栓过滤器能够有效减少微血管栓塞和重要器官损伤。

（一）血液过滤器

1. 动脉微栓过滤器 是体外循环血液进入体内的最后一道关口，意义重大。动脉微栓过滤器多为滤网式，孔径为20～40μm。其网状结构易储存气体，为便于排气，可在预充前吹入二氧化碳，将过滤器内的空气用二氧化碳置换，即使二氧化碳有少量残留，也可以溶解储存于血液中。临床使用时，应该根据患者体重选用适当的型号，目前临床使用的动脉微栓过滤器依其单位时间过滤流量的大小分为：成人型、儿童型、婴儿型和新生儿型。

2. 心脏切开血液回收储血过滤器 简称储血过滤器，是体外循环中微栓的主要滤除装置，可滤除来自心腔及手术野吸出的组织碎片、赘生物及小线头等微栓。储血过滤器一般为渗透式，最外层有孔径为 60～80μm 的滤网，血液经混合方式过滤后，25μm 以上的微栓可清除 90%。临床使用时应注意，血液未经肝素化不能将其吸引到过滤器内，否则发生凝血阻塞滤网。

3. 其他 如白细胞过滤器、含血心脏停搏液去白细胞过滤器、去除白细胞输血过滤器、晶体预充液过滤器等。

（二）气体过滤器

气体过滤器是混合式微栓过滤器，可用于二氧化碳、氮气和氧气等医用气体的过滤，体外循环中，将其连接于氧合器的氧气供应管上，滤网孔径为 0.2～0. 5μm，可滤除微栓和病原体。临床使用时应避免进水。

四、体外循环管道和插管

（一）体外循环管道

体外循环需要将各种规格、类型的管道插管与人工心肺相互连接，建立体外循环环路进行体外循环心脏手术。具体包括：动脉灌注管、静脉引流管、主泵管、自体循环排气管、人工肺氧合器供氧管、右心吸引管、左心吸引管、连接管、心脏停搏液灌注管、测压管等。目前体外循环管道和插管多选用硅橡胶、聚氯乙烯、聚氨酯等高分子材料组成。要求无毒无味、光洁透明、不易扭曲变形、物理性能稳定、弹性及韧性适中及良好的生物相容性。其中泵管的材料要求能长时间耐受机械泵挤压而不发生管道变形和破裂，以免发生管道内壁微颗粒的脱落（图 2-2-1）。

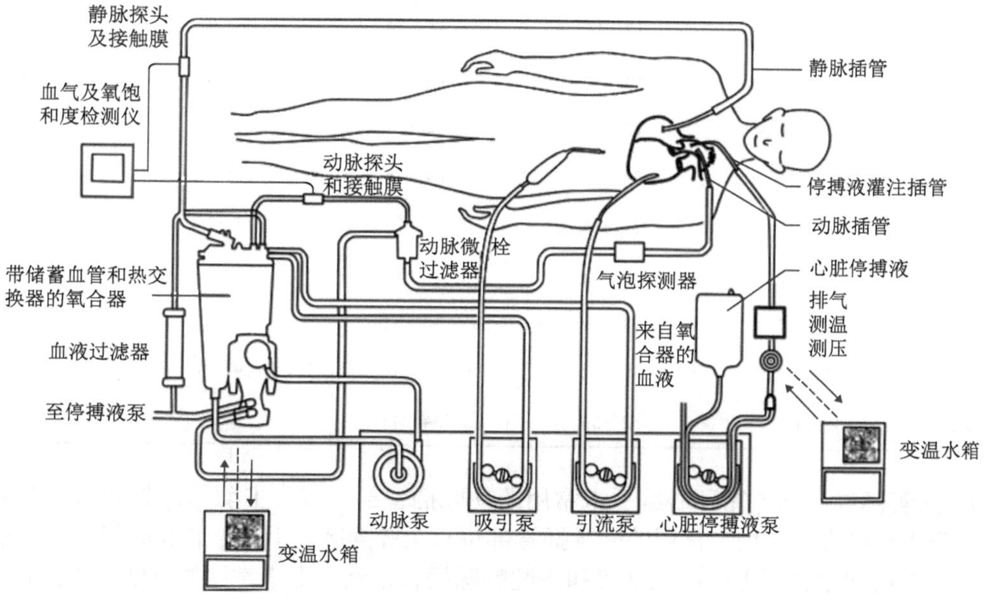

图 2-2-1 体外循环示意图

国内外生产的各种型号规格的管道，均采用国际统一标号，即管道内径标号（ID），临床体外循环常用的规格型号有 3/16in（4.7mm）、1/4in（6.3mm）、3/8in（9.5mm）、1/2in（12.7mm）。为了方便临床使用，目前往往将上述管道按照临床患者的不同需要，组装成配套包分为：成人型、儿童型、婴儿型及小婴儿型。

体外循环管道管径的选择，应该依据患者的体重、体表面积及灌注流量和手术种类而定。原则上，在既能保证足够的动脉灌注量、又不影响静脉血液引流的前提下，尽可能缩短管道长度、并选用较细管径，这样可以减少预充量、减少血液与非生物管道的接触面积。尤其对于体重较小的婴幼儿，如果选用管径较粗、管道过长的管道，可增加预充量，对婴幼儿机体内环境扰乱较明显。

临床上根据体外循环管道中各管道用处的不同，在管道端粘贴不同颜色的标志以方便临床手术医师、体外循环医师、器械护士识别，防止在临床应用时，手术台上和台下发生错误。一般动脉灌注管两端设红色标记，静脉引流管两端设蓝色标记。

（二）体外循环插管

体外循环插管是体外循环系统与自身循环系统之间的桥梁。通过静脉插管和其他各种引流管，将患者身体内的血液引入体外循环装置；动脉泵再将经过气体交换的动脉血通过动脉插管泵入患者动脉系统。

1. 动脉、静脉插管规格国际标准化 国内外均采用国际标准统一编号体外循环动脉、静脉插管规格型号，常用按插管的外周径法制（Fr）标号，Fr=插管外径（OD）×3.14（表 2-2-1）。

表 2-2-1 体循环动脉、静脉插管规格

体重（kg）	升主动脉插管（Fr）	上腔静脉插管（Fr）	下腔静脉插管（Fr）	股动脉插管（Fr）	股静脉插管（Fr）
5	6～8	12～16	16～20	6～8	6～8
5～10	8～10	16～20	20～22	8～10	8～10
10～15	10～14	20～22	22～24	10～12	10～12
15～20	14～16	22～24	24～26	12～14	12～14
20～30	16～18	24～26	26～28	14～15	14～15
30～40	18～20	26～28	28～30	15～17	15～17
40～50	20～22	28～30	30～32	17～19	19～21
50～60	22～24	30～32	32～34	19～21	21～23
60 以上	24	32～34	34～36	21	23～25

2. 插管部位 体外循环心脏手术常用的动脉插管部位有升主动脉、股动脉和右腋动脉，以升主动脉最为常用。常用的静脉插管部位有上腔静脉、下腔静脉和股静脉，其中经右心耳和右心房壁进行上腔静脉插管和下腔静脉插管是临床上最常用的方法。对于主动脉瓣置换或冠状动脉旁路移植术等无须切开右心系统的手术，往往插入单根、腔房双级静脉

插管（后简称腔房静脉插管），插管的头端可引流下腔静脉血液，插管的体部有孔可引流右心房血液。另外，还有双腔股静脉插管，插管从股静脉插入，头端到达上腔静脉处引流上腔静脉血液，插管体部可引流下腔静脉血液，避免多处插管增加患者损伤（图 2-2-2，图 2-2-3）。

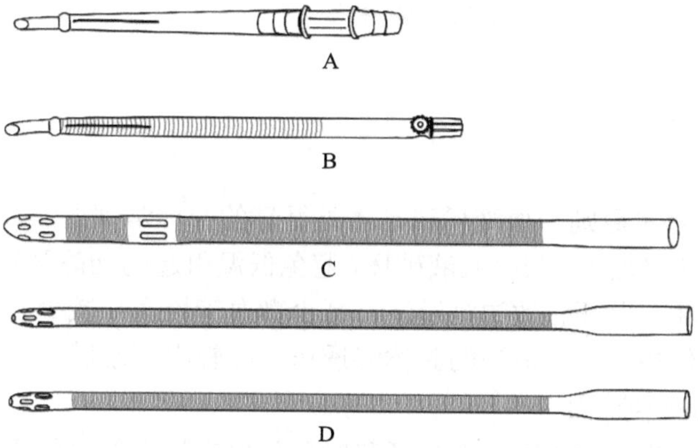

图 2-2-2 成人手术插管

A.股动脉插管；B.主动脉插管；C.腔房静脉插管；D.下腔静脉插管

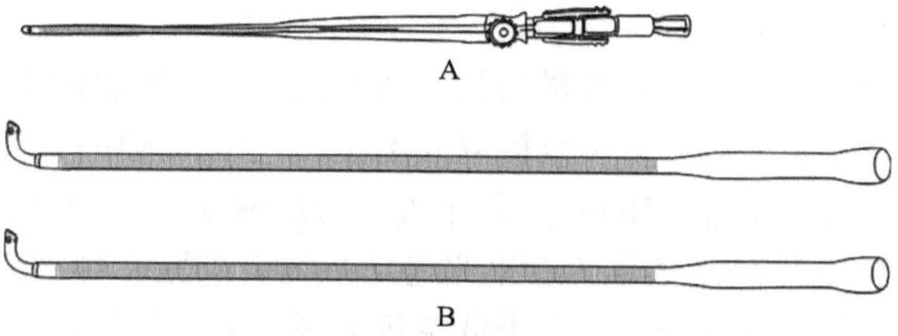

图 2-2-3 小儿手术插管

A.主动脉插管；B.直角上腔静脉、下腔静脉插管

五、体外循环辅助装置

体外循环辅助装置包括：血液变温器、变温水箱、空氧混合器和各种体外循环监测系统等。

第三节 体外循环预充

（一）概念

体外循环转流前，所有的体外循环管道、氧合器、血液过滤器等都必须要用液体充盈，以排出其中的气体，此过程称为体外循环预充；所需要的液体量就称为预充量。

血液稀释是指大量的外源性液体较快速地输入血管内，或某种原因（如失血性休克）引起大量的组织间液体经毛细血管进入血液循环内，使血液的黏滞度、血细胞比容下降，是体外循环的必须程序。在失血后由于机体自身代偿作用，使组织间液体通过毛细血管进入血液循环而形成的血液稀释称为“自发性血液稀释”；而体外循环中大量液体预充称为“人为性血液稀释”或“控制性血液稀释”。

（二）血液稀释

1. 血液稀释的基本原则 血液稀释是体外循环的一项常规方法，其基本原则是：消除低温引起的血液黏度增加，减少血液破坏，避免低温引起的动静脉短路；改善微循环，增加组织器官的灌注；保证有效的脑灌注，减少微血管栓塞；减少异体血液的使用，防止输血源性疾病的传播；维持适当的胶体渗透压，减轻组织水肿。

2. 血液稀释的安全范围

（1）血液稀释对机体的影响：血液稀释时单位血容量中的血红蛋白下降，影响了单位血容量的携氧能力，此时机体将通过降低血液黏度、外周血管阻力，增加组织灌注量，增加静脉回流，使心排血量提高，氧转运能力提高。但是血液稀释还会导致血浆胶体渗透压下降、凝血功能下降、重要器官血流量下降，所以体外循环血液稀释不能无限度地进行，而要掌握其安全范围。

（2）血液稀释的安全范围：血液稀释是有限度的，在极度血液稀释的情况下，红细胞释放氧的能力下降，增加血流量和氧摄取并不足以代偿血液中氧含量的减少。由于氧运输的速度和量与血细胞比容（Hct）呈正相关，与血液黏度（μ）成负相关。在血流量不变的情况下，以 Hct/μ 达到最大值为标准来考虑最适血细胞比容，常温正常血流量下，最适血细胞比容为 0.42。体外循环中由于低温等诸多因素，最适血细胞比容会下降，并且存在个体差异。最适的含义是保证足够的氧运输，PO_2 维持在 250mmHg，线粒体 PO_2 维持在 0.5～1.0mmHg，细胞内平均 PO_2 维持在 5mmHg，混合静脉血 PO_2 维持在 40mmHg，混合静脉血氧饱和度 75%。从血液流变学和氧运输角度，对于成人非发绀患者，常温体外循环患者 Hct 为 0.32～0.35，浅低温时为 0.30～0.33，中低温时为 0.25～0.30，深低温时为 0.20～0.25，是目前所能接受的范围；而体外循环复温时 Hct 则都要求在 0.30 以上。小儿代谢较旺盛，老年人红细胞携氧能力降低，体外循环中 Hct 应适当提高。

3. 预充及血液稀释的理论计算 体外循环中需要的各成分及库血量是可以计算的，对于某些大体重或者基础 Hct 高的患者，甚至还需要放血。预充和血液稀释的理论计算是在不考虑微血管通透性、胶渗压变化对血容量影响的前提条件下，忽略手术野中的失血和失液，将人体所有血管视为一个相通的封闭型容量系统，认为所有胶体溶液所提供的胶体渗透压都与血浆相等（白蛋白应折合为 5%浓度计算），推算出理论计算公式。

（1）预充总容量$_{(静态)}$=体外管路+氧合器+滤器+储血室的安全液面。

（2）预计库血量＝[预计 Hct×（血容量＋预充总容量）–转前 Hct×血容量] / 库血 Hct。

（3）放血量＝[血容量×术前 Hct–（血容量＋预充总容量＋心肌保护液）]×预计 Hct / 术前 Hct。

（三）体外循环预充液

预充用的晶体液通常有乳酸林格液、复方电解质液及乙酸林格液，胶体液可选用各种血浆代用品、血浆或白蛋白，还需加入碳酸氢钠、肝素（肝素钠）及抗生素等。人工胶体溶液主要有羟乙基淀粉、明胶类代血浆等，天然胶体溶液包括白蛋白、血浆。对于婴儿，一般不使用代血浆预充，最好用20%的白蛋白提高胶体渗透压，可以1∶4抵充血浆，紫绀型先天性心脏病患儿由于血浆成分少，血液稀释后凝血因子过度稀释，因此预充液应该注意新鲜冰冻血浆的使用，这样既可以提高胶体渗透压，又可以补充凝血因子。新生儿及婴儿肝功能不健全，肝功能在体外循环中被抑制，对乳酸盐的代谢能力有限，快速大量输注乳酸林格液会导致医源性高乳酸血症。勃脉力A液以乙酸根替代乳酸根，不需要经肝代谢分解，钾浓度、钠浓度、氯浓度、镁浓度、pH、渗透压均接近血浆水平且不含钙离子，通常作为预充基础液。

第四节 肝素的抗凝与拮抗

体外循环中体外循环管道及氧合器等人工非生物表面会强烈刺激血液凝血过程启动，因此体外循环需要血液抗凝，抗凝的要求是：快速、可靠、可监测及可被快速拮抗。目前使用的抗凝剂是肝素，体外循环结束后采用鱼精蛋白拮抗肝素。

（一）肝素的药理作用

体外循环常规抗凝都采用混合肝素，或称普通肝素，分子质量可从10 000～30 000Da。肝素分子是单链寡糖组成的多聚黏多糖链，这些糖链有一独特的消旋多糖序列形成的活性结合位点将肝素与抗凝血酶Ⅲ（ATⅢ）结合，形成肝素-ATⅢ复合物。当肝素与ATⅢ结合后，ATⅢ分子发生构型变化，暴露其他结合位点，使得ATⅢ与凝血酶（Ⅱa）的结合力增强1000～10 000倍，灭活Ⅱa，阻止凝血酶将凝血因子Ⅰ转化为纤维蛋白。同时，肝素的抗凝作用还通过肝素-ATⅢ复合物灭活其他含有丝氨酸蛋白酶的凝血因子（如Ⅹa、Ⅸa、Ⅺa、Ⅻa及激肽释放酶）而发挥作用。

目前临床上肝素的使用方案为：中心静脉或者右心房直接注射肝素400U/kg，5～10min后监测ACT（激活全血凝固时间），ACT达到280s方能进行动静脉插管，ACT达到380s方能使用心内吸引器，ACT达到480s方能开始体外循环。使用硅藻土ACT试管检测时，如果同时使用了抑肽酶，ACT则需要达到750s方能开始体外循环。体外循环过程中，每间隔30min监测一次ACT，体外循环结束后给予鱼精蛋白中和后，再监测ACT，使ACT值尽可能地接近患者基础值。

（二）抗凝监测

1. ACT 通常通过间断测定ACT监测肝素抗凝和鱼精蛋白拮抗。正常ACT时间为

80～140s，体外循环中要求 ACT＞480s。

2. 肝素浓度监测 由于ACT受许多因素的影响，如低温、血液稀释。Medtronics HMS系统或者 hemochro high dose thrombin time（HiTT）均能通过滴定法自动监测肝素浓度，两者结合使用保证抗凝的精确性。

（三）肝素耐药

肝素耐药，又称肝素抵抗，是指体外循环中需要加大肝素剂量才能维持足够的抗凝强度。出现肝素耐药最可能的原因是抗凝血酶的变化，临床上包括先天性抗凝血酶缺乏同时接受肝素治疗导致抗凝血酶耗竭、血小板增多症等。其他原因还包括：感染、嗜伊红细胞增多症、心脏室壁瘤伴血栓、左心房黏液瘤及应用自体血液回收量较大。

处理方法是加大肝素用量，如果肝素用量达到 600U/kg 时仍然抗凝不佳者，可输注新鲜冰冻血浆，补充患者体内 ATⅢ；有条件的医院可术前检测体内 ATⅢ水平。目前商品化浓缩 ATⅢ已上市，尽管价格昂贵，但是可降低输血风险。

（四）肝素拮抗

目前临床常用的肝素拮抗药物为鱼精蛋白。鱼精蛋白是一种多价阳离子多肽，具有很强的正电荷，可与肝素的多价阴离子巯基快速结合，使得肝素不能与 ATⅢ结合，中止肝素的抗凝作用。通常临床上最常采用的比率是鱼精蛋白的剂量为 1.3 倍的肝素剂量（以 mg 为单位）。

第五节 体外循环方法

（一）常规体外循环管理

1. 体外循环前准备 体外循环心脏大血管手术创伤大，对心脏、脑等重要器官生理功能影响大，尤其是病情复杂、心脏功能差、合并症多的患者，危险性更大。围手术期各环节充分的准备工作对手术成功至关重要。

（1）全身情况评估：充分了解患者病史，进行体格检查，通过实验室检查、辅助检查等评估患者心肺功能、肝肾功能、凝血功能及合并症，进行术前访视使患者及家属对体外循环有基本认识，解除其不必要的精神负担。

（2）心血管疾病评估：充分认识患者心脏、大血管疾病的病理、生理改变，病变的性质及程度，心肌和心脏功能受损害的程度，以及肺血管受累的情况等。

（3）制定体外循环计划：根据患者病情、心血管手术方式制定体外循环计划，包括选择何种氧合器、体外循环管道及插管、预充方案、库血的使用、体外循环方法等。

（4）体外循环仪器及物品的准备：按照已经制定的体外循环计划，准备需要的仪器和物品。包括体外循环机及水箱设置、ACT 检测仪调试；适合患者型号及手术要求的氧合器、体外循环管道、插管、过滤器；预充液体的种类及量，是否需要库存血液及血液制品，是否需要使用超过滤等；药品准备如肝素、鱼精蛋白、血管活性药物、碳酸氢钠、甘露醇、抗生素、激素、电解质等。

（5）体外循环系统连接、预充排气：在心脏手术开始前需要完成体外循环管道的连接及预充排气，再次手术及存有缺氧发作风险的患者（如复杂紫绀型先天性心脏病患者）应该在麻醉诱导前完成预充排气。

（6）转流前检查。

2. 体外循环建立 当 ACT＞280s，手术医师方能进行动静脉插管。

动脉插管是保证血流注入人体内的重要管道，有直角形、金属丝加强形、延伸形等各种形状，以满足不同的临床需要，常见的插管部位有升主动脉根部、股动脉和腋动脉。可根据流量需要、主动脉根部的实际大小选择合适的动脉插管。股动脉和腋动脉插管主要用于大血管手术、再次手术黏连严重、ECMO 支持等。

静脉插管是保证静脉血充分引流至体外循环的管道，插管应满足引流充分、不影响手术野、创伤小等条件。静脉插管多有钢丝加强，以防止其扭曲导致引流不畅。根据手术方式和患者体重选择不同种类和型号的插管。常见的静脉插管部位有上腔静脉、下腔静脉、右心房和股静脉等。上腔静脉、下腔静脉插管适合需要切开右心房的各种心脏手术，右心房插管只适用于无需进行右心房切口的手术（如主动脉瓣手术、冠状动脉搭桥、主动脉手术等），股静脉插管主要用于无需开胸或者开胸前紧急心肺支持、胸部小切口手术或一些大血管手术、ECMO 等。

3. 前并行 ACT＞480s，即可以开始体外循环 前并行指体外循环开始到主动脉阻断（冠状动脉循环阻断）前这一阶段。主要目的是实现患者自身呼吸循环到完全人工心肺机支持阶段的过渡，并进行适当地降温，为心脏停搏做准备。前并行中心脏继续作功，由患者心肺和人工心肺机共同维持呼吸和循环功能，循环呼吸功能由生理状态过渡到非生理状态。机体在前并行中逐渐适应生理—非生理灌注的变化，因此保证平稳过渡至关重要。

前并行管理要点包括：①维持动静脉出入平衡。缓慢启动动脉泵，逐渐松开静脉控制钳，根据动静脉压力、储血室液面及心脏充溢度来调整合适的流量，维持动静脉出入平衡。②确保体外循环安全。观察泵压、氧合器氧合情况，确保体外循环插管安全、氧合良好。③维持血流动力学稳定，必要时可以使用血管收缩药物。④进行血液降温，降温温差＜9℃，避免降温过快导致心室颤动和全身降温不均匀。⑤准备好稀释血心脏停搏液，为心脏停搏做准备。

4. 心脏停搏与完全心肺转流

（1）心脏停搏：当前并行温度降到预定值时，术者可阻断上腔静脉、下腔静脉和升主动脉，一般阻断顺序为下腔静脉、上腔静脉、升主动脉。主动脉阻断后应该立即灌注心脏停搏液，使心脏迅速停搏，减少心肌热缺血时间，降低心肌代谢，具体心肌停搏液灌注及心肌保护将在以下章节单独叙述。

（2）完全心肺转流：完全心肺转流指从上腔静脉、下腔静脉和升主动脉阻断开始，到患者升主动脉开放、心脏复跳这一时间段。此阶段的呼吸循环功能完全由人工心肺机取代，在体外循环全过程中持续时间最长，是灌注的最重要阶段。此过程中体外循环医师应该密切监测以下重要灌注指标和生命体征，维持相应温度下水、电解质、酸碱平衡，维持内环境稳定，保证组织灌注。体外循环中灌注压维持在成人 50～80mmHg、儿童 40～50mmHg，婴幼儿 30～40mmHg；然而对于存在脑血管病史、高龄、高血压、糖尿病、颈动脉狭窄等情况时，灌注压应该维持在相对较高的水平，维持在 60～90mmHg，保证重要器官的灌注。

（3）温度与流量：各种体外循环心脏手术，患者都要经历降温、复温的温度变化。低温可以降低全身代谢率，减少氧耗量，从而允许在一个相对安全的时间内阻断心脏血液循环，降低全身血流量以矫治心脏病变，满足手术操作的需要；同时大脑及全身重要器官可避免缺血、缺氧性损害。理论上，温度每下降 1℃，脑组织氧耗下降约 7%；30℃时，代谢率为正常的 60%～70%；28℃时，氧耗量下降约 50%；20℃时代谢率仅为正常的 25%。

根据降温的程度，临床上按照国际标准可将体外循环分为：①常温体外循环，36～37℃，用于操作简单、时间短的心内手术。Hct 维持在 32%～35%。要求氧合器性能好，能满足高流量灌注需要，成人流量大于 2.4L/（m^2•min）为高流量，儿童流量的高流量与年龄、体重有关，患儿体重＜10kg，高流量指 150ml/(kg•min)[或者 3.2L/(m^2•min)]，体重＜5kg 则为 200ml/（kg•min）[或者 3.2L/（m^2•min）以上]。监测灌注流量是否充分可参照混合静脉血氧饱和度、尿量及碱剩余（BE）。②浅低温体外循环，33～35℃，用于大部分心脏体外循环手术。Hct 维持在 30%～33%。维持全流量灌注，成人 2.0～2.4L/（m^2•min），儿童 2.8～3.2L/（m^2•min），采用 α 稳态血气管理。左、右心内操作即将结束时开始复温，心脏复苏时血温维持在 36～37℃。③中低温体外循环，28～32℃，适用于病情重、心脏功能差的患者，如复杂心内畸形、重症瓣膜置换手术及部分大血管手术。Hct 维持在 20%～25%。术中根据温度调整灌注流量，成人最低可到 1.6L/（m^2•min），儿童最低可到 2.2L/（m^2•min）。对高血压和侧支循环丰富的患者，灌注流量要适当增加，以保证组织灌注充分。④深低温体外循环，17～27℃，主要适用于需要在停循环或者低流量下才能完成的心血管手术，以后将详细介绍。

5. 心脏复跳与后并行

（1）心脏复跳：心内操作完毕，即可开放主动脉阻断钳，恢复冠状动脉循环，心脏得到供血，心脏复跳。

心脏复跳有赖于以下因素：心脏畸形得到纠正、温度复温到 33～35℃、血气及电解质正常。

（2）后并行：后并行指升主动脉开放、心脏复跳到体外循环停止这一阶段，此时患者心肺和人工心肺机共同维持呼吸循环，由完全心肺机支持逐渐向患者自身独立的循环呼吸过渡，即呼吸循环功能由非生理状态逐渐向生理状态过渡。同样机体在这一阶段也是逐渐适应的过程，因此保证过渡的平稳是后并行管理的关键。

此期间主要的任务是：①手术后的心脏逐渐恢复功能，从体外循环过渡到自身循环；②调整电解质和血气；③继续进行体表和血液复温；④调整体内血容量，在心脏功能允许的情况下尽量补充体内血容量；⑤调整血红蛋白浓度，如血细胞比容过低，可使用利尿剂和超滤器；⑥治疗心率失常，必要时安装临时起搏器。为停止体外循环做准备。

6. 停止体外循环 停止体外循环的条件是：①心率、心律调整到满意程度，心电图基本正常或者无明显变化；②平均动脉压力 60～80mmHg，脉压≥30mmHg；③心肌收缩有力，并能维持有效循环，心脏充盈适度；④中心静脉压基本接近转流前水平，维持在 10～15mmHg，无心房膨胀，左心房压维持在 10～18mmHg；⑤血红蛋白浓度成人达到 80g/L，儿童达到 90g/L，婴幼儿达到 100g/L；⑥咽温 36～37℃，直肠温 35～36℃；⑦充分吸痰，呼吸机参数调整，患者自身肺气体交换正常；⑧还血时血压上升；⑨外周组织灌注充分，SaO_2＞65%；⑩血气、电解质在正常范围。

（二）深低温低流量、深低温停循环及脑保护

1. 深低温低流量 深低温指 17～27℃，主要适用于心内复杂畸形、侧支循环丰富、手术野大量回血、正常流量下阻碍手术操作的病例，如重度紫绀型先天性心脏病矫治术、大的动脉导管未闭直视缝合术、部分大血管手术等。心内操作关键步骤是将灌注流量降低，最低可达 5～10ml/（kg•min），既保持手术野清晰又防止空气进入体循环发生气栓，此时注意保持患者头低位。微量灌注对机体影响实际上已接近循环停止，要尽量缩短低流量时间。

2. 深低温停循环 深低温停循环（deep hypothermic cardiac arrest，DHCA）是体外循环过程中的特殊管理方法，是利用体表和血液降温的方法将人体温度降低到上述深低温，停止对机体的血液供应，为复杂心血管手术提供一个安静、无血的环境。

不同温度时氧耗量及停循环的安全时限参考如表 2-5-1 所示。

表 2-5-1 不同温度时氧耗量及停循环的安全时限

温度（℃）	代谢率（%）	停循环安全时限（min）
37	100	4～5
29	50	8～10
22	25	16～20
16	12	32～40
10	6	60～80

深低温停循环主要适应证为累及主动脉弓的大血管手术，如主动脉弓部瘤、DeBakey Ⅰ型和Ⅱ夹层动脉瘤手术等。Ⅰ型夹层动脉瘤累及主动脉全程，原发破口在升主动脉，其内膜沿主动脉长径剥离，累及冠状动脉、主动脉弓、头臂动脉、肋间动脉、腹腔动脉、肠系膜上动脉和肾动脉，有时可将一侧髂动脉或股动脉剥入假腔而造成下肢供血障碍。Ⅱ夹层动脉瘤累及升弓部主动脉，远端不超过左锁骨下动脉。以上动脉瘤均涉及主动脉弓部，手术时需要在无血流、停循环下进行。深低温停循环还适用于部分婴儿、新生儿复杂心内直视手术，如主动脉弓离断等。

3. 脑保护

（1）选择性脑灌注：单纯深低温停循环术后并发症和死亡率高，应当在进行深低温停循环时积极采取脑保护措施，选择性脑灌注就是一种有效的脑保护措施。包括顺行性脑灌注和逆行性脑灌注。临床上最常采用经右锁骨下动脉插管的顺行性脑灌注，在温度降低到上述要求时，阻断升主动脉、无名动脉、左颈总动脉，灌注流量降至 5～10ml/（kg•min），灌注血流即从右锁骨下动脉经无名动脉进入右颈总动脉后入脑，这种全身停循环而保持脑

的低流量灌注即是顺行性选择性脑灌注。主动脉修复完毕，即可开放无名动脉和左颈总动脉阻断钳，恢复全流量灌注。选择性脑灌注还包括上腔静脉逆行性脑灌法、头臂动脉插管灌注法，但其具有插管及体外循环管理较复杂、手术野拥挤等不足之处，相比之下，经右锁骨下动脉插管顺行性脑灌注简单而有效。

（2）脑保护药物：①糖皮质激素以甲泼尼龙为主，可以降低毛细血管通透性，稳定膜结构，减少炎性渗出及减轻脑水肿。甲泼尼龙药效快、持续时间中等，使用剂量为30mg/kg，在转流前和复温时各用一半。②甘露醇有很强的渗透性利尿作用，降低血液黏度，改善肾皮质血流，预防脑水肿。体外循环中常用剂量，成人为1.0g/kg，儿童及婴幼儿为0.5g/kg。③巴比妥类药物主要作用是降低脑细胞代谢，降低脑氧耗，降低脑复温后的高代谢反应，改善脑氧合；防止和纠正局部血流异常分布状态的持续和发展；减少钙内流，抑制和（或）清除自由基及兴奋性氨基酸。常用剂量为7～15mg/kg。

（3）其他措施：①手术室温度，将房间温度降低到20℃以下；②头部冰帽，深低温体外循环，在降温过程中头部带冰帽；③头低位，停循环前将手术床调整到头低位30°，避免气栓；④血气管理，深低温体外循环在降温时采用pH稳态血气管理，而复温时采用α血气管理。

第六节　心 肌 保 护

体外循环广义的心肌保护概念包括心脏血流阻断前、阻断期间及心脏再灌注后的所有有关心肌保护的措施。体外循环心肌保护的核心是维持心肌能量代谢平衡。低温可以降低心肌基础代谢及氧耗，但是仅用低温则不能满足保护心脏功能的要求。体外循环中心肌保护应该采取综合措施，如在并行阶段避免心室颤动，保证心肌的充分灌注；保证左心引流通畅及左心减压，防止心脏过度膨胀损伤心肌；且最核心的心肌保护措施是停搏液的使用。

目前临床使用的心肌停搏液主要包括：St.Thomas液、St.Thomas稀释血停搏液、HTK液体。经典的心肌停搏液为St.Thomas液，其主要成分为高钾、普鲁卡因、碳酸氢钠，配合低温使用。为了达到更有效的心肌保护，对St.Thomas液进行了诸多改良，目前主要采用St.Thomas稀释血停搏液。以下心肌保护方法常常联合使用。

（一）冷氧合血停搏液灌注

冷氧合血停搏液灌注与晶体停搏液相比，冷氧合血心肌停搏液灌注的优点在于：①为缺血心肌提供氧供、维持一定的胶体渗透压；②血红蛋白可以缓冲心肌细胞的酸性代谢产物；③得到血液灌注的心肌组织微循环开放；④大大减低了灌注液的回收量。晶体与氧合血比例多为1:4，首次灌注15～20ml/kg，其后每隔20～30min重复灌注10ml/kg。

（二）温血灌注诱导停搏和冷血灌注维持

温血灌注诱导的目的是防止冷血对病变心脏的不利刺激，冠状动脉开始灌注时保护液无需降温处理，氧合器血液经泵与晶体液混合后直接行根部灌注，单纯利用高钾停搏作用使心脏停搏。但由于常温心肌细胞氧耗过大，而附以冷停搏液维持。适用于心室肥厚、心脏功能不全、婴幼儿及老年患者。

（三）开放前温血半钾停搏液终末灌注

在开放升主动脉前 5min 用常温氧合血半钾停搏液行心脏灌注（hot shot），目的是冲走心肌代谢产物，提供能量物质，提高复跳率及促进术后心脏功能的恢复。主要应用于术中心肌保护欠佳及心功能较差的患者。

（四）冠状静脉窦逆行灌注

冠状静脉窦逆行灌注适用于冠状动脉狭窄或阻塞的患者，可分为右心房逆行灌注和冠状静脉窦逆行灌注，目前多采用冠状静脉窦逆行灌注管通过右心房盲插入冠状静脉窦固定。目前对于冠状动脉病变严重、累及多支血管的患者提倡顺行、逆行灌注结合的方法，以达到更好的心肌保护效果。

（五）血管桥灌注

血管桥灌注简称“桥灌”，当心脏冠状血管桥远端和堵塞冠状动脉远端吻合后，即从血管桥的近端向局部心肌灌注心肌保护液 50～100ml，以期达到最佳的心肌保护效果，要求血管桥灌注压不超过 50mmHg，过高有撕裂吻合血管的可能。桥灌还可以检验血管桥的通畅程度和吻合口的缝合效果。

第七节 体外循环监测

合理良好的体外循环灌注，需要准确及时地监测人体心血管功能、重要器官功能、血液生化指标及人工心肺机系统等一系列参数的变化，体外循环医师随时根据监测结果进行调控，尽可能使体外循环灌注符合或接近生理需要。

（1）基本监测指标主要包括心电图（ECG）、动脉血压、中心静脉压、左心房压、温度（鼻咽温及肛温）、尿量及性状。

（2）血气及生化指标监测包括血气、电解质、血糖、乳酸、Hct、血红蛋白水平和渗透压。Hct 是反应血液稀释度的指标，混合静脉血氧饱和度（SaO_2）及静脉血氧分压（PvO_2）及乳酸是作为组织灌注是否充分的重要指标。

（3）灌注指标监测包括供血管路压力、动脉灌注流量、吸引泵流量、静脉引流状况及通气量等。

（4）体外循环安全监测包括体外循环压力、液面、气泡监测。

（5）其他监测：如有条件可以采用一些特殊监测，如经食管超声心动图（TEE）、经气管多普勒（TTD）、心肌 pH 测定、超声血流测量仪可以判断冠状动脉旁路移植术中血管桥通畅性。脑电图、脑血流及经颅多普勒、近红外分光光度仪等监测可以反应中枢神经系统功能。

第八节　体外循环并发症

体外循环后并发症主要包括中枢神经系统功能障碍，低心排血量、心律失常，术后急性呼吸窘迫综合征（acute respiratory distress syndrome，ARDS），肾功能不全，凝血功能障碍、出血和多器官功能不全等。

（1）神经系统并发症：发生率约 2%，主要有脑缺血缺氧性损伤、脑栓塞、颅内出血、脊髓及外周神经损伤等。

（2）循环系统并发症：低心排血量、心律失常、高血压、低血压、肺动脉高压。

（3）肺部并发症：肺不张、ARDS。

（4）血液系统并发症：肝素诱导血小板减少综合征、凝血功能紊乱导致出血。

（5）肾功能不全。

（6）消化道出血。

第九节　体外膜肺氧合

（一）概念

体外膜肺氧合（ECMO）是指一种仅保留体外循环系统中最关键结构，将静脉血从体内引流到体外，再经氧合器氧合后由驱动泵将血液泵入人体内的中短期心肺辅助技术。ECMO 有其不同于常规体外循环的操作方法，通过对循环呼吸功能较长时间的有效辅助使心肺得到充分休息，支持期间保证全身氧供，维持机体内环境和血流动力学的相对稳定，为心肺功能的恢复赢得时间。

ECMO 主要用于肺或心肺功能不全的支持，通过充分的心肺支持，有效地改善低氧血症，避免长期高氧吸入所致的氧中毒和机械通气所导致的气道损伤，使心脏功能得到有效支持的同时增加心排血量，充分改善全身组织灌注。ECMO 中还可用超滤对水、电解质进行控制性调节，对血流动力学进行调整，安全性高，效果显著。

（二）适应证和禁忌证

ECMO 是暂时性的心肺辅助系统，通过心脏和（或）肺的充分休息改善全身循环灌注而最终撤机，或为转为长期心室辅助或过渡到心脏移植赢得时间。

1. ECMO 的适应证

（1）手术后心肌顿抑导致的心力衰竭，停机困难。

（2）心脏术后出现肺水肿或合并可逆性肺动脉高压。

（3）心肌炎、冠状动脉痉挛等所致急性心力衰竭。
（4）心脏移植前 ECMO 循环支持，为等待供体进行过渡。
（5）心、肺移植术后心肺功能不全或肺动脉高压危象。
（6）各种原因引起的严重急性肺损伤。
（7）药物或呼吸机治疗无效的新生儿顽固性肺动脉高压。
（8）应用于气管手术、神经外科手术。

2. ECMO 的禁忌证

（1）不可逆的肺疾患，如广泛性肺纤维化。
（2）有明显出血倾向，特别是有颅内出血的患者。
（3）多器官功能衰竭。
（4）严重中枢神经系统损害。
（5）脓毒血症。
（6）晚期恶性肿瘤患者。
（7）体重低于 2kg，胎龄不足 32 周的新生儿。

（三）ECMO 的类型及作用

1. 静脉-动脉 ECMO 静脉-动脉 ECMO（V-A ECMO）可同时支持呼吸和循环功能，维持较高的 PO_2，为患者提供足够的氧供和有效的循环支持。常见的插管位置为股静脉-股动脉或者右颈内静脉-右颈动脉。其中右颈内静脉-右颈动脉转流是目前婴幼儿 ECMO 最常用的方法（图 2-9-1）。

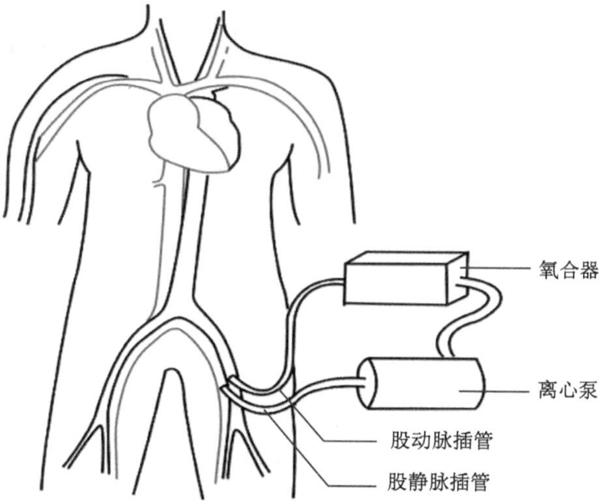

图 2-9-1 静脉-动脉 ECMO 连接

2. 静脉-静脉 ECMO 静脉-静脉 ECMO（V-V ECMO）适用于存在肺部疾病，需要呼吸功能支持的患者。目的是代替肺功能为低氧的血液提供氧合，同时把呼吸机参数设置为可接受的最低范围，以最大限度地减少呼吸机所致的肺损伤。一般采用左股静脉-右股静脉或右颈内静脉-右股静脉插管（图 2-9-2）。

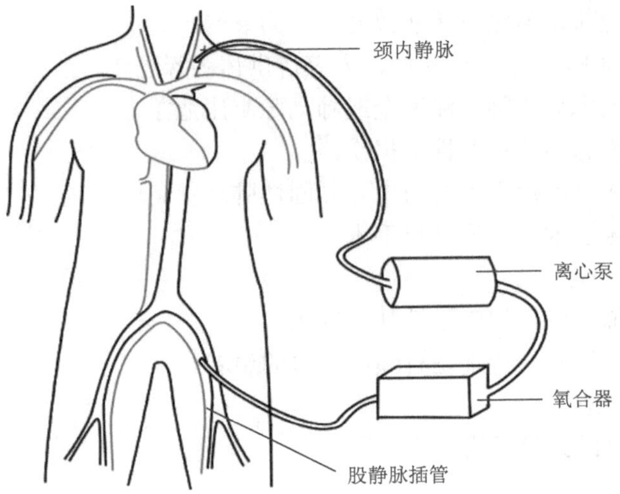

图 2-9-2 静脉-静脉 ECMO 连接

（四）ECMO 并发症

ECMO 支持时间长涉及方面多，ECMO 并发症常是导致治疗失败的重要原因，ECMO 的主要并发症包括：出血、低心排血量综合征、肾功能不全、感染、神经功能不全、血栓形成、溶血及技术问题等。其中，以出血最为多见，尤其以脑出血最为严重，出血是长时间 ECMO 最常见的并发症。ECMO 死亡原因包括多器官功能不全、肺循环衰竭和低心排血量等。

（周荣华 黄 焜）

第三章　器械护士和巡回护士的工作内容

第一节　器械护士的工作内容

器械护士的工作任务是准备好手术台上所需物品，严格按照无菌技术操作进行外科洗手、穿手术衣、戴手套，进入无菌区域，安排器械和用物，以便使用，并在整个手术过程中为手术提供所需的无菌器械和物品。

（一）术前准备

（1）术前一天在电脑上翻看次日手术日程，了解手术名称和手术方式，必要时参加手术前讨论会，熟悉手术步骤，以便熟练地配合手术医师手术。

（2）到无菌室领取手术所需布类和器械，准备一次性用物和特殊用物。

（3）核对患者，了解并评估患者病情，关心、关怀患者。

（4）做好无菌技术操作前环境的准备。

（5）严格执行查对制度，核对各种无菌包的有效期、消毒指示带变色情况、无菌包的完整性。

（6）铺好无菌桌，提前半小时洗手，穿手术衣，整理无菌桌，并将手术器械分类按使用次序排列于无菌桌上，与巡回护士对点器械、纱布、缝针和所有手术台上的用物。

（7）提前剪制术中所需涤纶垫片和毛毡扣。

（8）准备并接好各种插管的接头。

（二）术中配合

（1）协助手术医师消毒铺巾。

（2）当皮肤切开后，应立即将切过皮肤的刀与擦拭过皮下血迹的纱布收回不再使用，换以清洁的刀片及纱布。

（3）按手术步骤准确地传递器械，器械用毕，迅速取回擦净，归还原处。

（4）保护无菌桌及手术野清洁，严格执行无菌操作。

（5）缝合胸腔及皮下深部组织前，应与巡回护士核对器械、纱布、缝针等，严防异物遗留。

（6）配合抢救时密切注意手术进展，若患者出现大出血、心搏骤停等意外时，应沉着冷静，果断、积极配合医师抢救。

（7）术毕协助手术医师包扎伤口，固定好各种引流物。

（三）术后整理

（1）归还器械，分类退回清洗间并登记。
（2）协助巡回护士整理手术室。

第二节　巡回护士的工作内容

巡回护士是在无菌区域外为患者做特殊物品准备，将手术所需的仪器设备调试备用，手术中严格执行无菌操作，指导器械护士的工作，提供手术所需物品。

（一）术前准备

（1）访视患者，询问有无过敏史，将术前准备、术中注意事项、手术配合要点、术后恢复等知识进行全面讲述。

（2）术前一日检查手术特殊用物、器械、设备，以保证次日手术顺利进行。

（3）给监护室打电话将微量注射泵（简称微泵）带入手术室，术中及术后转运使用监护室的微泵，避免在转运时调换微泵造成患者血压的波动，保证了血管活性药物持续输注。

（4）在患者入室前巡回护士将变温水毯铺于手术床上，开机运行并将温度调试于38℃，温暖被盖和棉垫供患者保暖。

（5）安全核查：严格执行手术安全核查制度，由有执业资格的手术医师、麻醉医师、手术室护士三方分别在麻醉实施前、手术开始前、患者离开手术室前，共同对患者身份和手术部位等内容进行核对，并核对所带药物。

（6）建立外周静脉通道：生理盐水（氯化钠溶液）＋输血器＋三通＋延长管＋相适宜的留置针。

（7）准备颈内静脉通路液体：平衡液＋分装袋输液器＋三通＋单向阀多通器。

（8）巡回护士遵医嘱给予抗生素：查对患者抗生素皮肤敏感试验结果后，根据临时医嘱单上的抗生素剂量提前30min～2h给予抗生素。

（9）协助麻醉医师对患者进行吸入麻醉：协助麻醉医师用面罩对患者进行吸入麻醉，巡回护士用手轻握患者双臂，防止患者坠床。

（10）巡回护士协助麻醉医师进行麻醉诱导：准备吸引器，保证吸痰管通畅协助麻醉医师进行麻醉诱导。

（11）巡回护士给患者留置尿管：体重小于10kg患者用硅胶双腔尿管6Fr，男性患者导尿时用液状石蜡充分润滑，防止包皮过度外翻引起术后水肿。

（12）手术开始前与器械护士共同清点手术台上所有用物。

（13）协助体外循环医师准备各种型号的插管。

（14）摆放手术体位：巡回护士等待麻醉医师将中心静脉穿刺完毕后，协助手术医师摆放手术体位，消毒铺巾。

（二）术中配合

（1）提供消毒液、无菌生理盐水。

（2）手术切皮时，巡回护士与麻醉医师及手术医师共同核对患者信息。

（3）肝素配置及使用：肝素用量为（患者公斤体重×3）mg，巡回护士遵医嘱于使用前配置，药物名称剂量标识正确。手术开始由麻醉医师经中心静脉缓慢推注肝素，同时密切监测患者生命体征。

（4）血管活性药物的配置及使用：①肾上腺素用量为（患者公斤体重×0.03）mg 至 50ml 生理盐水中；②硝酸甘油用量为（患者公斤体重×0.3）mg 至 50ml 生理盐水中；根据血压变化情况微泵泵入。

（5）术中密切关注手术进展，及时准确提供手术台上所需用物。

（6）心肺转流开机和停机时记录尿量，并告知体外循环医师。

（7）在阻断上腔静脉、下腔静脉时，提供无菌冰生理盐水。

（8）根据手术进展，及时提供各种缝线，高值耗材需再次与主刀核对后再提供；根据手术需要调整手术床。

（9）鱼精蛋白的配置使用及注意事项：密切观察手术进程，停止人工心肺转流后，按鱼精蛋白和肝素 1:1 的比例配置。麻醉医师静脉推注鱼精蛋白中和体内的肝素；推注鱼精蛋白时由于鱼精蛋白过敏而使气道压增高，此时协助麻醉医师增加呼吸机潮气量，手控或控制呼吸机过度通气。

（10）机血的回收及输注：麻醉医师将鱼精蛋白推注完毕，手术医师拔出主动脉插管，体外循环医师用枸橼酸血袋收集转流机中剩余的患者自体血，巡回护士备鱼精蛋白 10mg/ml 中和自体血中的肝素（给予量是 100ml 自体血中加入 5mg 鱼精蛋白）。血袋上注明科室、床号、姓名、鱼精蛋白加入的量。

心肺转流停机后准备与肝素等量的鱼精蛋白，密切关注麻醉师在静脉推注鱼精蛋白时患者有无过敏反应，积极配合手术医师、麻醉师共同处理鱼精蛋白过敏反应。

（11）用物清点：巡回护士与器械护士分别在手术开始前、关心包前、关胸骨前、缝肌肉及皮肤时清点手术用物并记录于手术器械清点单上。

（三）术后转运

（1）手术结束前打电话通知监护室推监护床，术后患者直接搬运上监护病床，减少了一次搬运，减少了患者出血和心律失常的危险。

（2）检查转运患者所用监护仪是否处于正常功能状态。

（3）搬运患者时动作要轻，密切观察患者的生命体征，预防低血压发生，安置了临时起搏器的患者要注意保持起搏器的正常功能。

（4）将患者的各种物品随患者带回监护室。

（5）整理手术室，特殊仪器用后归位。

（6）准备次日的冰生理盐水。

第四章　心脏外科手术器械

体外循环普通器械：手术刀柄3个、拉钩2个、组织镊2把、敷料镊1把、直蚊式止血钳10把、弯蚊式止血钳10把、弯止血钳2把、大弯止血钳1把、直角钳1把、“花生米”钝性剥离器1把、可可钳12把、组织钳4把、持针器5把、巾钳3把、组织剪（直）1把、组织剪（弯）2把、解剖剪1把、卵圆钳2把、不锈钢碗2个，共65件。

体外循环血管盒（小儿）：无损伤镊7把、心脏拉钩6个、吸引器头3个、过线钩2根（粗细各1根）、血管剪1把、进口直角钳1把、动脉阻断钳3把、小儿管道钳4把、扁桃体止血钳4把、钢丝钳1把、钢丝剪1把、持针器2把、钢尺1把、肺静脉钳1把，共37件。

体外循环血管盒（成人）：无损伤镊4把、扁桃体止血钳4把、管道钳4把、腔静脉钳2把、肾蒂钳1把、吸引器头2个、心脏拉钩7个、进口动脉阻断钳1把、动脉阻断钳1把、过线钩3根、钢尺1把、钢丝钳1把、钢丝剪1把、持针器6把、3L手术刀柄1个、抓瓣钳2把、心脏瓣膜剪1把，共42件。

冠状动脉搭桥特殊器械：血管镊2把、侧壁阻断钳1把、血管剪1把、“哈巴狗”夹4个、钛夹钳2把、冠状动脉探条2根、直角钳1个、多齿牵开器1个，共14件。

体外搭桥显微器械：前向血管剪1把、后向血管剪1把、弹簧持针器2把、血管镊3把、圈镊1把、血管剪2把、橄榄针头1个、神经钩1个、中号加长柄1个，共13件。

显微特殊器械：弹簧持针器2把、前向血管剪1把、后向血管剪1把、血管镊2把、血管剪1把，共7件。

封堵器械：手术刀柄2个、组织镊1把、无损伤镊2把、手术剪3把、持针器3把、拉钩2把、过线钩1根、腔静脉钳1把、卵圆钳2把、不锈钢碗1个、钢丝钳1把、钢丝剪1把、弯蚊式止血钳6把、可可钳4把、弯止血钳4把、巾钳2把、组织钳2把，共38件。

主动脉支架器械：手术刀柄2个、组织镊1把、无损伤镊2把、手术剪3把、持针器2把、拉钩2个、多齿牵开器2个、弯蚊式止血钳10把、弯止血钳4把、直角钳1把、巾钳2把、组织钳2把、动脉阻断钳3把、卵圆钳2把、不锈钢碗2个、过线钩1根、钢丝剪1把，共42件。

公用介入包：不锈钢碗1个、不锈钢标志碗1个、弯盘2个、药杯（50ml）3个、药杯（80ml）1个、方盘2个，共10件。

动脉导管特殊器械：肺静脉钳4把、剖氏血管钳5把、无损伤镊2把、吸引器头1个、导线器3个、导线钳5把，共20件。

（张祥蓉　陈　芳）

下篇　各　论

第五章　成人心脏病手术配合

第一节　二尖瓣置换术手术配合

二尖瓣是左心室的附属结构，连接左心房与左心室并保证血液的单向流动，包括前瓣和后瓣，通过腱索与前乳头肌、后乳头肌相连。在心室舒张期二尖瓣开放，血液从左心房进入左心室；心室收缩期二尖瓣关闭，主动脉瓣开放，血液被泵入主动脉（图 5-1-1）。任何原因导致的二尖瓣不能充分打开或闭合，即为二尖瓣狭窄或关闭不全（图 5-1-2）。二尖瓣病变在心脏瓣膜疾病中最为常见，其病因可能为风湿性、退行性、缺血性、先天性和感染性等。

二尖瓣置换术是二尖瓣疾病的重要治疗手段之一，在风湿性病变中应用尤为广泛。置换的二尖瓣有人工机械瓣（双叶碟瓣/单叶倾斜碟瓣）、人工生物瓣（猪主动脉瓣/牛心包瓣）及同种瓣，分别应用于不同的病因和年龄段人群中。

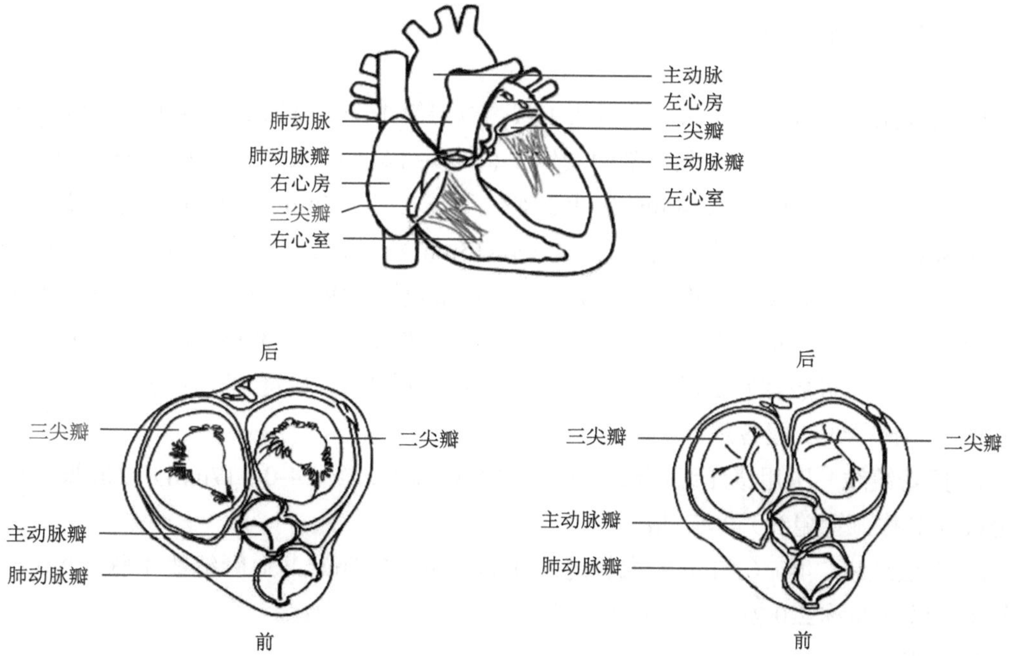

图 5-1-1　正常二尖瓣

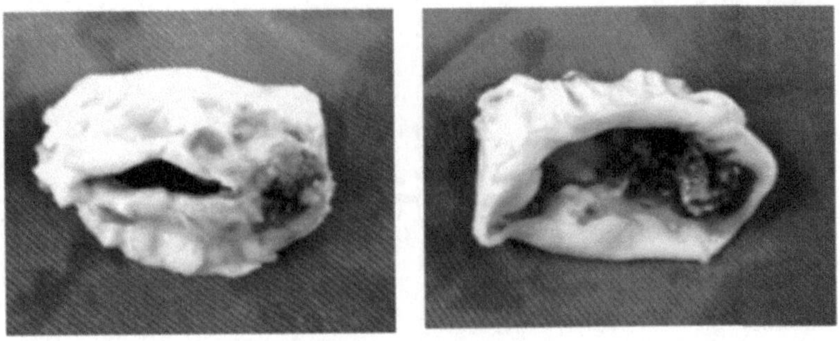

图 5-1-2　病理二尖瓣

一、手术用物准备

（一）常规布类

手术盆 1 包（盆 2 个、弯盘 3 个、药杯 2 个），手术衣 6 件，剖口单 1 张，桌单 6 张，治疗巾 10 张。

（二）手术器械

体外循环普通器械 1 包，体外循环血管盒 1 包，胸骨锯 1 套，胸骨牵开器 1 件，再次手术需准备摆动锯。

（三）一次性用物

1. 常规用物　吸引管 1 根，吸引头 1 根，电刀笔 1 个，电刀清洁片 1 张，20 号手术刀片 1 张，11 号手术刀片 1 张，剖腹套针 1 板（共 14 支：二分之一弧 5mm×12mm 圆针 2 支、二分之一弧 6mm×14mm 圆针 2 支、八分之三弧 7mm×20mm 圆针 2 支、八分之三弧 8mm×24mm 三角针 3 支、二分之一弧 13mm×24mm 圆针 3 支、八分之三弧 7mm×28mm 圆针 2 支），骨蜡 1 板，带显影纱布 10～20 张，60cm×50cm 医用粘贴膜 1 张，各型无菌粘贴敷料，冲洗器 2 个，阻断带 2 根，涤纶垫片（涤纶补片剪制），18 号乳胶尿管 3 根，18 号硅胶尿管 2 根，引流管 2 根，灯柄罩 2 个，手套按需准备，5 号带针钢丝 3 根，起搏导线 2 根备用。

2. 插管缝线　医用涤纶编织线（简称涤纶线）2-0 5 根，4-0（17mm）单股聚丙烯血管缝线（简称血管缝线）2～3 根。

3. 心脏缝线　4-0（17mm）血管缝线 1 根，3-0（26mm）血管缝线 1 根，2-0 编织涤纶带扣线（简称 2-0 换瓣线）14～20 根。

4. 关胸缝线

（1）非吸收线：1 号丝线 2 包，0 号丝线 2 包，2-0/T 丝线 1 包，3-0 丝线 2 包。

（2）可吸收线：圆针 0 号可吸收线 2 根，三角针 3-0 可吸收线 2 根。

5. 体外循环用物　各型动脉插管，各型腔静脉插管，心内吸引管道 2 套，心内吸引头 1 根，灌注管 1 根，灌注针 1 根。

二、手 术 体 位

采取仰卧位：

（1）患者仰卧于手术台中线偏右侧，肩胛部用软枕垫高，使患者胸部上抬 5～10cm。

（2）双上肢平放于身体两侧，在保证双上肢各穿刺通道通畅、安全的情况下，用中单将双上肢包裹、保护、固定。

（3）患者枕部放置头圈，足跟处放置脚垫悬空保护，防止术后局部血肿、压疮的形成。

（4）电凝器负极板贴于患者体毛较少且肌肉丰厚处，一般贴于患者左股外侧。

（5）头架固定于主刀医师对侧床头，高度为 50cm，下缘平眉弓。

（6）双下肢膝部用束脚带固定（图 5-1-3）。

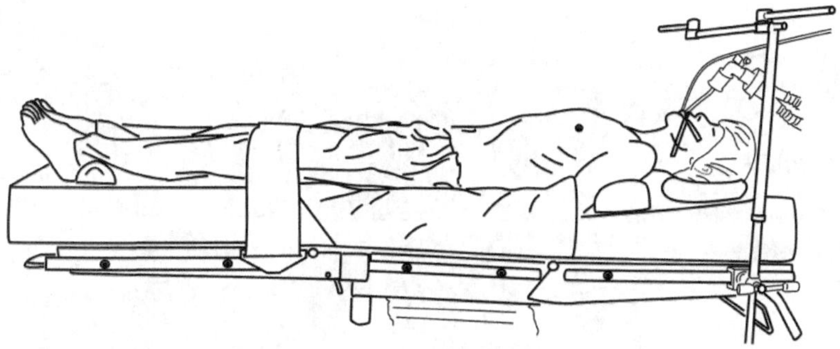

图 5-1-3　仰卧位体位

三、消 毒 铺 巾

（1）消毒液：5%聚维酮碘溶液或葡萄糖酸氯己定消毒液。

（2）消毒范围：上至下颌、颈、肩、上臂的 1/2 处，左右至腋前线，下过肚脐平行线。

（3）3 张治疗巾反折 1/4 折边向外，第 1、2 张治疗巾分别铺盖于患者的左右腋前线，第 3 张治疗巾铺盖患者肚脐。

（4）两张桌单遮盖患者头部及头架，下缘平锁骨上缘平面，并分别向左右两侧延伸。

（5）用 4 张治疗巾铺于患者切口处，再盖以剖口单，医用粘贴膜 60cm×50cm 固定切口。

（6）桌单 2 张覆盖托盘，第 1 张上端平齐手术切口下缘并覆盖托盘近侧，第 2 张覆盖床尾部及托盘对侧（图 5-1-4）。

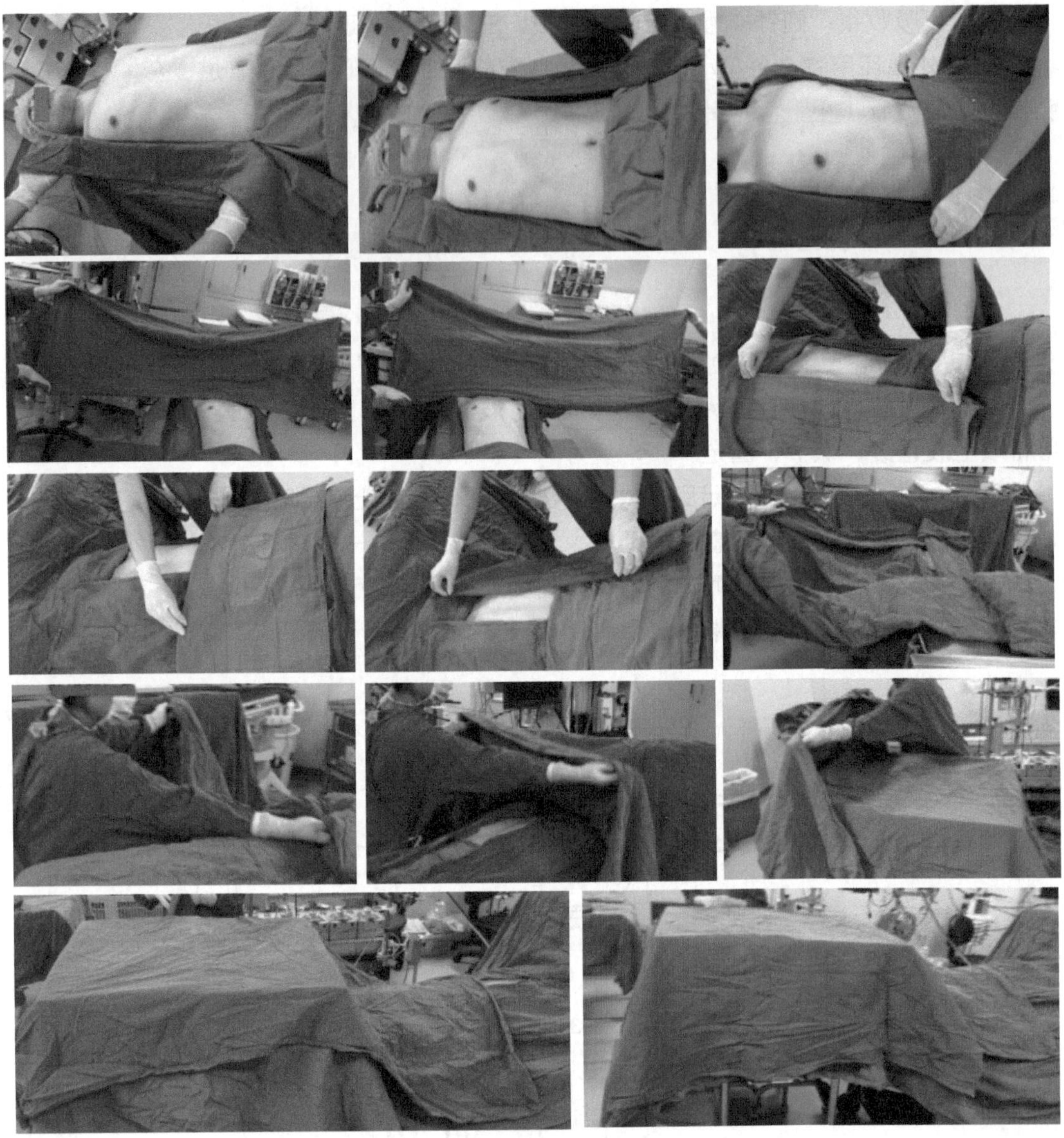

图 5-1-4 心脏手术铺巾

四、器械护士手术配合

（一）经胸部入路，暴露心脏

1. 手术切口 是胸骨正中切口，上缘距胸骨切迹下 2～3cm，下缘至剑突下 1～2cm。

2. 切开皮肤、皮下及骨膜 备 20 号手术刀、组织镊、纱布、电刀笔。

3. 切开胸骨 可可钳夹住剑突，组织剪剪开剑突，“花生米”钝性剥离器分离胸骨与心包壁层间隙，胸骨锯从胸骨正中锯开胸骨，骨蜡止血（剪成长条状）（图 5-1-5，图 5-1-6）。

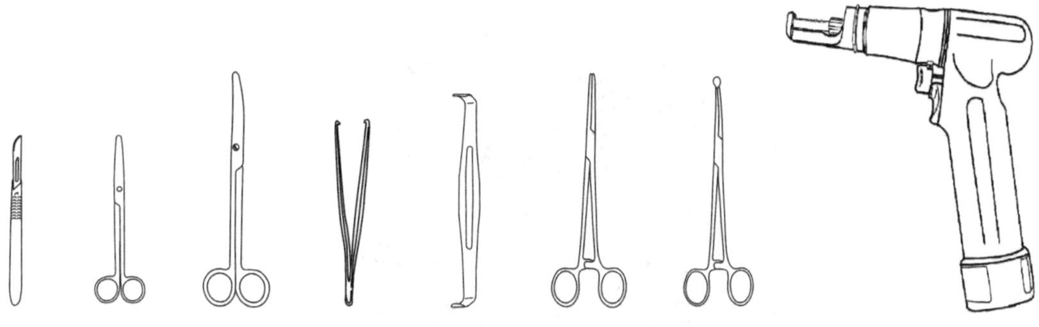

图 5-1-5　开胸阶段器械

A.20 号手术刀；B.组织剪；C.解剖剪；D.组织镊；E.皮肤拉钩；F.可可钳；G.“花生米”钝性剥离器；H.胸骨锯

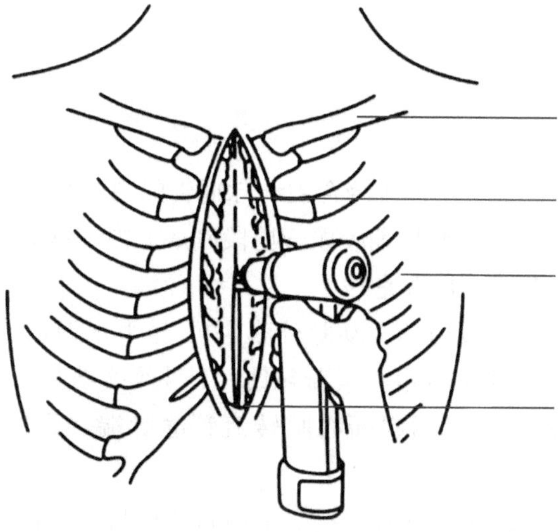

图 5-1-6　切开胸骨

4. 切开心包，暴露心脏　电刀切开心包，用 7mm×20mm 圆针、2-0/T 丝线悬吊心包，胸骨牵开器撑开胸骨（图 5-1-7，图 5-1-8）。

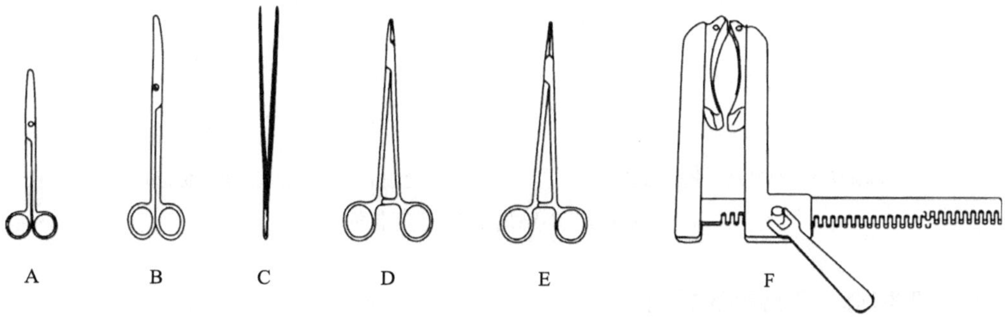

图 5-1-7　暴露心脏阶段器械

A.组织剪；B.解剖剪；C.无损伤镊；D.持针器；E.扁桃体止血钳；F.胸骨牵开器

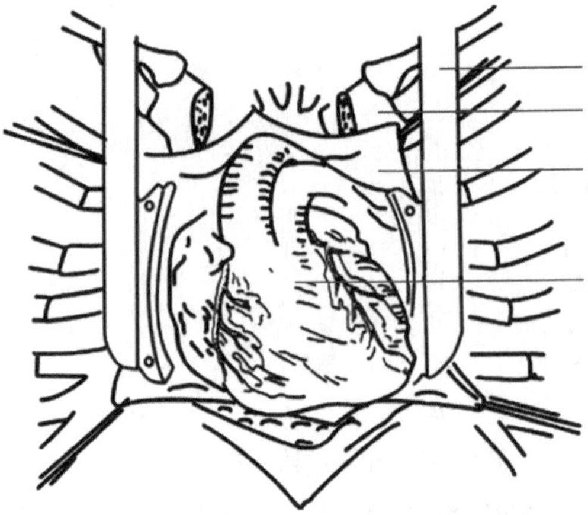

图 5-1-8 暴露心脏

（二）建立体外循环

1. 主动脉插管

（1）插管准备：用 2 针 2-0 涤纶线缝合主动脉插管的内外荷包，剪下缝针，缝线分别套入内置过线钩的细阻断管（18 号乳胶尿管剪段制成）内，弯蚊式止血钳牵引。按公斤体重备主动脉插管并检查接头是否完好。

（2）插管：解剖剪剪去缝线内的主动脉外膜，11 号手术刀切出插管口径大小的切口，插入主动脉插管，弯蚊式止血钳收紧荷包线，1 号丝线结扎。

（3）心肺转流管准备：管道钳阻断心肺转流管静脉端，组织剪剪断心肺转流管（图 5-1-9）。

（4）主动脉插管与心肺转流动脉管连接：主动脉插管与心肺转流管动脉端连接，组织钳将管道固定于头架的无菌单上。

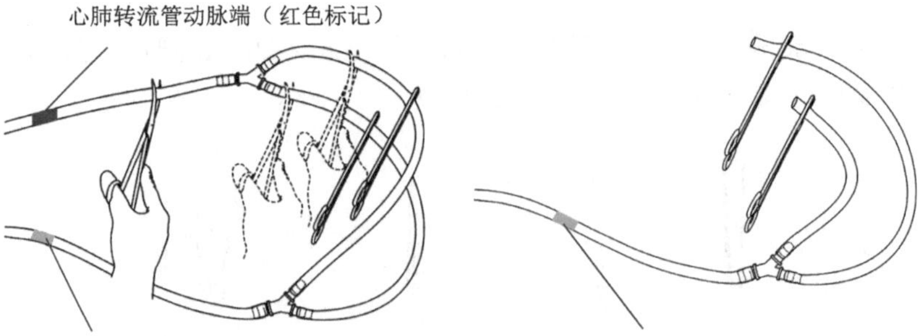

图 5-1-9 心肺转流管连接准备

2. 上腔静脉、下腔静脉插管

（1）上腔静脉插管：肺静脉钳夹住右心耳尖部用 4-0（17mm）血管缝线缝荷包，剪下缝针，缝线套入内置过线钩的细阻断管内，弯蚊式止血钳牵引。剪去部分心耳尖、分离心耳组织后，插入上腔静脉插管，弯蚊式止血钳收紧荷包线，1 号丝线结扎。

（2）下腔静脉插管：在右心房前壁用 4-0（17mm）血管缝线缝另一荷包，剪下缝针，缝线套入内置过线钩的细阻断管内，11 号手术刀做小切口，扁桃体止血钳将小切口撑开，插入下腔静脉插管，弯蚊式止血钳收紧荷包线，1 号丝线结扎。

（3）上腔静脉、下腔静脉插管与心肺转流管静脉端连接（图 5-1-10，图 5-1-11）。

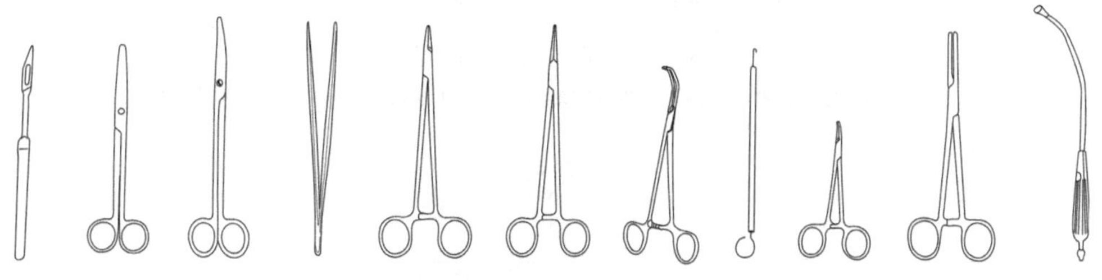

图 5-1-10 体外循环建立阶段器械

A.11 号手术刀；B.组织剪；C.解剖剪；D.无损伤镊；E.持针器；F.扁桃体止血钳；G.腔静脉钳；H.内置过线钩的细阻断管；I.弯蚊式止血钳；J.管道钳；K.吸引器头

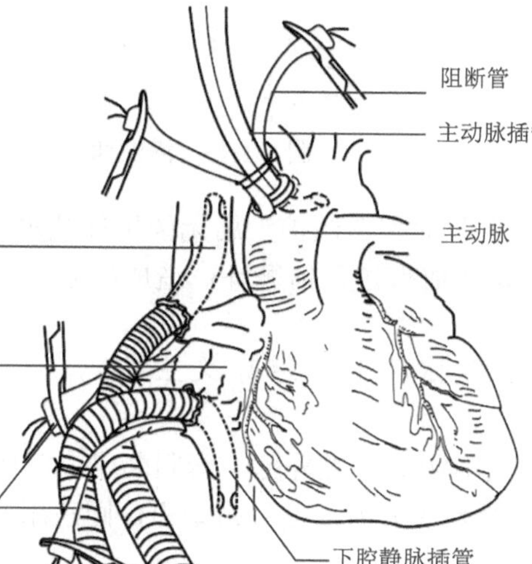

图 5-1-11 体外循环建立

3. 灌注插管

（1）插管准备：主动脉插管下方用 2-0 涤纶线缝灌注荷包，剪下缝针，缝线套入内置过线钩的细阻断管内，弯蚊式止血钳牵引。

（2）插管：荷包中间插入灌注针，弯蚊式止血钳收紧荷包线，1 号丝线结扎，体外循环医师用停搏液进行管道的排气，并接好灌注管。

4. 人工心肺转流 取下所有管道钳，人工心肺转流开始，记录尿量（图 5-1-12，图 5-1-13）。

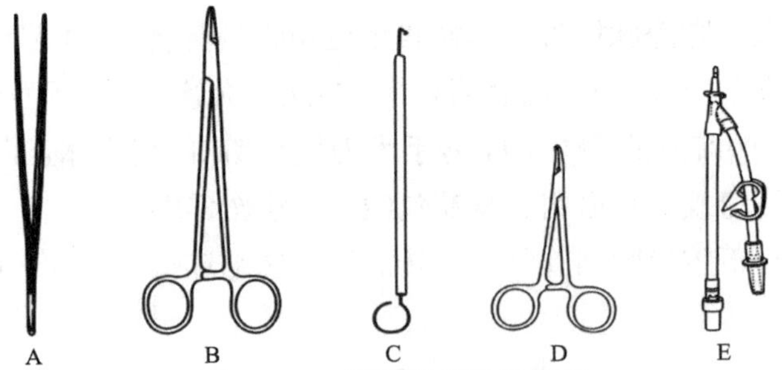

图 5-1-12 灌注插管阶段器械

A.无损伤镊；B.持针器；C.内置过线钩的细阻断管；D.弯蚊式止血钳；E.Y 形灌注管

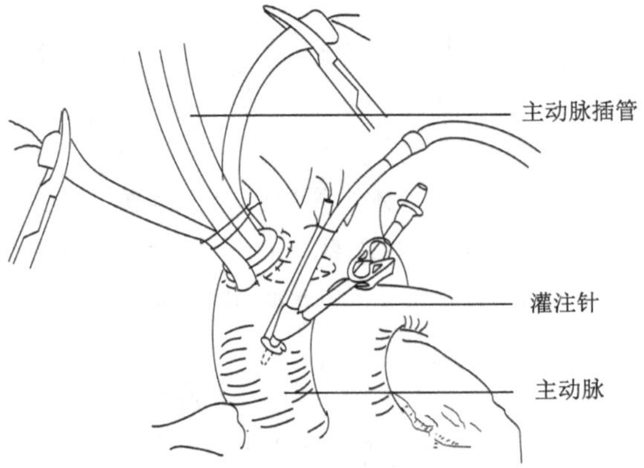

图 5-1-13 灌注插管

5. 预防栓塞 手术医师和器械护士用无菌生理盐水洗手，检查手套有无破损，以及洗掉手套上的血痂，防止血痂进入体循环，造成栓塞。

（三）阻断上腔静脉、下腔静脉及主动脉

（1）直角钳和解剖剪游离上腔静脉，套阻断带，阻断带再套入内置过线钩的粗阻断管（18 号硅胶尿管剪段制成）内，可可钳牵引，同法用肾蒂钳游离下腔静脉并套带。分别阻断上腔静脉、下腔静脉。

（2）动脉阻断钳阻断升主动脉，主动脉根部灌注心肌停搏液。心脏停搏后仍需灌注一定的灌注量，冰盐水心脏表面降温（图 5-1-14，图 5-1-15）。

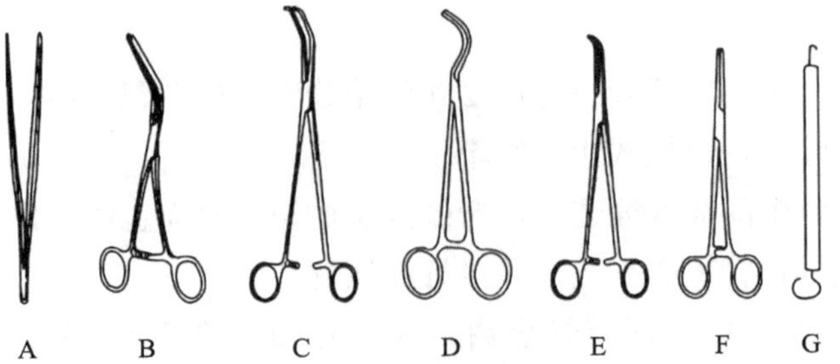

图 5-1-14 阻断阶段器械

A.无损伤镊；B.动脉阻断钳；C.肺静脉钳；D.肾蒂钳；E 直角钳；F.可可钳；G.内置过线钩的粗阻断管

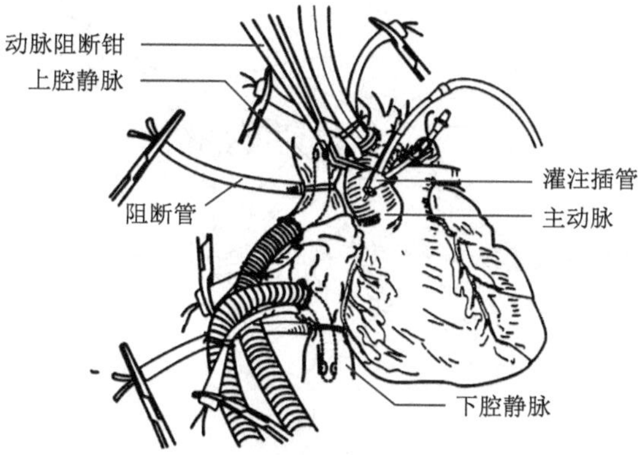

图 5-1-15 主动脉上下腔静脉阻断

（四）心肌保护的措施

（1）室温降至 20℃左右。
（2）血液降温，体温降至 32～34℃。
（3）利用 4℃低温心脏停搏液行心肌灌注。
（4）心脏表面冰水或冰屑降温。

（五）二尖瓣置换

1. 二尖瓣切除 心脏切口可采取左心房切口或右心房、房间隔切口。3L 手术刀柄 11 号手术刀切开左心房或右心房及房间隔，心内吸引器头吸尽心腔内残留血液，2 针 2-0 涤纶线牵引心房及房间隔，无齿卵圆钳清除左心房内血栓，冲洗器注满生理盐水反复冲洗心腔。心脏拉钩显露二尖瓣，抓瓣钳夹住病变二尖瓣，用 3L 手术刀柄 11 号刀片在腱索乳头肌处切断腱索，心脏瓣膜剪剪除二尖瓣，清除钙化斑块，生理盐水反复冲洗左心房腔，防止脱落组织残留心腔导致动脉栓塞。

2. 二尖瓣置入 瓣膜测量器测量瓣环的大小，2-0 换瓣线在瓣环上做间断缝合，然后穿过选用的瓣膜缝合环，剪下缝针并清点，缝线用弯蚊式止血钳夹住。瓣膜送入心腔时冲洗水浸湿瓣膜缝合环，送入后用 3L 手术刀柄 11 号刀片切断瓣膜持瓣器固定缝线，取出持瓣器，平整的结扎每针瓣环上缝线，试瓣器测试置入瓣膜的开闭情况，确认瓣膜开闭正常后剪线（图 5-1-16，图 5-1-17）。

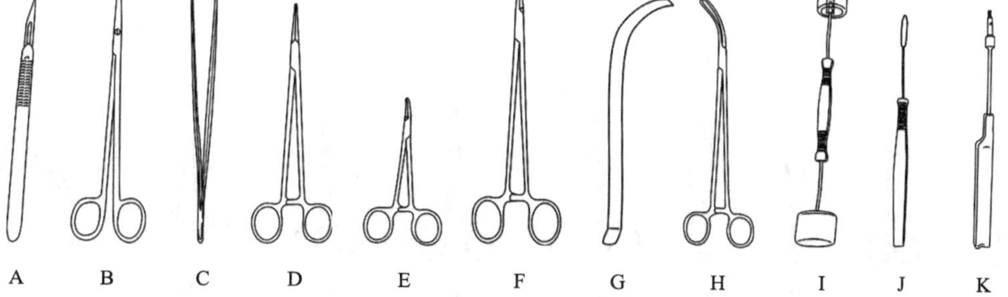

图 5-1-16 瓣膜置换阶段器械

A.3L 手术刀柄 11 号刀片；B.心脏瓣膜剪；C.无损伤镊；D.扁桃体止血钳；E.弯蚊式止血钳；F.长持针器；G.心脏拉钩；H.抓瓣钳；I.瓣膜测量器；J.试瓣器；K.持瓣器

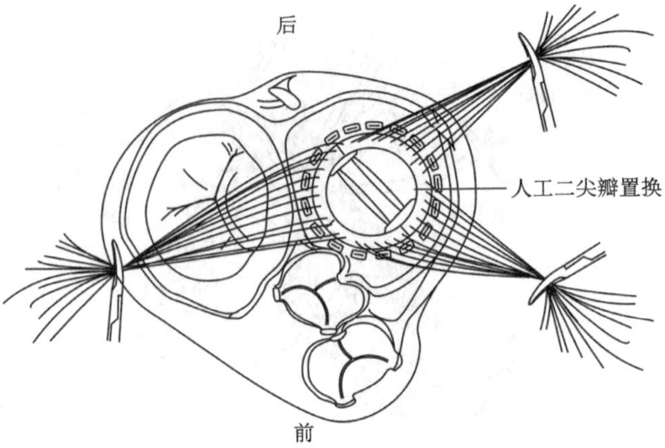

图 5-1-17　二尖瓣置换

（六）关闭心脏切口

1. 右心房切口　3-0（26mm）血管缝线缝合房间隔，4-0（17mm）血管缝线缝合右心房，在房间隔和右心房完全关闭前心腔内冲洗器注入无菌生理盐水排气，打结。

2. 左心房切口　用 4-0（26mm）血管缝线从切口的两侧向中间缝合左心房切口。

（七）并行循环，恢复心脏的功能

（1）手术床头部放低，开放主动脉，灌注管逆流主动脉根部排气。

（2）血管活性药物经微泵中心静脉泵入，如盐酸肾上腺素、硝酸甘油等。

（3）通过体外循环辅助，恢复患者体温至正常。

（八）停止人工心肺转流，关胸

（1）管钳钳闭上腔静脉、下腔静脉插管，拔除腔静脉插管，记录尿量。中心静脉用等量鱼精蛋白中和体内的肝素。

（2）拔除主动脉插管，手术野充分止血。

（3）关闭切口

1）心包及纵隔分别放置引流管 2 根。

2）心包缝合：用 7mm×20mm 圆针、2-0/T 丝线。

3）胸骨缝合：用 5 号带针钢丝（图 5-1-18，图 5-1-19）。

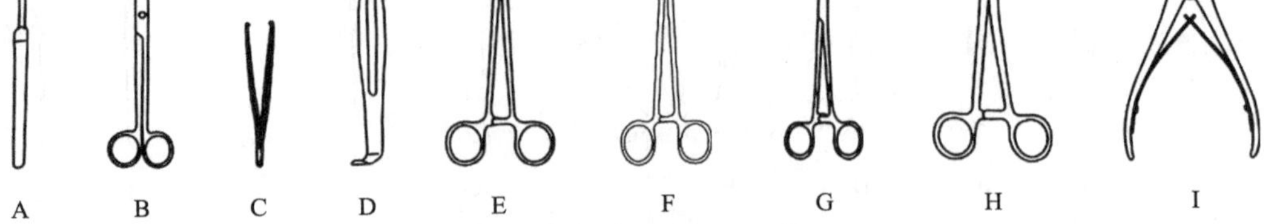

图 5-1-18　关闭切口阶段器械

A.11 号手术刀；B.组织剪；C.组织镊；D.皮肤拉钩；E.持针器；F.扁桃体止血钳；G.可可钳；H.钢丝钳；I.钢丝剪

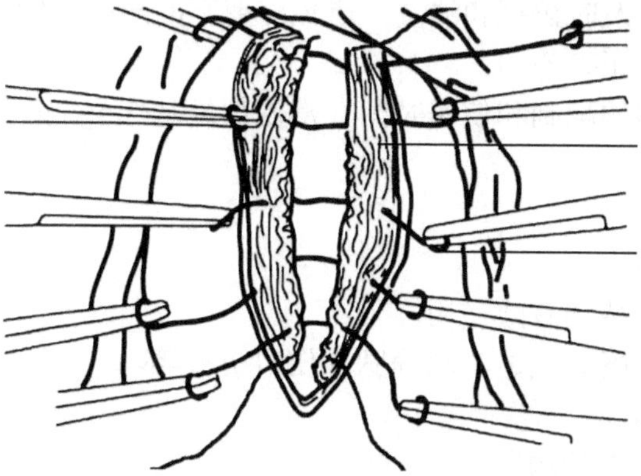

图 5-1-19　关闭切口

4）肌层缝合

非吸收线：用 13mm×24mm 圆针和 1 号、0 号丝线。

可吸收线：用圆针 0 号可吸收线。

5）皮下缝合

非吸收线：用 13mm×24mm 圆针、3-0 丝线。

可吸收线：用圆针 0 号可吸收线。

6）皮肤缝合

非吸收线：用三角针 3-0 丝线。

可吸收线：用三角针 3-0 可吸收线。

7）固定引流管：用三角针 2-0/T 丝线。

8）根据伤口的长度选择无菌粘贴敷料，将引流管与引流器连接，并使之保持负压状态，引流器注明安置部位及安置时间。

（九）结束手术

归还器械，分类退回清洗间并登记，切除的瓣膜组织遵医嘱送病理检查并在标本登记本上正确记录。

五、护理特殊关注点

1. 术前关注点

（1）严格执行查对制度：包括患者信息、术前准备是否完善、手术用物清点等。

（2）术前 30min～2h 首剂抗生素的使用。

（3）仪器设备检查及准备，如中心负压、高频电刀等。

2. 术中关注点

（1）生命体征的观察及正确急救。

（2）体外循环建立前患者 ACT＞480s。

（3）置入瓣膜合格检查。

（4）术中换瓣线用量多，注意术中缝针的清点。

（5）注意术中器械的及时擦拭和清洗，避免将剪下的瓣膜组织再次带入心脏。

（6）血管活性药物的正确使用。

（7）肝素、鱼精蛋白的配制和使用时间（常规剂量是3mg/kg，根据术中ACT随时调整用量）。

3. 术后关注点

（1）生命体征的观察。

（2）血管活性药物的持续有效使用。

（3）各生命通道的通畅如气道、动静脉、伤口引流等。

（4）患者的安全转运。

（5）与转运科室间的有效沟通。

（郑　静）

第二节　主动脉瓣置换术手术配合

主动脉瓣位于主动脉从左心室发出处，由瓣叶、瓣环瓣间纤维三角和瓣窦组成，使血流向主动脉单向流动并完成血液循环（图5-2-1）。常见的主动脉瓣病变有先天性二叶化畸形、退行性变化脱垂、风湿性狭窄钙化伴关闭不全等（图5-2-2）。

主动脉瓣置换术适用于主动脉瓣中度以上狭窄、关闭不全，瓣膜钙化或细菌性心内膜炎所致的瓣膜毁损等，是主动脉瓣疾病的重要治疗手段之一，在风湿性病变中应用尤为广泛。置换的主动脉瓣有人工机械瓣（双叶碟瓣/单叶倾斜碟瓣）、人工生物瓣（猪主动脉瓣/牛心包瓣）及同种瓣，分别应用于不同的病因和年龄段人群中。

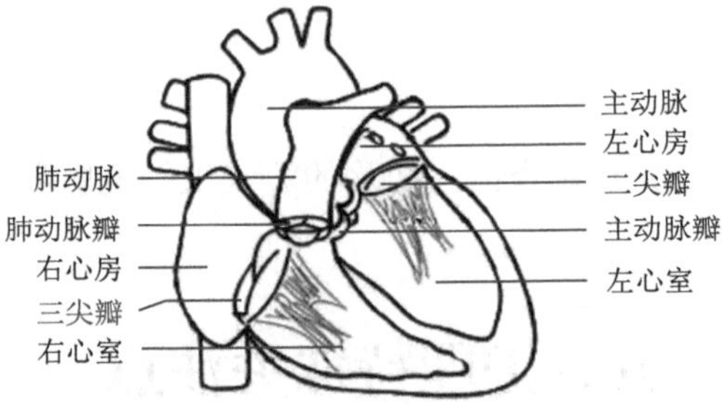

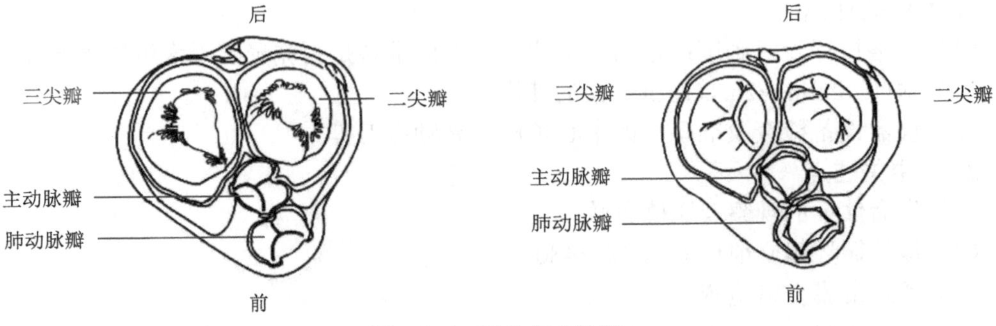

图5-2-1　正常主动脉瓣

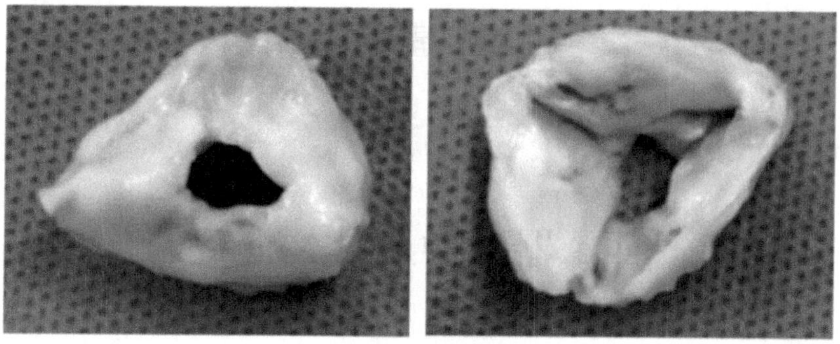

图 5-2-2 病理主动脉瓣

一、手术用物准备

（一）常规布类

手术盆 1 个，手术衣 6 件，剖口单 1 张，桌单 6 张，治疗巾 10 张。

（二）手术器械

体外循环普通器械 1 包，体外循环血管盒 1 包，胸骨锯 1 套，胸骨牵开器 1 件，再次手术需准备摆动锯。

（三）一次性用物

1. 常规用物 吸引管 1 根，吸引头 1 根，电刀笔 1 个，电刀清洁片 1 张，20 号手术刀片 1 张，11 号手术刀片 1 张，剖腹套针 1 板，骨蜡 1 板，带显影纱布 10～20 张，60cm ×50cm 医用粘贴膜 1 张，无菌粘贴敷料 1 张，冲洗器 2 个，毛毡垫片（由毛毡片剪制成），18 号乳胶尿管 3 根，引流管 2 根，灯柄罩 2 个，手套按需准备，5 号带针钢丝 2～3 根，起搏导线 2 根备用。

2. 插管缝线 2-0 涤纶线 5 根，4-0（17mm）血管缝线 2 根。

3. 心脏缝线 4-0（13mm）血管缝线 2 根，2-0 换瓣线 12～16 根。

4. 关胸缝线

（1）非吸收线：1 号丝线 1 包，0 号丝线 2 包，2-0/T 丝线 1 包，3-0 丝线 2 包。

（2）可吸收线：圆针 0 号可吸收线 2 根，三角针 3-0 可吸收线 2 根。

5. 体外循环用物 各型动脉插管，各型腔房静脉插管，心内吸引管道 2 套，心内吸引头 1 根，灌注管 1 根，灌注针 1 根，左、右冠状动脉灌注头各 1 根，Y 型灌注连接管 1 根。

二、手 术 体 位

同第五章第一节手术体位。

三、消 毒 铺 巾

同第五章第一节消毒铺巾。

四、器械护士手术配合

（一）经胸部入路

1. 手术切口 是胸骨正中切口，上缘距胸骨切迹下2～3cm，下缘至剑突下1～2cm。

2. 切开皮肤、皮下及骨膜 备20号手术刀、组织镊、纱布、电刀笔。

3. 切开胸骨 可可钳夹住剑突，组织剪剪开剑突，“花生米”钝性剥离器分离胸骨与心包壁层间隙，胸骨锯从胸骨正中锯开胸骨，骨蜡止血（剪成长条状）（图5-2-3，图5-2-4）。

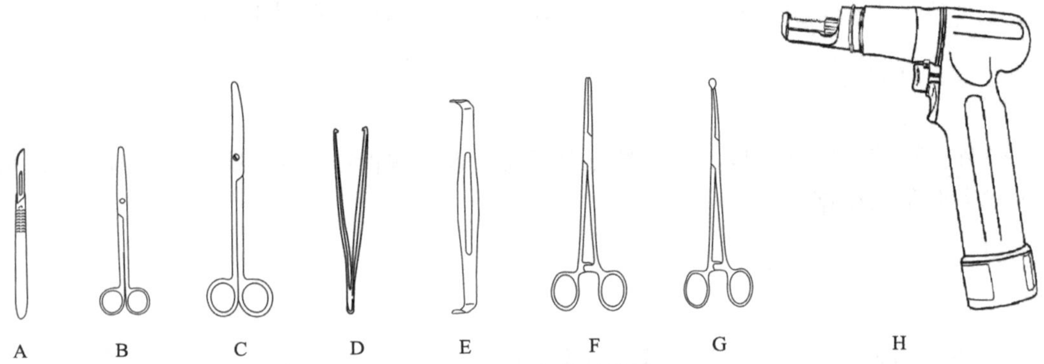

图5-2-3 开胸阶段器械

A.20号手术刀；B.组织剪；C.解剖剪；D.组织镊；E.皮肤拉钩；F.可可钳；G.“花生米”钝性剥离器；H.胸骨锯

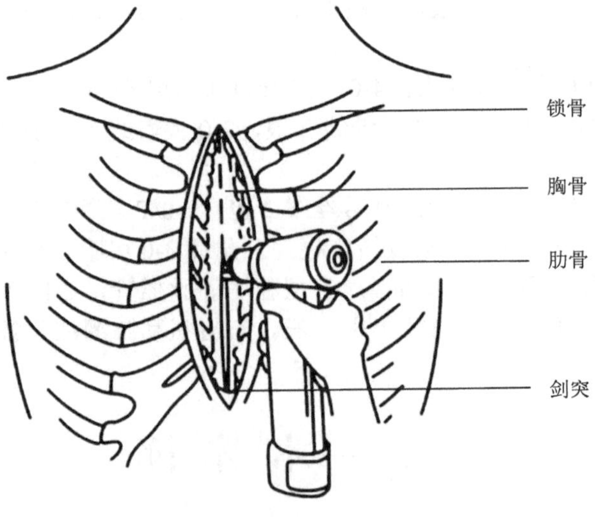

图5-2-4 切开胸骨

4. 切开心包，暴露心脏　电刀切开心包，用 7mm×20mm 圆针、2-0/T 丝线悬吊心包，胸骨牵开器撑开胸骨（图 5-2-5，图 5-2-6）。

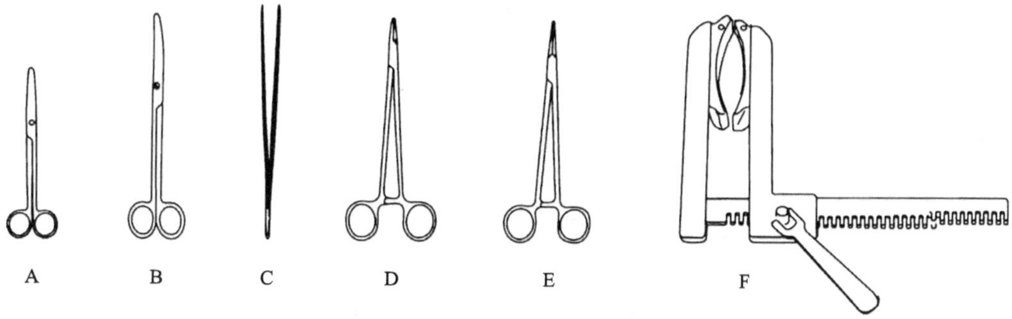

图 5-2-5　暴露心脏阶段器械

A.组织剪；B.解剖剪；C.无损伤镊；D.持针器；E.扁桃体止血钳；F.胸骨牵开器

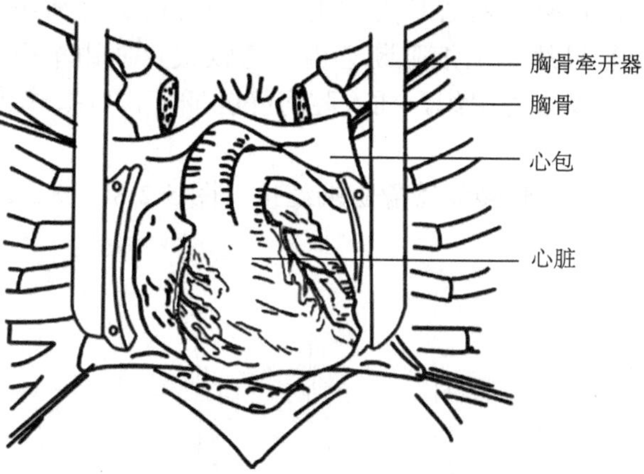

图 5-2-6　暴露心脏

（二）建立体外循环

1. 主动脉插管

（1）插管准备：用 2 针 2-0 涤纶线缝合主动脉插管的内外荷包，剪下缝针，缝线分别套入内置过线钩的细阻断管（18 号乳胶尿管剪段制成）内，弯蚊式止血钳牵引。按公斤体重备主动脉插管并检查接头是否完好。

（2）插管：解剖剪剪去缝线内的主动脉外膜，11 号手术刀切出与插管口径相适宜的切口，插入主动脉插管，弯蚊式止血钳收紧荷包线，1 号丝线结扎。

（3）心肺转流管准备：管道钳阻断心肺转流管静脉端，组织剪剪断心肺转流管（图 5-2-7）。

（4）主动脉插管与心肺转流动脉管连接：主动脉插管与心肺转流管动脉端连接，组织钳将管道固定于头架的无菌单上。

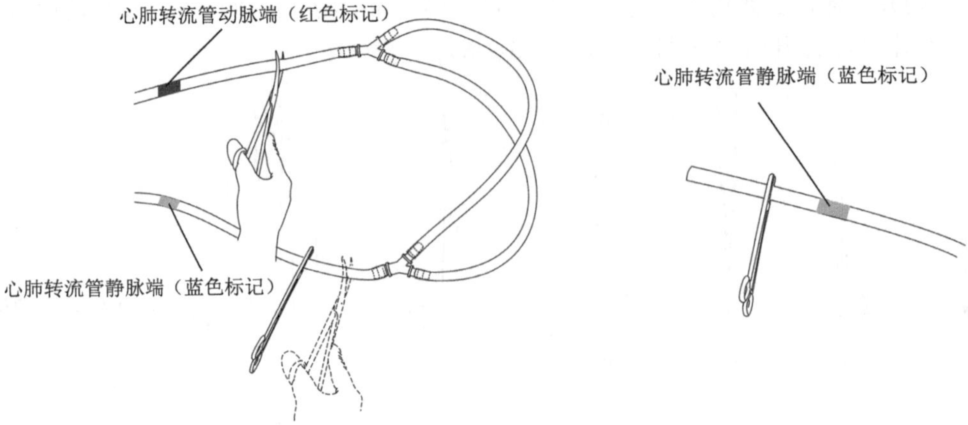

图 5-2-7　心肺转流管连接准备

2. 静脉插管

（1）插管：肺静脉钳夹住右心耳尖部用 4-0（17mm）血管缝线缝荷包，组织剪剪下缝针，缝线套入内置过线钩的细阻断管内，弯蚊式止血钳牵引。解剖剪剪去部分心耳尖、扁桃体止血钳分离心耳组织，插入腔房静脉插管，弯蚊式止血钳收紧荷包线，1 号丝线结扎。

（2）腔房静脉插管与心肺转流管静脉端连接（图 5-2-8，图 5-2-9）。

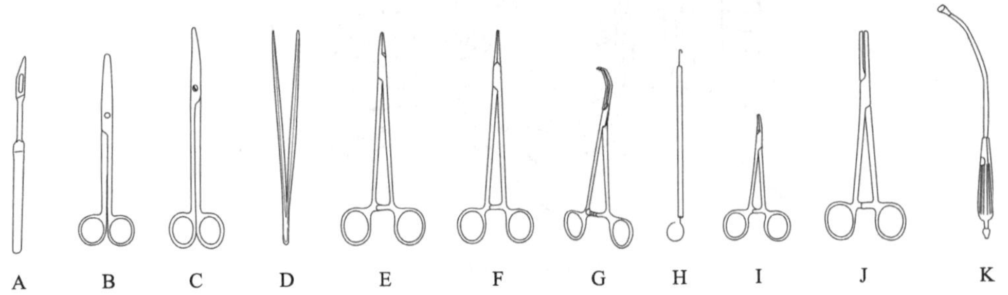

图 5-2-8　体外循环建立阶段器械

A.11 号手术刀；B.组织剪；C.解剖剪；D.无损伤镊；E.持针器；F.扁桃体止血钳；G.肺静脉钳；H.内置过线钩的细阻断管；I.弯蚊式止血钳；J.管道钳；K.吸引器头

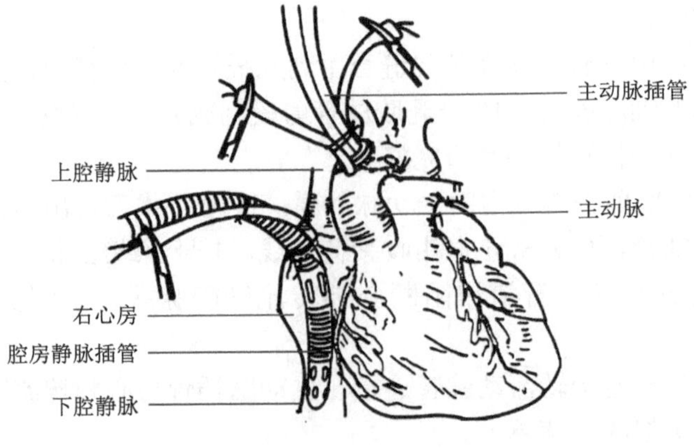

图 5-2-9　体外循环建立

3. 灌注插管

（1）插管准备：在主动脉插管下方用 2-0 涤纶线缝灌注荷包，剪下缝针，缝线套入内置过线钩的细阻断管内，弯蚊式止血钳牵引。

（2）插管：在荷包中间插入灌注针，弯蚊式止血钳收紧荷包线，1 号丝线结扎，体外循环医师用停搏液进行管道的排气，并接好灌注管（图 5-2-10，图 5-2-11）。

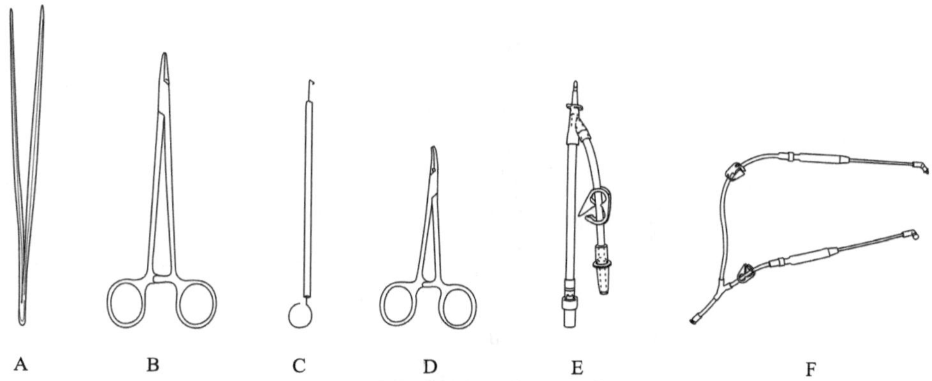

图 5-2-10　灌注插管阶段器械

A.无损伤镊；B.持针器；C.内置过线钩的细阻断管；D.弯蚊式止血钳；E.Y 形灌注针；F.左右冠状动脉灌注头

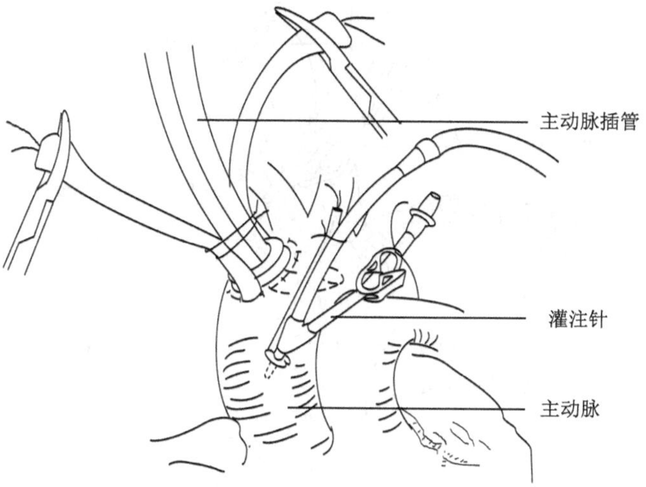

图 5-2-11　灌注插管

4. 人工心肺转流　取下所有管道钳，人工心肺转流开始，记录尿量并告知体外循环医师。

5. 左心房安置左心房引流　用 4-0（17mm）血管缝线在右上肺静脉上缝荷包，剪下缝针，缝线套入内置过线钩的细阻断管内，弯蚊式止血钳牵引。11 号手术刀在荷包中做一小切口，扁桃体止血钳扩大后插入心内吸引管，弯蚊式止血钳收紧荷包，结扎并告知体外循环医师。

6. 预防栓塞　手术医师和器械护士用无菌生理盐水洗手，检查手套有无破损，以及洗掉手套上的血痂，防止血痂进入体循环，造成栓塞。

（三）阻断主动脉

（1）动脉阻断钳阻断升主动脉，灌注心肌停搏液。心脏停搏后仍需灌注一定的灌注量，冰盐水心脏表面降温（图 5-2-12，图 5-2-13）。

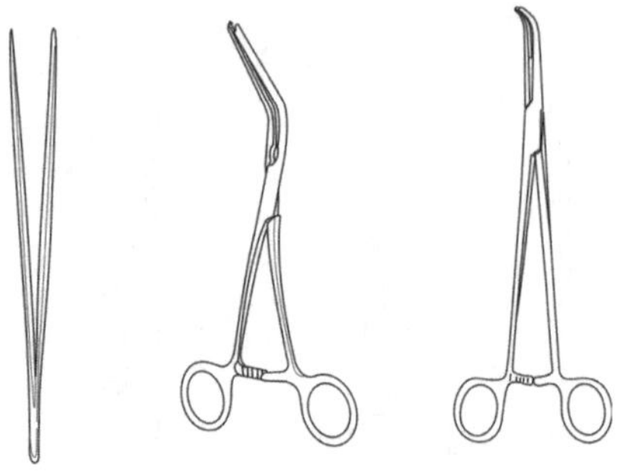

图 5-2-12　阻断阶段器械

A.无损伤镊；B.动脉阻断钳；C.直角钳；

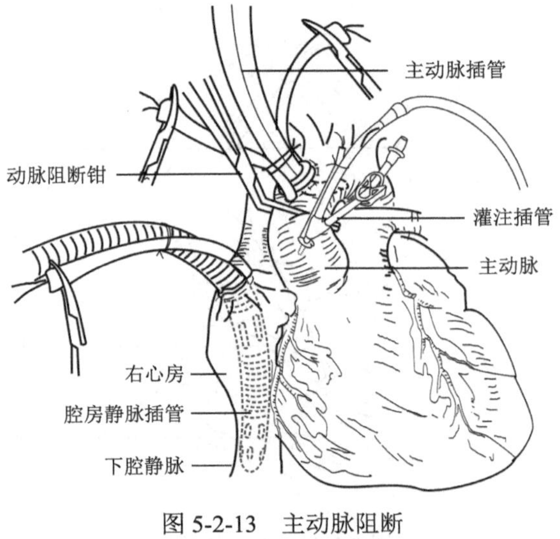

图 5-2-13　主动脉阻断

（2）主动脉根部做一斜形切口，延伸至主动脉瓣的无冠状动脉窦，2 针 2-0 涤纶线牵引，牵开主动脉壁用左、右冠状动脉灌注头分别行左、右冠状动脉灌注。

（四）心肌保护的措施

（1）室温降至 20℃左右。

（2）血液降温，体温降至 32～34℃。

（3）利用 4℃低温心脏停搏液行心肌灌注。

（4）心脏表面冰水或冰屑降温。

（五）主动脉瓣膜置换

1. 主动脉瓣切除　手术医师用心内吸引器头吸尽主动脉腔内残留血液，心脏拉钩显露主动脉瓣，无损伤镊夹住病变主动脉瓣，心脏瓣膜剪沿瓣环切除病变主动脉瓣，清除钙化斑块，生理盐水反复冲洗心腔，防止脱落组织残留心腔导致动脉栓塞。

2. 主动脉瓣置入　瓣膜测量器测量瓣环的大小，2-0 换瓣线在瓣环上做间断缝合，同时将每针换瓣缝线逐一缝合于选用瓣膜的缝合环上，剪下缝针并清点，缝线用弯蚊式止血钳夹住。瓣膜送入心腔时用冲洗水浸湿瓣膜缝合环，送入后用 3L 手术刀柄 11 号刀片切断瓣膜持瓣器固定缝线，取出持瓣器，平整地结扎每针瓣环上缝线，试瓣器测试置入瓣膜的开闭情况，确认瓣膜开闭正常后剪线（图 5-2-14，图 5-2-15）。

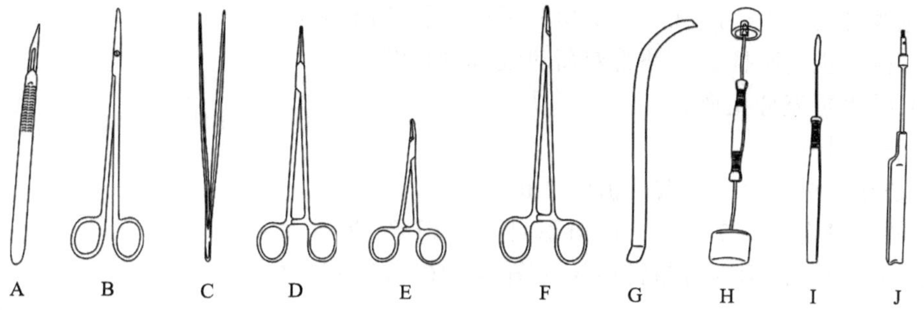

图 5-2-14　瓣膜置换阶段器械

A.3L 手术刀柄 11 号刀片；B.心脏瓣膜剪；C.无损伤镊；D.扁桃体止血钳；E.弯蚊式止血钳；F.长持针器；G.心脏拉钩；H.瓣膜测量器；I.试瓣器；J.持瓣器

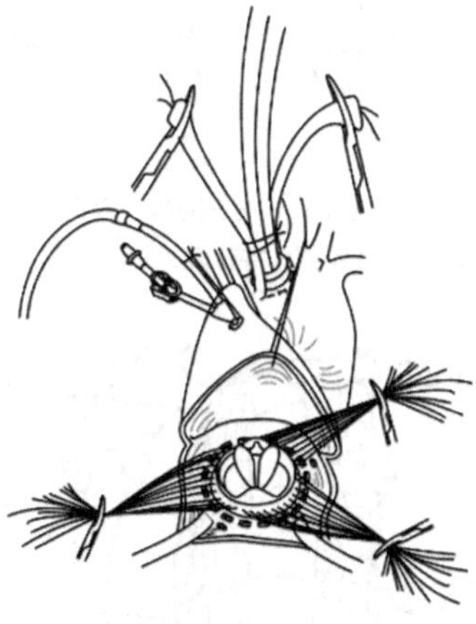

图 5-2-15　主动脉置换

（六）关闭主动脉切口

2 针 4-0（13mm）血管缝线带毛毡垫片从切口的两侧向中间缝合主动脉壁，主动脉完全关闭前用冲洗器注入无菌生理盐水排气打结。

（七）并行循环，恢复心脏的功能

（1）手术床头部放低，开放主动脉，灌注管逆流主动脉根部排气。
（2）血管活性药物经微泵中心静脉泵入，如盐酸肾上腺素、硝酸甘油等。
（3）通过体外循环辅助，恢复患者体温至正常。
（4）心功能恢复正常后，拔出左心房引流管。

（八）停止人工心肺转流，关胸

（1）管道钳钳闭腔房静脉插管，记录尿量并告知体外循环医师。拔除腔房静脉插管，插管荷包线打结。中心静脉用等量鱼精蛋白中和体内的肝素。
（2）拔除主动脉插管，插管双荷包线分别打结。
（3）手术野充分止血。
（4）关闭切口
1）心包及纵隔分别放置引流管 2 根。
2）心包缝合：用 7mm×20mm 圆针、2-0/T 丝线。
3）胸骨缝合：用 5 号带针钢丝（图 5-2-16，图 5-2-17）。

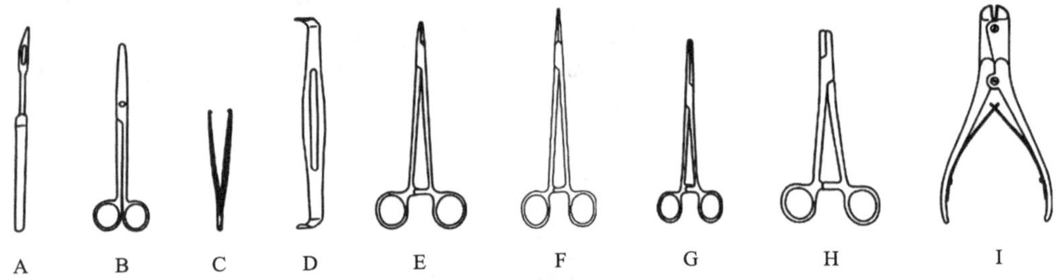

图 5-2-16　关胸阶段器械
A.11 号手术刀；B.组织剪；C.组织镊；D.皮肤拉钩；E.持针器；F.扁桃体止血钳；G.可可钳；H.钢丝钳；I.钢丝剪

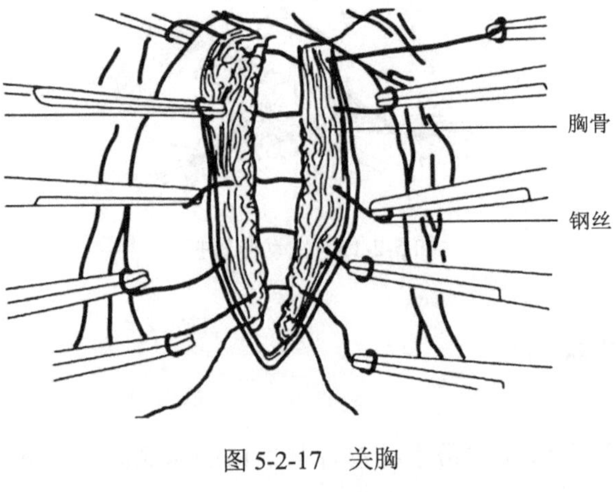

图 5-2-17　关胸

4）肌层缝合

非吸收线：用 13mm×24mm 圆针、0 号丝线。

可吸收线：用圆针 0 号可吸收线。

5）皮下缝合

非吸收线：用 13mm×24mm 圆针、3-0 丝线。

可吸收线：用圆针 0 号可吸收线。

6）皮肤缝合

非吸收线：用三角针 3-0 丝线。

可吸收线：用三角针 3-0 可吸收线。

7）固定引流管：用三角针 2-0/T 丝线。

8）根据伤口的长度选择无菌粘贴敷料，将引流管与引流器连接，并使之保持负压状态，引流器注明安置部位及安置时间。

（九）结束手术

归还器械，分类退回清洗间并登记，切除的瓣膜组织遵医嘱送病理检查并在标本登记本上正确记录。

五、护理特殊关注点

1. 术前关注点

（1）严格执行查对制度：包括患者信息、术前准备是否完善、手术用物清点等。

（2）术前 30min～2h 首剂抗生素使用等。

（3）仪器设备检查及准备，如中心负压、高频电刀等。

2. 术中关注点

（1）生命体征的观察及正确急救。

（2）体外循环建立前患者 ACT＞480s。

（3）置入瓣膜合格检查。

（4）术中换瓣线用量多，注意及时清点。

（5）注意术中器械的及时擦拭和清洗，避免将剪下的瓣膜组织再次带入心脏。

（6）如换瓣线断裂，注意清点缝线上的垫片。

（7）血管活性药物的正确使用。

（8）肝素、鱼精蛋白的正确使用（常规剂量是 3mg/kg，根据术中 ACT 随时调整用量）。

3. 术后关注点

（1）生命体征的观察。

（2）血管活性药物的持续有效使用。

（3）各生命通道的通畅如气道、动静脉、伤口引流等。

（4）与转运科室间的有效沟通。

（郑　静）

第三节　三尖瓣瓣膜成形与置换术手术配合

三尖瓣是右心房室口由致密结缔组织构成的纤维支架环上附着的 3 个三角形瓣膜。三尖瓣如同一个“单向阀门”，保证血液循环通过一定流量由右心房向右心室方向流动。当右心室收缩时挤压室内血液，血液冲击瓣膜。三尖瓣关闭，血液不倒流入右心房（图 5-3-1）。三尖瓣病变主要为三尖瓣闭锁、关闭不全和下移畸形，手术方式为三尖瓣成形手术或置换手术，手术适应证为经明确诊断有明显的三尖瓣关闭不全、右心功能不全者。通常三尖瓣不做瓣膜置换手术，只有当瓣膜症状加重或成形效果不好时才实施瓣膜置换手术。

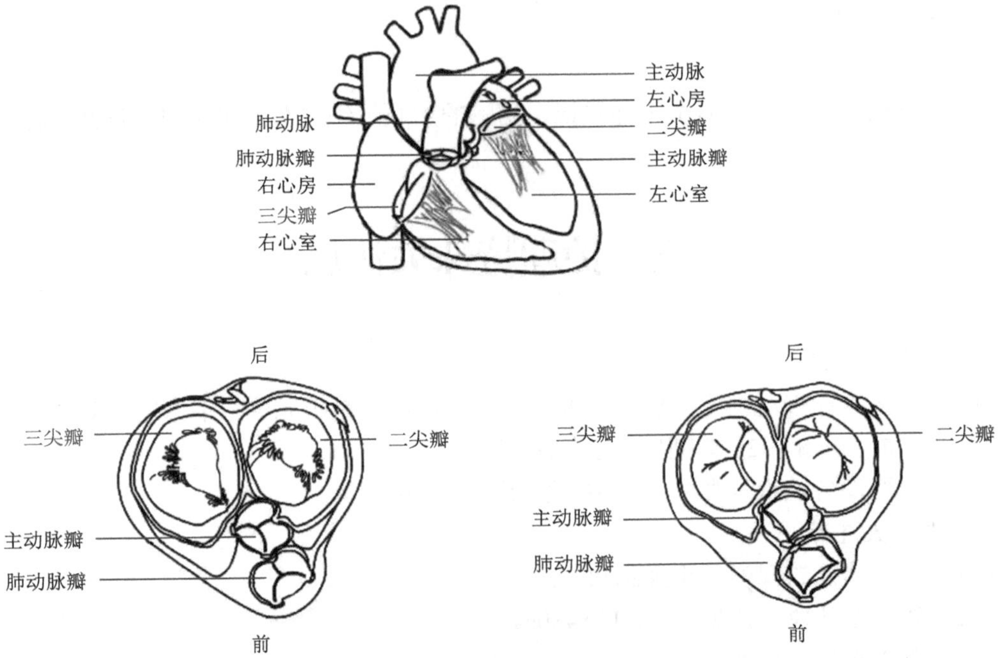

图 5-3-1　正常三尖瓣开闭

一、手术用物准备

（一）常规布类

手术盆 1 个，手术衣 6 件，剖口单 1 张，桌单 6 张，治疗巾 20 张。

（二）手术器械

体外循环普通器械 1 包，体外循环血管盒 1 包，胸骨锯 1 套，胸骨牵开器 1 件，再次手术需准备摆动锯。

（三）一次性用物

1. 常规用物　一次性桌单1个，吸引管1根，吸引头1根，电刀笔1个，电刀清洁片1张，剖腹套针1板，20号手术刀片1张，11号手术刀片1张，骨蜡1板，带显影纱布20张，60cm×50cm医用粘贴膜1张，冲洗器1个，阻断带2根，涤纶补片，18号乳胶尿管3根，测瓣器1套，各型引流管，18号硅胶尿管2根，灯柄罩2个，手套按需准备，5号带针钢丝2～3根，起搏导线2根备用。

2. 插管缝线　2-0涤纶线5根，4-0（17mm）血管缝线2～3根。

3. 心脏缝线　4-0（17mm）血管缝线1根，3-0（26mm）血管缝线1根，2-0编织涤纶无扣线（简称2-0瓣膜成形线）1板，2-0换瓣线16～18根。

4. 关胸缝线

（1）非吸收线：1号丝线2包，0号丝线2包，2-0/T丝线1包，3-0丝线2包。

（2）可吸收线：圆针0号可吸收线2根，三角针3-0可吸收线2根。

5. 体外循环用物　各型动脉插管，各型腔静脉插管，心内吸引管道2套，心内吸引头1根，灌注管1根，灌注针1根。

二、手术体位

同第五章第一节体位。

三、消毒铺巾

同第五章第一节消毒铺巾。

四、器械护士手术配合

（一）开胸

1. 术前准备　器械护士和巡回护士共同清点器械、纱布、纱球、缝针、刀片等所有用物数量。调试电刀笔，连接吸引器，安装灯柄罩，用组织钳将连接好的心内吸引管、灌注管固定于合适的位置。

2. 手术切口　是胸骨正中切口，上缘距胸骨切迹下2～3cm，下缘至剑突下1～2cm。

3. 切开皮肤、皮下及骨膜　备20号手术刀、组织镊、纱布、电刀笔。

4. 切开胸骨　器械护士调试胸骨锯于功能位，可可钳夹住剑突，组织剪剪开剑突，“花生米”钝性剥离器分离胸骨与心包壁层间隙，胸骨锯从胸骨正中锯开胸骨，骨蜡止血（剪成长条状）（图5-3-2，图5-3-3）。

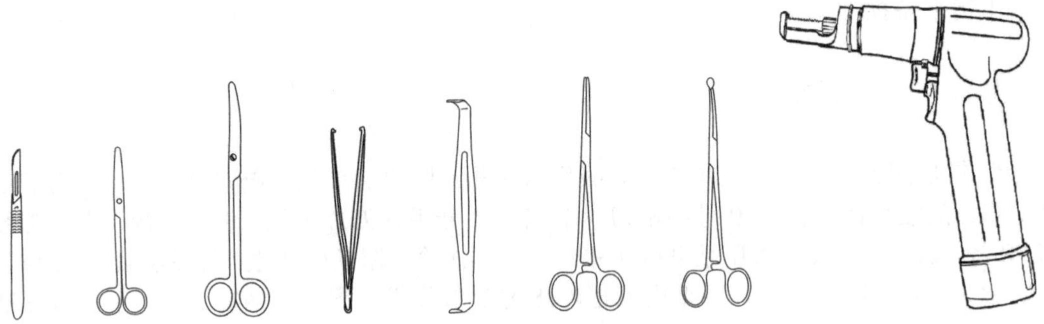

A　B　C　D　E　F　G　H

图 5-3-2　开胸阶段器械

A.20 号手术刀；B.组织剪；C.解剖剪；D.组织镊；E.皮肤拉钩；F.可可钳 G.“花生米”钝性剥离器；H.胸骨锯

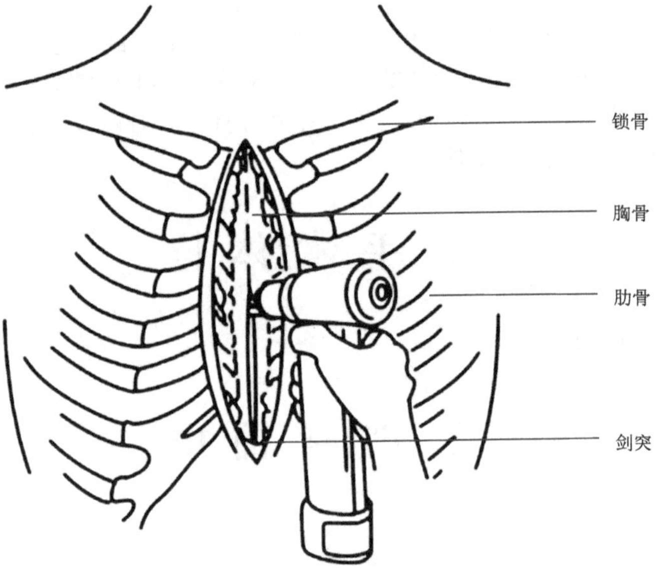

图 5-3-3　切开胸骨

5. 切开心包，暴露心脏　电刀笔切开心包，用 7mm×20mm 圆针、2-0/T 丝线悬吊心包，胸骨牵开器撑开胸骨（图 5-3-4，图 5-3-5）。

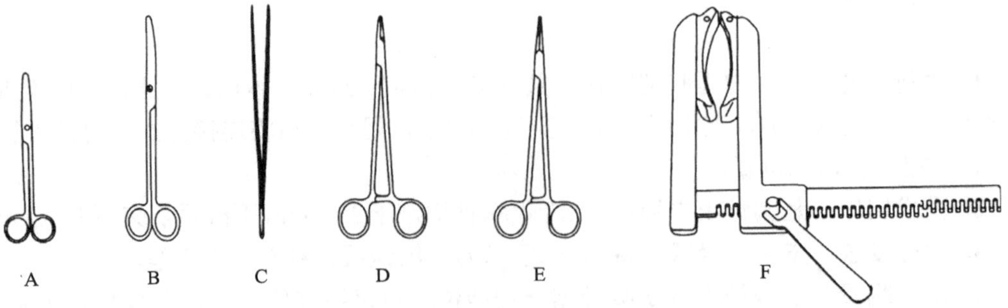

A　B　C　D　E　F

图 5-3-4　暴露心脏阶段器械

A.组织剪；B.解剖剪；C.无损伤镊；D.持针器；E.扁桃体止血钳；F.胸骨牵开器

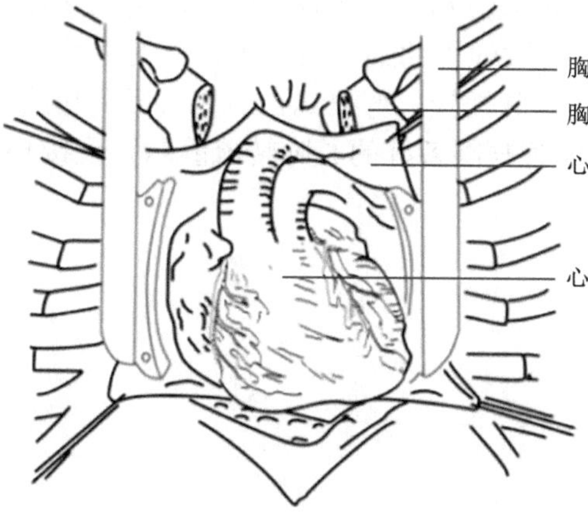

图 5-3-5　暴露心脏

（二）建立体外循环

1. 主动脉插管

（1）插管准备：2 针 2-0 涤纶线在主动脉前壁缝合内外荷包，剪下缝针，缝线分别套入内置过线钩的细阻断管（18 号乳胶尿管剪段制成）内，弯蚊式止血钳牵引。按公斤体重备主动脉插管并检查接头是否完好。

（2）插管：解剖剪分离剪开荷包缝线内的主动脉外膜，11 号手术刀切出与插管口径相适宜的切口，同时插入主动脉插管，弯蚊式止血钳收紧荷包线，1 号丝线结扎管道和荷包线阻断管。

（3）心肺转流管准备：管道钳阻断心肺转流管静脉端，组织剪剪断心肺转流管（图 5-3-6）。

（4）主动脉插管与心肺转流动脉管连接：主动脉插管与心肺转流管动脉端连接，组织钳将管道固定于头架的无菌单上。

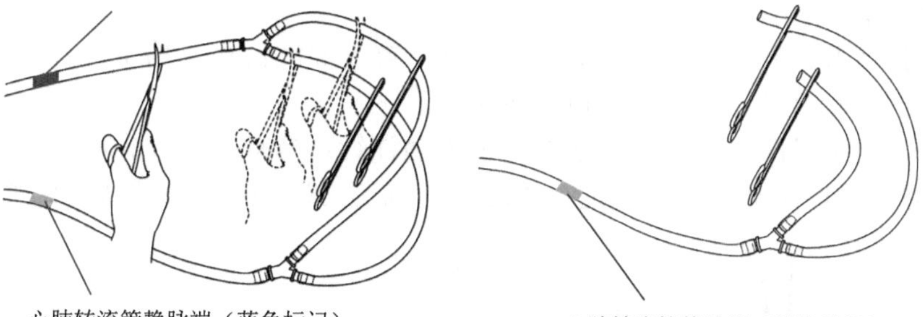

图 5-3-6　心肺转流管连接准备

2. 上腔静脉、下腔静脉插管

（1）插管准备：管道钳夹住静脉转流管，断管后心肺转流静脉端接上接头，静脉插管接上接头备用。

（2）上腔静脉插管：肺静脉钳夹住右心耳尖部，4-0（17mm）血管缝线缝荷包，剪下缝针，缝线套入内置过线钩的细阻断管内，弯蚊式止血钳牵引。手术医师剪去部分心耳尖，分离心耳组织后，插入上腔静脉插管，弯蚊式止血钳收紧荷包线，1 号丝线结扎。

（3）下腔静脉插管：传递 4-0（17mm）血管缝线线和无损伤镊在右心房前壁缝另一荷包，剪下缝针，缝线套入内置过线钩的细阻断管内，11 号手术刀做小切口，扁桃体止血钳将小切口撑开，插入下腔静脉插管，弯蚊式止血钳收紧荷包线，1 号丝线结扎。

（4）上腔静脉、下腔静脉插管与准备好的心肺转流静脉管连接（图 5-3-7，图 5-3-8）。

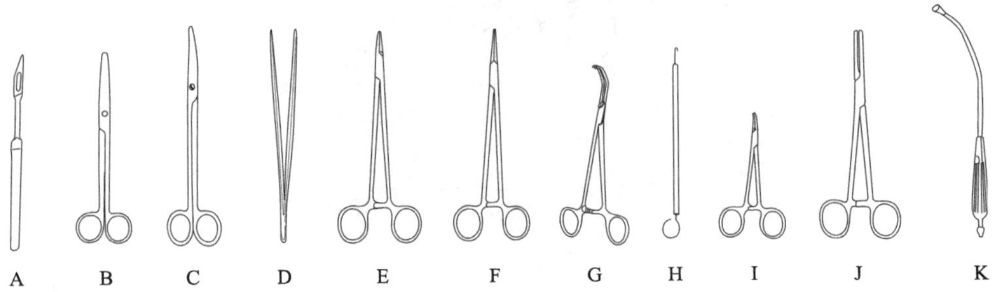

图 5-3-7　体外循环建立阶段器械

A.11 号手术刀；B.组织剪；C.解剖剪；D.无损伤镊；E.持针器；F.扁桃体止血钳；G.肺静脉钳；H.内置过线钩的细阻断管；I.弯蚊式止血钳；J.管道钳；K.吸引器头

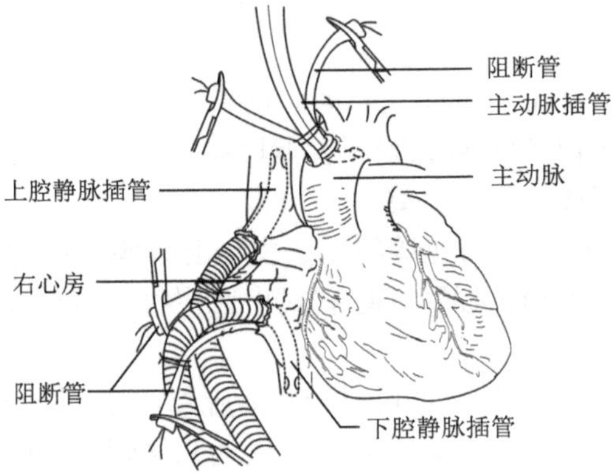

图 5-3-8　体外循环建立

3. 灌注插管

（1）插管准备：2-0 涤纶线在主动脉插管下方缝灌注荷包，剪下缝针，缝线套入内置过线钩的细阻断管内，弯蚊式止血钳牵引。

（2）插管：手术医师在缝线荷包中间插入灌注针，弯蚊式止血钳收紧荷包线，1 号丝线结扎，体外循环医师用停搏液进行管道的排气，并接好灌注管（图 5-3-9，图 5-3-10）。

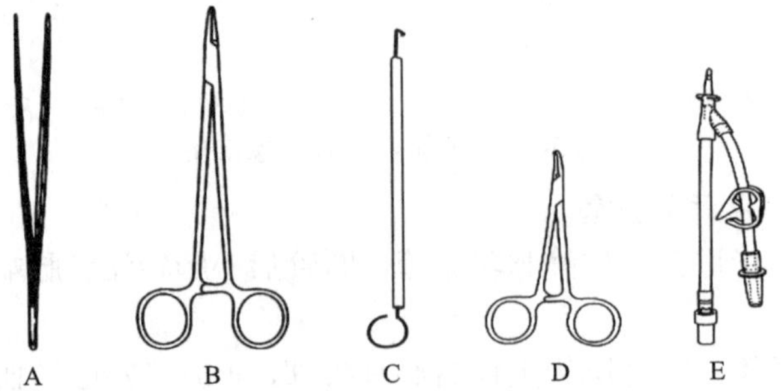

图 5-3-9　灌注插管阶段器械

A.无损伤镊；B.持针器；C.内置过线钩的细阻断管；D.弯蚊式止血钳；E.Y 形灌注管

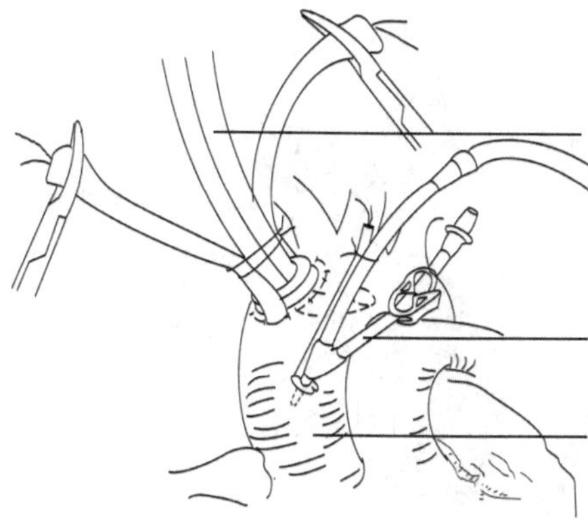

图 5-3-10　灌注插管

4. 人工心肺转流　手术医师取下所有管道钳，人工心肺转流开始，记录尿量。

5. 预防栓塞　手术医师和器械护士用无菌生理盐水洗手，检查手套有无破损，以及洗掉手套上的血痂，防止血痂进入体循环，造成栓塞。

（三）阻断上腔静脉、下腔静脉及主动脉

（1）传递直角钳和解剖剪游离上腔静脉，套阻断带，阻断带再套入内置过线钩的粗阻断管（18 号硅胶尿管剪段制成）内，可可钳牵引，同法用肾蒂钳游离下腔静脉并套带。分别阻断上腔静脉、下腔静脉。

（2）动脉阻断钳阻断升主动脉，主动脉根部灌注心肌停搏液，心脏停搏后仍需灌注一定的灌注量，冰盐水心脏表面降温（图 5-3-11，图 5-3-12）。

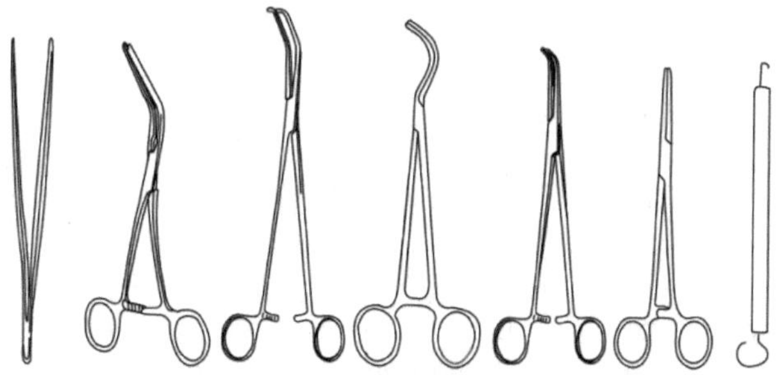

图 5-3-11　阻断阶段器械

A.无损伤镊；B.动脉阻断钳；C.肺静脉钳；D.肾蒂钳；E 直角钳；F.可可钳；G.内置过线钩的粗阻断管

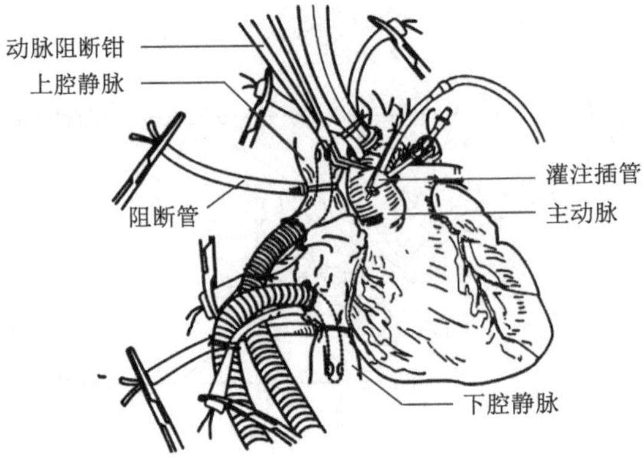

图 5-3-12　主动脉上下腔静脉阻断

（四）心肌保护的措施

（1）巡回护士将室温降至 20℃左右。

（2）体外循环医师进行血液降温，使体温降至 32～34℃。

（3）手术医师利用 4℃低温心脏停搏液行心肌灌注。

（4）心脏表面冰水或冰屑降温。

（五）三尖瓣成形或置换

1. 探查三尖瓣　3L 手术刀柄 11 号刀片切开右心房，解剖剪扩大右心房切口后，心脏拉钩、无损伤镊暴露三尖瓣，心内吸引器头吸尽心腔内残留血液，传递注满生理盐水的冲洗器，通过三尖瓣瓣环向右心室注水，观察三尖瓣叶情况。若瓣叶无器质性病变首先行瓣膜成形手术，成形失败再行瓣膜置换手术（图 5-3-13）。

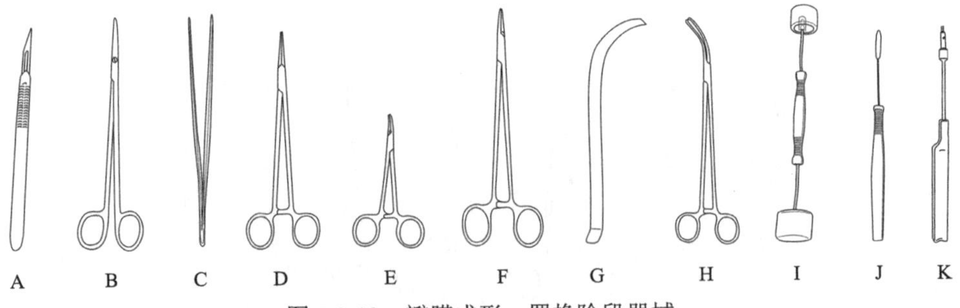

图 5-3-13　瓣膜成形、置换阶段器械

A.3L 手术刀柄 11 号刀片；B.心脏瓣膜剪；C.无损伤镊；D.扁桃体止血钳；E.弯蚊式止血钳；F.长持针器；G.心脏拉钩；H.抓瓣钳；I.瓣膜测量器；J.试瓣器；K.持瓣器

2. 三尖瓣成形手术

（1）Kay 瓣环成形手术：用 3-0（26mm）血管缝线带涤纶垫片（涤纶补片剪制）从前后瓣交界的前瓣进针，从隔后瓣交界的隔瓣出针，“8”字缝合后瓣。

（2）Devega 瓣膜成形手术：用 3-0（26mm）血管缝线带涤纶垫片（涤纶补片剪制）从前隔瓣交界进针顺时针向前绕瓣环缝合，缝至后隔叶交界处，将瓣膜测量器放置于三尖瓣瓣环处，测量并确定合适口径后拉紧缝线打结折叠缩小瓣环（图 5-3-14）。

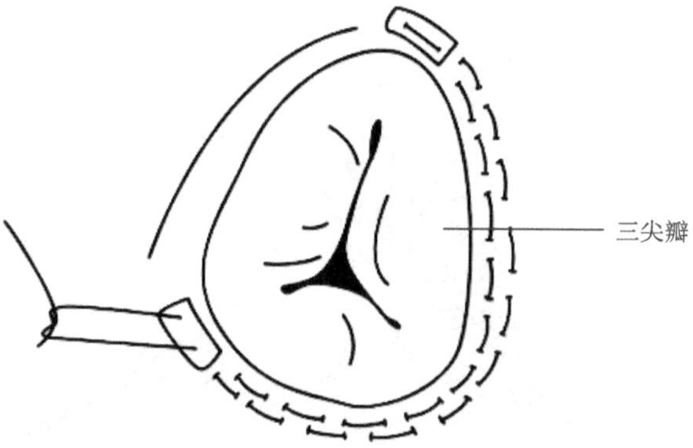

图 5-3-14 Devega 法瓣环成形

（3）人工瓣环置入三尖瓣成形手术：如瓣环高度扩大、反流量大或伴有肺动脉高压者则宜采用人工瓣环置入三尖瓣成形手术。用瓣膜测量器测量瓣环的大小，2-0 瓣膜成形线在瓣环上做间断缝合，然后穿过选用的成形环缝合，剪下缝针并清点，缝线用弯蚊式止血钳夹住。在成形环送入心腔时器械护士用冲洗器吸生理盐水浸湿成形环，成形环放置于适宜位置后，用 3L 手术刀柄 11 号刀片切断成形环持环器固定缝线，取出持环器，缝线打结。待心脏复跳后再做一次注水实验，观察三尖瓣叶的对合后是否有反流（图 5-3-15）。

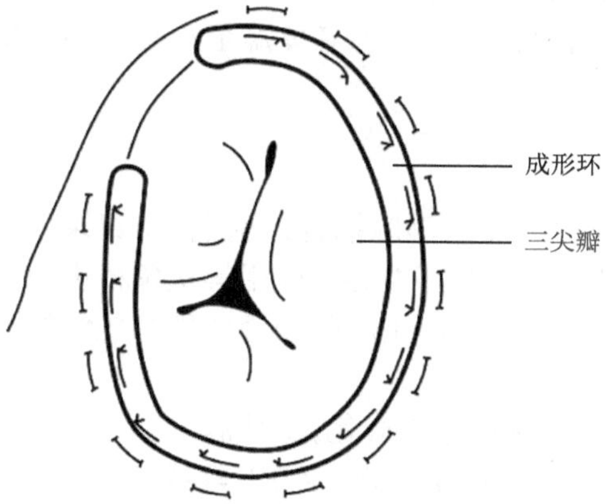

图 5-3-15 三尖瓣成形环置入

3. 三尖瓣置换手术 手术医师探查瓣膜病变情况，必要时行三尖瓣置换术。用心脏瓣膜剪切除三尖瓣前叶和后叶。瓣膜测量器测量瓣环的大小，2-0 换瓣线进行间断水平褥式缝合，选择两种颜色缝线交替缝合，按预定位置将缝线依次缝过人工瓣膜缝合环，剪下缝针并清点，缝线用弯蚊式止血钳夹住。瓣膜送入时用生理盐水浸湿瓣膜缝合环，送入后用 3L 手术刀柄 11 号刀片切断瓣膜持瓣器固定缝线，取出持瓣器，平整的结扎瓣环上的每针缝线，试瓣器轻推机械瓣叶测试瓣叶开闭情况是否良好，确认瓣膜开闭正常后剪线（图 5-3-16）。

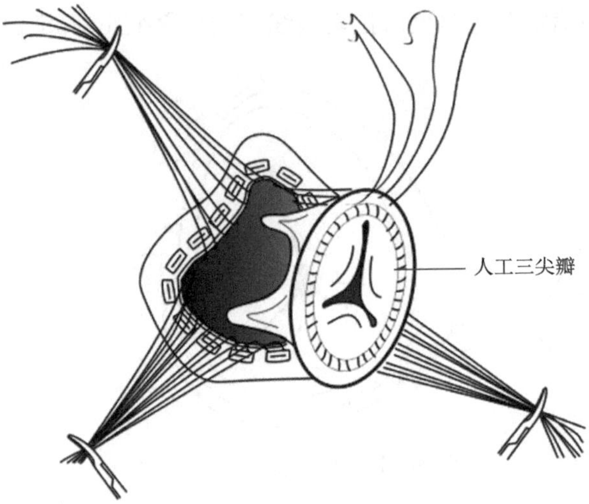

图 5-3-16　三尖瓣置换

4. 关闭心脏切口　传递无损伤镊和 4-0（17mm）血管缝线缝合右心房。

（六）并行循环，恢复心脏的功能

（1）巡回护士将手术床头部放低，手术医师松开阻断钳开放主动脉，主动脉根部插动脉灌注管逆流排气，恢复全流量体外循环，观察心脏复跳情况及心肌颜色。连接心内除颤电极备用。

（2）麻醉医师将血管活性药物经微泵中心静脉泵入，如盐酸肾上腺素、硝酸甘油等。

（3）同时通过体外循环辅助，恢复患者体温至正常，心脏功能逐步恢复。

（七）停止人工心肺转流，关胸

（1）管道钳钳闭上腔静脉、下腔静脉插管，巡回护士记录尿量并告知体外循环医师。手术医师拔除腔静脉插管，麻醉医师中心静脉用等量鱼精蛋白中和体内的肝素。

（2）手术医师拔除主动脉插管，主动脉插管内外荷包缝线结扎，手术野充分止血。

（3）关闭切口

1）安置引流管 2 根，分别放置于心包及纵隔。

2）心包缝合：用 7mm×20mm 圆针、2-0/T 丝线。

3）胸骨缝合：用 5 号带针钢丝（图 5-3-17，图 5-3-18）。

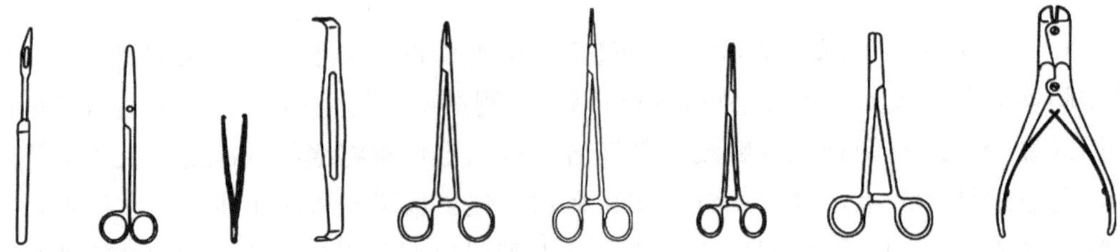

图 5-3-17　关闭切口阶段器械

A.11 号手术刀；B.组织剪；C.组织镊；D.皮肤拉钩；E.持针器；F.扁桃体止血钳；G.可可钳；H.钢丝钳；I.钢丝剪

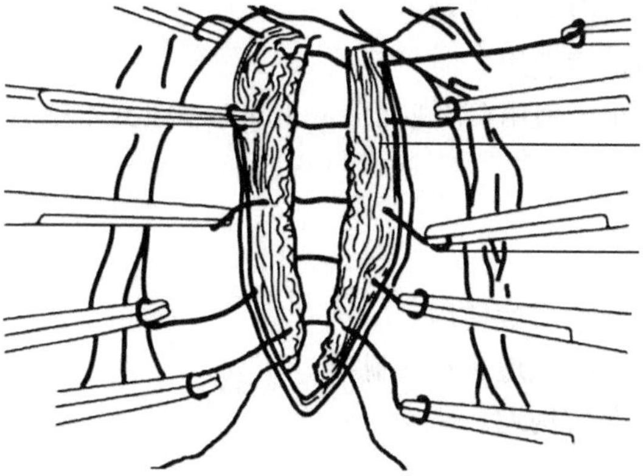

图 5-3-18　关闭切口

4）肌层缝合

非吸收线：用 13mm×24mm 圆针、0 号丝线。

可吸收线：用圆针 0 号可吸收线。

5）皮下缝合

非吸收线：用 13mm×24mm 圆针、3-0 丝线。

可吸收线：用圆针 0 号可吸收线。

6）皮肤缝合

非吸收线：用三角针 3-0 丝线。

可吸收线：用三角针 3-0 可吸收线。

7）固定引流管：用三角针 2-0/T 丝线。

8）根据伤口的长度选择敷料，将引流管与引流器连接，并使之保持负压状态。

（八）结束手术

归还器械，分类退回清洗间并登记，切除的瓣膜组织遵医嘱送病理检查并在标本登记本上正确记录。

五、护理特殊关注点

1. 术前关注点

（1）严格执行查对制度：包括患者信息、术前准备是否完善、手术用物清点等。

（2）术前 30min～2h 首剂抗生素使用。

（3）仪器设备检查及准备，如中心负压、高频电刀等。

2. 术中关注点

（1）生命体征的观察及正确急救。

（2）骨突出部及受压皮肤保护。

（3）体外循环建立前患者 ACT＞480s，如遇到肝素抵抗准备血浆。

（4）置入成形环或瓣膜型号的核对。

（5）血管活性药物的正确使用。

（6）肝素、鱼精蛋白的正确使用（常规剂量是3mg/kg，根据术中ACT随时调整用量）。

（7）预防术中低体温。

3. 术后关注点

（1）生命体征的观察。

（2）血管活性药物的持续有效使用。

（3）各生命通道的通畅如气道、动静脉等。

（4）与转运科室间的有效沟通。

（郑　静）

第四节　经导管主动脉瓣置入术治疗主动脉瓣狭窄术手术配合

随着我国社会老龄化发展趋势，老年性瓣膜退行性病变发病率正不断增加，其中主动脉瓣狭窄已逐渐成为瓣膜性心脏病最常见的病因。

对严重主动脉瓣狭窄患者，主动脉瓣置换术是唯一可以延长生命的治疗手段，但老年患者常因体质弱、高龄、病变重或合并其他疾病而禁忌手术。发达国家的统计表明，约1/3的重度主动脉瓣狭窄患者因为手术风险高或有禁忌证而无法接受传统的外科开胸手术。对于这些高危或有心脏外科手术禁忌的患者，经导管主动脉瓣置入术（transcatheter aortic valve implantation，TAVI）则为一种有效的治疗手段。手术适应证：严重的退行性钙化性主动脉瓣狭窄，瓣口面＜$0.2cm^2$，跨瓣压差＞40mmHg。

经导管主动脉瓣置入术是通过术中造影及食管超声引导下将导管插入腹股沟处的股动脉（A），至腹主动脉、降主动脉、主动脉后跨过狭窄的主动脉瓣逆行进入左心室，导管在引导下途经主动脉用球囊膨胀，再用输送鞘推送主动脉瓣到功能衰退的主动脉瓣位置（B）。然后将新瓣膜扩张及贴附在准确的位置。

一、手术用物准备

（一）常规布类

剖腹盆1个，手术衣8件，剖口单2张，桌单10张，治疗巾10张。

（二）手术器械

主动脉支架植入器械1包，弹簧持针器1件，心脏外科介入包1包。

（三）一次性用物

1. 常规用物　吸引管 1 根，吸引头 1 根，电刀笔 1 个，电刀清洁片 1 张，手外套针 1 板（共 10 支：二分之一弧 5mm×12mm 圆针和 5mm×12mm 三角针各 1 支、二分之一弧 6mm×14mm 圆针和 6mm×14mm 三角针各 1 支、八分之三弧 7mm×20mm 圆针 2 支、八分之三弧 8mm×24mm 三角针 2 支、二分之一弧 13mm×24mm 圆针 2 支），20 号手术刀片 1 张，11 号手术刀片 2 张，带显影纱布 10 张，30cm×20cm 医用粘贴膜 2 张，45cm×45cm 医用粘贴膜 1 张，5cm×10cm 无菌粘贴敷料 1 张，冲洗器 1 个，灯柄罩 2 个，血管牵引带 1 根，10ml 注射器 2 副，20ml 注射器 4 副，50ml 注射器 2 副，手套按需准备。

2. 股动脉切口缝线　6-0（9mm）血管缝线 1 根。

3. 其他缝线

4. 非吸收线　3-0 丝线 2 包，2-0/T 丝线 1 包。

5. 介入用物　6F 穿刺针 1 根，6F 动脉鞘 1 根，12～18F 动脉鞘 1 根，6F 标记造影导管（猪尾型）1 根，6F 普通造影导管（猪尾型）1 根，0.035cm×260cm J 型造影导丝 1 根，0.035cm×260cm 超硬导丝 1 根，0.032cm×260cm 超滑钢丝 1 根，压力延长管 2 根，三通 2 个，三联三通 2 个，瓣膜输送系统，支架生物瓣，弹力绷带 1 个。

二、手术体位

采取仰卧位：

（1）患者仰卧于手术台中线，肩胛部用软枕垫高，使患者胸部上抬 5cm。

（2）双上肢平放于身体两侧，在保证双上肢各穿刺通道通畅、安全的情况下，用中单将双上肢包裹、保护、固定。

（3）患者枕部放置头圈，防止术后局部血肿、压疮的形成。

（4）电凝器负极板贴于患者体毛较少且肌肉丰厚处。

（5）暴露双侧股动脉（图 5-4-1）。

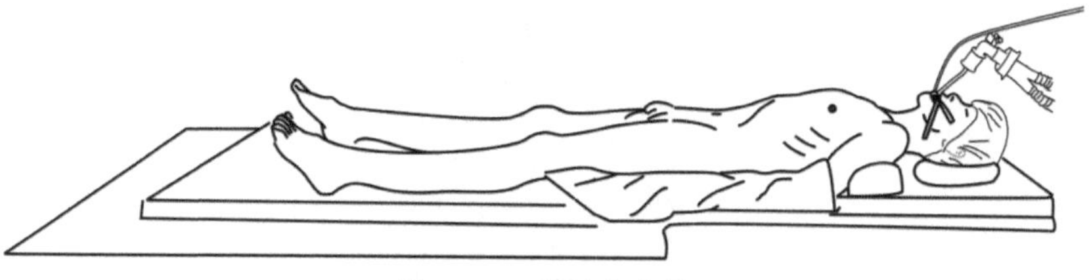

图 5-4-1　仰卧位体位

三、消毒铺巾

（1）消毒液：5%聚维酮碘溶液或葡萄糖酸氯己定消毒液。

（2）消毒范围：上至下颌、颈、肩、上臂的 1/2 处，左右至腋前线，下过肚脐平行线。

（3）3 张治疗巾反折 1/4 折边向外，第 1、2 张治疗巾铺盖于患者的左、右腋前线，第 3 张治疗巾铺盖患者肚脐，双侧股动脉各 4 张治疗巾铺盖暴露双侧股动脉，30cm×20cm 医用粘贴膜固定股动脉切口。

（4）1 张桌单遮盖患者头部，下缘平锁骨上缘平面，并分别向左、右两侧延伸。

（5）用 4 张治疗巾铺于患者切口处，再盖以剖口单，45cm×45cm 医用粘贴膜固定切口。

（6）2 张桌单覆盖手术床尾，上端平齐手术切口下缘。

四、器械护士手术配合

（一）临时起搏器安置

患者于全身麻醉状态下，麻醉医师经右颈内静脉置入深静脉插管和漂浮导管，手术医师经右颈内静脉置入临时起搏器电极至右心室并测试功能良好，三角针 2-0/T 丝线固定起搏导线，并实时检测肺动脉压。

（二）经股动脉入路

1. 左股动脉穿刺 用穿刺针在左侧腹股沟区股动脉穿刺，退出穿刺针芯，放入引导钢丝，取出直型穿刺针鞘，再将 6F 动脉穿刺鞘在引导钢丝的引导下置入股动脉，巾钳固定。置入 0.032cm×260cm 超滑导丝，在超滑导丝的引导下置入 6F 标记造影导管（猪尾型），行右股动脉造影，评估右侧动脉血管情况。

2. 右股动脉穿刺 用 6F 穿刺针经右侧股动脉穿刺，退出穿刺针芯，放入引导钢丝，取出直型穿刺针鞘，再将 12～18F 动脉鞘（根据患者血管情况选择型号）在引导钢丝的引导下置入股动脉，取出引导导丝（图 5-4-2，图 5-4-3）。

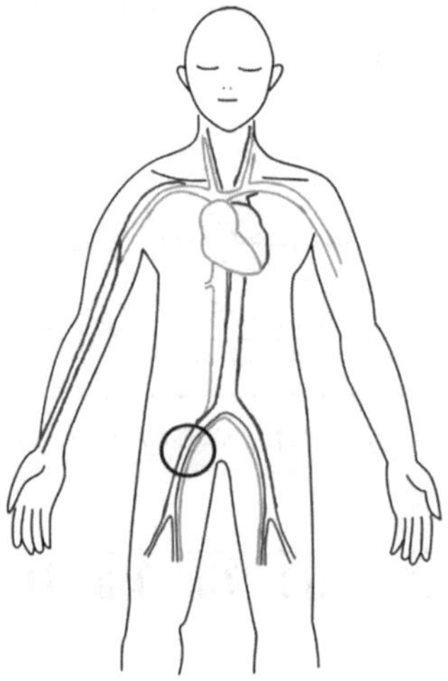

图 5-4-2 股动脉切口

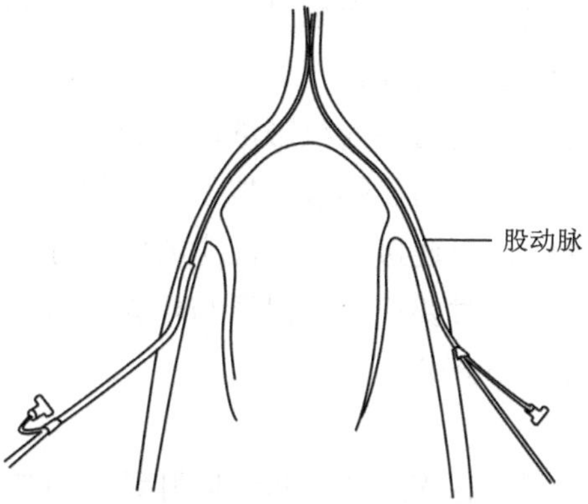

图 5-4-3　股动脉置管

（三）主动脉瓣置入

1. 瓣膜器具的准备

（1）手术中所用瓣膜为球囊扩张式支架生物瓣膜（图 5-4-4，图 5-4-5）。瓣膜运输及备用时均放置于无菌存放液内，使用前在无菌台上器械护士通过特制环形压缩安装器，将支架瓣膜压缩并装入输送系统中。

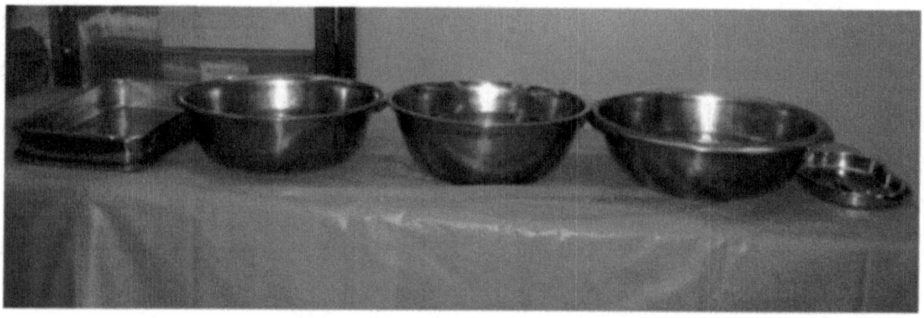

图 5-4-4　瓣膜器具的清洗安装准备

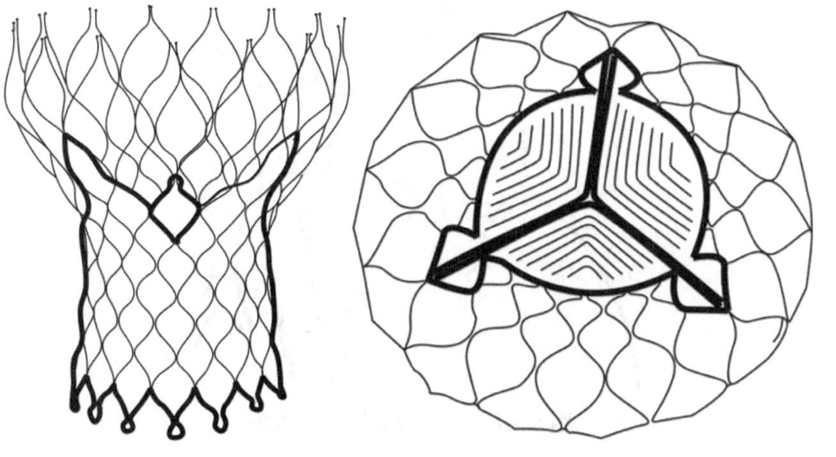

图 5-4-5　支架生物瓣膜

（2）器械护士在安装过程中特别注意瓣膜的开口方向，如果开口方向错误，会使瓣膜释放后开合方向错误，导致手术失败。

（3）器械护士先在配套注射器内注入显影液，显影液为碘造影剂与生理盐水的混合液（配置比例为 1∶4），注射器内的显影液量按不同瓣膜大小定量注入。器械护士将此注射器与瓣膜输送器的球囊注入口连接固定。注意瓣膜尺寸与注射量要精确，这关系到瓣膜释放时是否能充分打开。同时要检查注射器与球囊注入口连接固定是否紧密，如果有液体漏出，会导致球囊打开不充分。

2. 瓣膜置入

（1）升主动脉造影、测压：麻醉医师静脉注射肝素，ACT≥200s 时，手术医师将已经置入左侧股动脉穿刺鞘管的 0.035cm×260cm 6F 标记造影导管（猪尾型）在 0.035cm×260cm 超滑导丝的引导下放至升主动脉根部造影、测压，超声医师置入食管超声探头并准确调整位置。

（2）左心室造影、测压：经右侧股动脉穿刺鞘置入 0.032cm×260cm 超滑导丝，在其引导下将 0.035cm×260cm 6F 普通造影导管（猪尾型）放至升主动脉，根据主动脉瓣的狭窄情况，更换导丝为 0.035cm×260cm J 型导丝或 0.035cm×260cm 直型导丝，在导丝的引导下将 6F 普通造影导管（猪尾型）通过狭窄的主动脉瓣进入左心室，推出导丝测定左心室测压。

（3）主动脉瓣球囊扩张：经 6F 普通造影导管（猪尾型）送入 0.035cm×260cm 超硬导丝，取出 6F 普通造影导管（猪尾型）。根据瓣膜狭窄情况决定是否需要球囊扩张，如果需要，在超硬导丝的引导下放入球囊扩张系统，快速右心室起搏（150～220 次/min）的条件下对狭窄的主动脉瓣进行球囊预扩张。

（4）支架生物瓣膜置入：退出球囊扩张系统，在超硬导丝的引导下放入支架生物瓣膜及输送系统，支架生物瓣膜送至主动脉瓣水平后，在升主动脉造影指导下准确定位并释放（图 5-4-6，图 5-4-7）。

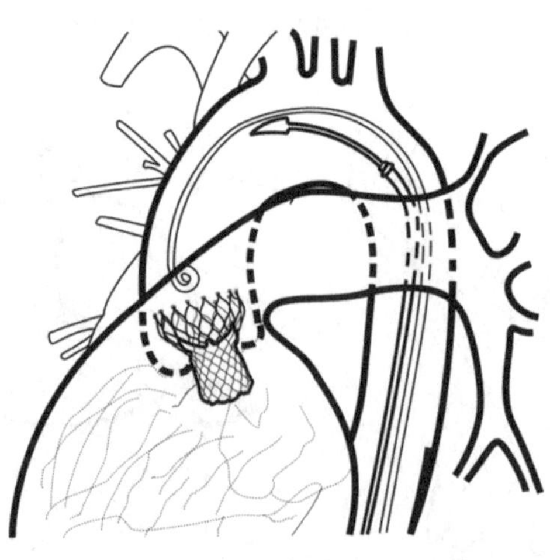

图 5-4-6　主动脉瓣置入示意图

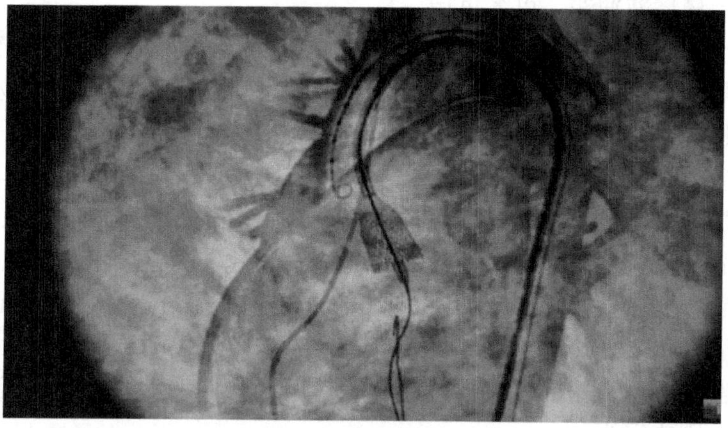

图 5-4-7　主动脉瓣置入影像图

（5）退出瓣膜输送系统，在超硬导丝引导下送入 6F 普通造影导管，退出导丝后，左心室造影，评估主动脉瓣反流情况，同时食管超声对主动脉瓣有无明显反流、瓣膜关闭情况进行评估，于结果提示主动脉瓣无明显反流，功能状态好后，退出右股动脉侧 6F 造影导管。

（四）关闭切口

（1）拔出右侧股动脉穿刺鞘，血管缝合器关闭右股动脉穿刺点。

（2）左侧股动脉内置入的标记造影导管缓慢退至对右股动脉缝合切口造影，确认右股动脉通畅良好。

（3）拔出左侧股动脉穿刺鞘，无菌纱布覆盖穿刺点并压迫 10～20min，弹力绷带穿刺点加压包扎。

（4）关闭右侧腹股沟切口，无菌粘贴敷料覆盖，左侧股动脉用沙袋加压包扎。

（5）归还器械，分类退回清洗间并登记。

五、护理特殊关注点

1. 术前关注点

（1）严格执行查对制度。

（2）注意观察患者的血压、心律等生命体征。

（3）仪器设备检查及准备，确保手术的顺利完成。

（4）准备铅衣、铅围脖，做好射线防护。

2. 术中关注点

（1）器械护士备好不同型号的无菌导丝、导管、鞘管、扩张器、球囊等，及时传递手术医师所需的材料。

（2）器械护士在严格执行无菌操作原则的基础上，将所有的腔内器具用肝素稀释液（肝素 12 500U 加入 500ml 生理盐水中）预冲湿润并排气。手术器具从体内撤出后器械护士及时用肝素稀释液冲洗，以备再用。

（3）虽然此腔内手术不需要使用常规手术器具，但由于可能出现瓣膜脱落、心脏破裂、动脉破裂或栓塞等术中并发症，因此术前需准备好体外循环等需要使用的物品及器械，以备介入手术失败时临时改为开胸体外循环手术所需。

（4）注意生命体征的观察。

（5）管道护理：①避免临时起搏电极移位，术中均经右侧颈内静脉置入临时起搏电极行临时心脏起搏，电极固定不良可导致临时起搏无效，影响手术甚至威胁患者的生命安全，因此巡回护士在术中应密切观察患者电极有无移位脱出，穿刺处有无渗血、渗液，输液薄膜是否固定稳妥。②动脉置管的护理，手术均留置桡动脉置管和股动脉鞘管，桡动脉置管用于监测动脉血压的变化，股动脉鞘管用于介入手术的需要。巡回护士注意术中保持动脉置管固定妥当。

3. 术后关注点

（1）注意患者的保温。

（2）注意术后皮肤完整性的观察。

（3）手术结束时术者拔除动脉鞘管后及时按压穿刺处 10～20min，并使用无菌纱布覆盖，用弹力绷带固定加压，确保置管部位无出血，以免造成髂窝血肿。

（4）注意术后患者安全的转运。

（陈　芳）

第五节　慢性缩窄性心包炎心包剥脱术手术配合

慢性缩窄性心包炎是各种原因引起心包脏壁层炎症、纤维素性渗出物沉积，并逐渐机化增厚挛缩甚至钙化，压迫心脏和大血管根部，致心脏舒张期充盈受限而导致右心房、腔静脉压增高及心排血量降低等一系列循环功能障碍（图 5-5-1）。手术剥离缩窄的心包、解除机械性压迫，是治疗慢性缩窄性心包炎最有效的治疗方法（图 5-5-2）。慢性缩窄性心包炎诊断明确者应尽早手术。

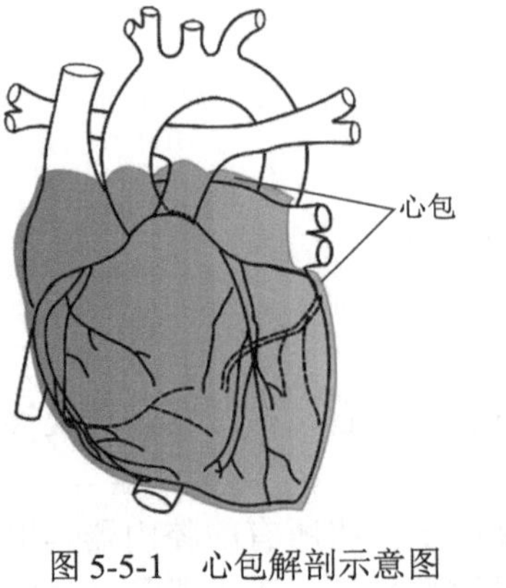

图 5-5-1　心包解剖示意图

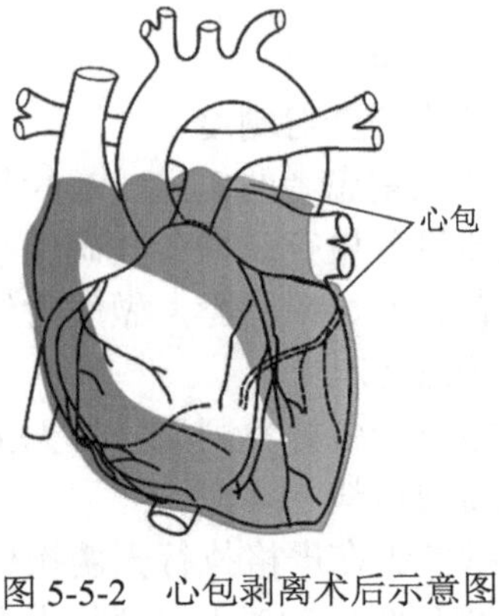

图 5-5-2　心包剥离术后示意图

一、手术用物准备

（一）常规布类

手术盆 1 个，手术衣 6 件，剖口单 1 张，桌单 6 张，治疗巾 20 张。

（二）手术器械

体外循环普通器械 1 包，体外循环血管盒 1 包，胸骨锯 1 套，胸骨牵开器 1 件。

（三）一次性用物

1. 常规用物　吸引管 1 根，吸引头 1 根，电刀笔 1 个，延长电极 1 个，电刀清洁片 1 张，20 号手术刀片 1 张，15 号手术刀片 1 张，11 号手术刀片 1 张，剖腹套针 1 板，骨蜡 1 板，带显影纱布 10～20 张，60cm×50cm 医用粘贴膜 1 张，无菌粘贴敷料 1 张，引流管 2 根，灯柄罩 2 个，手套按需准备，5 号带针钢丝 3 根。

2. 牵引心包缝线　2-0/T 丝线 1 包。

3. 关胸缝线

（1）非吸收线：1 号丝线 2 包，0 号丝线 2 包，2-0/T 丝线 1 包，3-0 丝线 2 包。

（2）可吸收线：圆针 0 号可吸收线 2 根，三角针 3-0 可吸收线 2 根。

二、手 术 体 位

同第五章第一节手术体位。

三、消 毒 铺 巾

同第五章第一节消毒铺巾。

四、器械护士手术配合

（一）开胸

1. 术前准备　器械护士和巡回护士共同清点器械、纱布、纱球、缝针、刀片等所有用物数量，固定并调试电刀笔，连接吸引器，安装灯柄罩。

2. 手术切口　是胸骨正中切口，上缘距胸骨切迹下 2～3cm，下缘至剑突下 1～2cm。

3. 切开皮肤、皮下　备 20 号手术刀、组织镊、纱布、电刀笔。20 号手术刀和电刀笔切开皮肤、皮下并止血。

4. 切开胸骨　器械护士调试胸骨锯于功能位，可可钳夹住剑突，组织剪剪开剑突，“花生米”钝性剥离器分离胸骨与心包壁层间隙，胸骨锯从胸骨正中锯开胸骨，骨蜡止血（剪成长条状）（图 5-5-3，图 5-5-4）。

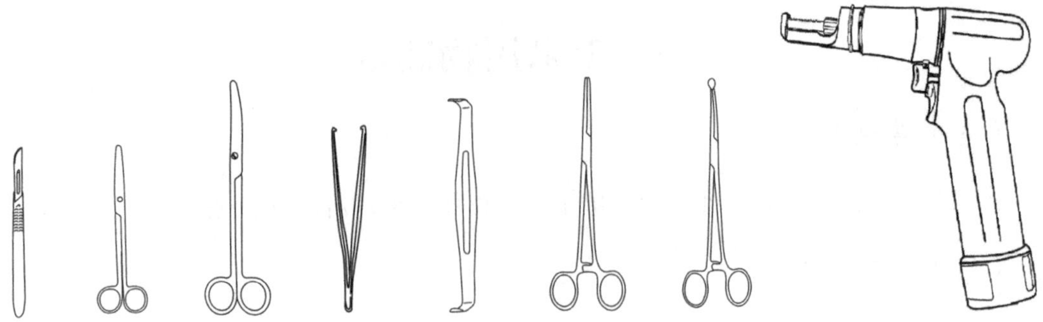

图 5-5-3　开胸阶段器械

A.20 号手术刀；B.组织剪；C.解剖剪；D.组织镊；E.皮肤拉钩；F.可可钳；G.“花生米”钝性剥离器；H.胸骨锯

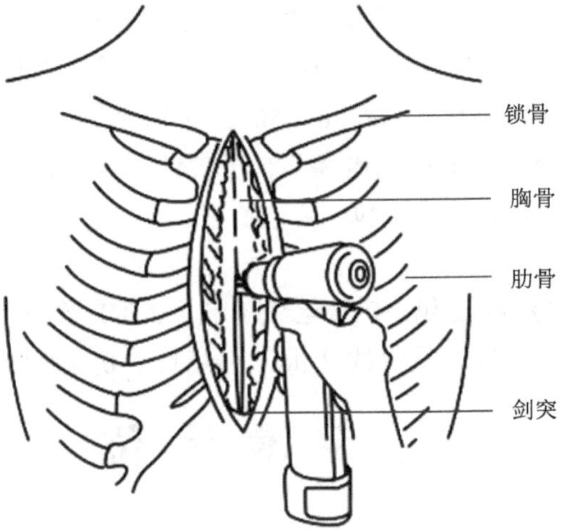

图 5-5-4　切开胸骨

（二）心包剥脱

（1）胸骨牵开器撑开胸骨，分离并推开胸腺组织和左右两侧的胸膜，暴露增厚缩窄的心包。

（2）传递 15 号手术刀和无损伤镊在左心室心尖部无血管区做“十”字形切口，用 7mm×20mm 圆针、2-0/T 丝线悬吊心包，并用弯蚊式止血钳牵引，逐层切开增厚的心包至心外膜。

（3）传递解剖剪和“花生米”钝性剥离器锐性和钝性分离心包，完全剥开纤维板达到正常平面时，可沿此间隙向四周剥脱。剥脱中器械护士准备湿盐水纱布传予手术医师敷于心肌表面，以降低心肌应激性。

（4）心包剥脱的顺序和范围：常规为左心室流出道，右心室流出道，房间沟，上腔静脉、下腔静脉入口。右侧的心包应分离至左侧的房室沟，上至胸腺的下方；左侧的心包上界应分离至主肺动脉干，并将其缩窄环切断，下界应将膈肌以外的增厚心包完全游离或切除，后界尽可能将左心室表面的心包完全游离，尽可能松解左心房与下腔静脉附近的环形缩窄，房室沟处如存在环形缩窄应予切断。术中应根据中心静脉压（central venous pressure，CVP）情况指导心包剥脱范围。

（5）心包粘连严重无法剥脱者，手术医师用 15 号手术刀在心脏的表面行“十”或“井”字形切口，将部分的心包旷置。

（6）待心包完全剥离之后手术医师用电凝止血，温生理盐水冲洗创面，巡回护士将切下的心包补片送病理检查。

（三）关胸

（1）安置引流管 2 根，分别放置于心包及纵隔。

（2）胸骨缝合：用 5 号带针钢丝（图 5-5-5，图 5-5-6）。

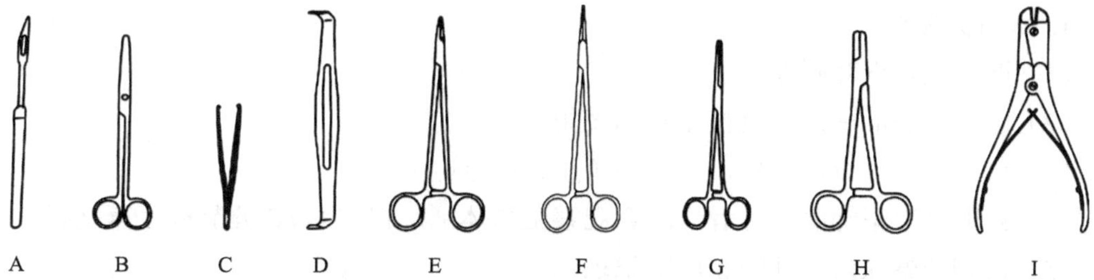

图 5-5-5　关闭切口阶段器械

A.11 号手术刀；B.组织剪；C.组织镊；D.皮肤拉钩；E.持针器；F.扁桃体止血钳；G.可可钳；H.钢丝钳；I.钢丝剪

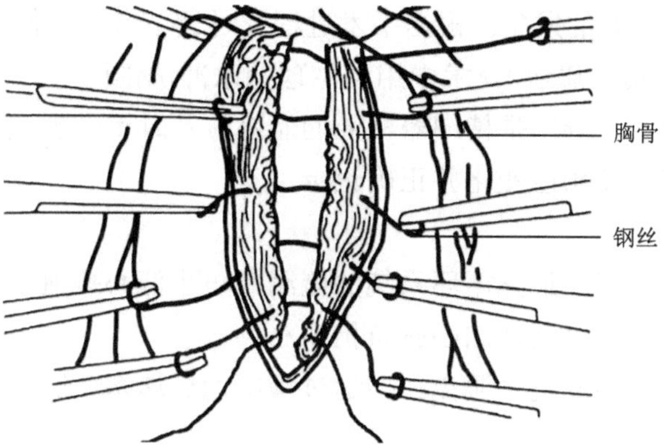

图 5-5-6　关闭切口

（3）肌层缝合

1）非吸收线：用 13mm×24mm 圆针、1 号丝线，13mm×24mm 圆针、0 号丝线。

2）可吸收线：用圆针 0 号可吸收线。

（4）皮下缝合

1）非吸收线：用 13mm×24mm 圆针、3-0 丝线。

2）可吸收线：用圆针 0 号可吸收线。

（5）皮肤缝合

1）非吸收线：用三角针 3-0 丝线。

2）可吸收线：用三角针 3-0 可吸收线。

（6）固定引流管：用三角针 2-0/T 丝线。

（7）根据伤口的长度选择无菌粘贴敷料，将引流管与引流器连接，并使之保持负压状态，引流器注明安置部位及安置时间。

（四）结束手术

归还器械，分类退回清洗间并登记，切除的心包组织遵医嘱送病理检查并在标本登记本正确记录。

五、护理特殊关注点

1. 术前关注点

（1）严格执行查对制度。

（2）术前 30min～2h 首剂抗生素的使用。

（3）仪器设备检查及准备，如中心负压、高频电刀等。

（4）协助麻醉医师麻醉患者，注意观察生命体征。根据 CVP 调节输液速度。

（5）密切观察尿量，并做相应的记录。

2. 术中关注点

（1）骨突出部位及受压皮肤的保护。

（2）预防患者低体温的发生：根据手术进程及时调节室温（使用变温水毯时，温度不能高于 38℃，以防烫伤患者），术中用温生理盐水冲洗创面。

（3）保持器械清洁，特别是精细器械上的血迹应及时用生理盐水纱布擦净血迹。

（4）密切观察尿量及颜色变化并正确记录。

3. 术后关注点

（1）生命体征的观察，加强循环系统的监测，防止低心排血量综合征。

（2）不能过量补液，以免增加心脏负担。

（3）保证各种管道的通畅，避免在搬运过程中通道堵塞、脱出。

（郑　静）

第六节　左心房黏液瘤切除术手术配合

黏液瘤多数位于心腔，是一种常见的心脏肿瘤。多数起源于房间隔卵圆窝附近的原始细胞或心内膜细胞。瘤体多为圆形或卵圆形，有深浅不一的切迹，或呈分叶状，或呈葡萄状，或呈息肉状。外观多呈半透明胶冻状，表面光滑，常有散在大小不一的紫色、暗红和鲜红的出血区，偶有钙化。左心房黏液瘤的主要危害是肿瘤组织坏死、脱落后，形成体循环栓塞，最严重的是脑血管栓塞。另一种危害是，肿瘤可能随时堵塞二尖瓣口，造成心脏泵血功能障碍，发生猝死。

左心房黏液瘤切除术适应证：左心房黏液瘤随时可能脱落造成栓塞和堵塞二尖瓣口，所以黏液瘤病例明确诊断后应尽早施行手术摘除肿瘤恢复心脏功能。

一、手术用物准备

（一）常规布类

手术盆1个，手术衣6件，剖口单1张，桌单6张，治疗巾20张。

（二）手术器械

体外循环普通器械1包，体外循环血管盒1包，胸骨锯1套，胸骨牵开器1件。

（三）一次性用物

1. 常规物品　一次性桌单1张，吸引管1根，吸引头1根，电刀笔1个，电刀清洁片1张，剖腹套针1板，20号手术刀片1张，11号手术刀片1张，骨蜡1板，带显影纱布20张，60cm×50cm医用粘贴膜1张，无菌粘贴敷料1张，冲洗器1个，阻断带2根，18号乳胶尿管3根，18号硅胶尿管2根，硅胶引流管2根，灯柄罩2个，手套按需准备，5号带针钢丝2～3根。

2. 插管缝线　2-0涤纶线3根，4-0（17mm）血管缝线3根。

3. 心内缝线　3-0（26mm）血管缝线1根，4-0（17mm）血管缝线1根。

4. 关胸缝线

（1）非吸收线：3-0丝线2包，2-0/T丝线1包，1号丝线2包。

（2）可吸收线：圆针0号可吸收线2根，三角针3-0可吸收线2根。

5. 体外循环用物　各型动脉插管，各型腔静脉插管，心内吸引管道2套，心内吸引头1根，灌注管1根，灌注针1根。

6. 特殊用物　涤纶补片。

二、手术体位

同第五章第一节手术体位。

三、消毒铺巾

同第五章第一节消毒铺巾。

四、器械护士手术配合

（一）开胸

1. 术前准备　器械护士和巡回护士共同清点器械、纱布、纱球、缝针、刀片等所有用物数量。调试电刀笔，连接吸引器，安装灯柄罩，用组织钳将连接好的心内吸引管、灌注管固定于合适的位置。

2. 手术切口　是胸骨正中切口，上缘距胸骨切迹下2～3cm，下缘至剑突下1～2cm。

3. 切开皮肤、皮下及骨膜 备20号手术刀、组织镊、纱布、电刀笔。

4. 切开胸骨 器械护士调试胸骨锯于功能位，可可钳夹住剑突，组织剪剪开剑突，“花生米”钝性剥离器分离胸骨与心包壁层间隙，胸骨锯从胸骨正中锯开胸骨，骨蜡止血（剪成长条状）（图5-6-1，图5-6-2）。

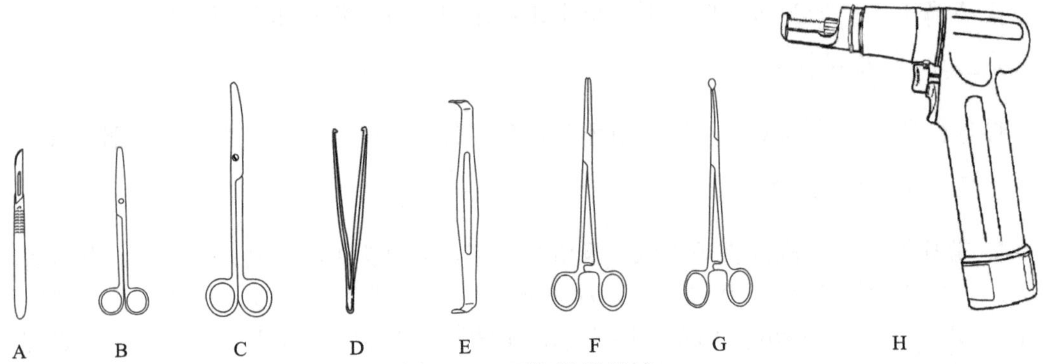

图5-6-1 开胸阶段器械

A.20号手术刀；B.组织剪；C.解剖剪；D.组织镊；E.皮肤拉钩；F.可可钳；G.“花生米”钝性剥离器；H.胸骨锯

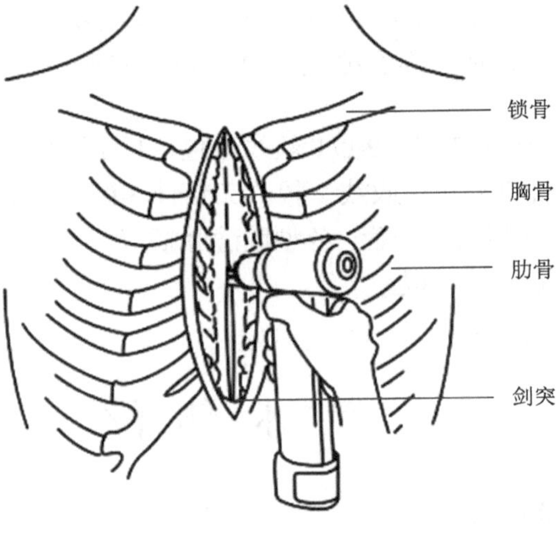

图5-6-2 切开胸骨

5. 切开心包，暴露心脏 电刀笔切开心包，用7mm×20mm圆针、2-0/T丝线悬吊心包，胸骨牵开器撑开胸骨（图5-6-3，图5-6-4）。

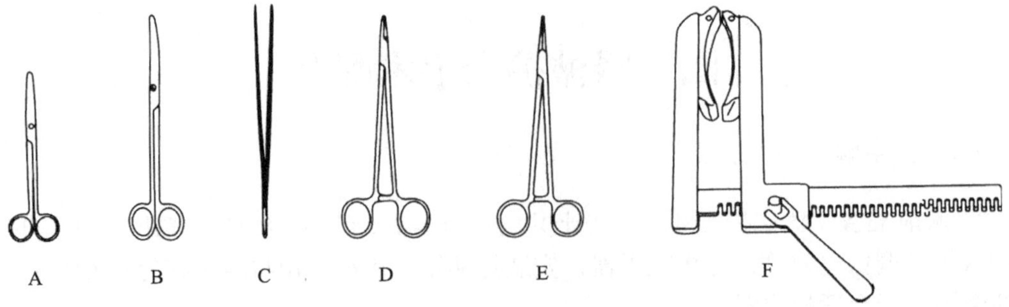

图5-6-3 暴露心脏阶段器械

A.组织剪；B.解剖剪；C.无损伤镊；D.持针器；E.扁桃体止血钳；F.胸骨牵开器

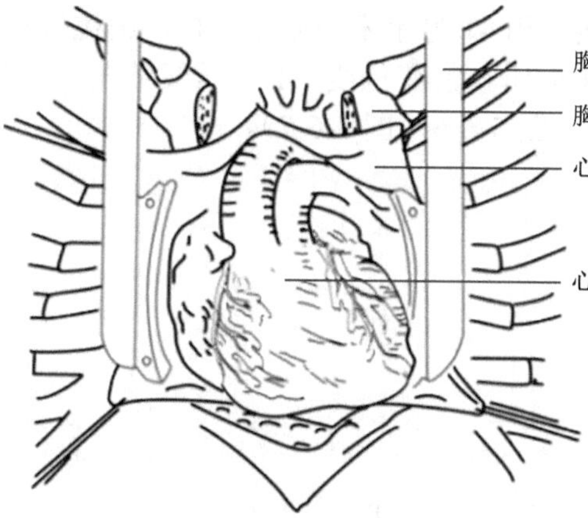

图 5-6-4 暴露心脏

（二）建立体外循环

1. 主动脉插管

（1）插管准备：2 针 2-0 涤纶线分别缝合主动脉的内外荷包，剪下缝针，分别套入内置过线钩的细阻断管（18 号乳胶尿管剪段制成）内，弯蚊式止血钳牵引，按公斤体重备主动脉插管并检查接头是否完好。

（2）插管：解剖剪分离剪开荷包缝线内的主动脉外膜，11 号手术刀切出与插管口径相适宜的切口，插入主动脉插管，弯蚊式止血钳收紧荷包线，1 号丝线结扎管道和荷包线阻断管。

（3）心肺转流管准备：管道钳阻断心肺转流管静脉端，组织剪剪断心肺转流管（图 5-6-5）。

（4）主动脉插管与心肺转流动脉管连接：主动脉插管与心肺转流管动脉端连接，组织钳将管道固定于头架的无菌单上。

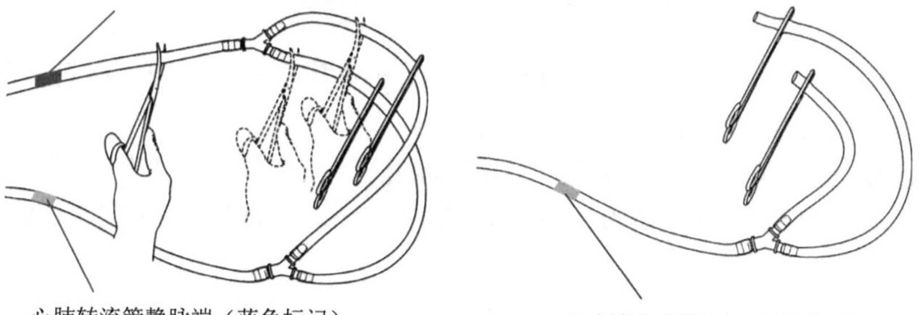

图 5-6-5 心肺转流管连接准备

2. 上、下腔静脉插管

（1）插管准备：管道钳夹住静脉转流管，断管后心肺转流静脉端接上接头，静脉插管接上接头备用。

（2）上腔静脉插管：用 4-0（17mm）血管缝线在上腔静脉位置缝荷包，剪下缝针，缝线套入内置过线钩的细阻断管内，弯蚊式止血钳牵引。解剖剪剪去部分心耳尖，分离心耳组织后，插入上腔静脉插管，弯蚊式止血钳收紧荷包线，1 号丝线结扎。

（3）下腔静脉插管：用 4-0（17mm）血管缝线在右心房前壁缝荷包，剪下缝针，缝线套入内置过线钩的阻断管内，用 11 号手术刀做小切口，扁桃体止血钳将小切口撑开，插入下腔静脉插管，弯蚊式止血钳收紧荷包线，1 号丝线结扎（上腔静脉、下腔静脉插管的位置应尽量地远离心脏）（图 5-6-6，图 5-6-7）。

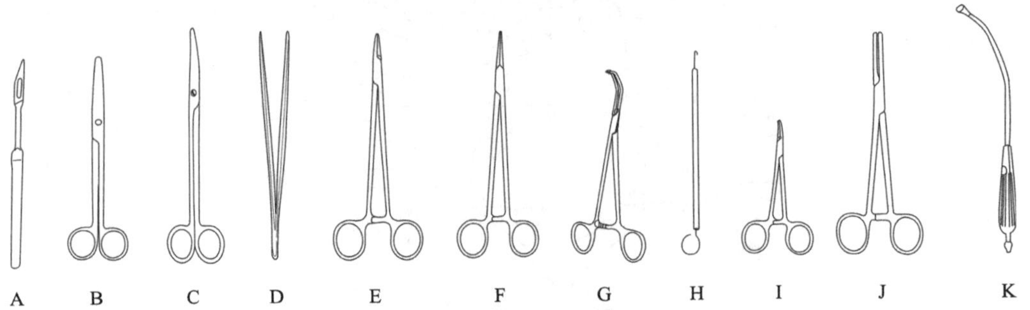

图 5-6-6　体外循环建立阶段器械

A.11 号手术刀；B.组织剪；C.解剖剪；D.无损伤镊；E.持针器；F.扁桃体止血钳；G.肺静脉钳；H.内置过线钩的细阻断管；I.弯蚊式止血钳；J.管道钳；K.吸引器头

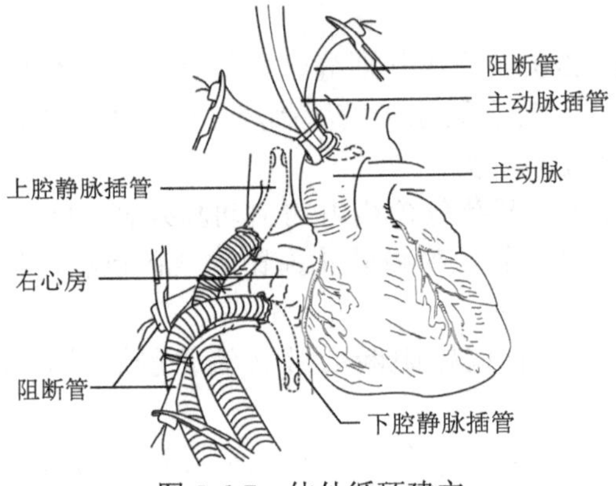

图 5-6-7　体外循环建立

（4）上腔静脉、下腔静脉插管与准备好的心肺转流静脉管连接。

3. 灌注插管

（1）插管准备：2-0 涤纶线在主动脉插管下方缝灌注荷包，剪下缝针，缝线套入内置过线钩的细阻断管内，弯蚊式止血钳牵引。

（2）插管：手术医师在缝线荷包中间插入灌注针，弯蚊式止血钳收紧荷包线，1 号丝线结扎，体外循环医师用停搏液进行管道的排气，并接好灌注管（图 5-6-8，图 5-6-9）。

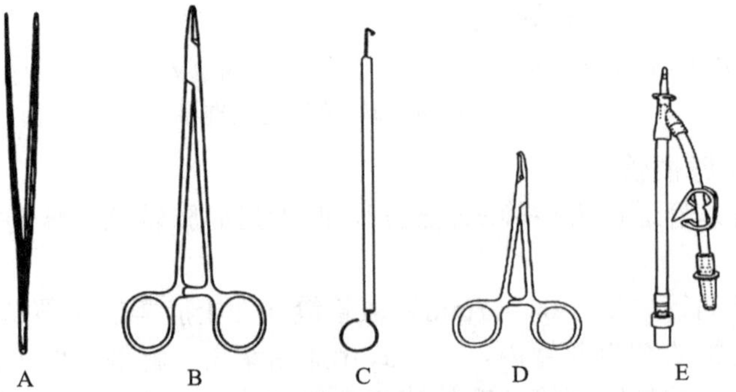

图 5-6-8　灌注插管阶段器械

A.无损伤镊；B.持针器；C.内置过线钩的细阻断管；D.弯蚊式止血钳；E.Y 形灌注管

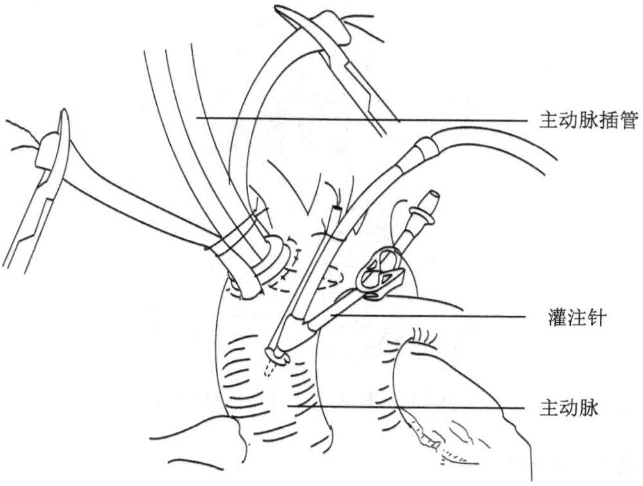

图 5-6-9　灌注插管

4. 人工心肺转流　手术医师取下所有管道钳，人工心肺转流开始，记录尿量。

5. 预防栓塞　手术医师和器械护士用无菌生理盐水洗手，检查手套有无破损，以及洗掉手套上的血痂，防止血痂进入体循环，造成栓塞。

（三）阻断上腔静脉、下腔静脉及主动脉

（1）用直角钳和解剖剪游离上腔静脉，套阻断带，阻断带再套入内置钢丝钩的粗阻断管（18 号硅胶尿管剪段制成）内，可可钳牵引，同法用肾蒂钳游离下腔静脉并套带。分别阻断上腔静脉、下腔静脉。

（2）动脉阻断钳阻断升主动脉，主动脉根部灌注心肌停搏液。心脏停搏后仍需灌注一定的灌注量，冰盐水心脏表面降温。

（3）为避免肿瘤脱落，主动脉阻断后经右肺上静脉放置左心引流管（图 5-6-10，图 5-6-11）。

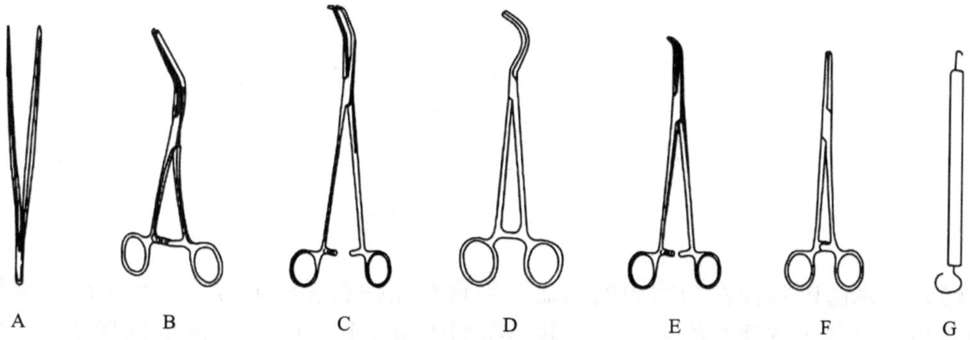

图 5-6-10　阻断阶段器械

A.无损伤镊；B.动脉阻断钳；C.肺静脉钳；D.肾蒂钳；E 直角钳；F.可可钳；G.内置过线钩的粗阻断管

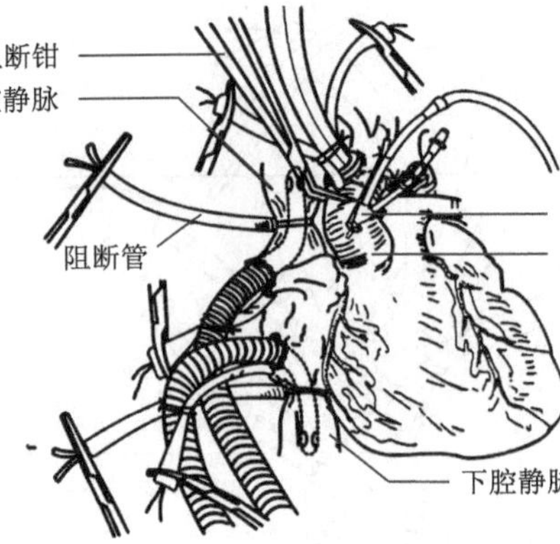

图 5-6-11　主动脉上下腔静脉阻断

（四）心肌保护的措施

（1）巡回护士将室温降至 20℃左右。

（2）体外循环医师进行血液降温，使体温降至 32～34℃。

（3）手术医师利用 4℃低温心脏停搏液行心肌灌注。

（4）心脏表面冰水或冰屑降温。

（五）黏液瘤切除

（1）11 号手术刀切开右心房，血管剪扩大切口。再用 11 号手术刀在卵圆窝中部做 1～2cm 纵行切口（图 5-6-12）。

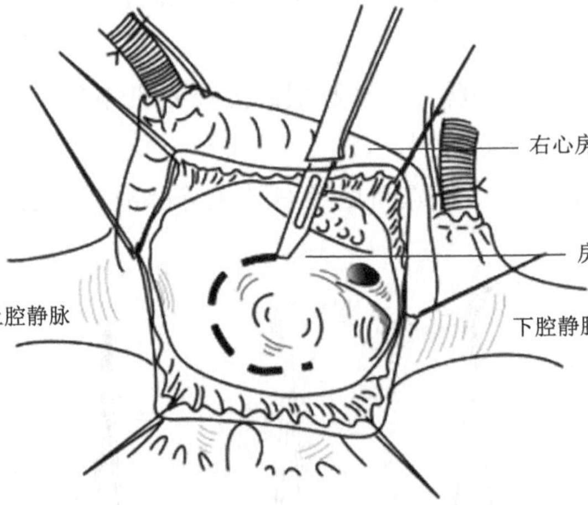

图 5-6-12　经右心房入路

（2）手术医师吸净左心房内的积血，用直角钳探查黏液瘤蒂的大小和附着部位，明确其与二尖瓣等重要组织的关系。并沿蒂周围做直径 1.0～1.5cm 的圆形切除，传递扁桃体止血钳或无齿卵圆钳夹住瘤蒂，逐步取出黏液瘤，取出后检查瘤体是否完整、有无破碎面，后放置于盛有生理盐水的碗中保存，术后做病理检查。如果瘤体没有取尽并附着于心房壁，用无齿卵圆钳尖端夹一纱球擦拭心房壁，直至取尽，并用生理盐水反复冲洗左心腔（图 5-6-13）。

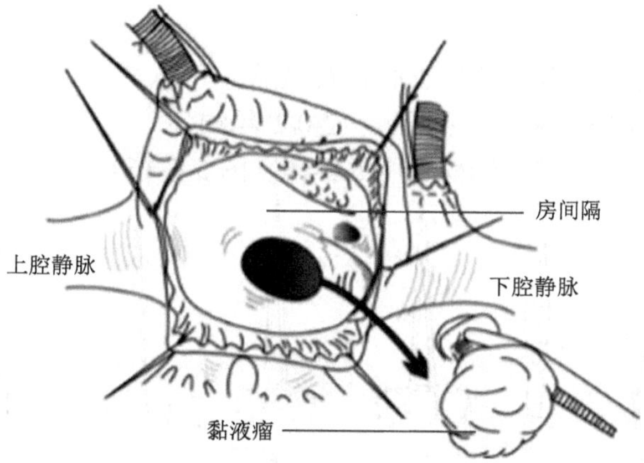

图 5-6-13　黏液瘤摘出

（3）用3-0（26mm）血管缝线将涤纶补片连续缝合在房间隔遗留的缺损上（图5-6-14）。

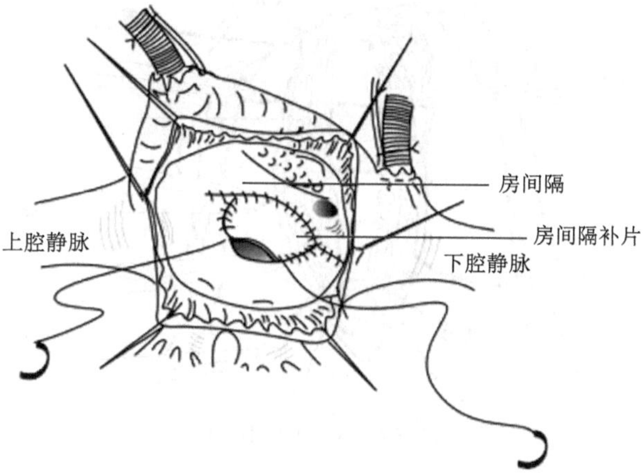

图 5-6-14　房间隔缺损修补

（4）关闭心脏切口：传递 4-0（17mm）血管缝线和无损伤镊做连续缝合，关闭右心房切口。

（六）并行循环，恢复心脏的功能

（1）巡回护士将手术床头部放低，手术医师松开阻断钳开放主动脉，主动脉根部插动脉灌注管逆流排气，恢复全流量体外循环，观察心脏复跳情况及心肌颜色。连接心内除颤电极备用。

（2）麻醉医师将血管活性药物经微泵中心静脉泵入，如盐酸肾上腺素、硝酸甘油等。

（3）同时通过体外循环辅助，恢复患者体温至正常，心脏功能逐步恢复。

（七）停止人工心肺转流，关胸

（1）管道钳钳闭上腔静脉、下腔静脉插管，巡回护士记录尿量并告知体外循环医师。手术医师拔除腔静脉插管，麻醉医师中心静脉用等量鱼精蛋白中和体内的肝素。

（2）手术医师拔除主动脉插管，主动脉插管内外荷包缝线结扎，手术野充分止血。

（3）关闭切口

1）安置引流管 2 根，分别放置于心包及纵隔。

2）心包缝合：用 7mm×20mm 圆针、2-0/T 丝线。

3）胸骨缝合：用 5 号带针钢丝（图 5-6-15，图 5-6-16）。

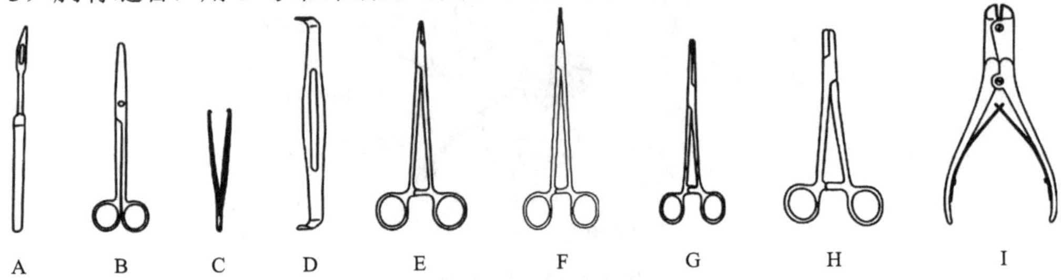

图 5-6-15　关闭切口阶段器械

A.11 号手术刀；B.组织剪；C.组织镊；D.皮肤拉钩；E.持针器；F.扁桃体止血钳；G.可可钳；H.钢丝钳；I.钢丝剪

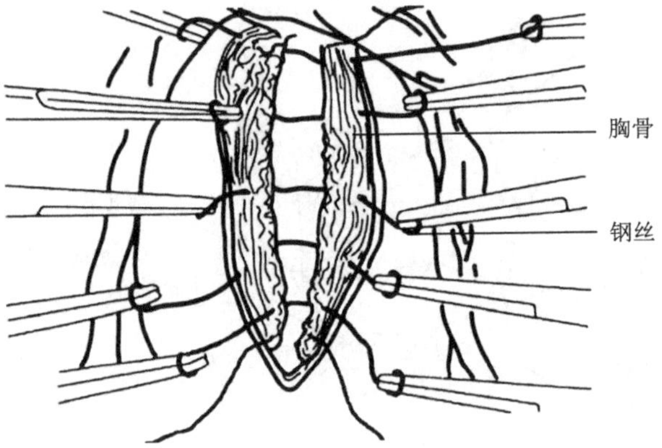

图 5-6-16　关闭切口

4）肌层缝合

非吸收线：用 13mm×24mm 圆针、0 号丝线。

可吸收线：用圆针 0 号可吸收线。

5）皮下缝合

非吸收线：用 13mm×24mm 圆针、3-0 丝线。

可吸收线：圆针 0 号可吸收线。

6）皮肤缝合

非吸收线：用三角针 3-0 丝线。

可吸收线：用三角针 3-0 可吸收线。

7）固定引流管：用三角针 2-0/T 丝线。

8）根据伤口的长度选择敷料，将引流管与引流器连接，并使之保持负压状态。

（八）结束手术

归还器械，分类退回清洗间并登记，摘除的黏液瘤组织遵医嘱送病理检查并在标本登记本上正确记录。

五、护理特殊关注点

1. 术前关注点

（1）急性肺水肿患者可采用半卧位进行麻醉诱导，诱导中应严密观察预防肿瘤堵塞二尖瓣口，引起心搏骤停。一旦发生可调整手术床，将患者体位变至头低脚高位。

（2）维持一定的血压和心律。

（3）尽量避免和减少不必要的搬动或挤压心脏，以防止肿瘤组织脱落，造成栓塞。

2. 术中关注点

（1）生命体征的观察及正确急救。

（2）骨突出部及受压皮肤的保护。

（3）血管活性药物的正确使用。

（4）肝素、鱼精蛋白的正确配制(常规剂量是 3mg/kg，根据术中 ACT 随时调整用量)。

（5）预防术中低体温。

3. 术后关注点

（1）通知监护室推监护床于手术室，患者直接从手术床搬运到监护床上，避免了由于反复搬动造成的出血和血压的不稳定。

（2）生命体征的观察。

（3）血管活性药物的持续有效使用。

（郑　静）

第七节　主动脉覆膜支架植入术手术配合

主动脉夹层（aortic dissection）是指主动脉内膜撕裂，血液经裂口流入主动脉壁，使中层从外膜剥离，Stanford B 型（相当于 DeBakey Ⅲ型，图 5-7-1）主动脉夹层破口位于左锁骨下动脉起始端且夹层向降主动脉远段延伸，是一种病死率极高的心血管疾病。

主动脉覆膜支架植入术是指通过主动脉血管内植入覆膜支架封堵破口，从而治疗夹层动脉瘤，此方法因安全有效、损伤小、并发症低而被广泛应用于临床。

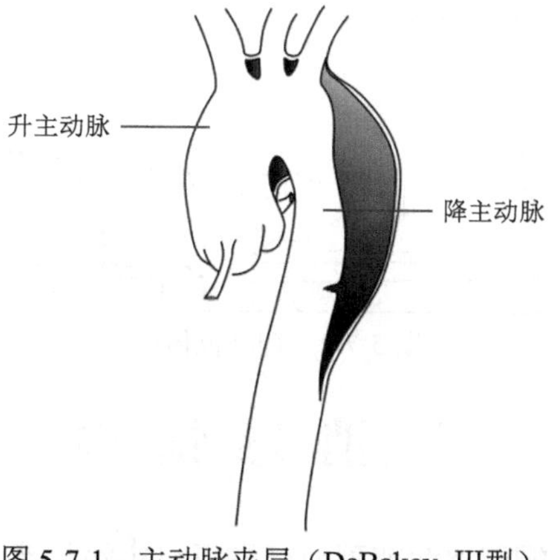

图 5-7-1　主动脉夹层（DeBakey Ⅲ型）

一、手术用物准备

（一）常规布类

手术盆 1 个，手术衣 6 件，剖口单 1 张，桌单 8 张，治疗巾 10 张。

（二）手术器械

主动脉支架器械 1 包，公用介入包 1 包。

（三）一次性用物

1. 常规物品 吸引管 1 根，吸引头 1 根，电刀笔 1 个，电刀清洁片 1 张，剖腹套针或手外套针 1 板，带显影纱布 20 张，45cm×45cm 医用粘贴膜 1 张，20ml 注射器 4 副，冲洗器 1 个，18 号乳胶尿管 2 根，灯柄罩 2 个，血管阻断带 2 根，手套按需准备。

2. 血管缝合 5-0（13mm）血管缝线 1 根。

3. 关切口缝线

（1）非吸收线：3-0 丝线 2 包，2-0/T 丝线 1 包，1 号丝线 2 包。

（2）可吸收线：圆针 0 号可吸收线 2 根，三角针 3-0 可吸收线 2 根。

4. 介入用物 5F 动脉穿刺鞘 1 根，5F 标记造影导管（猪尾型）1 根，0.035cm×180cm 超滑导丝 1 根，0.035cm×260cm 超硬导丝 1 根，压力延长管 1 根，主动脉支架 1 套。

二、手 术 体 位

采取仰卧位：

（1）患者仰卧于手术台中线，肩胛部用软枕垫高使患者胸部上抬 5～10cm。

（2）双上肢平放于身体两侧，在保证双上肢各穿刺通道通畅、安全的情况下，用中单将双上肢包裹、保护、固定。

（3）患者枕部放置头圈保护，防止术后局部血肿、压疮的形成。

（4）电凝器负极板贴于患者体毛较少且肌肉丰厚处，一般贴于左小腿腹侧。

（5）双下肢分开放置（图 5-7-2）。

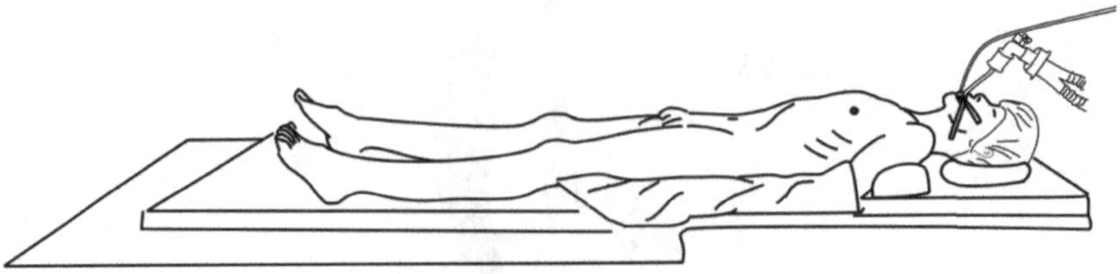

图 5-7-2 仰卧位体位

三、消 毒 铺 巾

（1）消毒液：5%聚维酮碘溶液或葡萄糖酸氯己定消毒液。

（2）消毒范围：上至脐平面，左右至腋中线，下过双膝平行线，最后对会阴部消毒。

（3）1 张治疗巾填塞于会阴处，1 张治疗巾 4 折成长条状铺盖于会阴，1 张治疗巾 4 折成长条状铺盖患者肚脐。

（4）4 张治疗巾反折 1/4 折边向外，前 2 张治疗巾铺盖于患者的左右腋前线（每侧两张），第 3 张治疗巾铺盖患者腹部脐平面以下，第 4 张铺盖患者膝盖。

（5）分别用 4 张治疗巾铺于患者腿部切口处，再盖以剖口单，医用粘贴膜 45cm×45cm 固定切口。

（6）桌单 2 张覆盖腿部及床尾。

四、器械护士手术配合

（一）解剖股动脉

（1）手术医师经右侧腹股沟韧带下股动脉搏动处切开皮肤、皮下组织及肌肉，乳突牵开器撑开皮下组织、肌肉。血管剪、无损伤镊游离并显露股动脉，切开动脉表面包绕组织。

（2）完全游离股动脉，结扎阻断区域股动脉分支，用直角血管钳探查确保股动脉后方无分支。股动脉近端、远端分别套血管阻断带（图 5-7-3）。

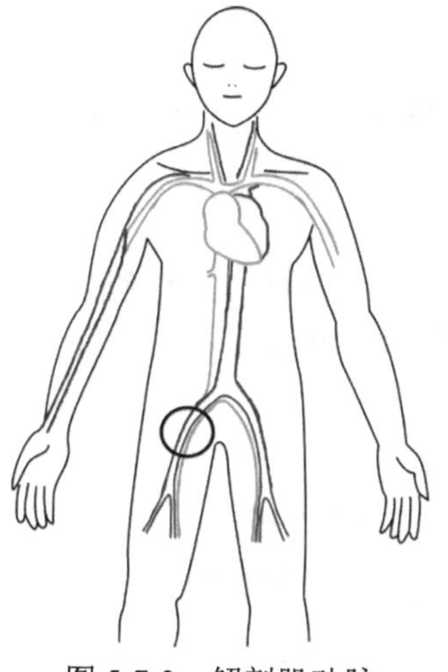

图 5-7-3　解剖股动脉

（二）支架置入

（1）股动脉穿刺，退出穿刺针芯，放入引导钢丝，取出直型穿刺针鞘，再将 5F 动脉穿刺鞘在引导钢丝的引导下置入股动脉，巾钳固定。经动脉穿刺鞘置入 0.035cm×180cm 超滑导丝，在超滑导丝的引导下置入 5F 标记造影导管（猪尾型），行主动脉分段造影，逐段造影证实造影导管位于主动脉夹层真腔，标记导管上行至升主动脉后再次造影，了解主动脉病变情况，升主动脉造影。

（2）控制性降压，退出超滑导丝，置入 0.035cm×260cm 超硬导丝建立轨道，导入主动脉覆膜支架并释放。

（3）退出支架输送系统，在导丝的引导下重新置入标记造影导管，退出导丝，行升主动脉造影，评估主动脉覆膜支架位置。

（4）撤退导管导丝，用 5-0（13mm）血管缝线缝合股动脉（图 5-7-4）。

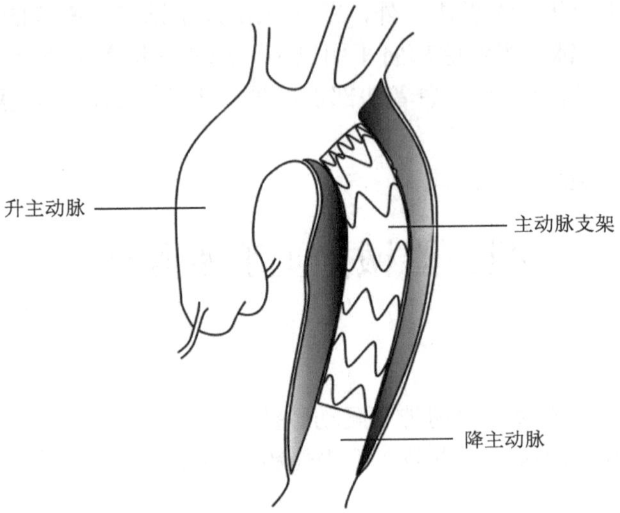

图 5-7-4　主动脉覆膜支架植入术后

（三）关闭切口

（1）肌层缝合

1）非吸收线：用 13mm×24mm 圆针、0 号丝线。

2）可吸收线：用圆针 0 号可吸收线。

（2）皮下缝合

1）非吸收线：用 13mm×24mm 圆针、3-0 丝线。

2）可吸收线：用圆针 0 号可吸收线。

（3）皮肤缝合

1）非吸收线：用三角针 3-0 丝线。

2）可吸收线：用三角针 3-0 可吸收线。

（4）根据伤口的长度选择相应型号的敷料。

（四）归还器械

分类退回清洗间并登记。

五、护理特殊关注点

1. 术前关注点

（1）严格执行查对制度。

（2）准备铅衣、铅围脖，做好射线防护。

（3）协助检查，准备高压注射器、心血管造影机、有创动脉血压监测系统、各种规格的导管、覆膜血管支架，确保手术的顺利完成。

2. 术中关注点

（1）将血管外科手术器械及介入治疗器械分开放置。

（2）手术中将穿刺针、导管、导丝浸泡于配置的肝素稀释液中，勿扭曲、折叠。注意手术进程，按手术步骤准确、快速传递各种手术器械及用物。

3. 术后关注点

（1）无损伤血管器械由器械护士初步清洗后送供应室彻底清洗灭菌。一次性的导管、导丝、穿刺针等进行毁形处理。

（2）触诊双下肢足背动脉、股动脉搏动情况，观察下肢皮肤颜色、温度。

（3）注意患者安全的转运。

（吴雪霖）

第八节　升主动脉置换术手术配合

升主动脉瘤大多因患者原有高血压及动脉粥样硬化所致，部分由其他原因，如马方综合征（Marfa’s syndrome）、梅毒、组织退行性变等。升主动脉瘤病情凶险，号称人体“定时炸弹”，严重威胁人类生命健康，手术治疗是挽救生命的有效方法。

升主动脉置换术是指用人工血管置换病变的升主动脉，从而达到治疗的目的。适用于单纯升主动脉瘤的患者（图 5-8-1）。而对于升主动脉瘤合并主动脉瓣病变的患者，往往需要行 Bentall 手术。

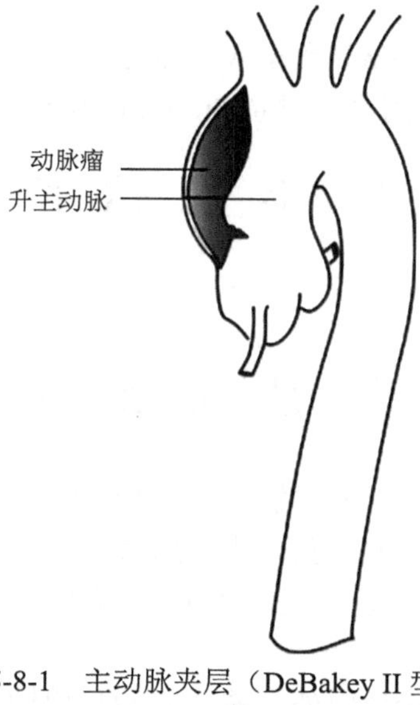

图 5-8-1　主动脉夹层（DeBakey II 型）

一、手术用物准备

（一）常规布类

手术盆 1 个，手术衣 6 件，剖口单 1 张，桌单 4 张，治疗巾 20 张。

（二）手术器械

体外循环普通器械 1 包，体外循环血管盒 1 包，胸骨锯 1 套，胸骨牵开器 1 件，乳突牵开器 1 件。

（三）一次性用物

1. 常规物品 吸引管 1 根，吸引头 1 根，电刀笔 1～2 个，电刀清洁片 1～2 张，剖腹套针 1 板，骨蜡 1 板，20 号手术刀片 1 张，11 号手术刀片 1 张，带显影纱布 10～20 张，60cm×50cm 医用粘贴膜 1 张，各型无菌粘贴敷料，冲洗器 2 个，18 号乳胶尿管 3 根，引流管 2 根，灯柄罩 2 个，手套按需准备，5 号带针钢丝 2～3 根，起搏导线 2 根备用，16G 直型留置针 1 根。

2. 插管缝线 2-0 涤纶线 4 根，4-0（17mm）血管缝线 2 根，5-0（13mm）血管缝线 1 根。

3. 血管吻合缝线 4-0（17mm）血管缝线 3 根，5-0（13mm）血管缝线 3 根。

4. 其他缝线

（1）非吸收线：3-0 丝线 2 包，2-0/T 丝线 1 包，1 号丝线 2 包。

（2）可吸收线：圆针 0 号可吸收线 2 根，三角针 3-0 可吸收线 2 根。

5. 体外循环用物 各型动脉插管，各型腔房静脉插管，心内吸引管道 2 套，心内吸引头 1 根，灌注针 1 根，直型灌注连接管 1 根。

6. 特殊用物

（1）涤纶补片或心包补片。

（2）人工血管：26mm 和 28mm 直型人工血管。

（3）行升主动脉瘤壁-右心房分流时备 8mm 或 10mm 人工血管约 10cm。

二、手术体位

见第五章第一节手术体位。

三、消毒铺巾

（1）消毒液：5%聚维酮碘溶液或葡萄糖酸氯己定消毒液。

（2）消毒范围：上至下颌、颈、肩、上臂的 1/2 处，左右至腋前线，下过双膝平行线。

（3）1 张治疗巾填塞于会阴处，1 张治疗巾 4 折成长条状铺盖于会阴，1 张治疗巾 4 折成长条状铺盖患者肚脐。

（4）5 张治疗巾反折 1/4 折边向外，前 4 张治疗巾铺盖于患者的左右腋前线（每侧两张），第 5 张治疗巾铺盖患者膝盖。

（5）2 张桌单遮盖患者头部及头架，下缘平锁骨上缘平面，并分别向左右两侧延伸。

（6）分别用 3 张治疗巾铺于患者胸部、腿部切口处，再盖以剖口单，医用粘贴膜固定切口。

（7）桌单 2 张覆盖托盘，第 1 张上端平齐手术切口下缘并覆盖托盘近侧，第 2 张覆盖床尾部及托盘对侧。

四、器械护士手术配合

（一）开胸

1. 术前准备　器械护士和巡回护士共同清点器械、纱布、纱球、缝针、刀片等所有用物数量。固定并调试电刀笔，连接吸引器，安装灯柄罩，用组织钳将连接好的心内吸引管、动脉灌注管固定于合适的位置。

2. 手术切口　是胸骨正中切口，上缘距胸骨切迹下 2～3cm，下缘至剑突下 1～2cm。

3. 切开皮肤、皮下及骨膜　备 20 号手术刀、组织镊、纱布、电刀笔。

4. 切开胸骨　器械护士调试胸骨锯于功能位，可可钳夹住剑突，组织剪剪开剑突，“花生米”钝性剥离器分离胸骨与心包壁层间隙，胸骨锯从胸骨正中锯开胸骨，骨蜡止血（剪成长条状）（图 5-8-2，图 5-8-3）。

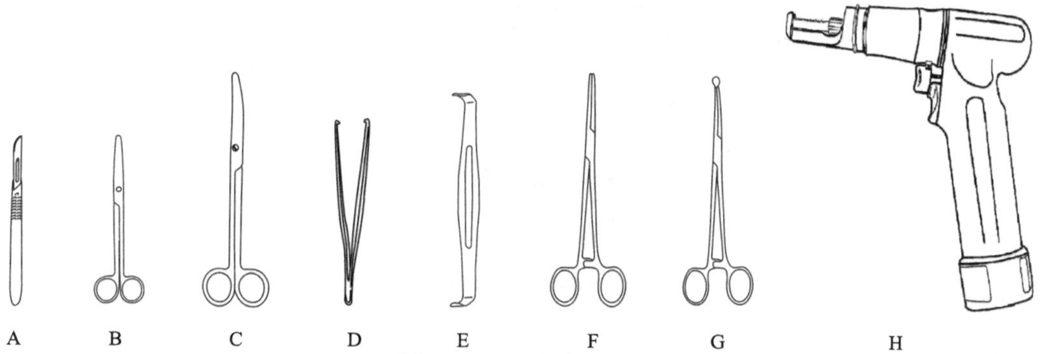

图 5-8-2　开胸阶段器械

A.20 号手术刀；B.组织剪；C.解剖剪；D.组织镊；E.皮肤拉钩；F.可可钳；G.“花生米”钝性剥离器；H.胸骨锯

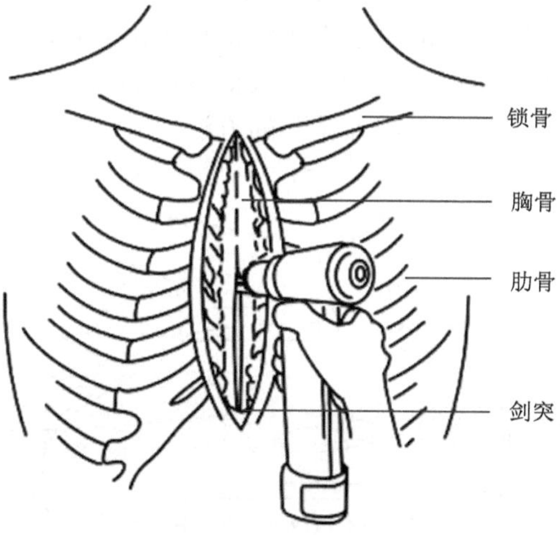

图 5-8-3　切开胸骨

5. 切开心包，暴露心脏　电刀笔和 7mm×20mm 圆针、2-0/T 丝线切开心包，悬吊心包，胸骨牵开器撑开胸骨，暴露心脏（图 5-8-4，图 5-8-5）。

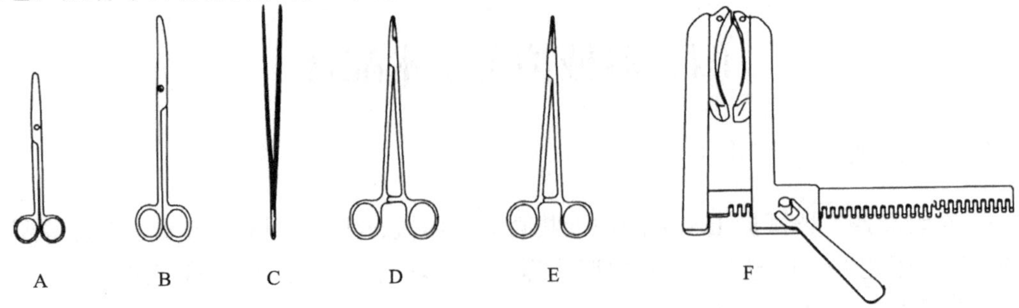

图 5-8-4　暴露心脏阶段器械

A.组织剪；B.解剖剪；C.无损伤镊；D.持针器；E.扁桃体止血钳；F.胸骨牵开器

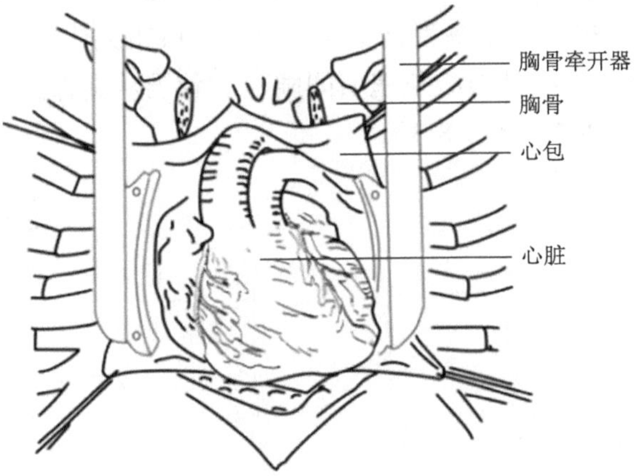

图 5-8-5　暴露心脏

（二）建立体外循环

若升主动脉至主动脉弓起始部均增粗，需经股动脉置入动脉插管，经右心房插入腔静脉插管建立体外循环（图 5-8-6）。手术医师根据术前 CT 情况结合术中实际探查情况决定采用何种方式建立体外循环，一般升主动脉瘤的患者都无法置入 Y 形心脏停跳灌注管路。下面介绍经股动脉插管建立体外循环的方法。

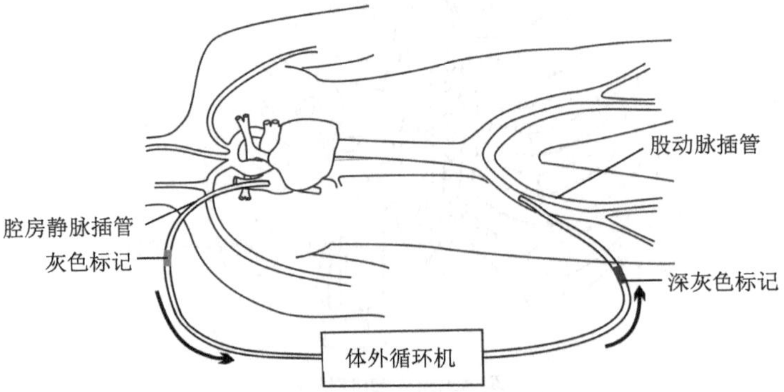

图 5-8-6　体外循环建立后示意图

1. 股动脉插管

（1）游离并显露股动脉：20 号手术刀经右侧腹股沟韧带下股动脉搏动处切开皮肤、皮下组织及肌肉，乳突牵开器撑开皮下组织、肌肉。血管剪、无损伤镊游离并显露股动脉，切开动脉表面包绕组织。完全游离股动脉，结扎阻断区域股动脉分支，用直角钳探查确保股动脉后方无分支。

（2）插管准备：5-0（13mm）血管缝线在股动脉外膜缝荷包，剪下缝针，缝线分别套入内置过线钩的细阻断管（18号乳胶尿管剪段制成）内，弯蚊式止血钳牵引。用16G留置针在荷包中间插入股动脉，拔出针芯后从留置针处置入导丝，退出留置针外鞘，血管阻断钳阻断股动脉。

（3）插管：根据股动脉粗细插入适宜型号的股动脉插管，插入时松开股动脉近端的阻断钳。待完全插入后手术医师用弯蚊式止血钳收紧荷包线，1 号丝线结扎固定插管和荷包线。将动脉插管与体外循环动脉管相连。三角针 0 号丝线用于临时固定股动脉插管和体外循环管道。

2. 腔房静脉插管

（1）插管准备：管道钳夹住静脉转流管，断管后心肺转流静脉端接上接头，静脉插管接上接头备用。

（2）插管：肺静脉钳夹住右心耳尖部，用 4-0（17mm）血管缝线线缝荷包，剪下缝针，缝线套入内置过线钩的细阻断管内，弯蚊式止血钳牵引。剪去部分心耳尖、分离心耳组织后，插入腔房静脉插管，弯蚊式止血钳收紧荷包线，1 号丝线结扎。

（3）左心房安置左心房引流：用 4-0（17mm）血管缝线在右上肺静脉上缝荷包，剪下缝针，缝线套入内置过线钩的细阻断管内，弯蚊式止血钳牵引。用 11 号手术刀在荷包中做一小切口，扁桃体止血钳扩大切口后插入心内吸引管，弯蚊式止血钳收紧荷包并告知体外循环医师。

（4）腔房静脉插管与准备好的心肺转流静脉管连接。

3. 人工心肺转流 手术医师取下所有管道钳，人工心肺转流开始，记录尿量。

4. 预防栓塞 手术医师和器械护士用无菌生理盐水洗手，检查手套有无破损，以及洗掉手套上的血痂，防止血痂进入体循环，造成栓塞。

（三）阻断主动脉

动脉阻断钳阻断升主动脉，用灌注针直接插入主动脉根部灌注心肌停搏液，心脏停搏后仍需灌注一定的灌注量。

（四）心肌保护的措施

（1）巡回护士将室温降至 20℃左右。

（2）体外循环医师进行血液降温，使体温降至 28～32℃。

（3）手术医师利用 4℃低温心脏停搏液行心肌灌注。

（4）心脏表面冰水或冰屑降温。

（五）人工血管置换

（1）手术切口：用 11 号手术刀和血管剪沿升主动脉根部做一纵行切口，下至主动脉瓣的无冠状动脉窦，上至升主动脉远端较正常的部分，4 针 2-0 涤纶线和弯蚊式止血钳牵引，显露升主动脉。手术医师决定直型人工血管型号。

（2）人工血管近端缝合：传递适宜型号的人工血管和 4-0（17mm）血管缝线将人工血管近端吻合于主动脉窦上方管腔较正常的部位，打结时加垫片（涤纶补片剪制）。

（3）手术医师根据病变长度修剪直型人工血管，4-0（17mm）血管缝线将人工血管远端吻合于升主动脉远端，打结时加垫片（图 5-8-7）。

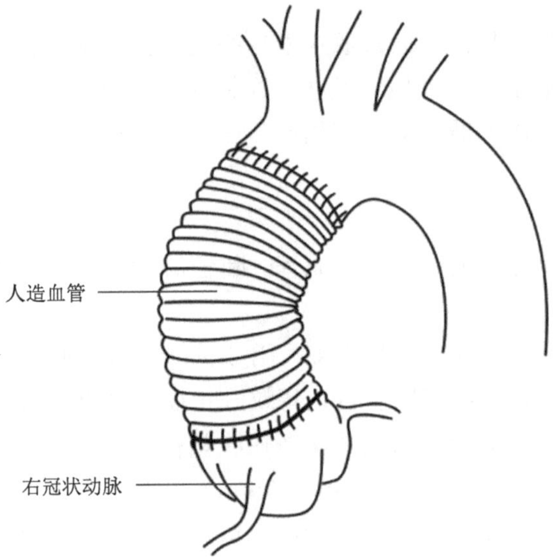

图 5-8-7　主动脉置换

（六）并行循环，恢复心脏的功能

（1）手术医师松开阻断钳开放主动脉，用排气针逆流主动脉远端排气。

（2）通过体外循环辅助，恢复患者体温至正常。

（3）传递 4-0（17mm）血管缝线和无损伤镊在排气针处行荷包缝合。

（七）主动脉瘤壁-右心房分流

当吻合口出血时，可行主动脉瘤壁-右心房分流。

（1）肺静脉钳钳夹部分右心房壁，11 号手术刀切开右心房壁，血管剪修剪切口至所需大小，用 5-0（13mm）血管缝线将 8mm 人工血管一端与切开的右心房壁吻合。

（2）用 5-0（13mm）血管缝线将 8mm 人工血管另一端与主动脉瘤壁吻合。

（3）用 4-0（17mm）血管缝线将切开的主动脉瘤壁包裹人工血管缝合，闭合瘤腔。

（八）停止体外循环，关胸

（1）心功能恢复正常后，停止左心房引流并拔出引流管。

（2）停止体外循环，管道钳钳闭腔房静脉插管，巡回护士记录尿量并告知体外循环医师。手术医师拔除腔房静脉插管，插管荷包线打结。麻醉医师中心静脉用等量鱼精蛋白中和体内的肝素。

（3）手术医师拔除股动脉插管，插管双荷包线分别打结。

（4）术野充分止血。

（5）关闭切口

1）心包及纵隔分别放置引流管。

2）心包缝合：用 7mm×20mm 圆针、2-0/T 丝线。

3）胸骨缝合：用 5 号带针钢丝（图 5-8-8，图 5-8-9）。

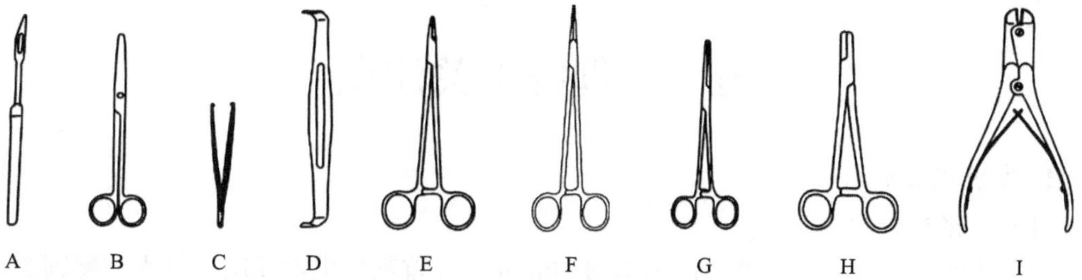

图 5-8-8 关闭切口阶段器械

A.11 号手术刀；B.组织剪；C.组织镊；D.皮肤拉钩；E.持针器；F.扁桃体止血钳；G.可可钳；H.钢丝钳；I.钢丝剪

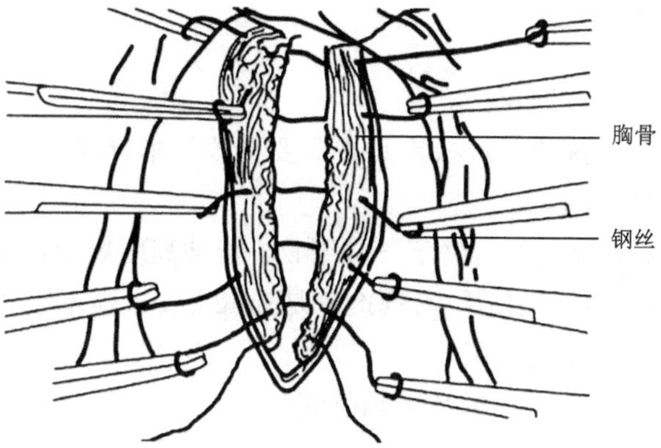

图 5-8-9 关闭切口

4）肌层缝合

非吸收线：用 13mm×24mm 圆针、0 号丝线。

可吸收线：用圆针 0 号可吸收线。

5）皮下缝合

非吸收线：用 13mm×24mm 圆针、3-0 丝线。

可吸收线：用圆针 0 号可吸收线。

6）皮肤缝合

非吸收线：用三角针 3-0 丝线。

可吸收线：用三角针 3-0 可吸收线。

7）固定引流管：三角针 2-0/T 丝线。

8）根据伤口的长度选择无菌粘贴敷料，将引流管与引流器连接，并使之保持负压状态，引流器注明安置部位及安置时间。

9）股动脉切口的缝合：用 13mm×24mm 圆针、0 号丝线缝合肌层组织，13mm×24mm 圆针、3-0 丝线缝合皮下组织，三角针 3-0 丝线缝合皮肤。根据伤口的长度选择合适无菌粘贴敷料。

（九）结束手术

归还器械，分类退回清洗间并登记。切取的动脉瘤组织遵医嘱送病理检查并在标本登记本上正确记录。

五、护理特殊关注点

1. 术前关注点

（1）严格执行查对制度。

（2）药物的正确配置和使用：如术前 30min～2h 首剂抗生素使用，肝素的配制等。

（3）仪器设备检查及准备，如中心负压、高频电刀等。

（4）是否需要暴露股动脉。

2. 术中关注点

（1）骨突出部及受压皮肤保护。

（2）根据手术医师的探查情况决定是否需要更改手术方式。

（3）提前准备止血材料。

（4）熟悉手术步骤，提前准备好下一步用物。精神高度集中，动作敏捷，配合熟练。

（5）肝素、鱼精蛋白的正确使用(常规剂量是 3mg/kg，根据术中 ACT 随时调整用量)。

（6）血管活性药物的正确使用。

（7）密切观察生命体征、尿量及尿颜色变化。

3. 术后关注点

（1）检查各种记录的准确及完整。

（2）在条件允许的情况下，给患者穿好衣服，保护患者的隐私。

（3）注意患者转运安全。

（4）检查受压部位皮肤的完整性并及时记录，准备患者的一切用物，手术医师、麻醉医师送患者入监护室，并行详细交班。

（吴雪霖）

第九节　Bentall 术手术配合

胸主动脉瘤是由于胸主动脉壁中层局部损伤、管壁薄弱，在管腔内压力的冲击下，向外膨胀，扩大而形成（图 5-9-1）。最常见的病因是动脉粥样硬化，其次是主动脉中层囊性坏死、梅毒、感染、损伤及先天性发育不全如马方综合征等。该病发病率随年龄增加而增加，以中老年多见，动脉粥样硬化多发生在 50 岁以后，马方综合征多在 30～40 岁发病。根据不同病变部位，目前多采用不同手术方法，主要有 Bentall 术及单纯的升主动脉置换术。

Bentall 手术，即应用带瓣人工血管替代升主动脉根部和主动脉瓣膜，并移植左右冠状动脉的手术。Bentall 手术主要适用于：①马方综合征；②DeBakey Ⅱ型主动脉夹层合并主动脉瓣中-重度关闭不全；③升主动脉瘤合并主动脉瓣关闭不全。Bentall 手术是马方综合征外科治疗的首选手术方法。

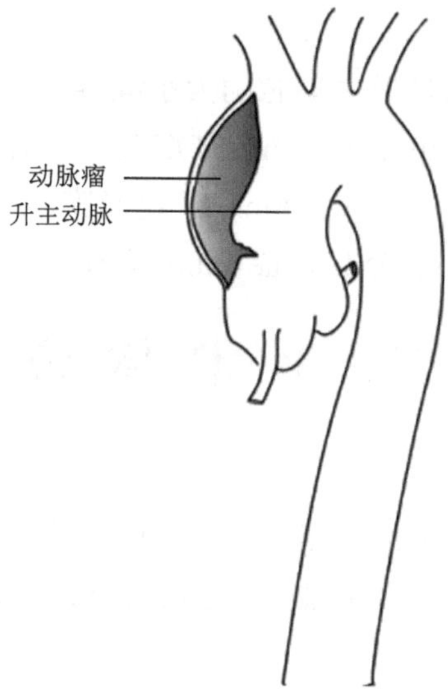

图 5-9-1　主动脉夹层（DeBakey Ⅱ型）

一、手术用物准备

（一）常规布类

手术盆 1 个，手术衣 6 件，剖口单 1 张，桌单 8 张，治疗巾 10 张。

（二）手术器械

体外循环普通器械 1 包，体外循环血管盒 1 包，胸骨锯 1 套，胸骨牵开器 1 件，乳突牵开器 1 件。

（三）一次性用物

1. 常规物品　吸引管 1 根，吸引头 1 根，电刀笔 1～2 个，电刀清洁片 1～2 张，剖腹套针 1 板，骨蜡 1 板，涤纶补片或心包补片 1 张，带显影纱布 10～20 张，60cm×50cm 医用粘贴膜 1 张，冲洗器 2 个，18 号乳胶尿管 3 根，引流管 2 根，灯柄罩 2 个，手套按需准备，5 号带针钢丝线 2～3 根，起搏导线 2 根备用，16G 留置针 1 根。

2. 插管缝线　2-0 涤纶线 3 根，4-0（17mm）血管缝线 3 根，5-0（13mm）血管缝

线 1 根。

3. 特殊缝线 4-0（17mm）血管缝线 3 根，2-0 换瓣线 14～20 根，5-0（13mm）血管缝线 4 根，4-0（20mm）血管缝线 1 根。

4. 其他缝线

（1）非吸收线：3-0 丝线 2 包，2-0/T 丝线 1 包，1 号丝线 2 包。

（2）可吸收线：圆针 0 号可吸收线 2 根，三角针 3-0 可吸收线 2 根。

5. 体外循环用物 各型动脉插管，各型腔房静脉插管，心内吸引管道 2 套，心内吸引头 1 根，灌注针 1 根，左、右冠状动脉灌注头各 1 根，Y 形心脏停跳灌注管路，直型灌注连接管 1 根。

6. 特殊用物（根据患者瓣环及主动脉的大小准备）

（1）使用人工瓣膜时备 23mm 或 25mm 带瓣膜人工血管。

（2）使用生物瓣膜时备：23mm 或 25mm 生物瓣膜，26mm 或 28mm 直型人工血管。

（3）行升主动脉瘤壁-右心房分流时备 8mm 或 10mm 人工血管。

二、手 术 体 位

采取仰卧位：

（1）患者仰卧于手术台中线偏右侧，肩胛部用软枕垫高使患者胸部上抬 5～10cm。

（2）双上肢平放于身体两侧，在保证双上肢各穿刺通道通畅、安全的情况下，用中单将双上肢包裹、保护、固定。

（3）患者枕部放置头圈，足跟处放置脚垫悬空保护，防止术后局部血肿、压疮的形成。

（4）电凝器负极板贴于患者体毛较少且肌肉丰厚处，一般贴于股外侧。

（5）头架固定于手术医师对侧床头，高度约为 50cm，下缘平眉弓。

（6）双下肢膝部用束脚带固定（图 5-9-2）。

（7）根据手术医师的选择必要时采取冠状动脉旁路移植术的体位（见第五章第十一节手术体位图 5-11-2）。

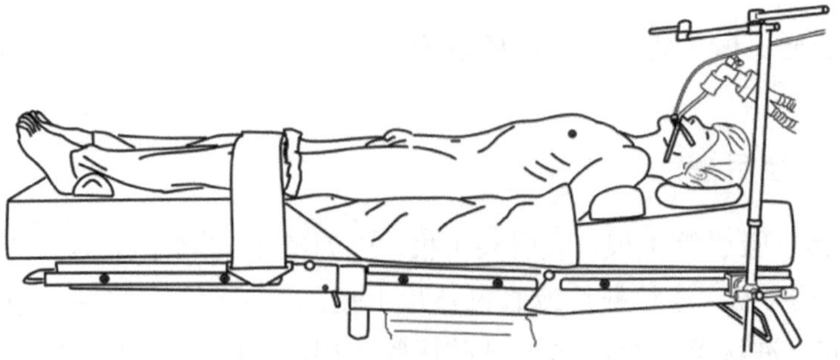

图 5-9-2 仰卧位体位

三、消毒铺巾

（1）消毒液：5%聚维酮碘溶液或葡萄糖酸氯己定消毒液。

（2）消毒范围：上至下颌、颈、肩、上臂的 1/2 处，左右至腋前线，下过双膝平行线。

（3）1 张治疗巾填塞于会阴处，1 张治疗巾 4 折成长条状铺盖于会阴，1 张治疗巾 4 折成长条状铺盖患者肚脐。

（4）5 张治疗巾反折 1/4 折边向外，前 4 张治疗巾铺盖于患者的左右腋前线（每侧两张），第 5 张治疗巾铺盖患者膝盖。

（5）2 张桌单遮盖患者头部及头架，下缘平是锁骨上缘平面，并分别向左右两侧延伸。

（6）分别用 3 张治疗巾铺于患者胸部和腿部切口处，再盖以剖口单，医用粘贴膜 60cm×50cm 固定切口。

（7）桌单 2 张覆盖托盘，第 1 张上端平齐手术切口下缘并覆盖托盘近侧，第 2 张覆盖床尾部及托盘对侧。

四、器械护士手术配合

（一）开胸

1. 术前准备　器械护士和巡回护士共同清点器械、纱布、纱球、缝针、刀片等所有用物数量，固定并调试电刀笔，连接吸引器，安装灯柄罩，用组织钳将连接好的心内吸引管、动脉灌注管固定于合适的位置。

2. 手术切口　是胸骨正中切口，上缘距胸骨切迹下 2～3cm，下缘至剑突下 1～2cm。

3. 切开皮肤、皮下及骨膜　备 20 号手术刀、组织镊、纱布、电刀笔。

4. 切开胸骨　器械护士调试胸骨锯于功能位，可可钳夹住剑突，组织剪剪开剑突，“花生米”钝性剥离器分离胸骨与心包壁层间隙，胸骨锯从胸骨正中锯开胸骨，骨蜡止血（剪成长条状）（图 5-9-3，图 5-9-4）。

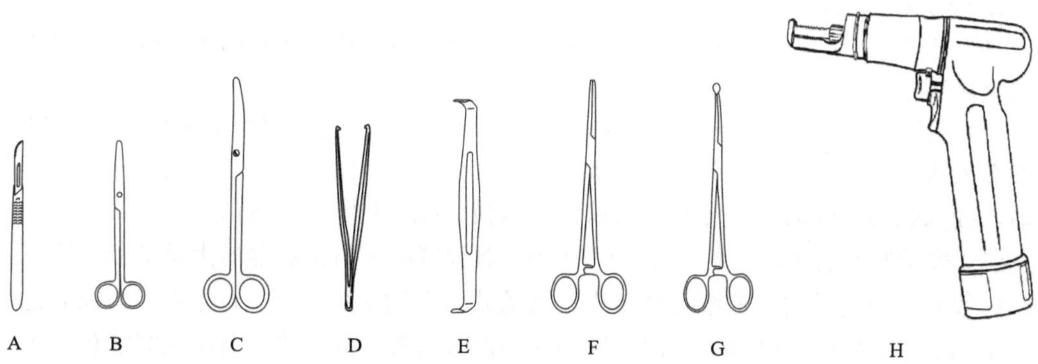

图 5-9-3　开胸阶段器械

A.20 号手术刀；B.组织剪；C.解剖剪；D.组织镊；E.皮肤拉钩；F.可可钳；G.“花生米”钝性剥离器；H.胸骨锯

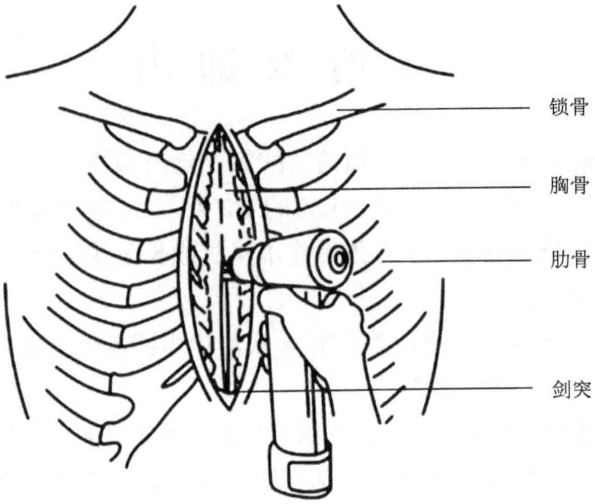

图 5-9-4 切开胸骨

（二）建立体外循环

1. 股动脉插管

（1）游离并显露股动脉：用 20 号手术刀经右侧腹股沟韧带下股动脉搏动处切开皮肤、皮下组织及肌肉，乳突牵开器撑开皮下组织、肌肉。血管剪、无损伤镊游离并显露股动脉，切开动脉表面包绕组织。完全游离股动脉，结扎阻断区域股动脉分支，用直角钳探查确保股动脉后方无分支。

（2）插管准备：用 5-0（13mm）血管缝线在股动脉外膜缝荷包，剪下缝针，缝线分别套入内置过线钩的细阻断管（18 号乳胶尿管剪段制成）内，弯蚊式止血钳牵引。用 16G 留置针在荷包中间插入股动脉，拔出针芯后从留置针处置入导丝，退出留置针外鞘，血管阻断钳阻断股动脉。

（3）插管：手术医师根据股动脉粗细插入适宜型号的股动脉插管，插入时松开股动脉近端的阻断钳。待完全插入后用弯蚊式止血钳收紧荷包线，1 号丝线结扎固定插管和荷包线。将动脉插管与体外循环动脉管相连。用三角针 0 号丝线临时固定股动脉插管和体外循环管道。

2. 腔房静脉插管

（1）插管准备：管道钳夹住静脉转流管，断管后心肺转流静脉端接上接头，静脉插管接上接头备用。

（2）插管：肺静脉钳夹住右心耳尖部，用 4-0（17mm）血管缝线缝荷包，剪下缝针，缝线套入内置过线钩的细阻断管内，弯蚊式止血钳牵引。剪去部分心耳尖、分离心耳组织后，插入腔房静脉插管，弯蚊式止血钳收紧荷包线，1 号丝线结扎。

（3）安置左心房引流：传递 4-0（17mm）血管缝线在右上肺静脉上缝荷包，剪下缝针，缝线套入内置过线钩的细阻断管内，弯蚊式止血钳牵引。用 11 号手术刀在荷包中做一小切口，扁桃体止血钳扩大切口后插入心内吸引管，弯蚊式止血钳收紧荷包并告知体外循环医师。

（4）腔房静脉插管与准备好的心肺转流静脉管连接。

3. 人工心肺转流 手术医师取下所有管道钳，人工心肺转流开始，记录尿量。

4. 预防栓塞 手术医师和器械护士用无菌生理盐水洗手，检查手套有无破损，以及洗掉手套上的血痂，防止血痂进入体循环，造成栓塞。

（三）阻断主动脉

（1）动脉阻断钳阻断升主动脉，用灌注针直接插入主动脉根部灌注心肌停搏液。心脏表面冰盐水降温，待心脏心室颤动后停止灌注。

（2）11 号手术刀沿升主动脉根部做一纵行切口，解剖剪延长切口，下至主动脉瓣的无冠状动脉窦，上至升主动脉远端较正常的部分。牵开主动脉壁，传递左、右冠状动脉灌注头分别行左、右冠状动脉灌注，心脏表面冰盐水降温。

（四）心肌保护的措施

（1）巡回护士将室温降至 20℃左右。

（2）体外循环医师进行血液降温，使体温降至 28～32℃。

（3）手术医师利用 4℃低温心脏停搏液行心肌灌注。

（4）心脏表面冰水或冰屑降温。

（五）主动脉瓣膜及人工血管置换

1. 主动脉瓣切除 4 针 2-0 涤纶线牵引主动脉壁，探查主动脉病变。心内拉钩显露主动脉瓣。心脏瓣膜剪沿瓣环切除主动脉瓣膜及钙化组织，用冲洗器注满常温生理盐水冲洗手术野，避免瓣膜脱落组织残留于心腔内造成动脉栓塞。瓣膜测瓣器测量瓣环大小，选择合适带人工瓣膜的人工血管或生物瓣的人工血管。

2. 主动脉及瓣膜置换

（1）采用带瓣人工血管：手术医师将选好的瓣膜分为三个象限，用 2-0 换瓣线间断缝合，每个象限 4～5 针，顺次穿过选用的带瓣人工血管缝合环，剪下缝针并清点数目。送下人工瓣，平整的结扎缝线，剪线。

（2）采用生物瓣及人工血管联合置换：用 4-0（17mm）血管缝线将生物瓣膜缝环与直型人工血管一端缝合固定。再将生物瓣瓣膜分为三个象限，用 2-0 换瓣线间断缝合，每个象限 4～5 针，顺次穿过选用的带瓣人工血管缝合环及直型人工血管，剪下缝针并清点数目。送下人工瓣，平整的结扎缝线，剪线（图 5-9-5）。

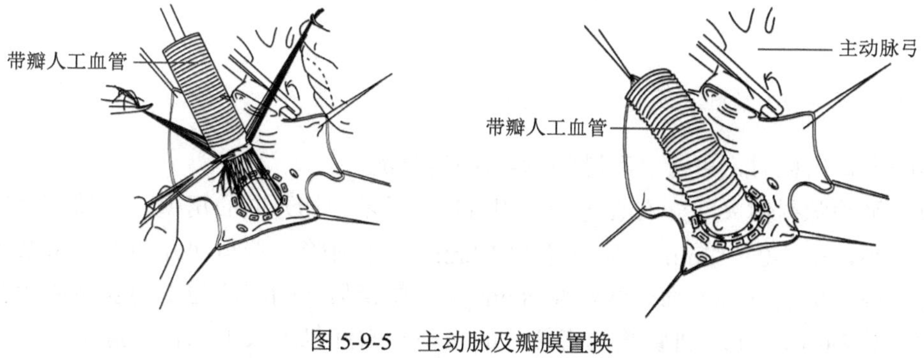

图 5-9-5 主动脉及瓣膜置换

（六）吻合左右冠状动脉

用打孔器在人工血管上的左冠状动脉开口的对应位置打孔，5-0（13mm）血管缝线将冠状动脉开口连续缝合吻合于对应的人工血管打孔处，缝最后一针时缝线加垫片打结。同法吻合右冠状动脉开口于人工血管上。

（七）人工血管远端与升主动脉远端吻合

（1）用组织剪将人工血管修剪成适当的长度。

（2）用 4-0（17mm）血管缝线或 4-0（20mm）血管缝线将人工血管远端与升主动脉远端连续吻合（图 5-9-6）。

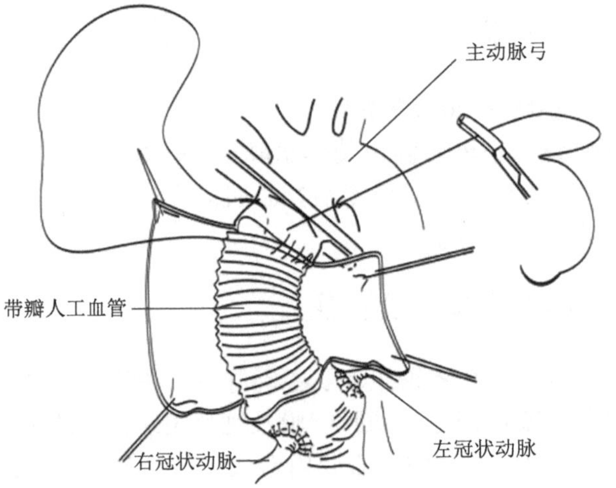

图 5-9-6 冠状动脉及升主动脉远端吻合

（八）并行循环，恢复心脏的功能

（1）巡回护士将手术床头部放低，手术医师松开主动脉阻断钳，开放主动脉血液循环，排气针插入主动脉根部排气。传递 4-0（17mm）血管缝线和无损伤镊在排气针处行荷包缝合。

（2）麻醉医师将血管活性药物经微泵中心静脉泵入，如盐酸肾上腺素、硝酸甘油等。

（3）通过体外循环辅助，逐步恢复患者体温至正常。

（4）心功能恢复正常后，手术医师拔出左心房引流管，预留荷包线结扎止血，组织剪剪线。

（九）主动脉瘤壁-右心房分流

当吻合口出血时，可行主动脉瘤壁-右心房分流。

（1）肺静脉钳钳夹部分右心房壁。用 11 号手术刀切开右心房壁，血管剪修剪切口至所需大小，用 5-0（13mm）血管缝线将 8mm 人工血管一端与切开的右心房壁吻合。

（2）用 5-0（13mm）血管缝线将 8mm 人工血管另一端同法与主动脉瘤壁吻合。

（3）用 4-0（17mm）血管缝线将切开的主动脉瘤壁包裹人工血管、缝合，闭合瘤腔。

（十）停止人工心肺转流，关胸

（1）心脏功能恢复正常后，停止左心房引流并拔出引流管。

（2）停止体外循环，管道钳钳闭腔房静脉插管，巡回护士记录尿量并告知体外循环医师。手术医师拔除腔静脉插管，插管荷包线打结。麻醉医师中心静脉用等量鱼精蛋白中和体内的肝素。

（3）手术医师拔除股动脉插管，插管双荷包线分别打结。

（4）手术野充分止血。

（5）关闭切口

1）心包及纵隔分别放置引流管。

2）心包缝合：用 7mm×20mm 圆针、2-0/T 丝线。

3）胸骨缝合：用 5 号带针钢丝（图 5-9-7，图 5-9-8）。

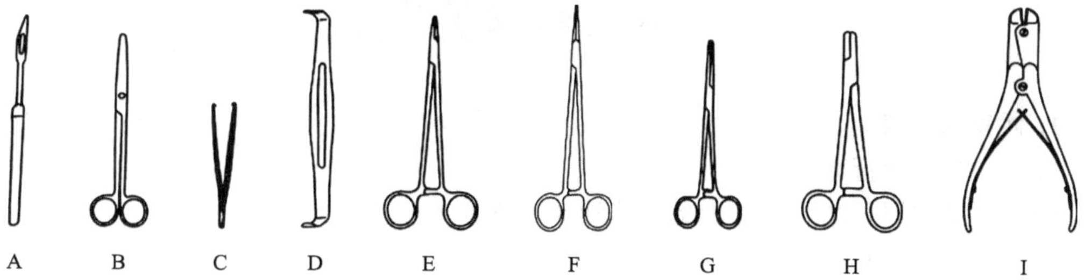

图 5-9-7　关闭切口阶段器械

A.11 号手术刀；B.组织剪；C.组织镊；D.皮肤拉钩；E.持针器；F.扁桃体止血钳；G.可可钳；H.钢丝钳；I.钢丝剪

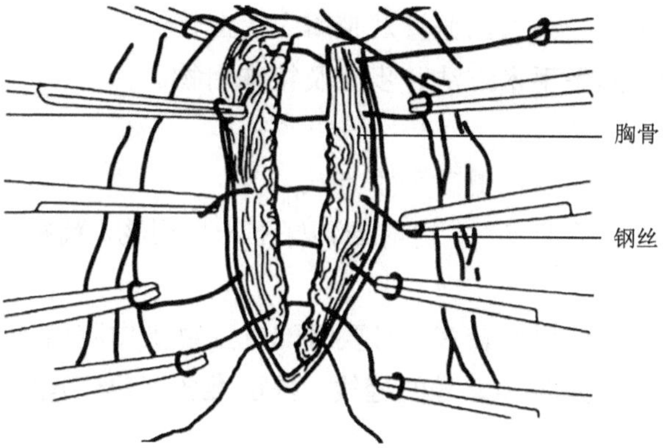

图 5-9-8　关闭切口

4）肌层缝合

非吸收线：用 13mm×24mm 圆针、0 号丝线。

可吸收线：用圆针 0 号可吸收线。

5）皮下缝合

非吸收线：用 13mm×24mm 圆针、3-0 丝线。

可吸收线：用圆针 0 号可吸收线。

6）皮肤缝合

非吸收线：用三角针 3-0 丝线。

可吸收线：用三角针 3-0 可吸收线。

7）固定引流管：用三角针 2-0/T 丝线。

8）根据伤口的长度选择无菌粘贴敷料，将引流管与引流器连接，并使之保持负压状态，引流器注明安置部位及安置时间。

9）股动脉切口的缝合：13mm×24mm 圆针、0 号丝线缝合肌层组织，13mm×24mm 圆针、3-0 丝线缝合皮下组织，三角针 3-0 丝线缝合皮肤。根据伤口的长度选择合适无菌粘贴敷料。

（十一）结束手术

归还器械，分类退回清洗间并登记，切取的动脉瘤组织遵医嘱送病理检查并在标本登记本上正确记录。

五、护理特殊关注点

1. 术前关注点

（1）严格执行查对制度。

（2）手术时间长注意骨突出部及受压皮肤保护。

（3）是否需要暴露股动脉。

（4）是否准备搭桥体位。

（5）术前准备血液回收机器。

（6）术前准备相应型号的人工血管及带瓣人工血管。

（7）器械护士术前熟悉手术方法、步骤及特殊用物。

2. 术中关注点

（1）手术医师探查后是否需更改手术方式。

（2）器械护士应熟悉手术步骤，提前准备好下一步用物。精神高度集中，动作敏捷，配合熟练。

（3）此类患者术中往往出血较多，必要时配置生物蛋白胶用于吻合部位的渗血。止血过程中器械护士应准备好各种型号的缝线，提前准备好热生理盐水、纱布，以备局部压迫止血用。

（4）保持静脉通畅，备好各种抢救药品，密切观察各项生命体征、尿量及颜色。

（5）肝素、鱼精蛋白的正确使用(常规剂量是 3mg/kg，根据术中 ACT 随时调整用量)。

（6）血管活性药物的正确使用。

3. 术后关注点

（1）手术医师探查后是否需更改手术方式。

（2）器械护士应熟悉手术步骤，提前准备好下一步用物。精神高度集中，动作敏捷，配合熟练。

（吴雪霖）

第十节 全弓置换术手术配合

主动脉夹层，是指主动脉内膜撕裂导致血液通过内膜的破口流入主动脉壁各层之间形成夹层血肿，迫使主动脉壁各层分开。主动脉夹层是一种危险的急性病，即使及时进行积极的治疗，仍然可能快速致死。如果主动脉夹层完全撕裂，将会迅速大规模失血导致循环衰竭而立刻死亡。主动脉夹层破裂的死亡率为80%，有50%的患者甚至还没来得及到达医院就已经死亡。因此如果主动脉夹层达到6cm，患者必须采取紧急手术治疗。

根据主动脉夹层内膜裂口的位置和夹层累及的范围，可分为3型（DeBakey分型法）。Ⅰ型：主动脉夹层累及范围自升主动脉到降主动脉甚至到腹主动脉。Ⅱ型：主动脉夹层累及范围仅限于升主动脉。Ⅲ型：主动脉夹层累及降主动脉，如向下未累及腹主动脉者为ⅢA型；向下累及腹主动脉者为ⅢB型（图5-10-1）。

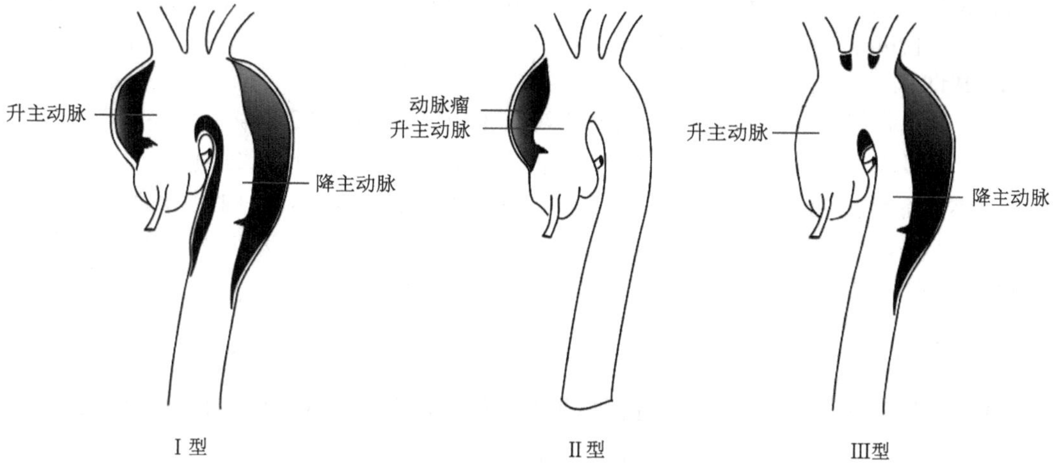

图5-10-1 主动脉夹层DeBakey分型

主动脉夹层手术治疗的适应证为急性近端主动脉夹层、急性远端主动脉夹层合并一个或多个并发症。并发症包括累及重要器官、主动脉破裂或即将破裂、夹层逆行剥离至升主动脉，以及有马方综合征或Ehlers-Danlos综合征的病史等。

主动脉夹层手术治疗的目的是切除破坏最严重的主动脉段，阻止血液进入假腔（包括主动脉的原始撕裂口及后续的撕裂段）。虽然也可以进行撕裂内膜的切除术，但这并不会显著改变死亡率。

全弓置换术主要是指用人工血管置换病变的主动脉弓，达到治疗的目的。主要适用于DeBakeyⅠ型和Ⅱ型的患者。

一、手术用物准备

（一）常规布类

手术盆1个，手术衣6件，剖口单1张，桌单8张，治疗巾10张。

（二）手术器械

体外循环普通器械1包，体外循环血管盒1包，冠状动脉搭桥特殊器械1包，胸骨锯1套，胸骨牵开器1件，乳突牵开器1件。

（三）一次性用物

1. 常规物品 吸引管1根，吸引头1根，电刀笔1～2个，电刀清洁片1～2张，剖腹套针1板，骨蜡1板，涤纶补片或心包补片，带显影纱布10～20张，60cm×50cm医用粘贴膜4张，冲洗器2个，18号乳胶尿管3根，引流管2根，灯柄罩2个，手套按需准备，5号带针钢丝2～3根，起搏导线2根备用。

2. 插管缝线 2-0涤纶线3根，4-0（17mm）血管缝线1根，5-0（13mm）血管缝线2根。

3. 特殊缝线 2-0 换瓣线14根，5-0（13mm）血管缝线7根，血管缝线4-0（22mm）2根，4-0（17mm）血管缝线1根。

4. 其他缝线

（1）非吸收线：3-0丝线2包，2-0/T丝线1包，1号丝线2包。

（2）可吸收线：圆针0号可吸收线2根，三角针3-0可吸收线2根。

5. 体外循环用物 各型动脉插管1根，各型腔房静脉插管，心内吸引管道2套，心内吸引头1根，灌注针1根，左、右冠状动脉灌注头各1根，Y形心脏停跳灌注管路，直型灌注连接管1根。

（四）特殊用物

（1）准备四分支人工血管28mm或四分支人工血管26mm，术中支架系统26mm或术中支架系统28mm（图5-10-2，图5-10-3）。

（2）行升主动脉瘤壁-右心房分流时备8mm人工血管或人工血管10mm。

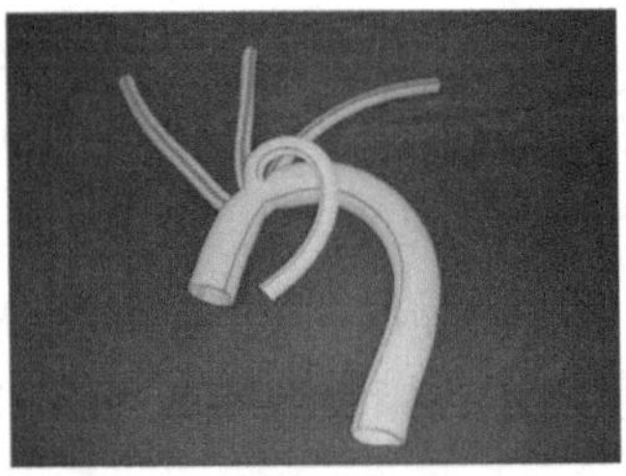

图5-10-2 四分支人工血管

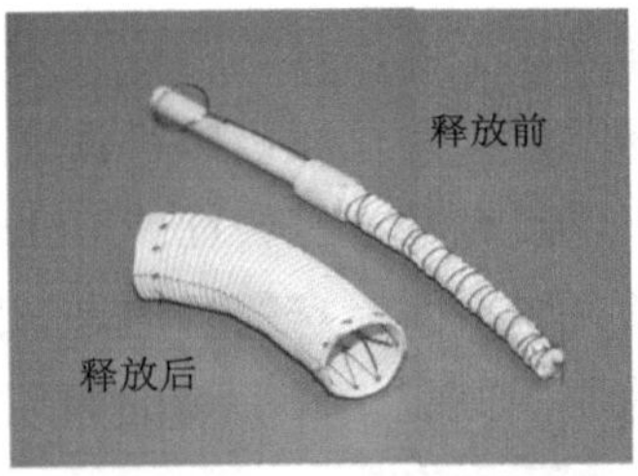

图5-10-3 术中支架系统

二、手 术 体 位

采取仰卧位：

（1）患者仰卧于手术台中线偏右侧，肩胛部用软枕垫高使患者胸部上抬5～10cm。

（2）双上肢平放于身体两侧，在保证双上肢各穿刺通道通畅、安全的情况下，用中单将双上肢包裹、保护、固定。

（3）患者枕部及足跟处放置头圈、脚垫悬空保护，防止术后局部血肿、压疮的形成。

（4）电凝器负极板贴于患者体毛较少且肌肉丰厚处，一般贴于双侧股外侧。

（5）头架固定于手术医师对侧床头，高度为50cm，下缘平眉弓（图5-10-4）。

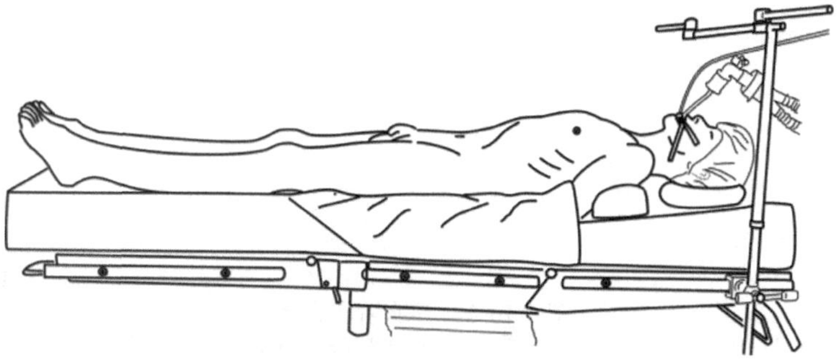

图5-10-4　仰卧位体位

三、消毒铺巾

（1）消毒液：5%聚维酮碘溶液或葡萄糖酸氯己定消毒液。

（2）消毒范围：上至下颌、颈、肩、上臂的1/2处，左右至腋前线，双下肢完全消毒，最后对会阴部消毒。

（3）1张治疗巾填塞于会阴处，1张治疗巾4折成长条状铺盖于会阴，1张治疗巾4折成长条状铺盖患者肚脐。

（4）2张桌单反折1/4折边向外，分别铺盖于患者的左右腋前线，上至肩部以上，下至足以下。

（5）2张桌单遮盖患者头部及头架，下缘平锁骨上缘平面，并分别向左右两侧延伸。

（6）用3张治疗巾呈倒三角形铺于患者胸部切口处，暴露双侧腋动脉切口及胸骨正中手术切口。2张桌单铺于患者双腿以下，2张治疗巾分别包裹双侧足部，绷带缠绕固定，暴露大隐静脉。所有切口用医用粘贴膜固定。

（7）桌单2张覆盖托盘，第1张上端平齐手术切口下缘并覆盖托盘近侧，第2张覆盖床尾部及托盘对侧。

四、器械护士手术配合

（一）开胸

1. 术前准备　器械护士和巡回护士共同清点器械、纱布、纱球、缝针、刀片等所有用物数量。固定并调试电刀笔，连接吸引器，安装灯柄罩，用组织钳将连接好的心内吸引管、动脉灌注管固定于合适的位置。

2. 手术切口　是胸骨正中切口，上缘距胸骨切迹下2～3cm，下缘至剑突下1～2cm。

3. 切开皮肤、皮下及骨膜　备20号手术刀、组织镊、纱布、电刀笔。

4. 切开胸骨　器械护士调试胸骨锯于功能位，可可钳夹住剑突，组织剪剪开剑突，“花生米”钝性剥离器分离胸骨与心包壁层间隙，胸骨锯从胸骨正中锯开胸骨，骨蜡止血（剪成长条状）（图5-10-5，图5-10-6）。

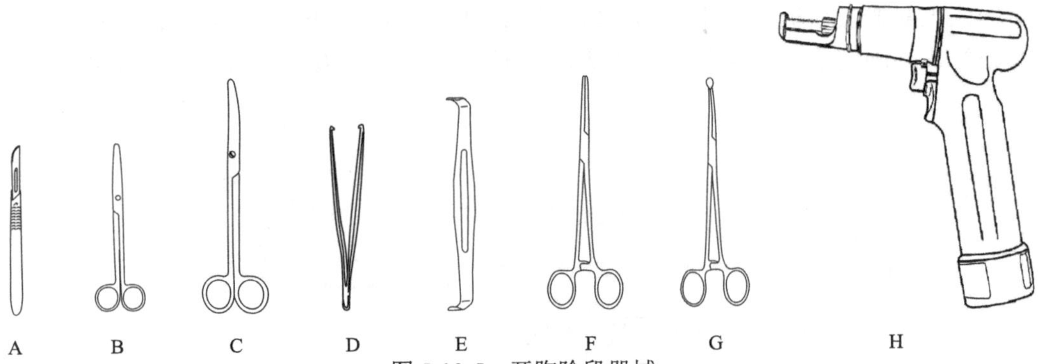

图 5-10-5　开胸阶段器械

A.20 号手术刀；B.组织剪；C.解剖剪；D.组织镊；E.皮肤拉钩；F.可可钳；G.“花生米”钝性剥离器；H.胸骨锯

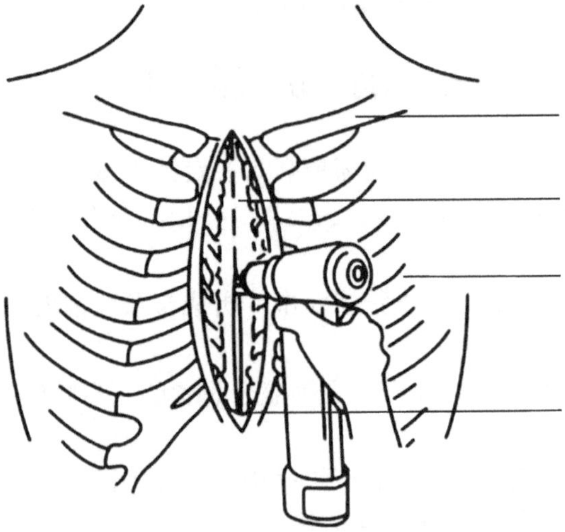

图 5-10-6　切开胸骨

（二）建立体外循环

体外循环的建立方式主要由患者的病情决定。一般对于头臂干正常、无夹层累计的的患者可行头臂干插管。若头臂干受到病变累及，则需改行右腋动脉插管，必要时行股动脉插管。

1. 股动脉插管法

（1）游离并显露股动脉：手术医师经右侧腹股沟韧带下股动脉搏动处切开皮肤、皮下组织及肌肉，乳突牵开器撑开皮下组织、肌肉。用血管剪、无损伤镊游离并显露股动脉，切开动脉表面包绕组织。完全游离股动脉，结扎阻断区域股动脉分支，用直角钳探查确保股动脉后方无分支。

（2）插管准备：用 5-0（13mm）血管缝线在股动脉外膜缝荷包，剪下缝针，缝线分别套入内置过线钩的细阻断管（18 号乳胶尿管剪段制成）内，弯蚊式止血钳牵引。用 20G 留置针在荷包中间插入股动脉，拔出针芯后从留置针置入导丝，退出留置针外鞘，血管阻断钳阻断股动脉。

（3）插管：根据股动脉粗细插入适宜型号的股动脉插管，插入时松开股动脉近端的阻断钳。待完全插入后用弯蚊式止血钳收紧荷包线，1 号丝线结扎固定插管和荷包线。将动脉插管与体外循环动脉管相连。用三角针 0 号丝线临时固定股动脉插管和体外循环管道（图 5-10-7）。

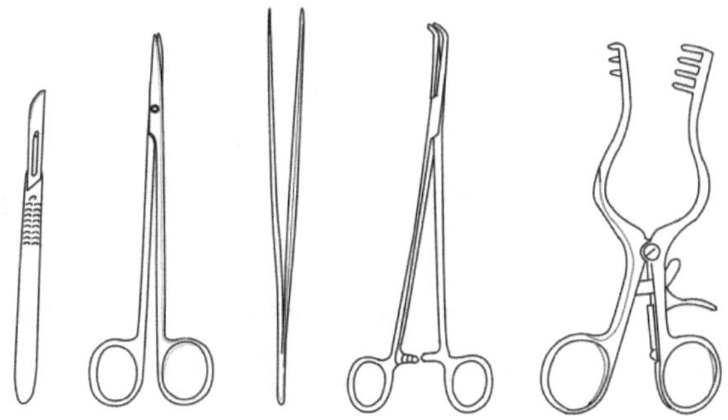

图 5-10-7 股动脉插管器械

A.20 号手术刀；B.解剖剪；C.无损伤镊；D.直角钳；E.乳突牵开器

2. 右腋动脉插管法

（1）游离并显露右侧腋动脉：取右腋动脉切口，逐层切开皮肤及皮下组织。皮肤拉钩向下方拉开胸大肌，显露胸小肌。用另一皮肤拉钩向外侧拉开胸小肌，乳突牵开器撑开暴露。游离臂丛神经，血管牵引带向外上方牵引臂丛神经，显露右腋动脉。游离右腋动脉长约 5cm，结扎阻断区域腋动脉，用直角钳探查确保股动脉后方无分支。

（2）插管准备：2 把肺静脉钳阻断右腋动脉近端和远端，11 号手术刀切开腋动脉，血管剪扩大切口，用 5-0（13mm）血管缝线将 8mm 人工血管吻合于腋动脉上，缝合最后一针时缝针穿过毛毡垫打结。

（3）插管：手术医师依次松开腋动脉远端和近端阻断钳，并在人工血管上阻断，人工血管远端插入 24F 主动脉插管，两根 1 号丝线分别结扎、固定主动脉插管。将动脉插管与体外循环动脉管相连（图 5-10-8）。

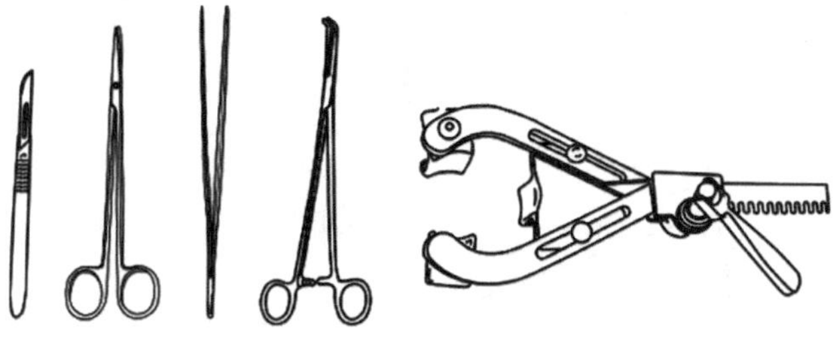

图 5-10-8 右腋动脉插管器械

A.20 号手术刀；B.解剖剪；C.无损伤镊；D.直角钳；E.三叶拉钩

3. 头臂干插管法

（1）游离并显露头臂干：手术医师常规开胸，心包外电刀游离主动脉弓，显露头臂干。游离头臂静脉并结扎术区分支，用直角钳探查确保头臂静脉后方无分支血管，再用直角钳引导血管牵引带牵引头臂静脉，方便头臂干远段显露。必要时可结扎头臂静脉。

（2）插管准备：游离头臂干，用 2 个肺静脉阻断钳分别阻断头臂干近端、远端。11 号手术刀切开头臂干，血管剪扩大切口，用 5-0（13mm）血管缝线将 8mm 人工血管吻合于头臂干上，缝合最后一针时缝针穿过毛毡垫打结。

（3）插管：手术医师依次松开头臂干远端和近端的阻断钳，并在人工血管上阻断，在人工血管远端插入 24F 主动脉插管，两根 1 号丝线分别结扎、固定主动脉插管。将动脉插管与体外循环动脉管相连。

4. 腔房静脉插管

（1）插管准备：管道钳夹住静脉转流管，断管后心肺转流静脉端接上接头，静脉插管接上接头备用。

（2）插管：肺静脉钳夹住右心耳尖部，4-0（17mm）血管缝线线缝荷包，剪下缝针，缝线套入内置过线钩的细阻断管内，弯蚊式止血钳牵引。剪去部分心耳尖、分离心耳组织后，插入腔房静脉插管，弯蚊式止血钳收紧荷包线，1 号丝线结扎。

（3）腔房静脉插管与准备好的心肺转流静脉管连接（图 5-10-9）。

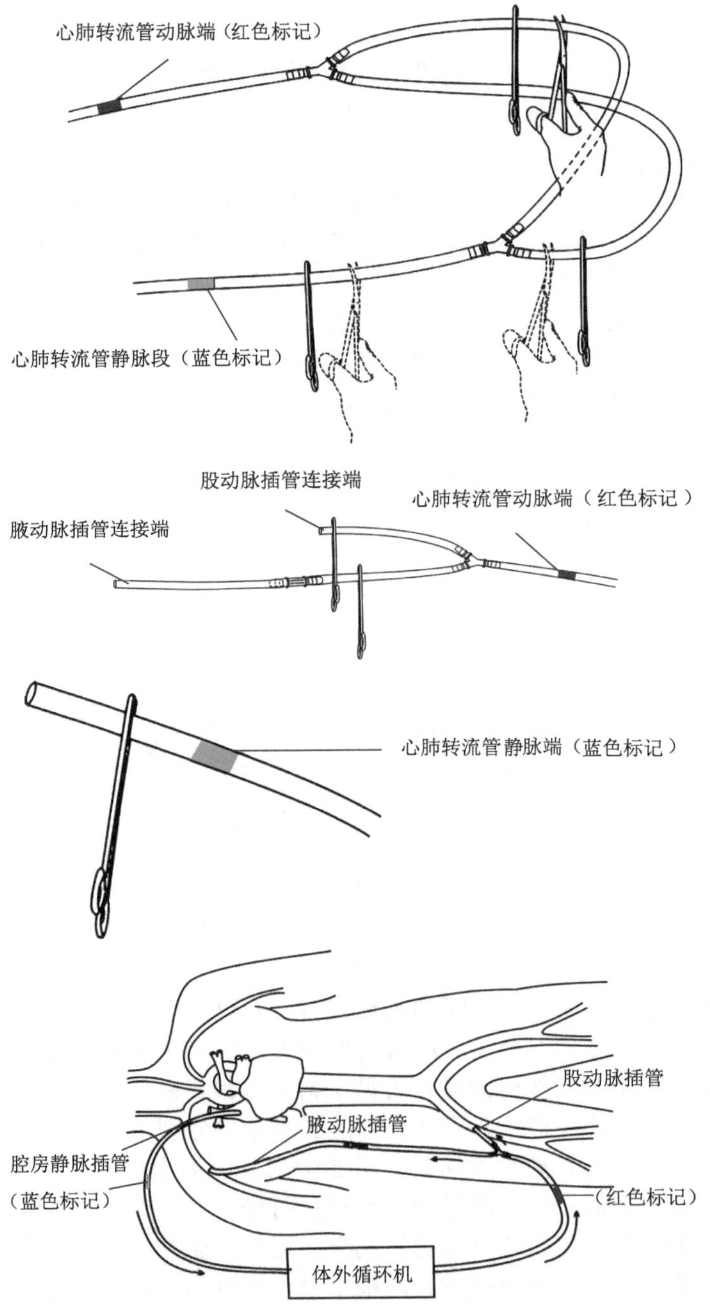

图 5-10-9　全弓体外循环插管连接

5. 人工心肺转流　手术医师取下所有管道钳，人工心肺转流开始，记录尿量。

6. 预防栓塞　手术医师和器械护士用无菌生理盐水洗手，检查手套有无破损，以及洗掉手套上的血痂，防止血痂进入体循环，造成栓塞。

（三）主动脉弓游离

传递中长柄电刀和血管剪游离主动脉弓，直角钳游离主动脉弓分支后，用血管牵引带套带以方便牵引主动脉弓分支。

（四）阻断主动脉

（1）动脉阻断钳阻断升主动脉，用灌注针直接插入主动脉根部灌注心肌停搏液。心脏表面冰生理盐水降温。待心脏室颤后吸净心包内冰水。

（2）沿升主动脉根部做一纵行切口，下至主动脉瓣的无冠状动脉窦，上至升主动脉远端，牵开主动脉壁，用左、右冠状动脉灌注头分别行左、右冠状动脉灌注。心脏表面冰生理盐水降温。

（五）心肌保护的措施

（1）巡回护士将室温降至20℃左右。

（2）体外循环医师进行血液降温，将体温降至18～22℃，以行深低温停循环。

（3）手术医师利用4℃低温心脏停搏液行心肌灌注。

（4）心脏表面冰水或冰屑降温。

（六）主动脉瓣膜及人工血管置换

手术医师沿瓣环切除主动脉瓣膜及钙化组织，测量瓣环大小，以便选择合适的带人工瓣膜的人工血管。将选好的人工瓣膜分为三个象限，传递2-0换瓣线予手术医师行间断缝合，每个象限4～5针，顺次穿过选用的带瓣人工血管缝合环，剪下缝针并清点数目。送下人工瓣，平整的结扎缝线，剪线。

（七）吻合左右冠状动脉

手术医师用带瓣人工血管所附带的打孔器，于左、右冠状动脉开口的对应位置打孔，5-0（13mm）血管缝线将冠状动脉开口连续缝合吻合于对应的打孔处，打结时辅以毛毡垫（图5-10-10）。

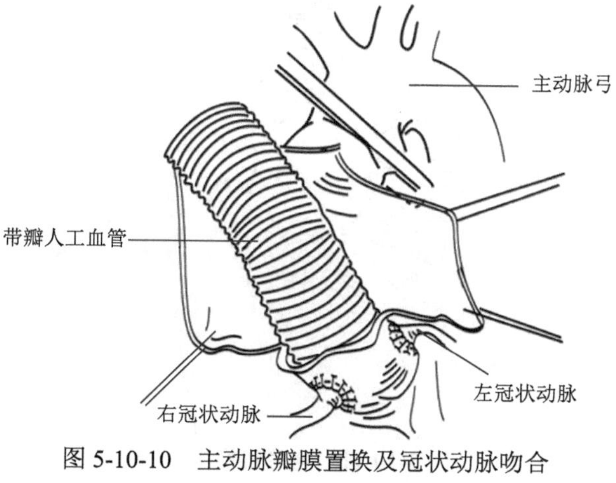

图5-10-10　主动脉瓣膜置换及冠状动脉吻合

（八）深低温停循环，吻合主动脉

（1）手术医师指示停循环，此时递管道钳夹闭部分动脉插管，仅保留腋动脉或头臂干插管的动脉管道。

（2）血管阻断钳依次阻断头臂干、左颈总动脉、左锁骨下动脉开口。此时可通过头臂干插管或右腋动脉插管进行选择性脑灌注。

（3）探查主动脉弓，横断主动脉，此时打开适宜型号的四分支人工血管并对其进行裁剪。

（4）放置术中支架系统，准备毛毡条及4-0（22mm）血管缝线，将四分支人工血管主干远端、术中支架、降主动脉血管壁中间垫毛毡条，呈“三明治”样连续吻合。

（5）取出股动脉插管，并将 24F 主动脉插管置入四分支人工血管灌注支并接体外循环动脉管，阻断钳阻断四分支人工血管其他分支，此时可开放管道钳恢复下身供血。

（6）裁剪四分支人工血管对应分支，5-0（13mm）血管缝线将其与左颈总动脉端吻合，开放阻断钳，恢复双侧颈总动脉供血。

（7）裁剪四分支人工血管主干近端及带瓣人工血管，将两者用4-0（20mm）血管缝线连续吻合并排气。

（九）并行循环，恢复心脏的功能

（1）手术医师松开主动脉阻断钳，开放主动脉血液循环，排气针插入主动脉根部排气。

（2）通过体外循环辅助，逐步恢复患者体温至正常。

（3）裁剪四分支人工血管对应分支，5-0（13mm）血管缝线将其与头臂干端吻合，开放阻断钳。

（4）用管道钳钳闭头臂干（右腋动脉）动脉插管并拔除，两根1号丝线接扎人工血管，残端用5-0（13mm）血管缝线封闭。此时仅保留四分支人工血管灌注支动脉插管作为体外循环动脉灌注管。

（5）手术医师将四分支人工血管对应分支吻合于左锁骨下动脉（方法同头臂干重建）。若左锁骨下动脉原位重建较困难，可将四分支人工血管对应分支吻合于左，做腋动脉。游离并显露左腋动脉（方法同右腋动脉插管时右腋动脉的游离）。将四分支人工血管对应分支自左侧胸壁内面穿过到达左腋动脉旁，并与左腋动脉端侧吻合（方法同右腋动脉插管时人工血管吻合）（图 5-10-11）。

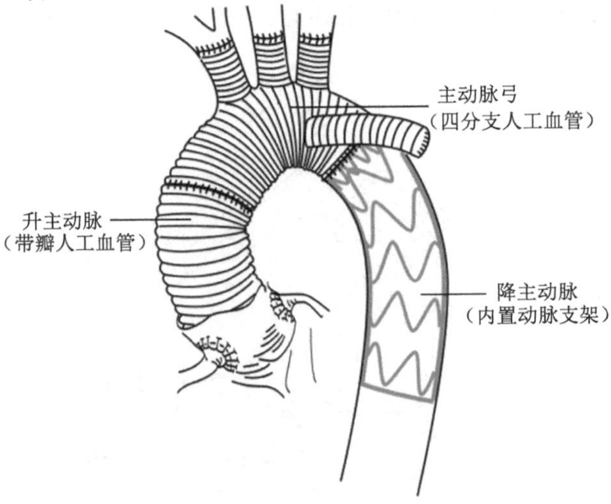

图 5-10-11　全弓置换术后

（6）手术医师用主动脉壁包裹人工血管，并行主动脉瘤壁-右心房分流（当术中吻合口出现较多时，可行此步以达到止血目的）。

1）肺静脉钳、血管剪钳夹部分右心房壁，切开右心房壁，扩大切口。将 8mm 人工血管一端用 5-0（13mm）血管缝线吻合于右心房切口上。

2）同法在剩余主动脉处做切口，将 8mm 人工血管另一端吻合于该切口处。

3）用 4-0（17mm）血管缝线将剩余主动脉壁包裹人工血管。

（十）停止体外循环，关胸

（1）心功能恢复正常后，停止左心房引流并拔出引流管。

（2）停止体外循环，手术医师管钳钳闭腔房静脉插管，巡回护士记录尿量并告知体外循环医师。手术医师拔除腔静脉插管，插管荷包线打结。麻醉医师中心静脉用等量鱼精蛋白中和体内的肝素。

（3）手术医师拔除股动脉插管，插管双荷包线分别打结。

（4）手术野充分止血。

（5）关闭切口

1）心包及纵隔分别放置引流管。

2）心包缝合：用 7mm×20mm 圆针、2-0/T 丝线。

3）胸骨缝合：用 5 号带针钢丝（图 5-10-12，图 5-10-13）。

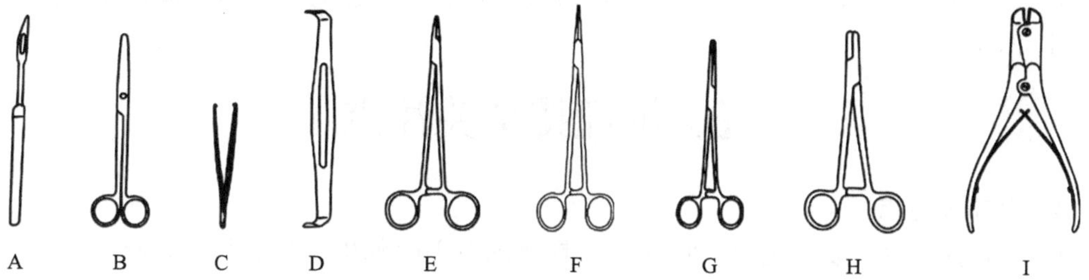

图 5-10-12　关闭切口阶段器械

A.11 号手术刀；B.组织剪；C.组织镊；D.皮肤拉钩；E.持针器；F.扁桃体止血钳；G.可可钳；H.钢丝钳；I.钢丝剪

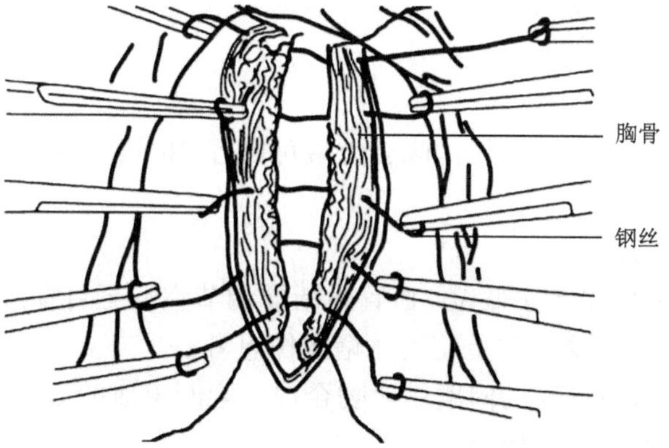

图 5-10-13　关闭切口

4）肌层缝合

非吸收线：用 13mm×24mm 圆针、0 号丝线。

可吸收线：用圆针 0 号可吸收线。

5）皮下缝合

非吸收线：用 13mm×24mm 圆针、3-0 丝线。

可吸收线：用圆针 0 号可吸收线。

6）皮肤缝合

非吸收线：用三角针 3-0 丝线。

可吸收线：用三角针 3-0 可吸收线。

7）固定引流管：用三角针 2-0/T 丝线。

8）根据伤口的长度选择无菌粘贴敷料，将引流管与引流器连接，并使之保持负压状态，引流器注明安置部位及安置时间。

9）股动脉切口的缝合：用 13mm×24mm 圆针、0 号丝线缝合肌层组织，13mm×24mm 圆针、3-0 丝线缝合皮下组织，三角针 3-0 丝线缝合皮肤。根据伤口的长度选择合适无菌粘贴敷料。

10）腋动脉切口的缝合：用 13mm×24mm 圆针、0 号丝线缝合肌层组织，13mm×24mm 圆针、3-0 丝线缝合皮下组织，三角针 3-0 丝线缝合皮肤。根据伤口的长度选择合适无菌粘贴敷料。

（十一）结束手术

归还器械，分类退回清洗间并登记，切取动脉瘤组织遵医嘱送病理检查并在标本登记本上正确记录。

五、护理特殊关注点

1. 术前关注点

（1）术前输注甲泼尼龙用以脑保护（具体剂量由医师根据患者体重选择）。

（2）术前 30min～2h 首剂抗生素的使用。

（3）仪器设备检查及准备，如中心负压、高频电刀等。

（4）是否需要暴露股动脉。

（5）是否准备搭桥体位。

2. 术中关注点

（1）根据手术医师的探查结果，吻合近端可能行 Bentall 手术或单纯升主动脉置换术，应做两手准备。

（2）各种线的准备。

（3）术中脑保护：使患者头低位，血管阻断前调节室温至目标温度时头部放置冰帽，可提高脑组织对缺氧的耐受，防止使用冰帽冻伤患者。

（4）止血：此手术最棘手的问题是对吻合口、创面出血的处理，进行复温时备好足够的干纱布、热生理盐水、除颤器。

（5）此类患者术中往往出血较多，术中准备血液回收机，同时根据麻醉医师的需求准备相应的血液制品，必要时准备生物蛋白胶等。停机后及时准备鱼精蛋白。

（6）注射鱼精蛋白时注意患者有无过敏反应。保持静脉通畅，备好各种抢救药品，密切观察各项生命体征。

（7）人工血管的保护：使用人工血管时注意不能用裸手持拿，以免手上血迹污染人工血管，未使用的部分应保持干净。

（8）保持静脉通畅，备好各种抢救药品，密切观察各项生命体征、尿量及颜色。

3. 术后关注点

（1）术毕注意患者保暖，保持引流管、尿管，液体通道的通畅，注意患者的血压、心率等生命体征是否平稳。

（2）检查受压部位是否有压红、水泡、烫伤等并及时记录，准备患者的一切用物，手术医师、麻醉医师送患者入监护室，并详细交班。

（吴雪霖）

第十一节　冠状动脉旁路移植术手术配合

缺血性心脏病是心脏冠状动脉粥样硬化性狭窄，导致心肌供血不足、缺血、缺氧的疾病（图 5-11-1）。表现为心绞痛、心律失常、瓣膜反流、心力衰竭和猝死等。随着生活方式的变化和人口老龄化过程，该病发病率逐年增加，严重威胁中老年人群的生存和生活质量。

心肌再血管化是挽救存活心肌、保护心功能、改善远期预后的必要措施。

心肌再血管化通过两种手段实现：①经皮冠状动脉扩张和支架植入；②冠状动脉旁路移植术。

冠状动脉旁路移植术以最佳的再血管化效果、更好的远期通畅率而成为缺血性心脏病的重要治疗方式。手术的原则是用自体静脉、动脉或其他血管替代物，将冠状动脉的主要分支（左冠状动脉前降支、回旋支、右冠状动脉后降支）行旁路移植，将主动脉血流引至病变冠状动脉以远的缺血心肌区域，从而实现缺血心肌的再血管化，改善心肌缺血、缺氧，缓解症状。

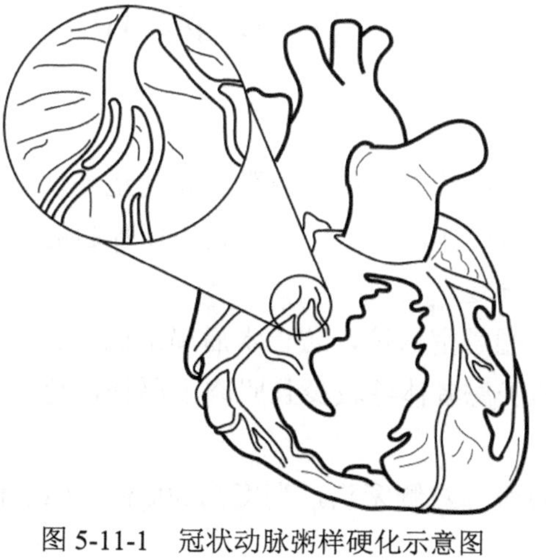

图 5-11-1　冠状动脉粥样硬化示意图

一、手术用物准备

（一）常规布类

手术盆 1 个，手术衣 6 件，剖口单 1 张，桌单 5 张，治疗巾 20 张。

（二）手术器械

体外循环普通器械 1 包，体外循环血管盒 1 包，体外搭桥显微器械 1 包，冠状动脉搭桥特殊器械 1 包，胸骨锯 1 套，乳内牵开器 1 包，胸骨牵开器 1 件。

（三）一次性用物

1. 常规物品　吸引管 1 根，吸引头 1 根，电刀笔 2 个，电刀清洁片 2 张，剖腹套针 1 板，骨蜡 1 板，带显影纱布 20～40 张，45cm×45cm 医用粘贴膜 2 张，60cm×50cm 医用粘贴膜 3 张，20 号手术刀片 2 张，15 号手术刀片 1 张，11 号手术刀片 1 张，24G 留置针 2 根，冲洗器 1 个，18 号乳胶尿管 3 根，硅胶引流管 2 根，钛夹 2～6 包，灯柄罩 2 个，无菌橡皮筋 1 包，手套按需准备，20ml 注射器 4 副，前房穿刺刀 1 把，弹力绷带 2 卷，5 号带针钢丝 2～3 根，起搏导线 2 根备用。

2. 插管缝线　2-0 涤纶线 2～4 根，4-0（17mm）血管缝线 2～3 根。

3. 特殊缝线　7-0（9mm）血管缝线 3～4 根，6-0（13mm）血管缝线 3～4 根。

4. 其他缝线

（1）不吸收线：3-0 丝线 2 包，2-0/T 丝线 1 包，0 号丝线 2 包，1 号丝线 2 包。

（2）可吸收线：圆针 2-0 可吸收线 2 根，三角针 3-0 可吸收线 2 根。

5. 体外循环用物　各型动脉插管 1 根，腔房静脉插管 1 根，心内吸引管道 2 套，心内吸引头 1 根，灌注针 1 根，左、右冠状动脉灌注头各 1 根，Y 形心脏停跳灌注管路 1 根，直型灌注连接管 1 根。

二、手 术 体 位

采取仰卧位：

（1）患者仰卧于手术台中线偏右侧，肩胛部软枕垫高使患者胸部上抬 5～10cm。

（2）双上肢平放于身体两侧，在保证双上肢各穿刺通道通畅、安全的情况下，用中单将双上肢包裹、保护、固定。

（3）患者枕部放置头圈悬空保护，防止术后局部血肿、压疮的形成。

（4）电凝器负极板贴于患者体毛较少且肌肉丰厚处，两套分别粘贴于左腰背及左肩胛部外侧。

（5）头架固定于主刀医师对侧床头，高度为 50cm，下缘平眉弓（图 5-11-2）。

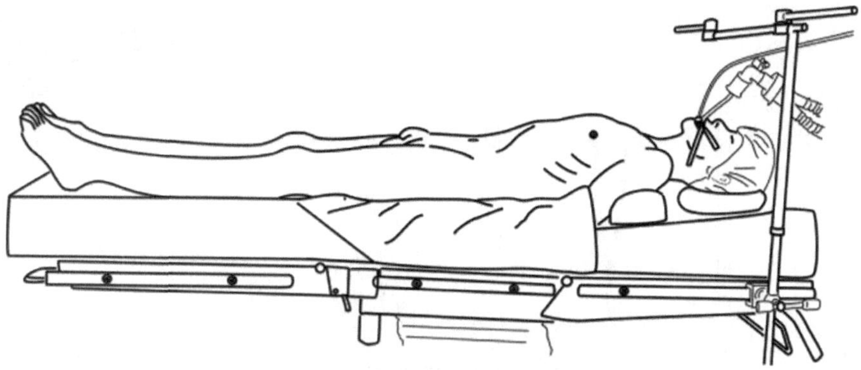

图 5-11-2　仰卧位体位

三、消 毒 铺 巾

（1）消毒液：5%聚维酮碘溶液或葡萄糖酸氯己定消毒液。

（2）消毒范围：上至下颌、颈、肩、上臂的 1/2 处，左右至腋前线，双下肢完全消毒，最后对会阴部消毒。

（3）第 1 张治疗巾卷成球形填塞于会阴下部，第 2 张治疗巾纵向 4 折成长条状铺盖整个会阴，第 3 张治疗巾纵向 4 折成长条状铺盖患者肚脐。

（4）2 张桌单反折 1/4 折边向外，分别铺盖于患者的左腋前线、右腋前线，上至肩部以上，下至双腿下。

（5）2 张桌单遮盖患者头部及头架，下缘平是锁骨上缘平面，并分别向左右两侧延伸。

（6）2 张桌单铺于患者双腿下，上至大腿根部，下延伸至床尾。

（7）分别用 2 张治疗巾包裹双侧足部，绷带缠绕固定，暴露大隐静脉。

（8）用 4 张治疗巾铺盖患者胸部切口四周，再盖以剖口单，注意剖口单不铺盖双下肢。

（9）铺巾后显露的切口及双下肢用医用粘贴膜保护固定。

四、器械护士手术配合

（一）经胸部及左下肢入路

1. 手术切口　是胸骨正中切口，上缘距胸骨切迹下 2～3cm，下缘至剑突下 1～2cm。

2. 切开皮肤、皮下及骨膜　备 20 号手术刀、组织镊、纱布、电刀笔。

3. 切开胸骨　可可钳夹住剑突，组织剪纵向剪开剑突，“花生米”钝性剥离器分离胸骨与心包壁层，胸骨锯从胸骨正中锯开胸骨，骨蜡止血（剪成长条状）（图 5-11-3，图 5-11-4）。

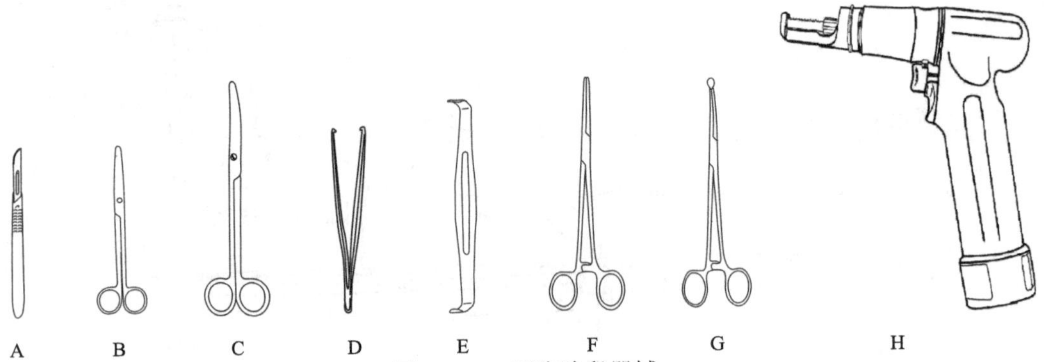

图 5-11-3 开胸阶段器械

A.20 号手术刀；B.组织剪；C.解剖剪；D.组织镊；E.皮肤拉钩；F.可可钳；G.“花生米”钝性剥离器；H.胸骨锯

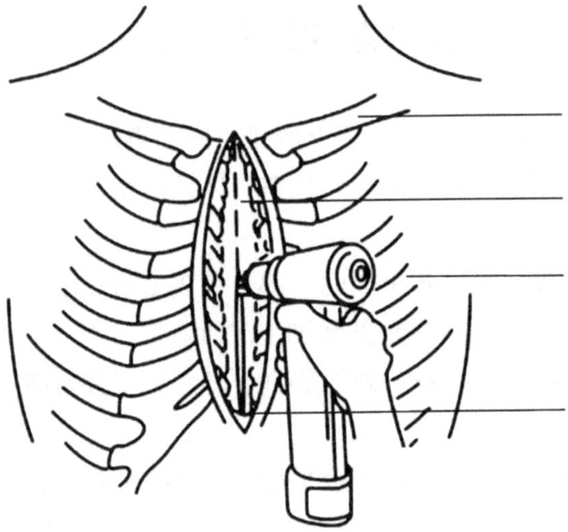

图 5-11-4 切开胸骨

4. 游离乳内动脉（巡回护士将电凝输出功率调节至 20W）

（1）器械护士将电刀头更换为中号加长柄，传递乳内牵开器牵开对侧胸骨，电刀游离乳内动脉，动脉侧支血管用钛夹钳钳夹止血。传递直角钳钳夹乳内动脉远断端，20 号手术刀切断乳内动脉，动脉近心端递“哈巴狗”夹夹闭，动脉远心端用 2-0/T 丝线结扎，剪线。

（2）备 10ml 生理盐水加尼卡地平 2mg（1 支）湿润纱布，覆盖乳内动脉。

（3）取下乳内牵开器（图 5-11-5，图 5-11-6）。

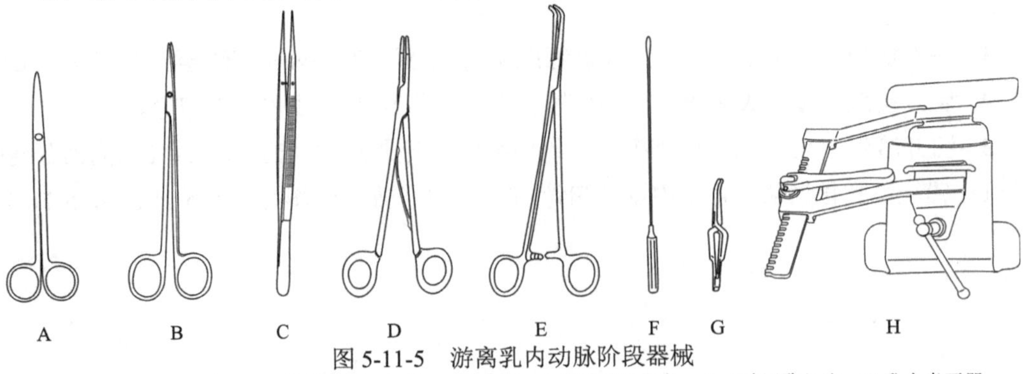

图 5-11-5 游离乳内动脉阶段器械

A.解剖剪；B.血管剪；C.血管镊；D.钛夹钳；E.直角钳；F.冠状动脉探条；G.“哈巴狗”夹；H.乳内牵开器

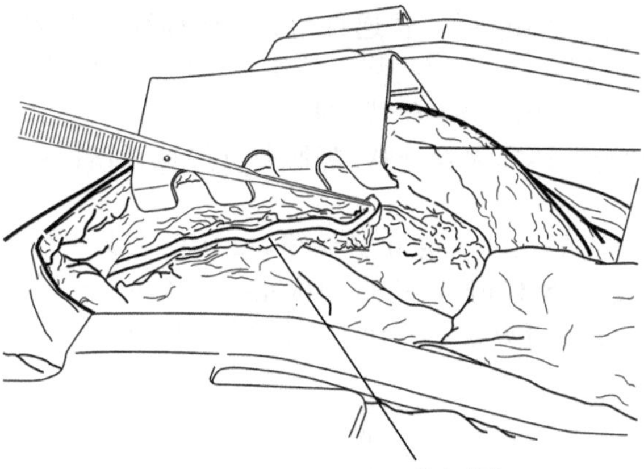

图 5-11-6　游离乳内动脉

5. 切开心包，暴露心脏　用 7mm×20mm 圆针、2-0/T 丝线悬吊未游离乳内动脉侧的心包，传递胸骨牵开器撑开胸骨（图 5-11-7，图 5-11-8）。

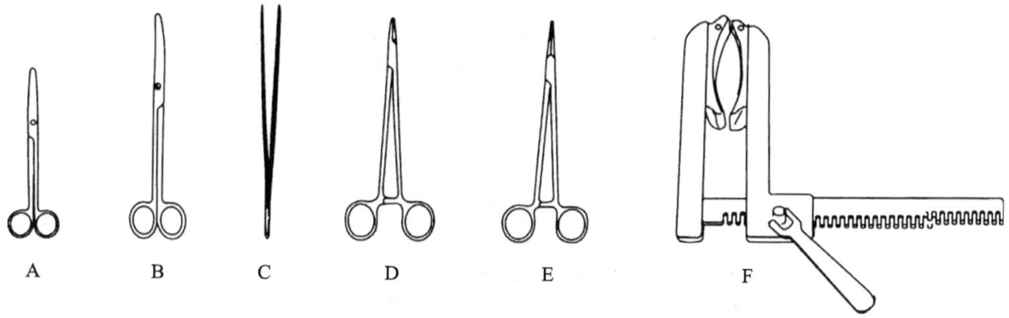

图 5-11-7　暴露心脏阶段器械

A.组织剪；B.解剖剪；C.无损伤镊；D.持针器；E.扁桃体止血钳；F.胸骨牵开器

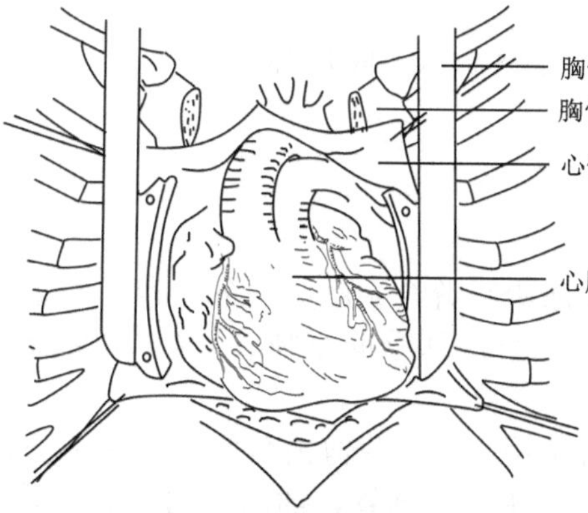

图 5-11-8　冠状动脉移植术暴露心脏

（二）切取自体大隐静脉

与游离乳内动脉操作同步进行。

（1）传递 20 号手术刀、组织镊、组织剪，沿左下肢内踝内侧做一纵行切口以显露大隐静脉。

（2）血管剪游离内踝部大隐静脉，传递直角钳、橄榄针头及 20 号手术刀，内踝部切断大隐静脉，静脉近断端用 2-0/T 丝线将血管结扎于橄榄状针头上，并用配好的肝素注入血管内抗凝，静脉远断端用 2-0/T 丝线结扎。

（3）沿下肢大隐静脉走向游离大隐静脉，静脉侧支用钛夹钳钳闭或 1 号丝线结扎（图 5-11-9，图 5-11-10）。

（4）大隐静脉游离至所需长度，用 0 号丝线、2-0/T 丝线分次结扎、离断近心端。取下大隐静脉用含血肝素稀释液冲洗，检查确认完好后备用。

（5）下肢切口用圆针 2-0 可吸收线缝合皮下组织，用三角针 3-0 可吸收线皮内缝合。

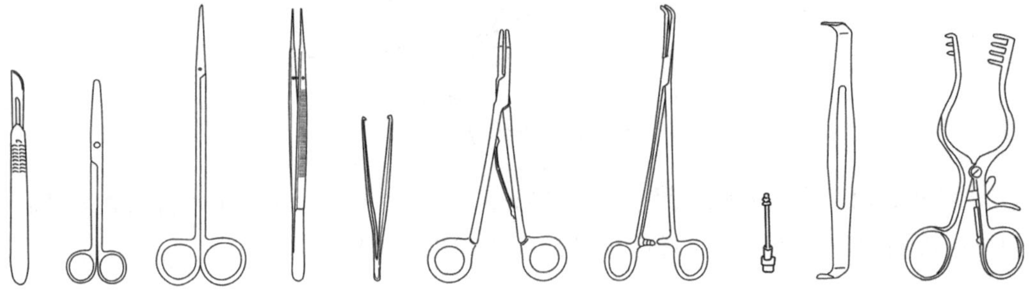

A　B　C　D　E　F　G　H　I　J

图 5-11-9　取大隐静脉阶段器械

A.20 号手术刀 B.组织剪；C.血管剪；D.血管镊；E.组织镊；F.钛夹钳；G.直角钳；H.橄榄针头；I.皮肤拉钩；J.多齿牵开器

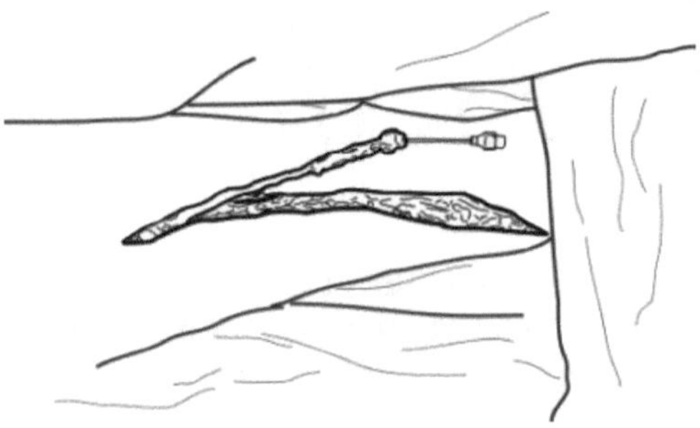

图 5-11-10　取大隐静脉切口

（三）建立体外循环

1. 主动脉插管

（1）插管准备：2 针 2-0 涤纶线缝合主动脉内外荷包，剪下缝针，缝线分别套入两根内置过线钩的细阻断管（18 号乳胶尿管剪段制成）内，弯蚊式止血钳牵引线尾，按公斤体重备主动脉插管。

（2）插管：递主动脉插管备用，解剖剪剪去荷包中间的主动脉外膜，11 号手术刀切出与插管口径相适宜的切口，递主动脉插管，插入主动脉插管后，弯蚊式止血钳收紧荷包线，1 号丝线结扎，剪线。经主动脉插管放血 50ml 于盛有 100ml 肝素稀释液的容器内混合备用。

（3）心肺转流管准备：管道钳阻断心肺转流管静脉端，组织剪剪断心肺转流管（图 5-11-11）。

（4）主动脉插管与心肺转流动脉管连接：主动脉插管与心肺转流管动脉端连接，组织钳将管道固定于头架的无菌单上。

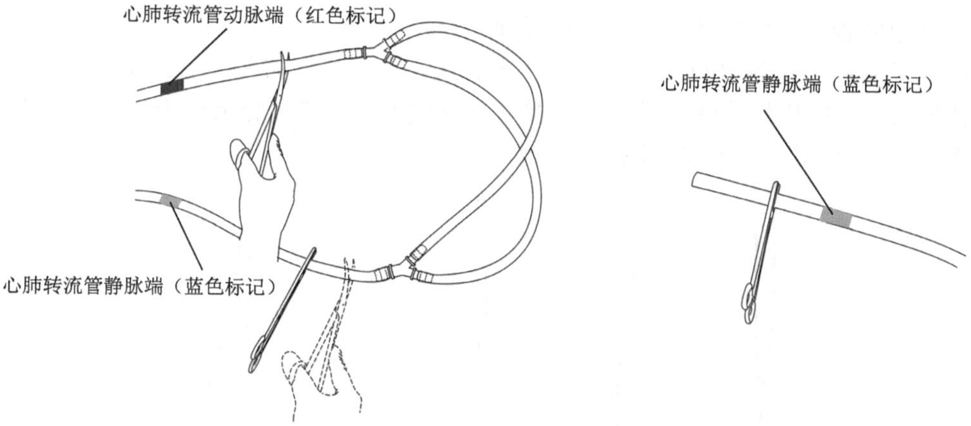

图 5-11-11　心肺转流管连接准备

2. 腔房静脉插管

（1）插管准备：用 4-0（17mm）血管缝线在右心耳缝荷包，剪下缝针，缝线套入内置过线钩的细阻断管内，弯蚊式止血钳牵引线尾，备腔房静脉插管。

（2）插管：腔静脉钳夹住右心耳基底部，剪去心耳尖，扁桃体止血钳分离心耳组织后，插入腔房静脉插管，弯蚊式止血钳收紧荷包线，1 号丝线结扎，剪线。腔房静脉插管远端与心肺转流管静脉端（蓝色标记端）连接（图 5-11-12，图 5-11-13）。

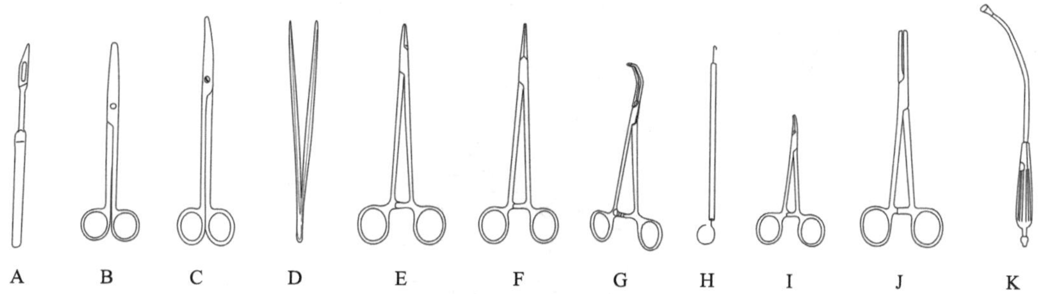

图 5-11-12　插管阶段器械

A.11 号手术刀；B.组织剪；C.解剖剪；D.无损伤镊；E.持针器；F.扁桃体止血钳；G.肺静脉钳；H.内置过线钩的细阻断管；I.弯蚊式止血钳；J.管道钳；K.吸引器头

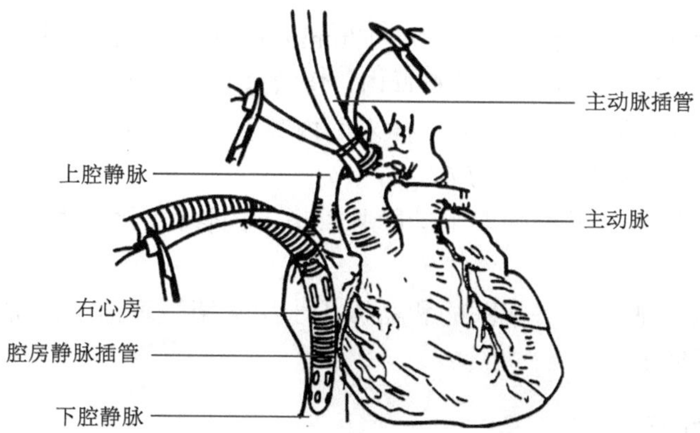

图 5-11-13　冠状动脉移植术插管

3. 灌注插管

（1）插管准备：主动脉根部用 2-0 涤纶线缝灌注荷包，剪下缝针，缝线套入内置过线钩的细阻断管内，弯蚊式止血钳牵引线尾。

（2）插管：在荷包中间插入灌注针，弯蚊式止血钳收紧荷包线，1 号丝线结扎，剪线。体外循环医师用停搏液协助灌注管排气，器械护士将排气完成的灌注管传予手术医师与灌注针连接（图 5-11-14，图 5-11-15）。

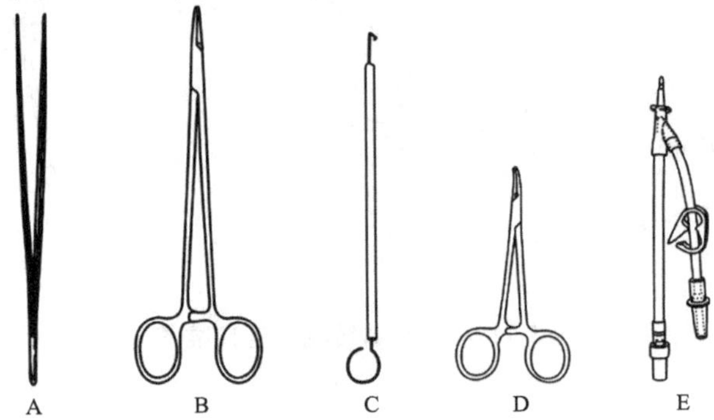

图 5-11-14　灌注插管阶段器械

A.无损伤镊；B.持针器；C.内置过线钩的细阻断管；D.弯蚊式止血钳；E.Y 形灌注管

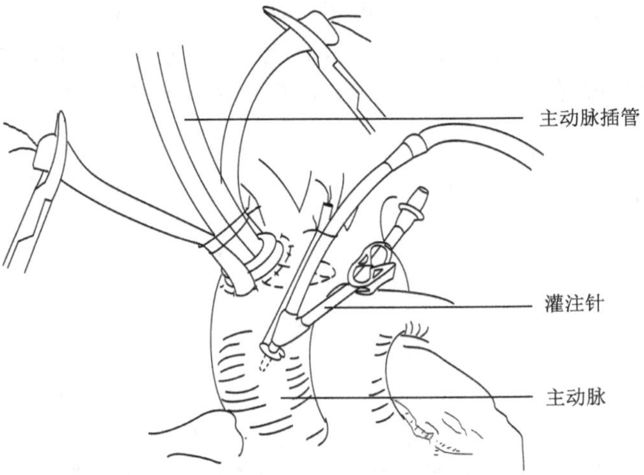

图 5-11-15　灌注插管

4. 左心房安置左心房引流　用 4-0（17mm）血管缝线在右上肺静脉上缝荷包，剪下缝针，缝线套入内置钢丝钩的细阻断管内，弯蚊式止血钳牵引线尾。11 号手术刀在荷包中做一小切口，扁桃体止血钳扩大后插入心内吸引管，弯蚊式止血钳收紧荷包，结扎并告知体外循环医师左心房引流开放。

5. 人工心肺转流　手术医师取下动静脉管道上的管钳，体外循环医师开始启动人工心肺转流，记录尿量。

6. 检查手套有无破损　手术医师和器械护士用无菌生理盐水清洗双手，检查手套有无破损，必要时更换手套。

（四）阻断升主动脉

动脉阻断钳阻断升主动脉，主动脉根部灌注心肌停搏液。心脏停搏后继续灌注一定的灌注量，传递提前备好的冰盐水心脏表面降温（图 5-11-16，图 5-11-17）。

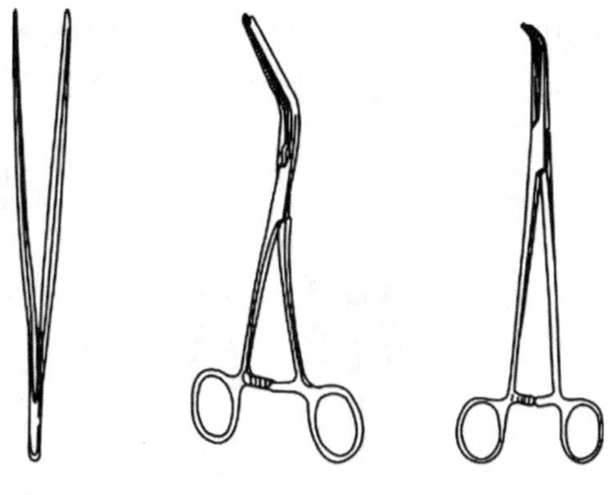

图 5-11-16 阻断升主动脉阶段器械

A.无损伤镊；B.动脉阻断钳；E.直角钳

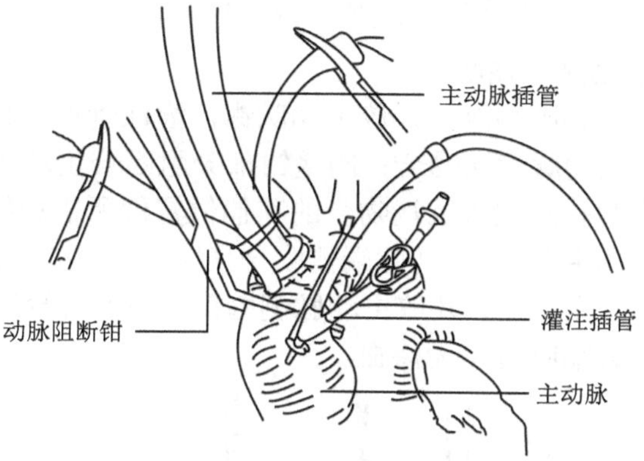

图 5-11-17 阻断升主动脉

（五）心肌保护的措施

（1）巡回护士协助将室温降至 20℃左右。

（2）体外循环医师完成血液降温，将患者体温降至 32～34℃。

（3）利用 4℃低温心脏停搏液行心肌灌注。

（4）心脏表面冰水或冰屑降温。

（六）冠状动脉旁路移植

1. 血管桥与冠状动脉分支跨病变远端吻合

（1）手术医师检查乳内动脉及大隐静脉，修剪血管断端后备用。

（2）自体大隐静脉远端与冠状动脉远端（左冠状动脉对角支、回旋支，右冠状动脉）吻合：3L 手术刀柄 15 号刀片锐性切开拟做移植的冠状动脉外膜，前房穿刺刀切开冠状动脉前壁，用冠状动脉前向血管剪和后向血管剪将动脉壁切口延长至 8mm，1 号冠状动脉探条探查冠状动脉远端是否通畅。将修剪好的大隐静脉远端剪成斜面，与探查确认通畅的冠状动脉远端用血管缝线 7-0（9mm）连续行端侧吻合。同法完成其他病变冠状动脉旁路移植的远端吻合。

（3）乳内动脉与冠状动脉前降支远端吻合：血管缝线 7-0（9mm）连续行端侧吻合，吻合操作时用 20ml 注射器装满生理盐水后冲洗吻合口，保持手术野清晰。吻合完毕打结前，开放乳内动脉近端“哈巴狗”夹，测试吻合口是否完善及有无漏血并排气打结。

（4）血管桥远端吻合结束后，通知体外循环医师开始复温（图 5-11-18）。

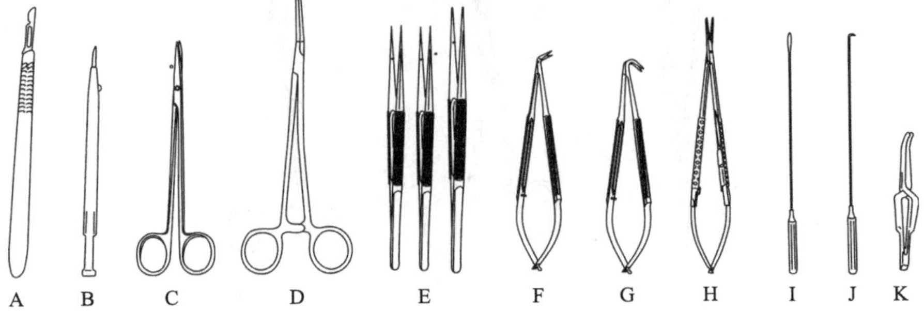

图 5-11-18　血管远心端吻合阶段器械

A. 3L 手术刀柄 15 号刀片；B.前房穿刺刀；C.血管剪；E.血管镊；F.前向血管剪；G.后向血管剪；H.弹簧持针器；I.冠状动脉探条；J.神经拉钩；K.“哈巴狗”夹

2. 血管桥近端与主动脉近端吻合

（1）并行循环，恢复心脏功能：开放主动脉钳，灌注管逆流排气。

（2）血管桥近端与主动脉近端吻合：侧壁钳部分阻断升主动脉，拔出灌注针，用打孔器在升主动脉灌注穿刺孔及预备近端吻合的其他位置做所需边缘光滑的吻合口，用血管缝线 6-0（13mm）做大隐静脉-主动脉端侧吻合（图 5-11-19，图 5-11-20）。

（3）桥血管近端吻合完毕后，开放主动脉侧壁钳，用血管缝线 6-0（13mm）的缝针轻扎血管桥排气，检查近端吻合有无渗血。

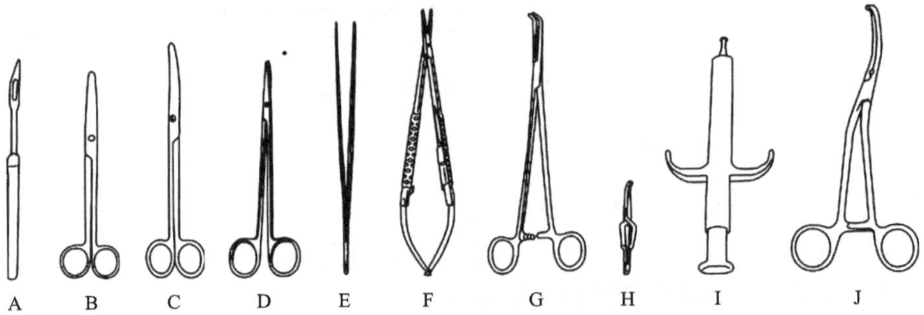

图 5-11-19　血管近心端吻合阶段器械

A.11 号手术刀；B.组织剪；C.解剖剪；D.血管剪；E.血管镊；F.弹簧持针器；G.直角钳；H.“哈巴狗”夹；I.打孔器；J.侧壁阻断钳

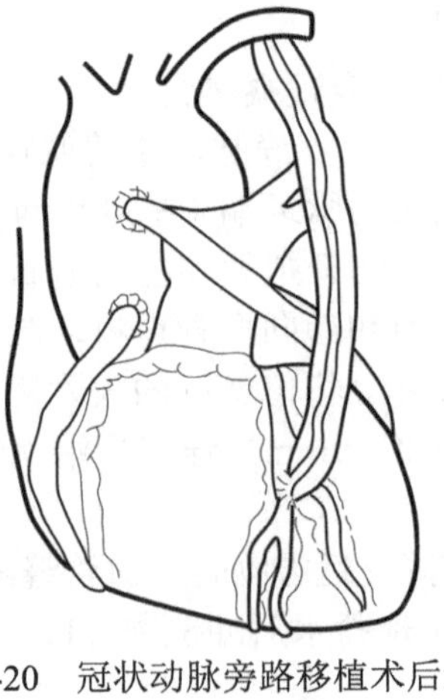

图 5-11-20　冠状动脉旁路移植术后示意图

3. 心脏功能逐步恢复，拔出左心房引流管

（七）停止人工心肺转流，关胸

（1）心脏功能恢复正常，管钳夹闭腔房静脉插管，停止人工心肺转流，记录尿量。拔出腔房静脉插管，中心静脉用等量鱼精蛋白中和体内的肝素。

（2）拔除主动脉插管，手术野充分止血。

（3）关胸部切口

1）心包和纵隔放置引流管。

2）胸骨缝合：用 5 号带针钢丝 3 根（图 5-11-21，图 5-11-22）。

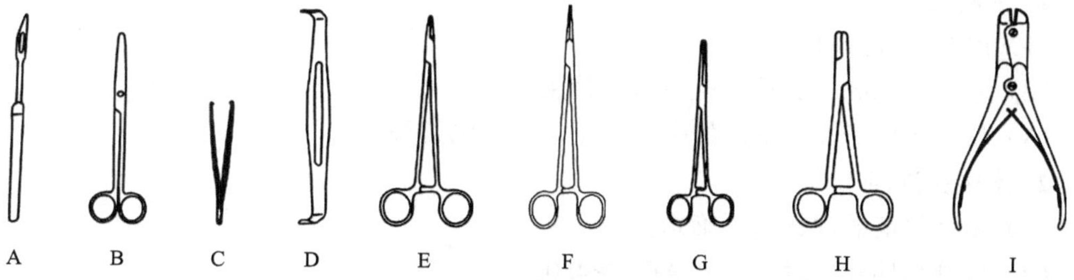

图 5-11-21　关胸阶段器械

A.11 号手术刀；B.组织剪；C.组织镊；D.皮肤拉钩；E.持针器；F.扁桃体止血钳；G.可可钳；H.钢丝钳；I.钢丝剪

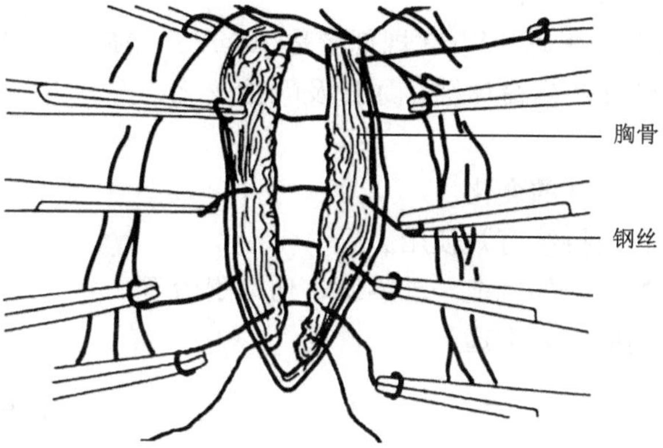

图 5-11-22　冠状动脉移植术关胸

3）肌层缝合

非吸收线：用 13mm×24mm 圆针、0 号丝线。

可吸收线：用圆针 0 号可吸收线。

4）皮下缝合

非吸收线：用 13mm×24mm 圆针、3-0 丝线。

可吸收线：用圆针 0 号可吸收线。

5）皮肤缝合

非吸收线：用三角针 3-0 丝线。

可吸收线：用三角针 3-0 可吸收线。

6）固定引流管：用三角针 2-0/T 丝线。

7）根据伤口的长度选择敷料，下肢用弹力绷带包扎。将引流管与引流器连接，并使之保持负压状态。

（八）归还器械

分类退回清洗间并登记。

五、护理特殊关注点

1. 术前关注点

（1）严格执行查对制度。

（2）术前 30min～2h 首剂抗生素的使用。

（3）仪器备检查及准备，如中心负压、高频电刀等。

2. 术中关注点

（1）生命体征的观察及正确急救。

（2）体外循环建立时，患者 ACT＞480s。

（3）术中根据手术进程及时调节室温和水毯温度，避免低体温和烫伤的发生。

（4）血管活性药物的正确使用。

（5）肝素、鱼精蛋白的正确使用(常规剂量是 3mg/kg，根据术中 ACT 随时调整用量)。

（6）协助麻醉医师观察生命体征、尿量及颜色变化。

3. 术后关注点

（1）密切观察生命体征的变化。

（2）血管活性药物的持续有效使用。

（3）各生命通道的通畅如气道、动静脉、伤口引流等。

（4）与转运科室间的有效沟通。

（黄智慧　兰　燕）

第六章　先天性心脏病手术配合

第一节　房间隔缺损修补术手术配合

房间隔缺损是胚胎发育过程中，第一房间隔过度消退或第二房间隔生长停滞，未与心内膜垫相连接，导致左心房、右心房之间异常沟通的先天性心脏畸形，分为原发孔房间隔缺损和继发孔房间隔缺损。原发孔房间隔缺损的实质是部分性心内膜垫缺损（不在本节的讨论范畴）；继发孔房间隔缺损按缺损的位置常分为中央型、静脉窦型、下腔型、卵圆孔型和混合型等，可单独存在，也常伴发于其他心脏畸形（图 6-1-1）。

房间隔缺损修补术是最基本的体外循环手术，常常作为心脏外科手术配合训练的示范手术。根据缺损大小和位置可选择直接缝合、补片修补等，体外循环方式可选择主动脉阻断停搏、心脏诱颤、心脏窦律不停搏等，需要强调的是各心脏外科中心应根据自身特点选择最优的策略，力求标准化，以保证治疗效果，降低并发率。下面以体重 10kg 以下的患者为例。

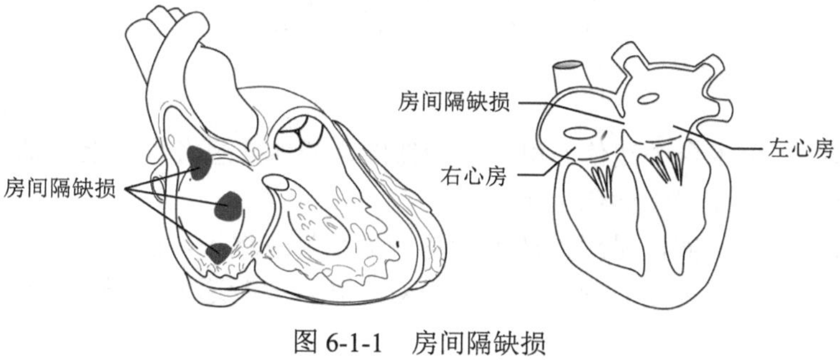

图 6-1-1　房间隔缺损

一、手术用物准备

（一）常规布类

手术盆 1 个，手术衣 4 件，剖口单 1 张，桌单 6 张，治疗巾 10 张。

（二）手术器械

体外循环普通器械 1 包，体外循环血管盒（小儿）1 包，胸骨锯 1 套，胸骨牵开器 1 件，显微特殊器械 1 包。

（三）一次性用物

1. 常规物品 吸引管 1 根，吸引头 1 根，电刀笔 1 个，电刀清洁片 1 张，手外套针 1 板（共 10 支：二分之一弧 5mm×12mm 圆针和 5mm×12mm 三角针各 1 支、二分之一弧 6mm×14mm 圆针和 6mm×14mm 三角针各 1 支、八分之三弧 7mm×20mm 圆针 2 支、八分之三弧 8mm×24mm 三角针 2 支、二分之一弧 13mm×24mm 圆针 2 支），骨蜡 1 板，涤纶片，带显影纱布 10~20 张，45cm×45cm 医用粘贴膜 1 张，冲洗器 1 个，阻断带 2 根，18 号乳胶尿管 1 根，12 号硅胶尿管 3 根，引流管 2 根，灌注针 1 根，灯柄罩 2 个，手套按需准备，1 号带针钢丝 2 根。

2. 插管缝线 3-0 涤纶线 4 根，4-0（13mm）血管缝线 2 根。

3. 心内缝线 5-0（13mm）血管缝线 2 根。

4. 关胸缝线

（1）非吸收线：3-0 丝线 1 包，2-0/T 丝线 1 包，0 号丝线 1 包，1 号丝线 1 包。

（2）可吸收线：圆针 2-0 可吸收线 1 根，三角针 4-0 可吸收线 1 根。

5. 体外循环用物 8～12Fr 主动脉插管 1 根，12～14Fr 上腔静脉插管 1 根，14～16Fr 下腔静脉插管 1 根，心内吸引管道 3 套，心内吸引头 1 根，动脉灌注管 1 根，灌注针 1 根。

6. 特殊用物 涤纶补片。

二、手术体位

采取仰卧位：

（1）患者仰卧于手术台中线偏右侧，如为低龄、低体重患者，床上平铺大棉垫 1～2 张，肩胛部用软枕垫高使患者胸部上抬 5cm。

（2）患者枕部放置头圈，足跟处放置脚垫或棉垫悬空保护，防止术后压疮的形成。

（3）双上肢平放于身体左右两侧，在保证双上肢各穿刺通道通畅、安全的情况下，用中单将双上肢包裹、保护、固定。

（4）电凝器负极板置于患者肌肉丰富处，贴于患者腰背部，体重小于 5kg 患者可将小儿负极板置于其臀部。

（5）头架固定于主刀医师对侧床头，高度为 30cm，下缘平头顶部。

（6）患者双下肢膝部用棉垫保暖并固定（图 6-1-2）。

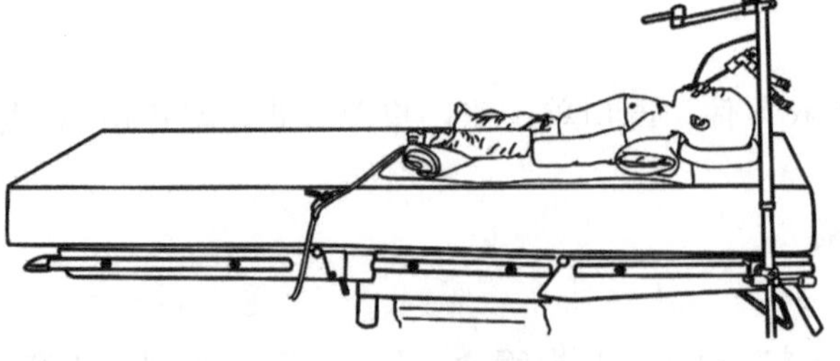

图 6-1-2 仰卧位体位

三、消 毒 铺 巾

（1）消毒液：5%聚维酮碘溶液或葡萄糖酸氯己定消毒液。

（2）消毒范围：上至下颌、颈、肩、上臂的 1/2 处，左右至腋前线，下至肚脐平行线。

（3）3 张治疗巾反折 1/4 折边向上：第 1、2 张治疗巾分别铺盖于患者的左腋前线、右腋前线，第 3 张治疗巾铺盖于肚脐处。

（4）桌单（约 190cm×160cm）1 张，遮盖患者头部及头架，并向左右两侧外延伸固定在特定的地方，下缘平锁骨上缘平面。

（5）4 张治疗巾铺切口，1 张一次性桌单纵向平铺于手术托盘，上缘齐切口。

（6）1 个剖口单覆盖，桌单 2 张覆盖托盘，第 1 张上端平齐手术切口下缘并覆盖托盘近侧，第 2 张覆盖床尾部及托盘对侧。

（7）45cm×45cm 医用粘贴膜固定切口。

四、器械护士手术配合

（一）开胸

1. 术前准备　器械护士和巡回护士共同清点器械、纱布、纱球、缝针、刀片等所有用物数量。固定并调试电刀笔，连接吸引器，安装灯柄罩，用组织钳将连接好的心内吸引管、动脉灌注管固定于合适的位置。

2. 手术切口　是胸骨正中切口，上缘距胸骨切迹下 2～3cm，下缘至剑突下 2～3cm。

3. 切开皮肤、皮下及骨膜　备 20 号手术刀、组织镊、纱布、电刀笔。

4. 切开胸骨　器械护士调试胸骨锯于功能位，手术医师用直角钳分离胸骨切迹，可可钳夹住剑突，组织剪剪开剑突，“花生米”钝性剥离器分离胸骨与心包壁层间隙，胸骨锯从胸骨正中锯开胸骨，骨蜡止血（剪成长条状）（图 6-1-3，图 6-1-4）。

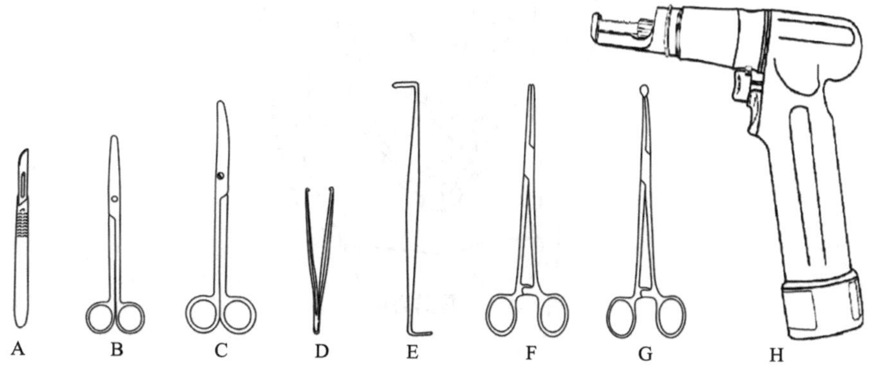

图 6-1-3　开胸阶段器械

A.20 号手术刀；B.组织剪；C.解剖剪；D.有齿镊；E.肺动脉拉钩；F.可可钳；G.“花生米”钝性剥离器；H.胸骨锯

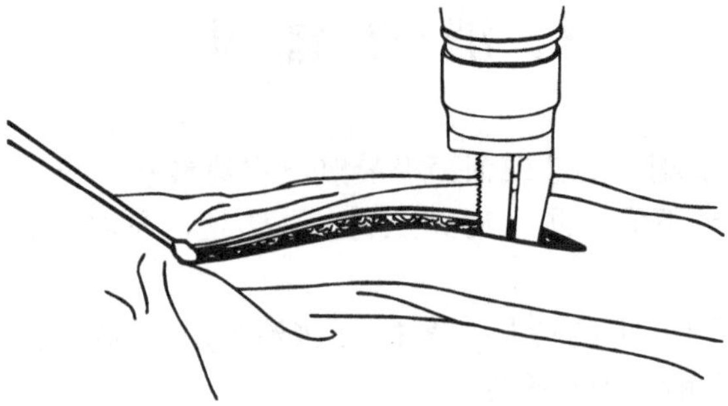

图 6-1-4　切开胸骨

5. 切开心包，暴露心脏　以无名静脉为水平，电刀笔切除患者胸腺，电刀笔游离心包，解剖剪取部分心包，7mm×20mm 圆针、2-0/T 丝线悬吊心包，胸骨牵开器撑开胸骨，暴露心脏（图 6-1-5，图 6-1-6）。

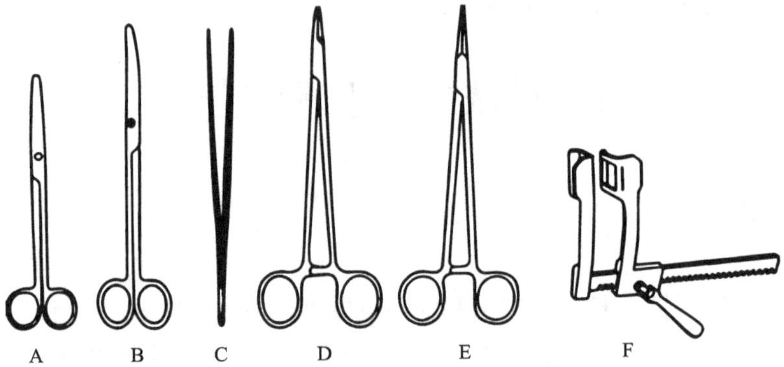

图 6-1-5　暴露心脏阶段器械

A.组织剪；B.解剖剪；C.无损伤镊；D.持针器；E.扁桃体止血钳；F.胸骨牵开器

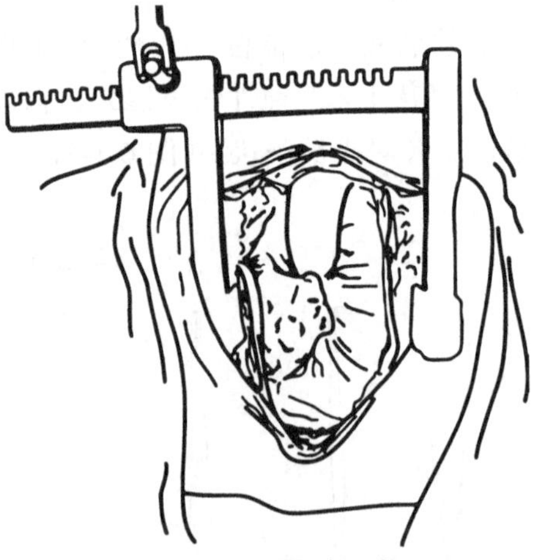

图 6-1-6　暴露心脏

6. 固定心包　器械护士用 10ml 注射器抽取 2%戊二醛 5ml，将取下的自体心包在弯盘内铺平并展开成手术医师需要的形状，用戊二醛固定 5～10min 后，放入盛有常温无菌生理盐水的容器中，摆动清洗 2min，同法清洗 3 次后放于生理盐水中备用。台上清洗液统一倒入手术盆传递给巡回护士，送出手术间按化学废液统一处理，避免手术环境再污染。

（二）建立体外循环

1. 主动脉插管

（1）插管准备：在远离主-肺动脉窗较远处升主动脉远端用 2 针 3-0 涤纶线分别缝合主动脉插管的内外荷包，剪下缝针，缝线分别套入内置过线钩的细阻断管（12 号硅胶尿管剪段制成）内，弯蚊式止血钳牵引，按公斤体重备 12Fr 主动脉插管并检查接头是否完好。

（2）插管：解剖剪分离荷包缝线内的主动脉外膜，11 号手术刀切出与插管口径相适宜的切口，插入主动脉插管，弯蚊式止血钳收紧荷包线，1 号丝线结扎管道和荷包线阻断管。

（3）主动脉插管与心肺转流动脉管连接：管道钳阻断心肺转流管，组织剪剪断心肺转流管，主动脉插管与转流管动脉端连接，传递组织钳将动脉管道固定于头架的无菌单上（图 6-1-7）。

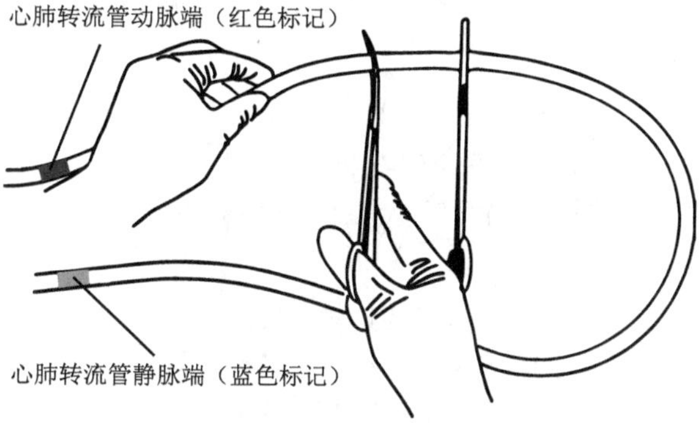

图 6-1-7　心肺转流管动脉连接准备

2. 上腔静脉、下腔静脉插管

（1）转流管静脉端连接 Y 形分叉接头，连接延长转流管后接上直型接头备用（图 6-1-8）。

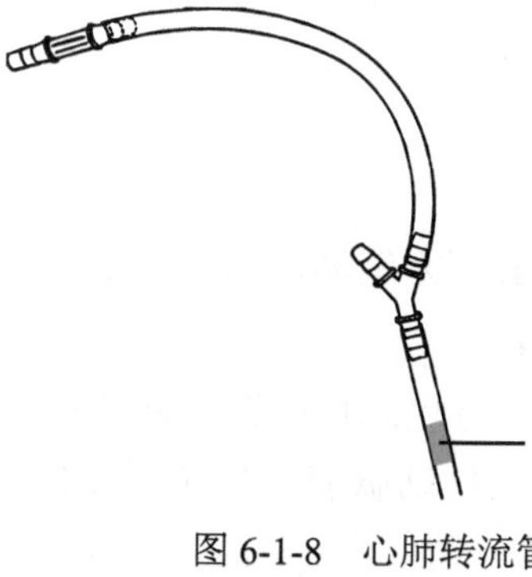

图 6-1-8　心肺转流管静脉连接准备

（2）上腔静脉插管：肺静脉钳夹住右心耳尖部，弹簧持针器夹持 4-0（13mm）血管缝线缝荷包，剪下缝针，缝线套入内置过线钩的细阻断管内，弯蚊式止血钳牵引。剪去部分心耳尖、分离心耳组织后，插入上腔静脉插管，弯蚊式止血钳收紧荷包线，1 号丝线结扎。

（3）下腔静脉插管：用弹簧持针器持 4-0（13mm）血管缝线在右心房前壁缝另一荷包，剪下缝针，缝线套入内置过线钩的细阻断管内，用 11 号手术刀做小切口，再用扁桃体止血钳将小切口撑开，插入下腔静脉插管，弯蚊式止血钳收紧荷包线，1 号丝线结扎。

（4）上腔静脉、下腔静脉插管与准备好的心肺转流静脉管连接（图 6-1-9，图 6-1-10）。

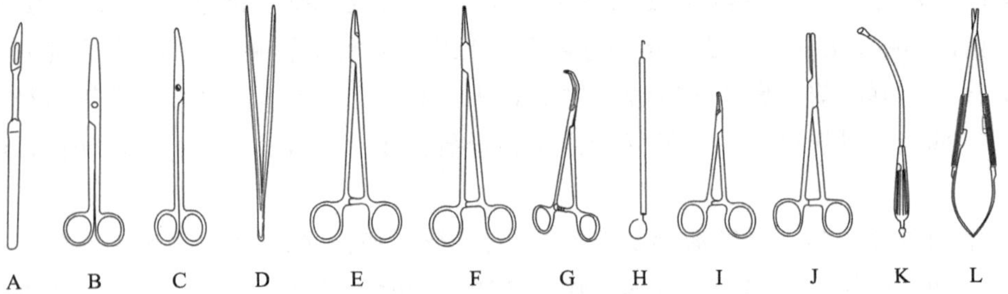

图 6-1-9　体外循环建立阶段器械

A.11 号手术刀；B.组织剪；C.解剖剪；D.无损伤镊；E.持针器；F.扁桃体止血钳；G.肺静脉钳；H.内置过线钩的细阻断管；I.弯蚊式止血钳；J.管道钳；K.吸引器头；L.弹簧持针器

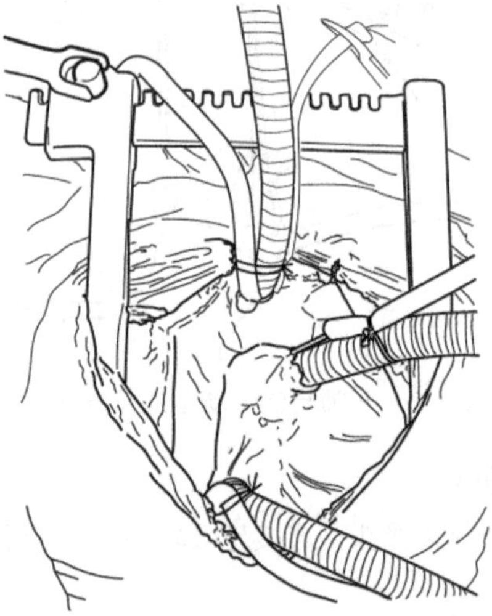

图 6-1-10　体外循环建立

3. 灌注插管

（1）插管准备：3-0 涤纶线在主动脉插管下方缝灌注荷包，剪下缝针，缝线套入内置过线钩的细阻断管内，弯蚊式止血钳牵引。

（2）插管：在缝线荷包中间插入灌注针，弯蚊式止血钳收紧荷包线，1 号丝线结扎，体外循环医师用停搏液进行管道的排气，并接好动脉灌注管（图 6-1-11，图 6-1-12）。

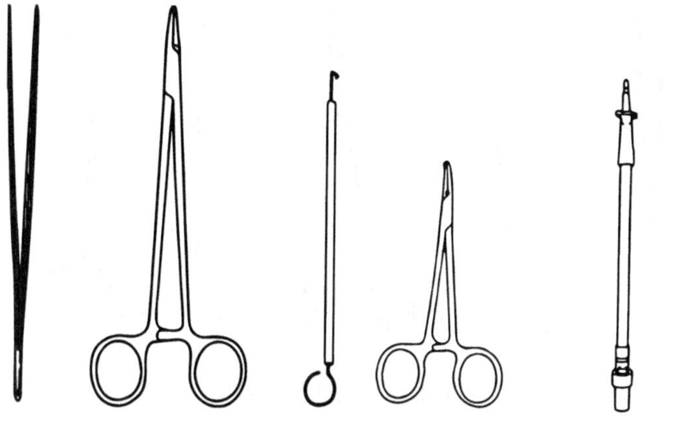

图 6-1-11　灌注阶段手术器械

A.无损伤镊；B.持针器；C.内置过线钩的细阻断管；D.弯蚊式止血钳；E.直型灌注针

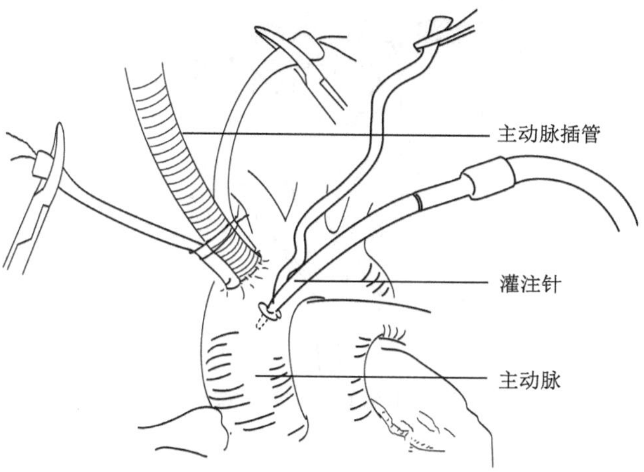

图 6-1-12　灌注插管

4. 人工心肺转流　手术医师取下所有管道钳，人工心肺转流开始，记录尿量。

5. 预防栓塞　手术医师和器械护士用无菌生理盐水洗手，检查手套有无破损，以及洗掉手套上的血痂，防止血痂进入体循环，造成栓塞。

（三）阻断上腔静脉、下腔静脉及主动脉，心脏停搏

（1）传递直角钳和电刀分别游离上腔静脉、下腔静脉，套 1 号丝线，再将丝线套入内置过线钩的粗阻断管（18 号乳胶尿管剪段制成）内，弯蚊式止血钳牵引并阻断上腔静脉、下腔静脉。

（2）动脉阻断钳阻断升主动脉，灌注心脏肌停搏液，心脏停搏后仍需灌注一定的灌注量（图 6-1-13，图 6-1-14）。

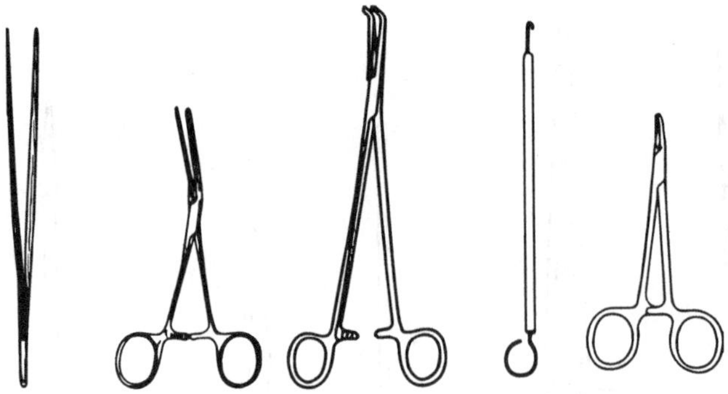

图 6-1-13 阻断阶段器械

A.无损伤镊；B.动脉阻断钳；C.直角钳；D.内置过线钩的粗阻断管；E.弯蚊式止血钳

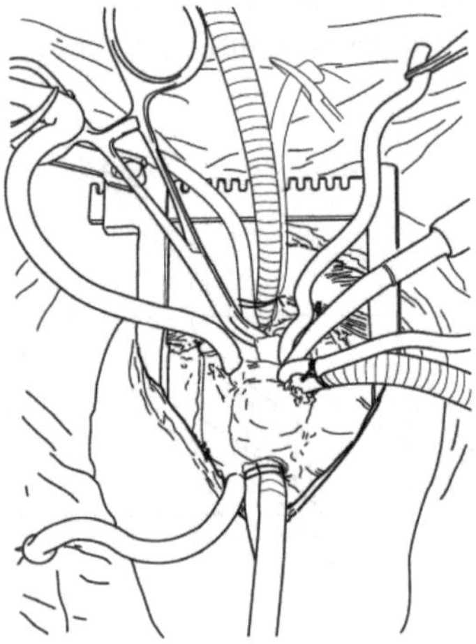

图 6-1-14 主动脉上下腔静脉阻断

（四）心肌保护的措施

（1）巡回护士将室温降至 20℃左右。

（2）体外循环医师进行血液降温，使体温降至 28～32℃。

（3）手术医师利用 4℃低温心脏停搏液行心肌灌注。

（4）心脏表面冰水或冰屑降温。

（五）明确诊断，矫治畸形

1. 探查和修补房间隔缺损 11 号手术刀在右心房上做切口，用无损伤镊和直角钳，探查房间隔缺损部位及缺损的大小、位置及合并的畸形，以确定手术方式。

2. 房间隔缺损单纯缝合 房间隔缺损小，边缘整齐，可单纯缝合，传递无损伤镊和 5-0（13mm）血管缝线进行连续缝合。

3. 房间隔缺损较大需补片修补 根据缺损大小，选用涤纶布补片或自体心包修剪成合适的大小形状。无损伤镊和 5-0（13mm）血管缝线沿缺损边缘双层缝合（图 6-1-15，

图 6-1-16）。

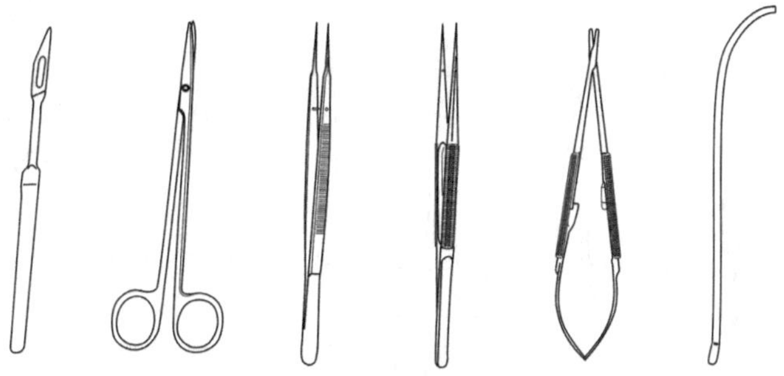

图 6-1-15　房间隔缺损修补器械

A.11 号手术刀；B.血管剪；C.、D.血管镊；E.弹簧持针器；F.心脏拉钩

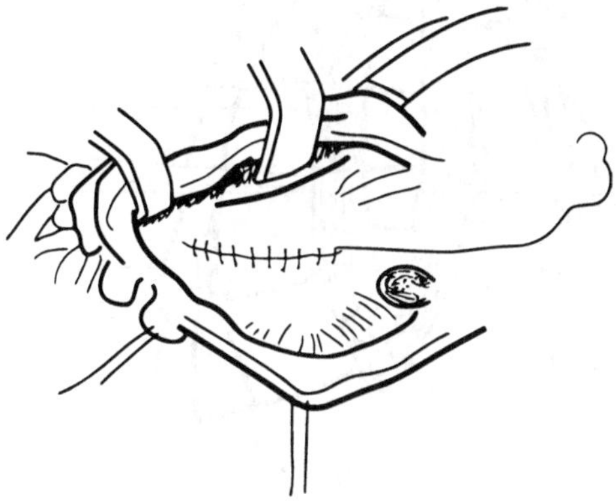

图 6-1-16　房间隔缺损修补

4. 缝合右心房切口　5-0（13mm）血管缝线连续缝合右心房切口。

（六）并行循环，恢复心脏功能

（1）巡回护士将手术床头部放低，手术医师松开阻断钳开放主动脉，主动脉根部动脉灌注管逆流排气，恢复全流量体外循环，观察心脏复跳情况及心肌颜色。连接心内除颤电极备用。

（2）同时通过体外循环辅助，恢复患者体温至正常，心脏功能逐步恢复。

（七）停止人工心肺转流，关胸

（1）管道钳钳闭上腔静脉、下腔静脉插管，巡回护士记录尿量并告知体外循环医师。手术医师拔除腔静脉插管，麻醉医师中心静脉用等量鱼精蛋白中和体内的肝素。

（2）手术医师拔除主动脉插管，主动脉插管内外荷包缝线结扎，手术野充分止血。

（3）关闭切口

1）根据患者体重选择不同型号引流管 2 根，分别放置于心包及纵隔。

2）心包缝合：用 7mm×20mm 圆针、2-0/T 丝线。

3）胸骨缝合：用 1 号带针钢丝（图 6-1-17，图 6-1-18）。

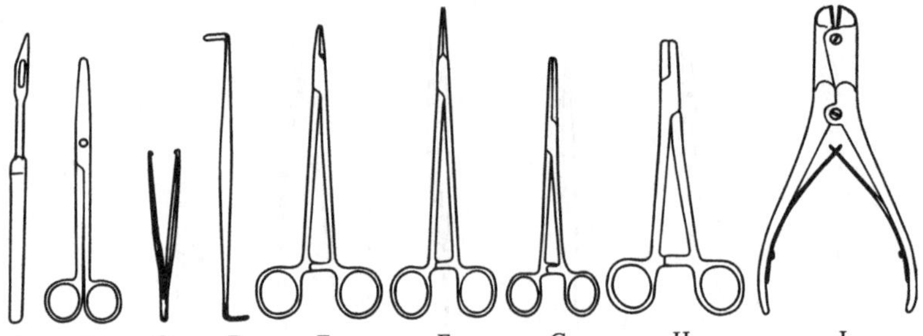

图 6-1-17 关胸阶段器械

A.11 号手术刀；B.组织剪；C.组织镊；D.肺动脉拉钩；E.持针器；F.扁桃体止血钳；G.可可钳；H.钢丝钳；I.钢丝剪

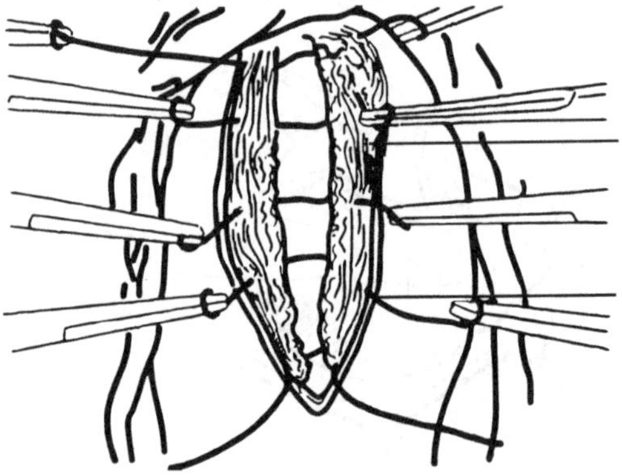

图 6-1-18 关胸

4）肌层缝合
非吸收线：用 13mm×24mm 圆针、0 号丝线。
可吸收线：用圆针 2-0 可吸收线。
5）皮下缝合：用圆针 2-0 可吸收线。
6）皮肤缝合
非吸收线：用三角针 3-0 丝线。
可吸收线：用三角针 4-0 可吸收线。
7）固定引流管：用三角针 2-0/T 丝线。
8）根据伤口的长度选择相应型号敷料，将引流管与引流器连接，并使之保持负压状态。

（八）归还器械

分类退回清洗间并登记。

五、护理特殊关注点

1. 术前关注点
（1）严格执行查对制度，特别是婴幼儿身份的识别。

（2）术前 30min～2h 首剂抗生素的使用。

（3）仪器设备检查及准备，如中心负压、高频电刀等。

（4）协助麻醉医师麻醉患者，注意观察生命体征。

2. 术中关注点

（1）术中根据手术进程及时调节室温，正确使用变温水毯（温度不能高于 38℃，以防烫伤患者），注意患者保暖，预防低体温的发生。

（2）肝素、鱼精蛋白的正确使用（常规剂量是 3mg/kg，根据术中 ACT 随时调整用量）。

（3）血管活性药物的正确使用。

（4）密切观察生命体征、尿量及颜色。

3. 术后关注点

（1）检查各种记录的准确性及完整性。

（2）注意给患者保暖。

（3）保证患者的安全转运。

（陈　芳）

第二节　房间隔缺损封堵术手术配合

房间隔缺损封堵术的适应证：

（1）患者年龄＞1 岁、体重＞8kg。

（2）房间隔缺损（atrial septal defect，ASD）直径为 5～34mm。

（3）缺损边缘至冠状静脉窦、上下腔静脉及肺静脉开口距离＞5mm，至房室瓣距离＞7mm。

（4）所选用的封堵器左心房侧盘的直径应大于房间隔缺损的直径。

（5）不合并必须外科手术的其他心脏畸形。

一、手术用物准备

（一）常规布类

手术盆 1 个，手术衣 4 件，剖口单 1 张，桌单 6 张，治疗巾 10 张。

（二）手术器械

封堵器械 1 包，封堵牵开器 1 件。

（三）一次性用物

1. 常规物品　吸引管 1 根，吸引头 1 根，电刀笔 1 个，电刀清洁片 1 张，剖腹套针或手外套针 1 板，涤纶垫片（涤纶补片剪制），带显影纱布 5 张，60cm×50cm 医用粘贴膜 1 张，冲洗器 1 个或 20ml 注射器 1 副，12 号硅胶尿管 1 根，8 号尿管 1 根，灯柄罩 2 个，手套按需准备。

2. 缝线　成人备 4-0（13mm）血管缝线 1 根（小儿备 5-0 血管缝线 13 根），2-0（26mm）血管缝线 1 根，2-0/T 丝线 1 包，0 号丝线 1 包，2-0 可吸收线 1 根，4-0 可吸收线 1 根。

3. 特殊用物　房间隔缺损输送系统 1 套，房间隔缺损封堵器 1 个（具体型号由食管超声测量决定）。

二、手 术 体 位

见第六章第一节手术体位。

三、消 毒 铺 巾

见第六章第一节消毒铺巾。

四、器械护士手术配合

（一）开胸

1. 术前准备　器械护士和巡回护士共同清点器械、纱布、纱球、缝针、刀片等所有用物数量。固定并调试电刀笔，连接吸引器，安装灯柄罩。

2. 手术切口　沿右侧胸骨旁 4、5 肋间切口，切开皮肤（约 4cm）、皮下、肌肉及心包。

3. 切开心包，暴露心脏　电刀笔切开心包，7mm×20mm 圆针、2-0/T 丝线牵引心包，封堵牵开器撑开切口（图 6-2-1）。

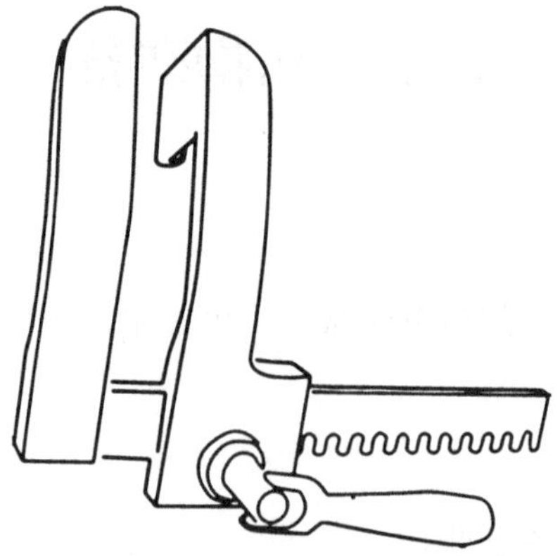

图 6-2-1　封堵牵开器

（二）房间隔缺损封堵

1. 穿刺部位荷包缝合　在食管超声引导下手术医师用血管镊在右心房壁标记穿刺

点，传递带垫片的 4-0（17mm）血管缝线在穿刺点处做荷包缝合，剪下缝针，缝线分别套入内置过线钩的细阻断管（12 号硅胶尿管剪段制成）内，弯蚊式止血钳牵引。

2. 准备封堵特殊用物　器械护士用 1%～2%的肝素生理盐水溶液冲洗输送系统的各个部件，将鞘管芯插入 1 号鞘管待用，将封堵器泡入肝素生理盐水溶液中，根部旋入输送钢丝。在封堵器根部用 2-0（26mm）血管缝线穿过少量网格后剪去两针，线尾打结后放入 2 号鞘管，当缝线尾部穿出鞘管后拉住再将钢丝穿入 2 号鞘管，再次将带钢丝及缝线的封堵器浸入 1%～2%的肝素生理盐水溶液中，边抖动边将排气后的封堵器收入鞘管内待用（图 6-2-2）。

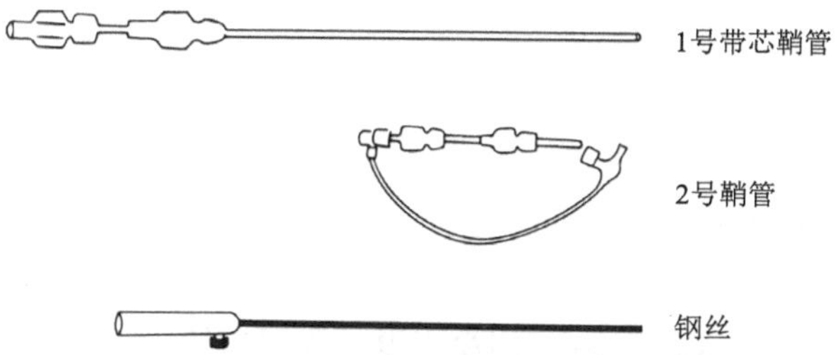

图 6-2-2　房缺封堵器输送系统

3. 放置房间隔缺损封堵器　用 11 号手术刀在荷包内切一小孔，在食管超声引导下插入带有封堵器的 14F 鞘管，将左伞盘释放外拉使其紧贴房间隔缺损边沿，再释放右侧伞盘。抖动钢丝，经超声评估后旋转并取出钢丝，剪断并抽出封堵器上的血管缝线（图 6-2-3～图 6-2-5）。

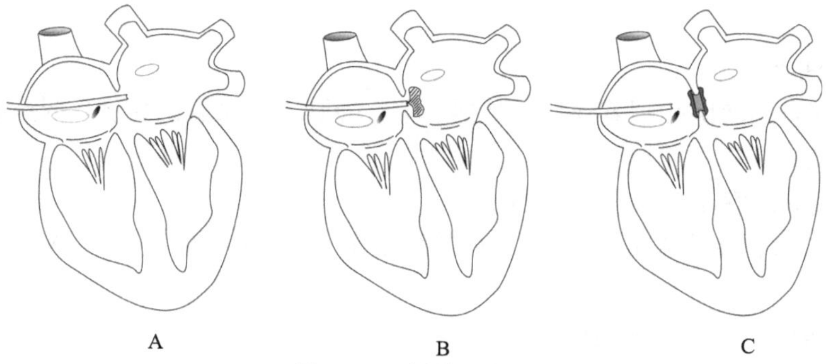

图 6-2-3　封堵示意图

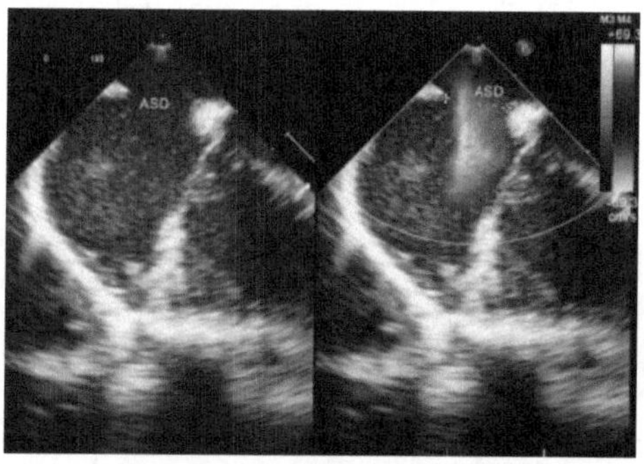

图 6-2-4　封堵前超声影像图

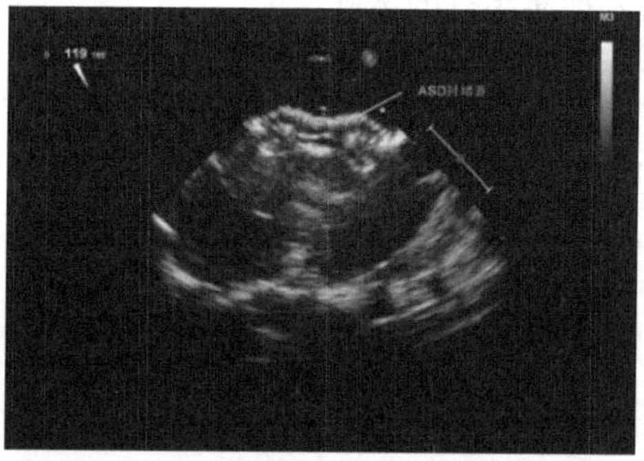

图 6-2-5　房间隔缺损封堵后超声影像图

（三）关闭切口

（1）手术医师拔除阻断管将荷包线打结，手术野充分止血。
（2）关闭心包：心包牵引线一一对应打结。
（3）肌层及皮下组织缝合：用圆针 2-0 可吸收线。
（4）皮肤缝合：用三角针 4-0 可吸收线。
（5）根据伤口的长度选择相应型号的敷料。

（四）归还器械

分类退回清洗间并登记。

五、护理特殊关注点

1. 术前关注点
（1）严格执行查对制度。
（2）术前 30min～2h 首剂抗生素使用。
（3）仪器备检查及准备，如中心负压、高频电刀等。
（4）用物清点。
2. 术中关注点
（1）密切配合麻醉医师观察血压、脉搏、中心静脉压、血氧饱和度、尿量及颜色等。
（2）用物清点。
（3）封堵不成功随时准备体外循环。
（4）肝素、鱼精蛋白的正确使用（常规剂量是 1mg/kg，根据术中 ACT 随时调整用量）。
（5）血管活性药物的正确使用。
3. 术后关注点
（1）注意患者的保温。
（2）注意术后皮肤完整性的观察。
（3）患者安全转运。
（4）用物清点。

（倪禾丰）

第三节　室间隔缺损修补术手术配合

室间隔缺损是指心脏室间隔在胚胎期发育不全，形成异常交通，于心室水平产生由左向右的分流，可单独存在或伴发于其他心脏畸形，是最常见的先天性心脏病，占先天性心脏病发病总数的 20%（图 6-3-1）。

根据解剖位置将室间隔缺损分为四种类型：

（1）膜周部室间隔缺损，出现在膜部室间隔周围，包括室上嵴下或三尖瓣隔瓣后缺损，此型最多见。

（2）干下型室间隔缺损，包括室上嵴上和肺动脉瓣下缺损。

（3）肌部缺损，常为多发性。

（4）共同心室，室间隔膜部及肌部均未发育，或为多个缺损，较少见。

体外循环下室间隔缺损修补术是室间隔缺损最经典和成熟的治疗方案（下面以体重 10kg 以下的患者为例）。

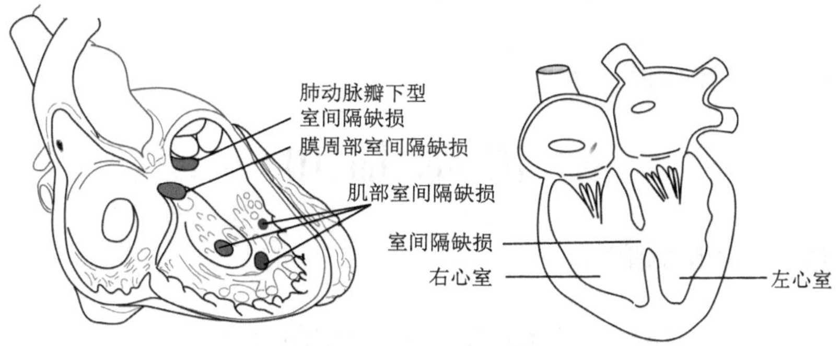

图 6-3-1　室间隔缺损

一、手术用物准备

（一）常规布类

手术盆 1 个，手术衣 6 件，桌单 4 张，剖口单 1 张，治疗巾 20 张。

（二）手术器械

体外循环普通器械 1 包，体外循环血管盒（小儿）1 包，胸骨锯 1 套，胸骨牵开器 1 个，显微特殊器械 1 包。

（三）一次性用物

1. 常规物品　一次性桌单 1 张，20 号手术刀片 1 张，11 号手术刀片 1 张，带显影纱布 10～20 张，电刀笔 1 个，电刀清洁片 1 张，灯柄罩 2 个，冲洗器 1 个，手外套针 1 板，2-0/T 丝线 2 包，0 号丝线 1 包，1 号丝线 1 包，骨蜡 1 板，手套按需准备，10ml 注射器 1 副，12 号硅胶尿管 2 根，18 号乳胶尿管 1 根，各型引流管，45cm×45cm 医用粘贴膜 1 张，1 号带针钢丝 1 根，无菌粘贴敷料 1 张。

2. 插管缝线　3-0 涤纶线 4 根，4-0（13mm）血管缝线 3 根。

3. 心内缝线 5-0（13mm）血管缝线 5～10 根，6-0（13mm）血管缝线 1～5 根，4-0 医用编织涤纶带扣线（简称 4-0 室缺线）5～10 根。

4. 关胸缝线

（1）非吸收线：3-0 丝线 1 包，2-0/T 丝线 1 包，0 号丝线 1 包，1 号丝线 1 包。

（2）可吸收线：圆针 2-0 可吸收线 1 根，三角针 4-0 可吸收线 1 根。

5. 体外循环用物 8～12Fr 主动脉插管 1 根，12～14Fr 上腔静脉插管 1 根，14～16Fr 下腔静脉插管 1 根，心内吸引管道 3 套，心内吸引头 1 根，动脉灌注管 1 根，灌注针 1 根。

6. 特殊用物 涤纶补片。

二、手术体位

见第六章第一节手术体位。

三、消毒铺巾

见第六章第一节位消毒铺巾。

四、器械护士手术配合

（一）开胸

1. 术前准备 器械护士和巡回护士共同清点器械、纱布、纱球、缝针、刀片等所有用物数量。固定并调试电刀笔，连接吸引器，安装灯柄罩，用组织钳将连接好的心内吸引管、动脉灌注管固定于合适的位置。

2. 手术切口 是胸骨正中切口，上缘距胸骨切迹下 2～3cm，下缘至剑突下 2～3cm。

3. 切开皮肤、皮下及骨膜 备 20 号手术刀、组织镊、纱布、电刀笔。

4. 切开胸骨 器械护士调试胸骨锯于功能位，手术医师用直角钳分离胸骨切迹，可可钳夹住剑突，组织剪剪开剑突，“花生米”钝性剥离器分离胸骨与心包壁层间隙，胸骨锯从胸骨正中锯开胸骨，骨蜡止血（剪成长条状）（图 6-3-2，图 6-3-3）。

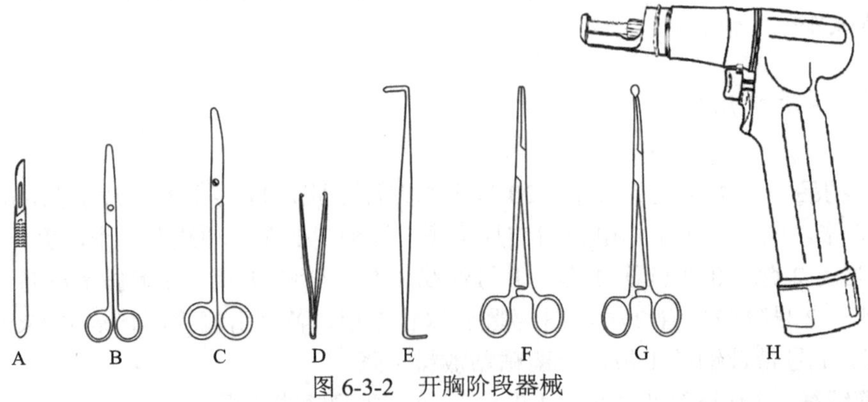

图 6-3-2　开胸阶段器械

A.20 号手术刀；B.组织剪；C.解剖剪；D.有齿镊；E.肺动脉拉钩；F.可可钳；G.“花生米”钝性剥离器；H.胸骨锯

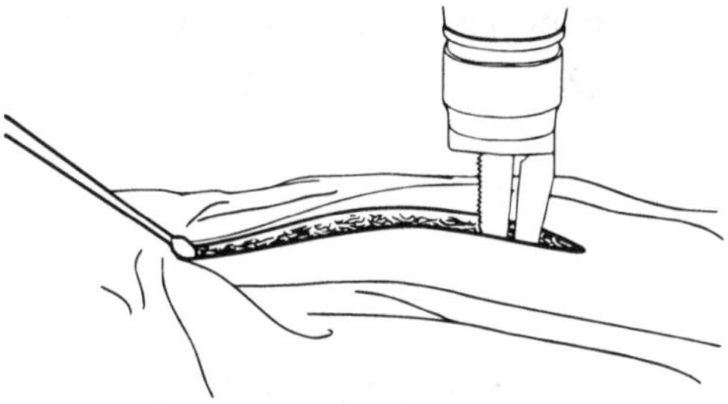

图 6-3-3　切开胸骨

5. 切开心包，暴露心脏　以无名静脉为水平，电刀笔切除患者胸腺，电刀笔游离心包，解剖剪取部分心包，7mm×20mm 圆针、2-0/T 丝线悬吊胸腔内心包，胸骨牵开器撑开胸骨，暴露心脏（图 6-3-4，图 6-3-5）。

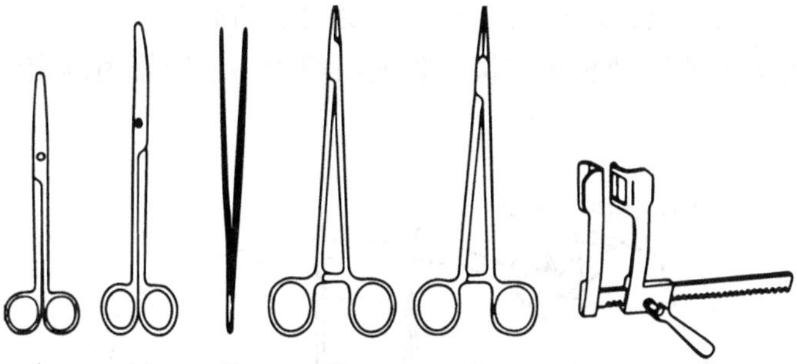

图 6-3-4　暴露心脏阶段器械

A.组织剪；B.解剖剪；C.无损伤镊；D.持针器；E.扁桃体止血钳；F.胸骨牵开器

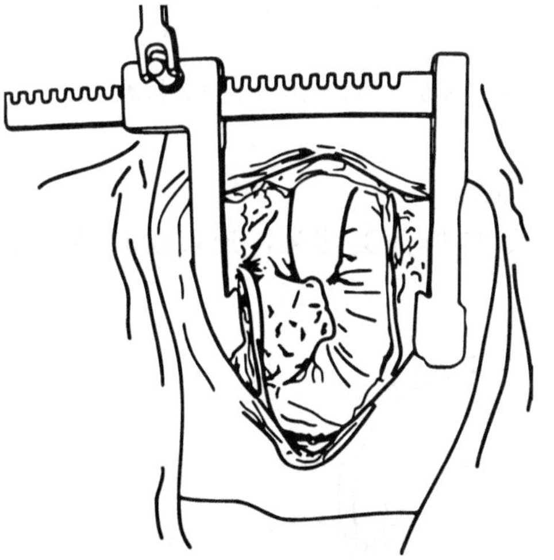

图 6-3-5　暴露心脏

6. 固定心包　器械护士用 10ml 注射器抽取 2%戊二醛 5ml，将取下的自体心包在弯盘内铺平并展开成手术医师需要的形状，用戊二醛固定 5～10min 后，放入盛有 300ml 常温无菌生理盐水的容器中，摆动清洗 2min，同法清洗 3 次后放于生理盐水中备用。台上清洗液统一倒入手术盆传递给巡回护士，送出手术间按化学废液统一处理，避免手术环境再污染。

（二）建立体外循环

1. 主动脉插管

（1）插管准备：用 2 针 3-0 涤纶线在远离主-肺动脉窗较远处升主动脉远端分别缝合主动脉插管的内外荷包，剪下缝针，缝线分别套入内置过线钩的细阻断管（12 号硅胶尿管剪段制成）内，弯蚊式止血钳牵引，按公斤体重备 12Fr 主动脉插管并检查接头是否完好。

（2）插管：解剖剪分离荷包缝线内的主动脉外膜，11 号手术刀切出与插管口径相适宜的切口，插入主动脉插管，弯蚊式止血钳收紧荷包线，1 号丝线结扎管道和荷包线阻断管。

（3）主动脉插管与心肺转流动脉管连接：管道钳阻断心肺转流管，组织剪剪断心肺转流管，主动脉插管与转流管动脉端连接，传递组织钳将动脉管道固定于头架的无菌单上（图 6-3-6）。

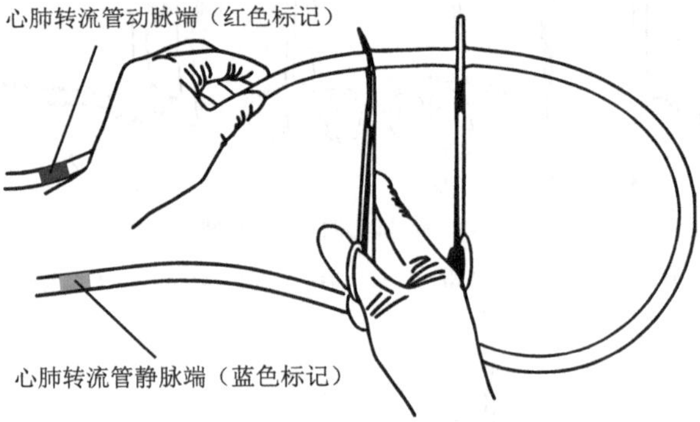

图 6-3-6　心肺转流管动脉连接准备

2. 上腔静脉、下腔静脉插管

（1）转流管静脉端连接 Y 形分叉接头，连接延长转流管后接上直型接头备用（图 6-3-7）。

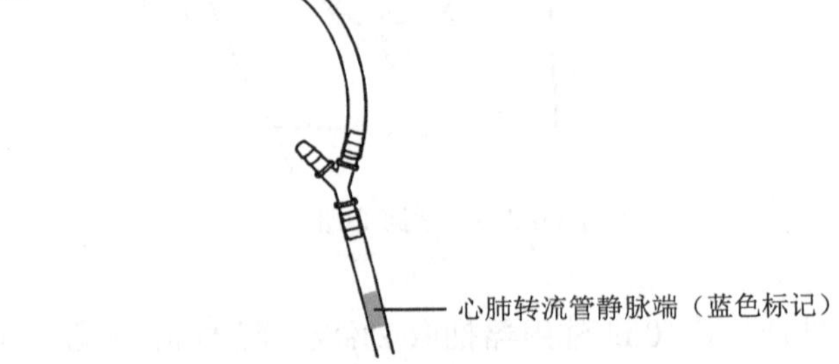

图 6-3-7　心肺转流管静脉连接准备

（2）上腔静脉插管：肺静脉钳夹住右心耳尖部，弹簧持针器夹 4-0（13mm）血管缝线缝荷包，剪下缝针，缝线套入内置过线钩的细阻断管内，弯蚊式止血钳牵引。剪去部分心耳尖、分离心耳组织后，插入上腔静脉插管，弯蚊式止血钳收紧荷包线，1 号丝线结扎。

（3）下腔静脉插管：传递弹簧持针器夹 5-0（13mm）血管缝线在右心房前壁缝另一荷包，剪下缝针，缝线套入内置过线钩的细阻断管内，用 11 号手术刀做小切口，再用扁桃体止血钳将小切口撑开，插入下腔静脉插管，弯蚊式止血钳收紧荷包线，1 号丝线结扎。

（4）左心房安置左心房引流：传递弹簧持针器夹 5-0（13mm）血管缝线在右上肺静脉上缝荷包，剪下缝针，缝线套入内置过线钩的细阻断管内，弯蚊式止血钳牵引。用 11 号手术刀在荷包中做一小切口，扁桃体止血钳扩大切口后插入心内吸引管，弯蚊式止血钳收紧荷包并告知体外循环医师。

（5）上腔静脉、下腔静脉插管与准备好的心肺转流静脉管连接（图 6-3-8，图 6-3-9）。

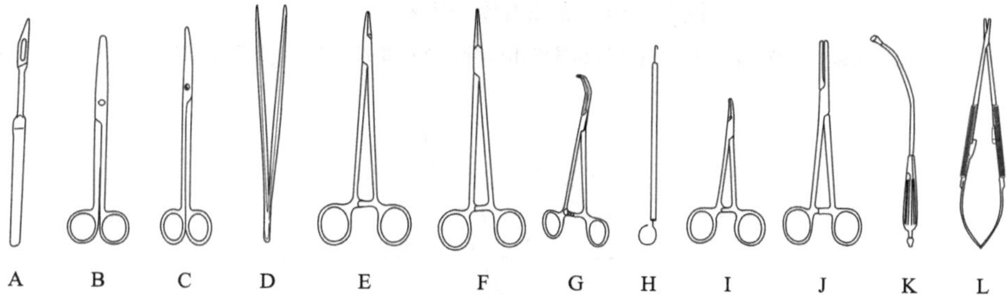

图 6-3-8　体外循环建立阶段器械

A.11 号手术刀；B.组织剪；C.解剖剪；D.无损伤镊；E.持针器；F.扁桃体止血钳；G.肺静脉钳；H.内置过线钩的细阻断管；I.弯蚊式止血钳；J.管道钳；K.吸引器头；L.弹簧持针器

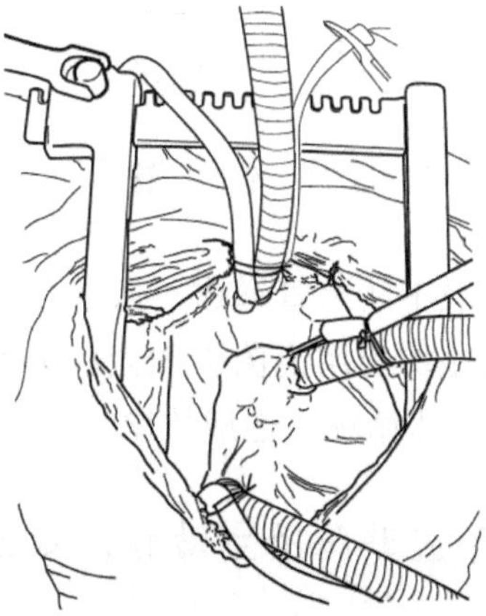

图 6-3-9　体外循环建立

3. 灌注插管

（1）插管准备：传递 3-0 涤纶线在主动脉插管下方缝灌注荷包，剪下缝针，缝线套入内置过线钩的细阻断管内，弯蚊式止血钳牵引。

（2）插管：手术医师在缝线荷包中间插入灌注针，弯蚊式止血钳收紧荷包线，1 号丝线结扎，体外循环医师用停搏液进行管道的排气，并接好动脉灌注管（图 6-3-10，图 6-3-11）。

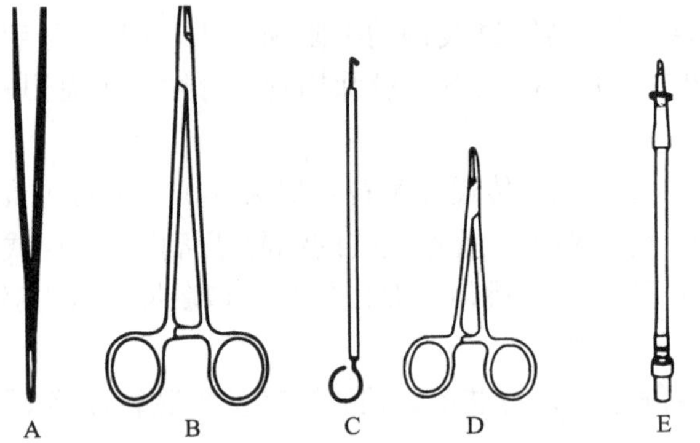

图 6-3-10　灌注阶段手术器械

A.无损伤镊；B.持针器；C.内置过线钩的细阻断管；D.弯蚊式止血钳；E.直型灌注针

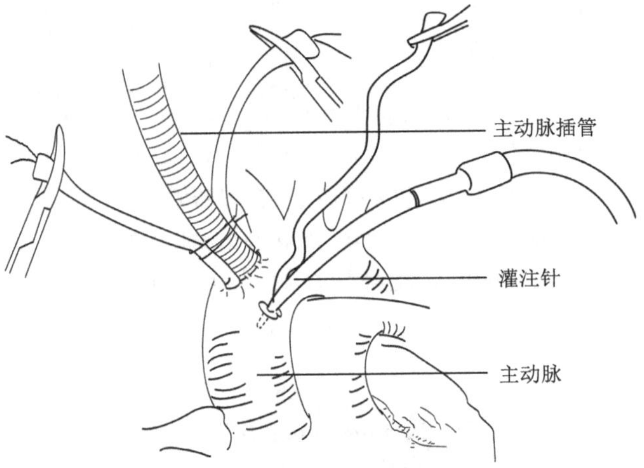

图 6-3-11　灌注插管

4. 人工心肺转流　手术医师取下所有管道钳，人工心肺转流开始，记录尿量。

5. 预防栓塞　手术医师和器械护士用无菌生理盐水洗手，检查手套有无破损，以及洗掉手套上的血痂，防止血痂进入体循环，造成栓塞。

（三）阻断上腔静脉、下腔静脉及主动脉，心脏停搏

（1）传递直角钳和电刀分别游离上腔静脉、下腔静脉，套 1 号丝线，再将丝线套入内置过线钩的粗阻断管内（18 号乳胶尿管剪段制成），弯蚊式止血钳牵引并阻断上腔静脉、下腔静脉。

（2）动脉阻断钳阻断升主动脉，灌注心脏肌停搏液，心脏停搏后仍需灌注一定的灌注量（图 6-3-12，图 6-3-13）。

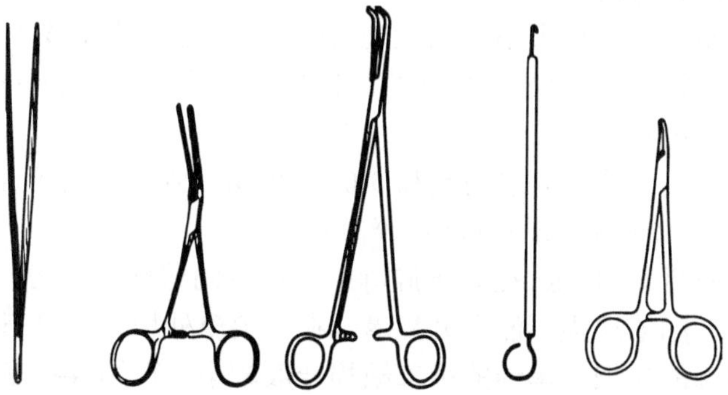

图 6-3-12　阻断阶段器械

A.无损伤镊；B.动脉阻断钳；C.直角钳；D.内置过线钩的粗阻断管；E.弯蚊式止血钳

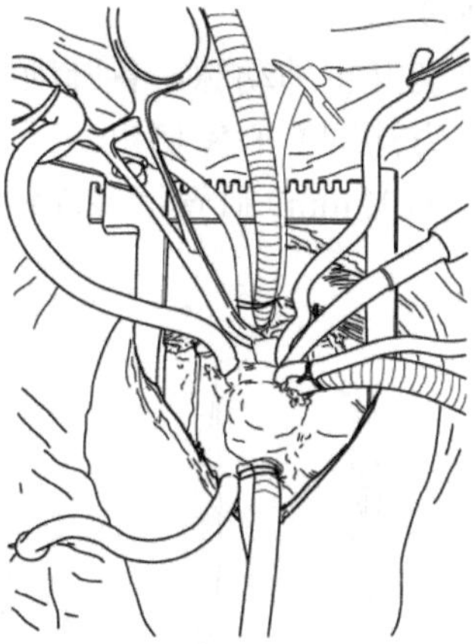

图 6-3-13　主动脉上下腔静脉阻断

（四）心肌保护的措施

（1）巡回护士协助将室温降至 20℃左右。
（2）体外循环医师进行血液降温，使患者体温降至 28～32℃。
（3）手术医师利用 4℃低温心脏停搏液行心肌灌注。
（4）心脏表面冰水或冰屑降温。

（五）明确诊断，矫治畸形：根据缺损部位选择不同的切口

1. 右心室切口（适用于肌部缺损）

（1）传递无损伤镊和 3-0 涤纶线在右心室切口边缘做 2 针牵引线，弯蚊式止血钳吊线，11 号手术刀切开右心室，解剖剪扩大切口。用心脏拉钩和直角钳探查并修补室间隔

缺损。

直接缝合：传递无损伤镊和 4-0 室缺线 1~2 根直接缝合室间隔缺损后，双头针分别穿过一涤纶垫片（涤纶布剪制），剪下针打结。

补片修补：根据室间隔缺损大小备相应的自体心包或涤纶片，4-0 室缺线沿室间隔缺损边缘做 4～5 个褥式缝合，穿过补片打结，其余边缘用 5-0（13mm）血管缝线或 6-0（13mm）血管缝线连续缝合。

（2）缝合右心室切口：传递无损伤镊和 5-0（13mm）血管缝线缝合右心室切口。

2. 右心房切口（适用于膜部缺损或流入部缺损）

（1）平行房间沟在距其约 1cm 处向下腔静脉入口方向剪开右心房，备心脏拉钩，将右心房切口前缘牵开，如果缺损不能充分显露，在三尖瓣处切开部分三尖瓣隔瓣，可显露和修补大部分膜周部的缺损。单纯的膜部缺损一般较小，可用 4-0 室缺线直接缝合。缺损大的可用涤纶片或心包片修补，缝合方法同右心室切口修补。5-0（13mm）血管缝线或 6-0（13mm）血管缝线重建三尖瓣隔瓣。

（2）缝合右心房切口：传递无损伤镊和 5-0（13mm）血管缝线连续缝合右心房切口。

3. 肺动脉切口（适用于干下型）

（1）距肺动脉瓣环 5mm 纵行切开主肺动脉，备肺动脉拉钩或心脏拉钩显露切口，这类缺损常需涤纶或心包片修补，方法同右心室切口。

（2）5-0（13mm）血管缝线或 6-0（13mm）血管缝线连续缝合肺动脉切口（图 6-3-14～图 6-3-16）。

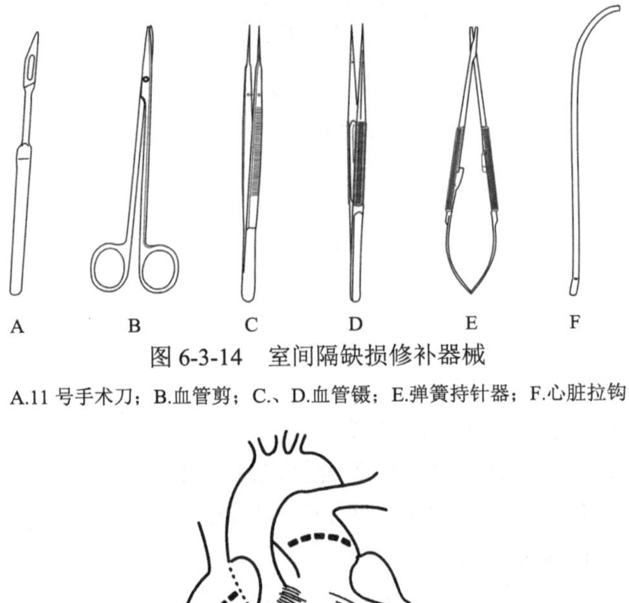

图 6-3-14　室间隔缺损修补器械

A.11 号手术刀；B.血管剪；C.、D.血管镊；E.弹簧持针器；F.心脏拉钩

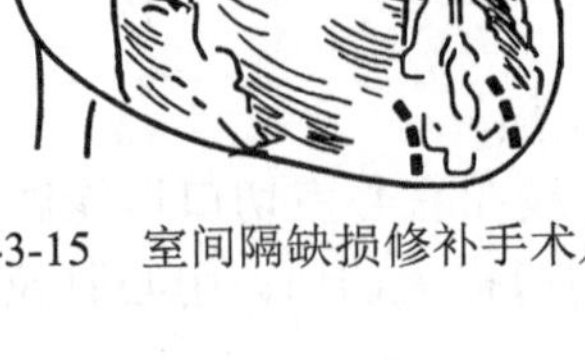

图 6-3-15　室间隔缺损修补手术入路

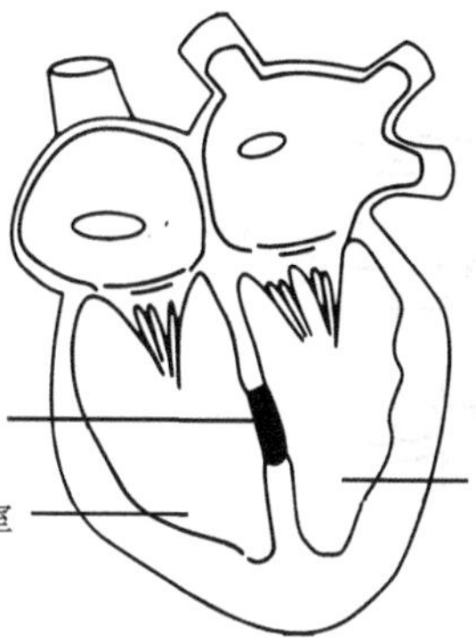

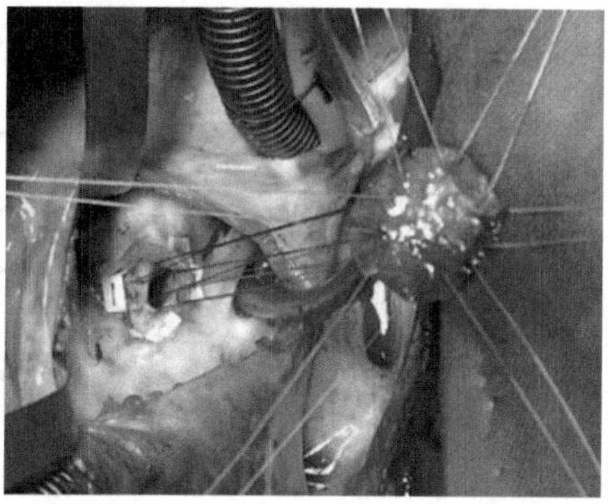

图 6-3-16　室间隔缺损修补

（六）并行循环，恢复心脏功能

（1）巡回护士将手术床头部放低，手术医师松开阻断钳开放主动脉，主动脉根部动脉灌注管逆流排气，恢复全流量体外循环，观察心脏复跳情况及心肌颜色。连接心内除颤电极备用。

（2）同时通过体外循环辅助，患者体温恢复至正常，心脏功能逐步恢复。

（3）手术医师拔出左心房引流管，预留荷包线结扎止血，组织剪剪线。

（七）停止人工心肺转流，关胸

（1）手术医师用管钳钳闭上腔静脉、下腔静脉插管，巡回护士记录尿量并告知体外循环医师。手术医师拔除腔静脉插管，麻醉医师中心静脉用等量鱼精蛋白中和体内的肝素。

（2）手术医师拔除主动脉插管，主动脉插管内外荷包缝线结扎，手术野充分止血。

（3）关闭切口

1）根据患者体重选择不同型号引流管 2 根，分别放置于心包及纵隔。

2）心包缝合：用 7mm×20mm 圆针、2-0/T 丝线。

3）胸骨缝合：用 1 号带针钢丝（图 6-3-17，图 6-3-18）。

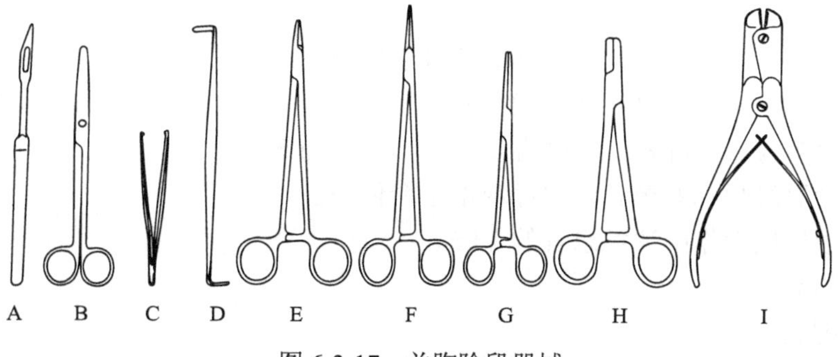

图 6-3-17　关胸阶段器械

A.11 号手术刀；B.组织剪；C.组织镊；D.肺动脉拉钩；E.持针器；F.扁桃体止血钳；G.可可钳；H.钢丝钳；I.钢丝剪

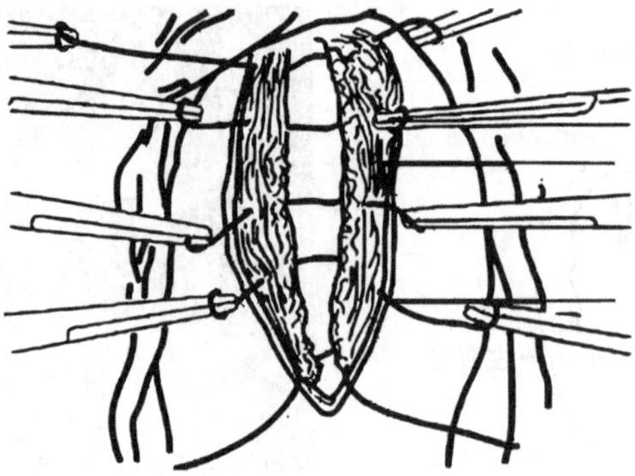

图 6-3-18　关胸

4）肌层缝合

非吸收线：用圆针 0 号丝线。

可吸收线：用圆针 2-0 可吸收线。

5）皮下缝合：用圆针 2-0 可吸收线。

6）皮肤缝合

非吸收线：用三角针 3-0 丝线。

可吸收线：用三角针 4-0 可吸收线。

7）固定引流管：用三角针 2-0/T 丝线。

8）根据伤口的长度选择相应型号敷料，将引流管与引流器连接，并使之保持负压状态。

（八）归还器械

分类退回清洗间并登记。

五、护理特殊关注点

1. 术前关注点

（1）严格执行查对制度，特别是婴幼儿身份的识别。

（2）术前 30min～2h 首剂抗生素的使用。

（3）仪器设备检查及准备，如中心负压、高频电刀等。

（4）协助麻醉医师麻醉患者，注意观察生命体征。

（5）做各项护理操作中注意患者的保暖。

（6）用物的清点。

2. 术中关注点

（1）术中根据手术进程调节室温和水毯温度，避免患者低体温的发生，使用变温水毯时，温度不能高于 38℃，以防烫伤患者。

（2）注意无菌环境不被破坏，浸湿的布类及时更换或遮盖，保持无菌环境处于无菌状态。

（3）用物的清点。

（4）肝素、鱼精蛋白的正确使用（常规剂量是 3mg/kg，根据术中 ACT 随时调整用量）。

（5）血管活性药物的正确使用。

（6）密切观察生命体征、尿量及颜色。

3. 术后关注点

（1）用物清点。

（2）生命体征的观察。

（3）确保各生命通道的通畅如气道、动静脉、伤口引流等。

（4）血管活性药物的持续有效使用。

（5）患者的安全转运。

（6）与转运科室间的有效沟通。

（黄智慧　兰　燕）

第四节　室间隔缺损封堵术手术配合

室间隔缺损封堵术适应证为：VSD 直径 2～14mm，距主动脉瓣 2mm 以上。其优点为创伤小，疗效迅速，患者痛苦少、易于接受。

一、手术用物准备

（一）常规布类

手术盆 1 个，手术衣 4 件，剖口单 1 张，桌单 6 张，治疗巾 10 张。

（二）手术器械

封堵器械 1 包，胸骨锯 1 套，牵开器（封堵牵开器或小号体撑）1 件。

（三）一次性用物

1. 常规物品　吸引管 1 根，吸引头 1 根，电刀笔 1 个，电刀清洁片 1 张，骨蜡 1 板，剖腹套针或手外套针 1 板，14G 留置针 1 个，涤纶垫片（涤纶补片剪制），带显影纱布 5 张，60cm×50cm 医用粘贴膜 1 张，冲洗器 1 个或 20ml 注射器 1 副，12 号硅胶尿管 1 根，8 号尿管 1 根，带针钢丝 2～3 根（成人 5 号、小儿 1 号），灯柄罩 2 个，手套按需准备。

2. 缝线　2-0/T 丝线 1 包，成人备 4-0（17mm）血管缝线 1 根，小儿备 5-0 血管缝线 13 根，3-0（26mm）血管缝线 1 根，圆针 2-0 可吸收线 1 根，三角针 4-0 可吸收线 1 根。

3. 特殊用物　室间隔缺损输送系统 1 套，室间隔缺损封堵器 1 个（型号由食管超声测量决定），导引钢丝 1 根。

二、手 术 体 位

见第六章第一节手术体位。

三、消 毒 铺 巾

见第六章第一节消毒铺巾。

四、器械护士手术配合

（一）开胸

1. 术前准备　器械护士和巡回护士共同清点器械、纱布、纱球、缝针、刀片等所有用物数量。固定并调试电刀笔，连接吸引器，安装灯柄罩。

2. 手术切口　沿左侧胸骨旁 4、5 肋间切口，切开皮肤（约 2cm）、皮下、肌肉及心包；也可经正中开胸，切口上缘为胸骨下段 1/3 处，切口下缘为剑突，切开皮肤（约 2cm）、皮下、骨膜，胸骨锯起开胸骨下段，骨蜡止血。

3. 切开心包，暴露心脏　电刀笔切开心包，7mm×20mm 圆针、2-0/T 丝线牵引心包，封堵牵开器（或胸骨牵开器）撑开切口（图 6-4-1）。

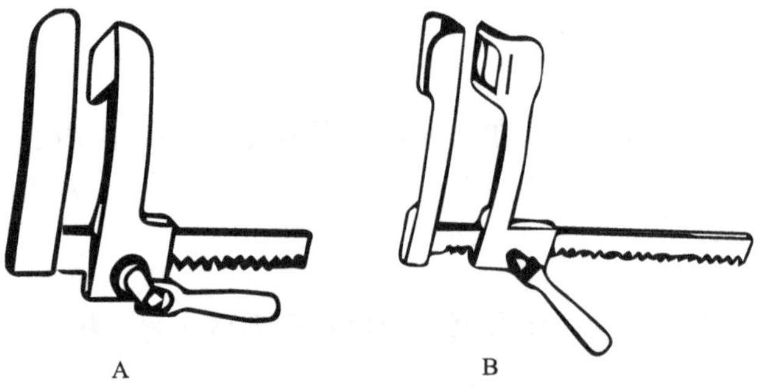

A　　B

图 6-4-1　牵开器

A.封堵牵开器；B.胸骨牵开器

（二）室间隔缺损封堵

1. 穿刺部位荷包缝合　在食管超声引导下用血管镊在右心房壁标记穿刺点，传递带垫片的 4-0（17mm）血管缝线在穿刺点处做荷包缝合，剪下缝针，缝线分别套入内置过线钩的细阻断管（12 号硅胶尿管剪段制成）内，弯蚊式止血钳牵引。

2. 准备封堵特殊用物　器械护士用 1%～2%的肝素生理盐水溶液冲洗输送系统的各个部件，将鞘管芯插入 1 号鞘管待用，将封堵器泡入肝素生理盐水溶液中，根部旋入输送钢丝。

在封堵器根部用 3-0（26mm）血管缝线穿过少量网格后剪去两针，线尾打结后放入 2 号鞘管，当缝线尾部穿出鞘管后拉住再将钢丝穿入 2 号鞘管，再次将带钢丝及缝线的封堵器浸入 1%～2%的肝素生理盐水溶液中，边抖动边将排气后的封堵器收入鞘管内待用（图 6-4-2）。

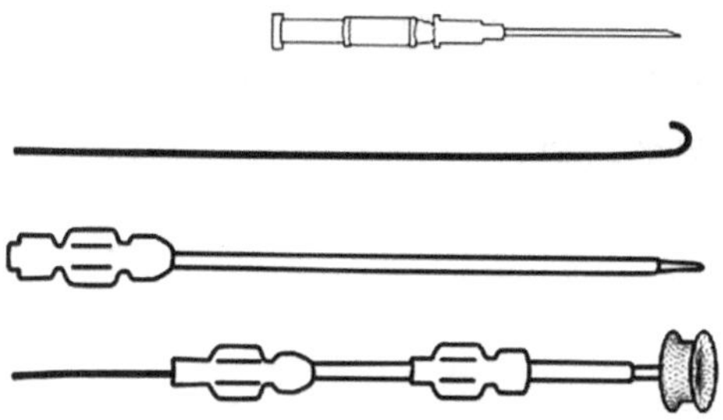

图 6-4-2　室缺封堵器输送系统

3. 放置室间隔缺损封堵器　用 14G 留置针在荷包内穿刺，去除针芯插入导引钢丝，在食管超声引导下将导引钢丝穿过室间隔缺损，去除留置针外鞘将 1 号带芯穿刺鞘穿入导引钢丝并使其穿过室间隔，取出鞘管芯及导引钢丝并插入 2 号带有封堵器的鞘管，将左伞盘释放后外拉使其紧贴室缺边沿再释放右侧伞盘。抖动钢丝，超声评估后取出钢丝和 2 号鞘管，剪断并抽出封堵器上的血管缝线（图 6-4-3～图 6-4-5）。

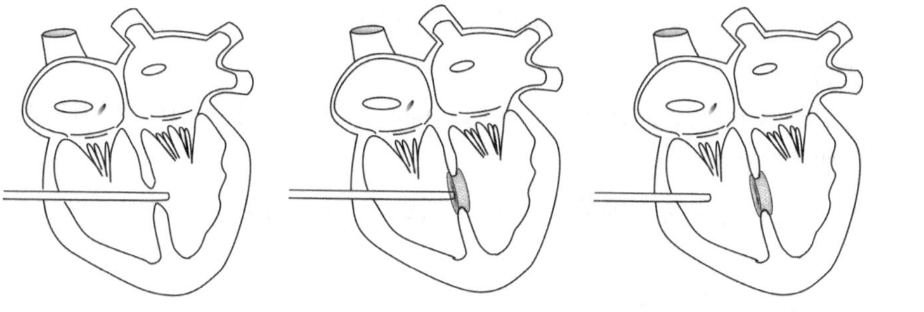

图 6-4-3　室间隔缺损封堵示意图

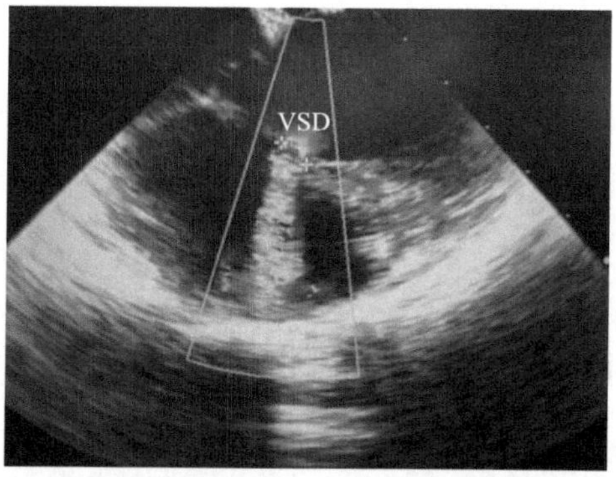

图 6-4-4　室间隔缺损封堵前超声影像

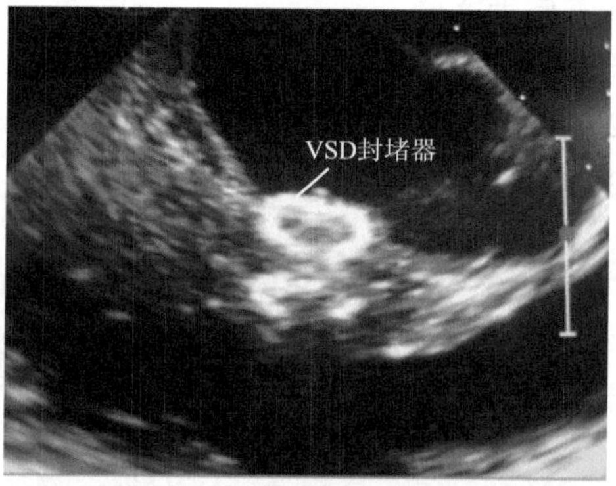

图 6-4-5　室间隔缺损封堵术后超声影像

（三）关闭切口

（1）手术医师拔除阻断管将荷包线打结，手术野充分止血。
（2）放置 18 号或 20 号引流管。
（3）心包缝合：用 7mm×20mm 圆针、2-0/T 丝线关闭心包。
（4）胸骨缝合：用 1 号带针钢丝或 5 号带针钢丝（胸骨正中切口患者）。
（5）肌层及皮下组织缝合：用圆针 2-0 可吸收线。
（6）皮肤缝合：用三角针 4-0 可吸收线。
（7）根据伤口的长度选择相应型号的敷料。

（四）归还器械

分类退回清洗间并登记。

五、护理特殊关注点

1. 术前关注点
（1）严格执行查对制度。
（2）术前 30min～2h 首剂抗生素的使用。
（3）仪器备检查及准备，如中心负压、高频电刀等。
2. 术中关注点
（1）密切配合麻醉医师观察血压、脉搏、中心静脉压、血氧饱和度的情况。
（2）用物清点与维护。
（3）肝素、鱼精蛋白的正确使用（常规剂量是 1mg/kg，根据术中 ACT 随时调整用量）。
（4）血管活性药物的正确使用。
（5）封堵不成功随时准备体外循环。
3. 术后关注点
（1）注意患者的保温。
（2）注意术后皮肤完整性的观察。
（3）注意患者的安全。

（倪禾丰）

第五节　动脉导管结扎术手术配合

动脉导管未闭是常见的小儿先天性心脏病，占先天性心脏病发病总数的 15%。功能导管是胚胎时期的主动脉弓形成，连接于主动脉峡部和肺动脉分叉处，是胎儿时期赖以生存的生理血液管道，出生后，大约 15h 发生功能性关闭，80%出生后 3 个月解剖性关闭。满一年，在解剖学上完全关闭。若其持续开放，并产生病理生理改变，即称为动脉导管未闭（图 6-5-1）。在动脉导管未闭中，约 10%合并其他心脏病和大血管畸形。

根据未闭动脉导管的大小、长短和形态，一般分为三型：

（1）管型：导管长度多在 1cm 左右，直径粗细不等。

（2）漏斗型：长度与管型相似，但其近主动脉端粗大、向肺动脉端逐渐变窄。

（3）窗型：肺动脉与主动脉紧贴，两者之间为一孔道，直径往往较大。

动脉导管结扎手术是采用双股丝线结扎动脉导管，先结扎动脉导管的主动脉端，再结扎动脉导管的肺动脉端，直至导管震颤消失，必要时加涤纶垫片结扎。该手术适用于导管长而细、幼儿或合并心脏其他畸形需要一期手术治疗的动脉导管未闭患者，是最常采用的治疗方法，疗效确切。

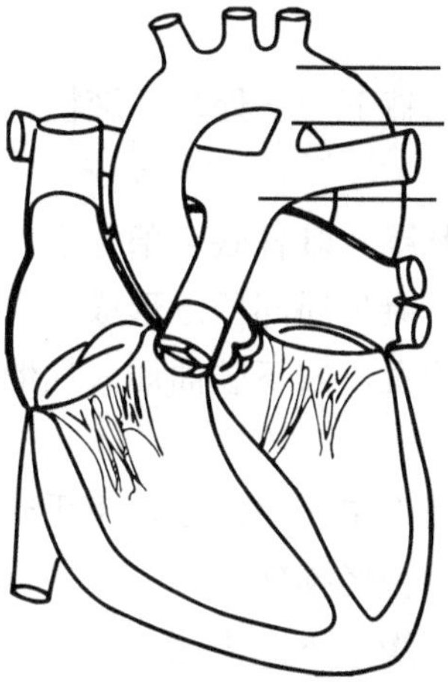

图 6-5-1　动脉导管未闭

一、手术用物准备

（一）常规布类

手术盆 1 个，手术衣 4 件，剖口单 1 张，桌单 4 张，治疗巾 10 张。

（二）手术器械

体外循环普通器械 1 包，进口胸骨牵开器 1 件，肋骨剪 1 件，动脉导管盒 1 包。

（三）一次性用物

吸引管 1 根，吸引头 1 根，电刀笔 1 个，电刀笔延长电极 1 个，电刀清洁片 1 张，骨蜡

1 板，剖胸套针 1 板(共 16 支：二分之一弧 5mm×12mm 圆针 2 支、二分之一弧 6mm×14mm 圆针 2 支、八分之三弧 7mm×20mm 圆针 2 支、二分之一弧 13mm×24mm 圆针 2 支，八分之三弧 9mm×27mm 三角针 2 支、八分之三弧 7mm×28mm 圆针 2 支，二分之一弧 12mm×28mm 三角针 1 支，二分之一弧 13mm×34mm 圆针 2 支，二分之一弧 13mm×34mm 三角针 1 支)，60cm×50cm 医用粘贴膜 1 张，纱布 10 张，硅胶引流管 1 根，3-0 丝线 1 包，2-0/T 丝线 1 包，0 号丝线 1 包，1 号丝线 1 包，手套按需准备。

二、手 术 体 位

采取右侧卧位：

（1）患者平卧于手术床上，平移至患者左侧床缘后向右翻转 90°，双上肢分别置于双层托手架的上下。

（2）患者头下置一软枕，患者右侧腋下一拳处垫一腋枕，避免上肢血管、臂丛神经受压迫损伤。

（3）右髂前上棘下垫一海绵垫，骶尾及耻骨联合部分别垫砂垫，用宽约束带固定，注意保护骨突出部皮肤及会阴部组织，避免局部压疮形成。

（4）双下肢间放一软枕，左下肢伸直，右下肢曲屈（屈髂屈膝各 60° 左右）约束带固定。

（5）固定双手。托手架上层左上肢下垫一海绵垫，束手带固定肘关节；托手架下层右上肢下垫包布，避免上肢皮肤和臂丛神经损伤。

（6）头架固定于患者背侧床头，下缘平下颌平面。

（7）用中单遮盖患者腹部和下肢，暴露胸部手术消毒范围皮肤（图 6-5-2）。

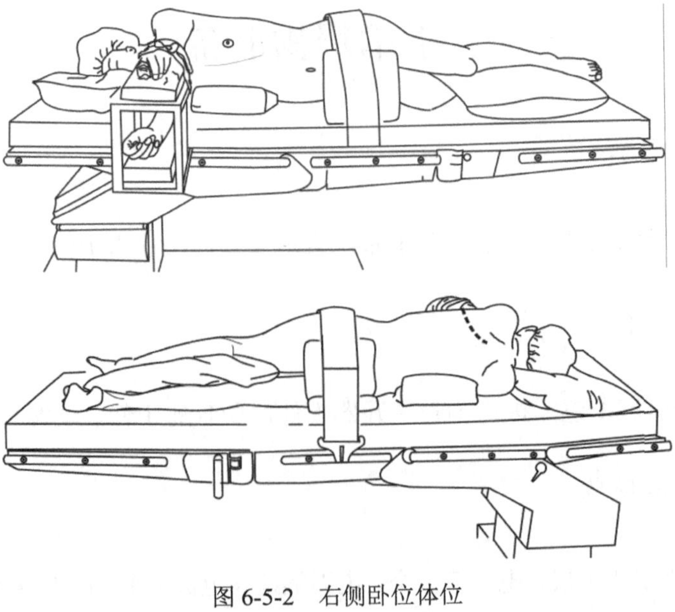

图 6-5-2　右侧卧位体位

三、消毒铺巾

（1）消毒液：5%聚维酮碘溶液或葡萄糖酸氯己定消毒液。

（2）消毒范围：上至下颌、颈、肩、上臂肘关节部，两侧至右侧腋前线、右侧后线，下平肚脐平行线。

（3）治疗巾 3 张反折 1/4，折边向外，分别铺在右侧腋前线、腋后线，肚脐平面。

（4）桌单 1 张齐切口上缘铺盖头部、头架及双上肢。

（5）1/4 反折的治疗巾 4 张铺盖手术切口四周，显露手术切口，60cm×50cm 医用粘贴膜贴切口区域皮肤并固定治疗巾。

（6）铺盖剖口单 2 张，托盘上铺盖桌单 2 张。第 1 张桌单主要铺盖托盘近侧及床尾部；第 2 张桌单上端平齐手术切口下缘，铺盖托盘远侧。

四、器械护士手术配合

（一）经胸部入路

1. 手术切口　经左胸第四肋间后外侧切口。

2. 切开皮肤、皮下，肌肉　备 20 号手术刀、组织镊、电刀笔。

3. 切断肋间肌，切开胸膜，剪断肋骨　备弯蚊式止血钳、肋骨剪（图 6-5-3）。

4. 止血，暴露胸腔　骨髓腔骨蜡止血，胸骨牵开器暴露胸腔。

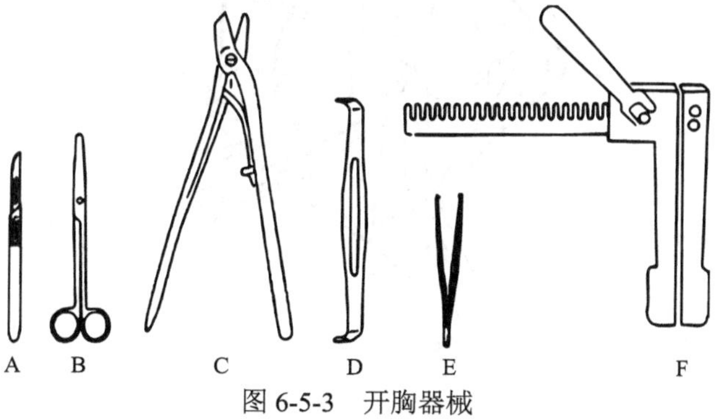

图 6-5-3　开胸器械

A.20 号手术刀；B.组织剪；C.肋骨剪；D.皮肤拉钩；E.组织镊；F.肋骨牵开器

（二）游离动脉导管

1. 显露动脉导管　切开纵隔胸膜，7mm×20mm 圆针、2-0/T 丝线牵引心包牵引胸膜四角，弯蚊式止血钳悬吊牵引，确定动脉导管部位（图 6-5-4）。

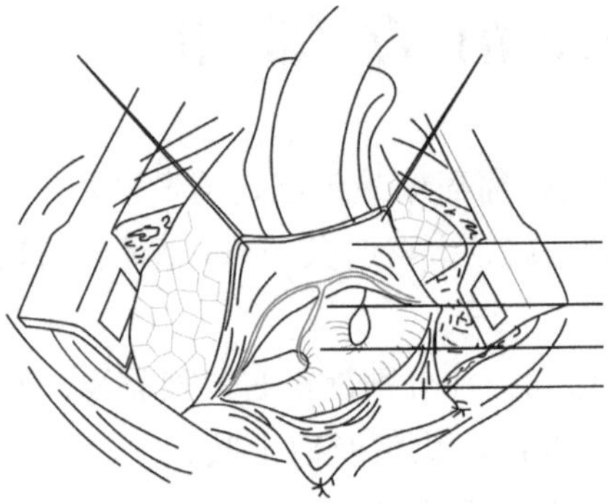

图 6-5-4 开胸，显露动脉导管

2. 游离动脉导管 麻醉医师协助降压，手术医师用“花生米”钝性剥离器、直角钳、解剖剪游离动脉导管的后缘并套两组双股 1 号丝线（图 6-5-5，图 6-5-6）。

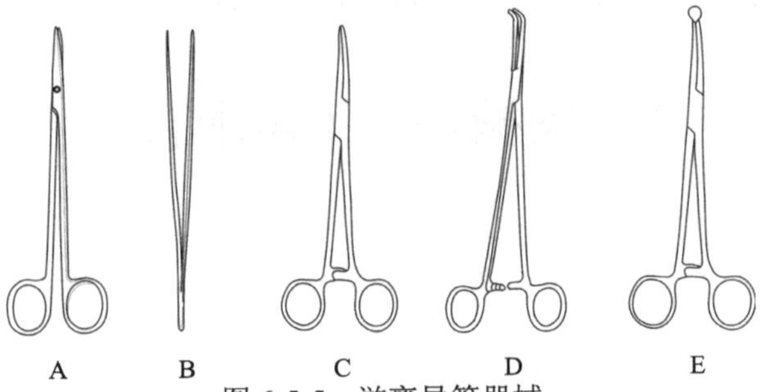

图 6-5-5 游离导管器械

A.解剖剪；B.血管镊；C.弯止血钳；D.直角钳；E.“花生米”钝性剥离器

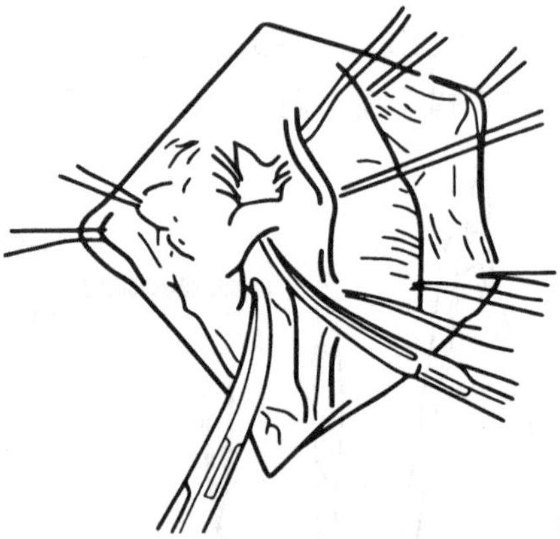

图 6-5-6 游离导管

（三）结扎动脉导管

（1）备涤纶垫。结扎时，将涤纶垫平行放于动脉导管上，减少丝线对动脉导管的切割作用，避免动脉导管破裂。

（2）麻醉医师将患者血压降至 60mmHg 并维持。

（3）用套好的双股 1 号丝线先结扎动脉导管的主动脉端，再结扎动脉导管的肺动脉端（图 6-5-7）。

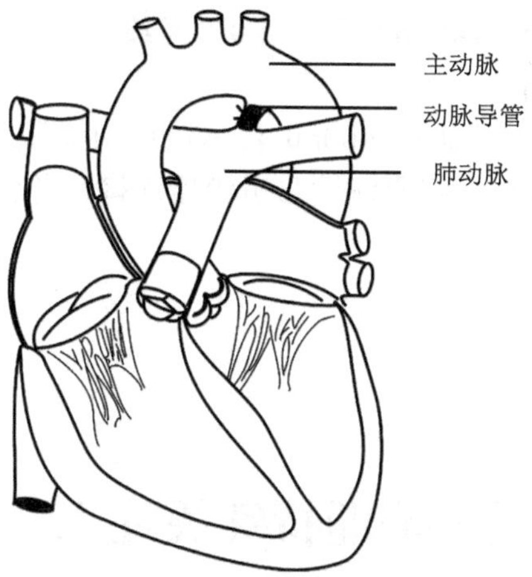

图 6-5-7　动脉导管结扎术后

（4）手术医师检查动脉导管震颤完全消失后，麻醉医师协助逐步恢复患者血压。

（四）关闭切口（图 6-5-8，图 6-5-9）

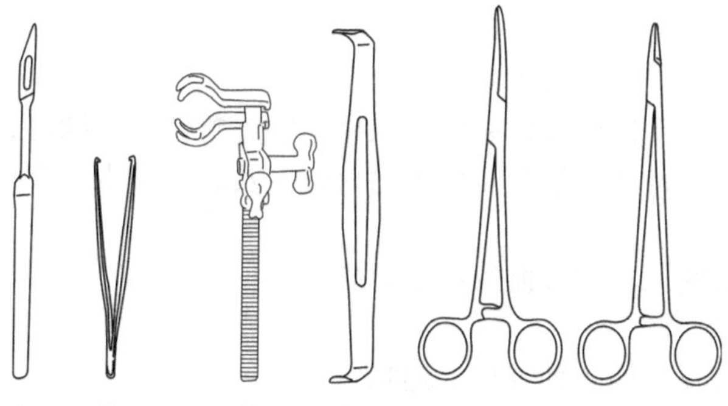

图 6-5-8　关胸阶段器械

A.11 号手术刀；B.组织镊；C.关胸器；D.皮肤拉钩；E.弯止血钳；F.持针器

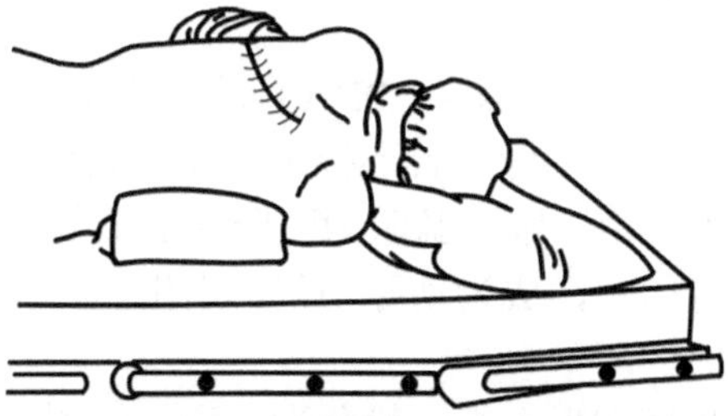

图 6-5-9　导管结扎关闭切口

1. 关闭纵隔胸膜　用 6mm×14mm 圆针、3-0 丝线间断缝合。

2. 放置引流管　放置胸腔闭式引流管，三角针 0 号丝线固定。

3. 切口缝合

（1）肌层缝合：用 13mm×24mm 圆针、0 号丝线。

（2）皮下缝合：用 13mm×24mm 圆针、2-0/T 丝线。

（3）皮肤缝合：用三角针 3-0 丝线。

4. 固定引流管 将无菌生理盐水 400ml 注入胸腔引流瓶，长管应置于水面下 2～3cm，根据伤口的长度选择敷料。将引流管与引流器连接，并使之保持负压状态。

（五）归还器械

分类退回清洗间并登记。

五、护理特殊关注点

1. 术前关注点

（1）严格执行查对制度。

（2）术前 30min～2h 首剂抗生素的使用。

（3）仪器备检查及准备，如中心负压、高频电刀等。

（4）注意观察血压，避免血压过高。

2. 术中关注点

（1）认真仔细适时清点所有用物。

（2）在手术开始前后及传递过程中注意保持用物完整性，如螺钉、螺帽等。

（3）保持器械清洁，特别是精细器械上的血迹应及时用盐水纱布擦净。

3. 术后关注点

（1）密切关注血压变化，维持血压稳定。

（2）患者安全转运。

（3）保持静脉输液及其他各种管道的通畅。

（陈　芳）

第六节　动脉导管未闭介入封堵术手术配合

动脉导管未闭（patent ductus arteriosus，PDA）是小儿先天性心脏病常见类型之一，占先天性心脏病发病总数的 15%。动脉导管连接于主动脉峡部和肺动脉分叉处，是胎儿期血液循环的重要通道，出生后由于肺动脉阻力下降和血液氧分压增高，约 85%正常婴儿的动脉导管在出生后 3 个月闭合，成为动脉韧带。出生后一年动脉导管还持续开放即成为动脉导管未闭（图 6-6-1）。

根据动脉导管的粗细、长短和形态，一般分为三型：管型、漏斗型和窗型。

动脉导管未闭介入封堵术是经皮穿刺股静脉和股动脉，置入右心导管和左心导管，在钢丝引导下，将右心导管经肺动脉和动脉导管放入降主动脉，逆行主动脉造影显示动脉导管的位置，再经右心导管释放适当的封堵器闭塞动脉导管。目前国内外普遍应用的是 Amplatzer 法及弹簧圈法。动脉导管未闭介入封堵术创伤小，通常适用于年龄≥6 个月，体重≥4kg 的单纯左向右分流动脉导管未闭患者。直径＜2mm 的 PDA 用弹簧圈法，直径≥2mm 的 PDA 用 Amplatzer 法。

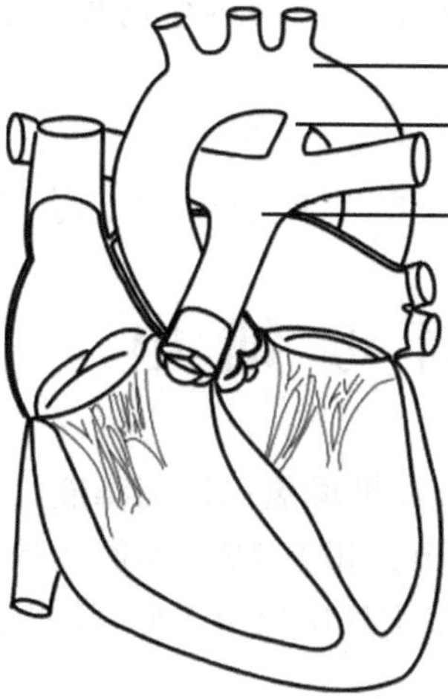

图 6-6-1　动脉导管未闭

一、手术用物准备

（一）常规布类

手术盆 1 个，手术衣 4 件，剖口单 1 张，桌单 4 张，治疗巾 10 张。

（二）手术器械

公用介入包 1 包。

（三）一次性用物

（1）常规物品：带显影纱布 10 张，45cm×45cm 医用粘贴膜 1 张，灯柄罩 2 个，20ml 注射器 4 副，10ml 注射器 2 副，5cm×10cm 无菌粘贴敷料 1 张，手套按需准备。

（2）介入物品：3～6F 动脉、静脉穿刺鞘各 1 根，0.035cm×260cm 加硬导引钢丝 1 根，0.035cm×150cm 直型导丝 1 根，4～5F 普通造影导管（猪尾型）各 1 根，5～6F 造影导管（端侧孔型）各 1 根，4～6F 的造影导管（右冠状动脉型）、6～9F 封堵器输送系统各 1 套，各型封堵器，各型可控弹簧栓子。

二、手 术 体 位

采取仰卧位：

（1）术前剃除会阴部毛发。

（2）患者仰卧于手术台中线，垫高臀部 5cm。

（3）双上肢上举，放于头两侧，在保证双上肢各穿刺通道通畅、安全的情况下，用约束带将上肢保护固定好。

（4）双下肢膝部用束脚带固定。

（5）用中单遮盖患者肚脐以上及膝关节以下皮肤，暴露会阴部消毒范围皮肤。

三、消毒铺巾

（1）消毒液：5%聚维酮碘溶液或葡萄糖酸氯己定消毒液。

（2）消毒范围：上至脐水平线，下至大腿上 1/3，两侧达腋前线包括会阴部。

（3）第 1 张治疗巾遮盖会阴部，4 张治疗巾反折 1/4，按照上侧、对侧、下侧、近侧顺序覆盖切口周围。

（4）45cm×45cm 医用粘贴膜固定手术切口周围治疗巾。

（5）覆盖剖口单 1 张，显露股动静脉穿刺部位。

（6）桌单 1 张覆盖切口上缘至床头，桌单 2 张覆盖切口下缘至床尾。

四、器械护士手术配合

（一）术前准备

器械护士和巡回护士共同清点纱布、纱球、穿刺针、注射器头等所有用物数量及其完整性，连接吸引器，安装灯柄罩。

（二）诊断性心导管术

（1）用穿刺针在一侧腹股沟区股静脉穿刺，退出穿刺针芯，放入导引钢丝，取出直型穿刺针鞘，再将静脉穿刺鞘在导引钢丝的引导下置入股静脉，退出导引钢丝，巾钳固定穿刺鞘。经穿刺鞘置入 0.035cm×150cm 直型导丝，在导丝的引导下置入造影导管（端侧孔型），退出导丝，行右心导管检查（穿刺鞘及造影导管均根据患者年龄选择型号）。

（2）用穿刺针在对侧腹股沟区股动脉穿刺，退出穿刺针芯，放入导引钢丝，取出直型穿刺针鞘，再将动脉穿刺鞘在导引钢丝的引导下置入股动脉，退出导引钢丝，巾钳固定穿刺鞘。经穿刺鞘置入 0.035cm×150cm 直型导丝，在导丝的引导下置入造影导管（猪尾型），退出导丝，行主动脉弓降部造影，测量 PDA 直径，了解其形态及位置（穿刺鞘及造影导管均根据患者年龄选择型号）。

（三）选择合适的封堵器并输送

（1）将封堵器与输送装置连接好，并浸泡在配制好的肝素稀释液里排气，将封堵器收入输送装置。

（2）经股静脉内造影导管，置入 0.035cm×260cm 加硬导引钢丝，退出造影导管，在加硬导引钢丝引导下由输送装置将封堵器运送至动脉导管降主动脉开口并释放。

（3）重复主动脉弓降部造影确定封堵器位置是否合适（图 6-6-2）。

（4）撤出鞘管及输送装置。

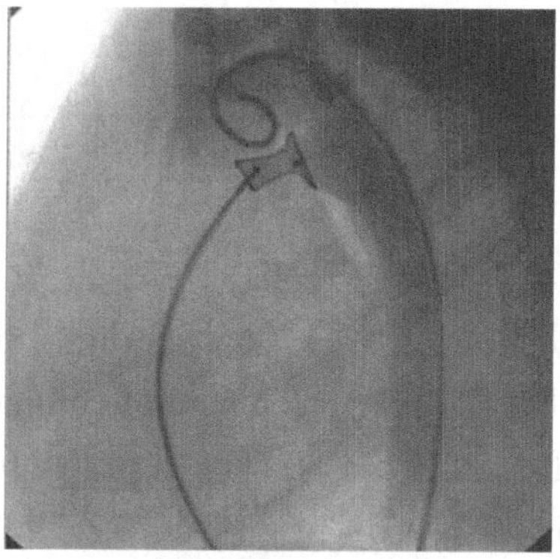

图 6-6-2　PDA 造影

（四）穿刺部位压迫止血

器械护士与巡回护士共同准确清点手术台上所有用物，确保与术前一致。术后患者穿刺部位局部沙袋压迫 6h，卧床 24h。

（五）归还器械

分类归还，并做好登记。

五、护理特殊关注点

1. 术前关注点

（1）询问患者有无金属过敏史，查看碘过敏试验结果。

（2）对于行局部麻醉患者，巡回护士需备好利多卡因。

（3）术前完成特殊仪器设备的准备及功能检查，如临时起搏器、心脏电复律除颤器、X 线防护设备等。

2. 术中关注点

（1）患者重要部位的 X 线防护。

（2）器械护士在严格执行无菌操作原则的基础上，将所有的腔内器具用肝素稀释液预冲湿润并排气。手术器具从体内撤出后器械护士及时用肝素钠稀释液冲洗，以备再用。

（3）肝素、鱼精蛋白的正确使用（常规剂量是 1mg/kg，根据术中 ACT 随时调整用量）。

（4）血管活性药物的正确使用。

3. 术后关注点

（1）防止患者坠床。

（2）保持静脉输液通道通畅。

（3）注意术后患者安全的转运。

（高秀云）

第七节　三房心矫治术手术配合

三房心（cortriatrium）是一种少见的先天性心脏病，占先天性心脏病的 0.1%～0.4%，男女比例为 1.5:1。一般指的是左侧三房心（cortriatriumsinister），可称为双腔左心房（subdivided left atrium）和共同肺静脉残腔（remnant of common pulmonary vein）等。其形成是由于胚胎发育过程中左心房或右心房被纤维肌性膜分隔为两个腔。左心房被分隔时称左心房型，右心房被分隔时称右心房型，左心房型占 92%，右心房型占 8%。胚胎发育时肺总静脉和左心房的连接部未能吸收或吸收不全而残留隔膜，肺静脉共干未与固有左心房融合为一体，肺静脉干膨大形成附加心房。由于异常隔膜引起严重的肺静脉回流梗阻，所以此病一经确诊应该尽早手术。

当卵圆孔开口位于心房内隔膜之下（图 6-7-1），隔膜在肺静脉与二尖瓣环之间，比较接近二尖瓣，将左心房分为真房和副房。左心耳位于隔膜之下。当隔膜上的开口很小时，临床表现就类似于二尖瓣狭窄，出现肺静脉回流梗阻、肺淤血的表现。卵圆孔开口位于心房内隔膜之上（图 6-7-2），四根肺静脉通过卵圆孔同右心房相连，临床表现为大量的左向右分流或类似于完全性肺静脉异位引流（total anomalous pulmonary venous connection，TAPVC），右心室将会增大。

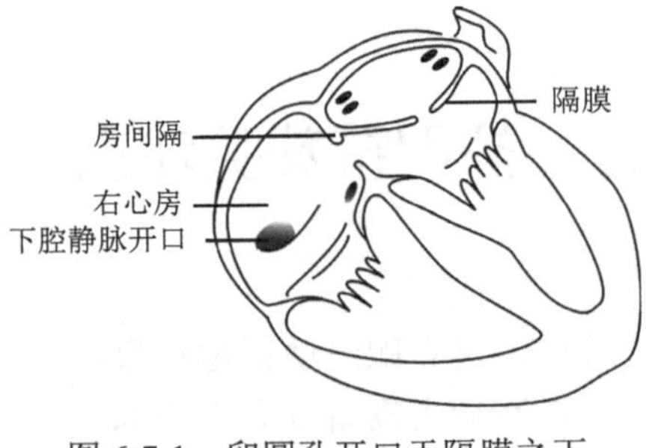

图 6-7-1　卵圆孔开口于隔膜之下

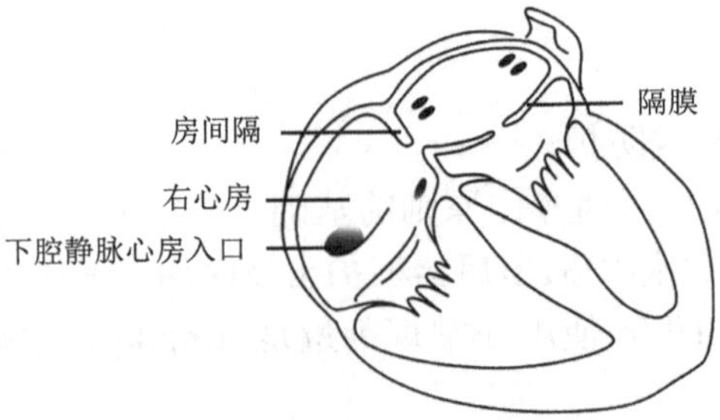

图 6-7-2　卵圆孔开口于隔膜之上

由于左心房被分隔，肺静脉血经过左心房内膜孔进入二尖瓣，使肺静脉回流受阻，产生与二尖瓣狭窄相似的血流动力学改变。肺静脉压和肺动脉压呈进行性升高，引起肺淤血、肺水肿、被动性肺动脉高压。如果隔膜孔小，无房间隔缺损，则肺静脉回流受阻更严重，肺水肿及肺动脉高压的形成更早。当合并房间隔缺损时，则可以产生房水平的左向右分流。当右心房与真左心房间有房间隔缺损时，如果左心室顺应性好，真左心房内的压力往往低于右心房压力，可以产生房水平的右向左分流。

因为左心房内纤维肌性隔膜上的交通口很小，75%的三房心患者死于婴幼儿期。存活的病例，出现症状的时间也较早，如不手术，这部分患者多于儿童或青年期死亡。如交通口较大，或副房与右心房间有房间隔缺损，症状可能出现较晚，文献报道年龄最大的患者为75岁。

一、手术用物准备

（一）常规布类

手术盆1个，手术衣8件，剖口单2张，桌单6张，治疗巾10张。

（二）手术器械

体外循环普通器械1包，体外循环血管盒（小儿或成人）1包，胸骨锯1套，胸骨牵开器1件，显微特殊器械1包。

（三）一次性用物

1. 常规物品　一次性桌单1张，20号手术刀片1张，11号手术刀片1张，带显影纱布10～20张，电刀笔1个，电刀清洁片1张，灯柄罩2个，冲洗器1个，手外套针1板，3-0丝线2包，2-0/T丝线2包，0号丝线1包，1号丝线1包，骨蜡1板，手套按需准备，10ml注射器1副，8号乳胶尿管1根，12号硅胶尿管2根，18号乳胶尿管1根，各型引流管，45cm×45cm医用粘贴膜1张，根据患者年龄及体重准备1号或5号钢丝1～3根，各型无菌粘贴敷料。

2. 插管缝线　成人备2-0涤纶线4根，4-0（17mm）血管缝线2根；小儿备3-0涤纶线4根，4-0（13mm）血管缝线2根。

3. 心内缝线　5-0（17mm）血管缝线4～5根，5-0（13mm）血管缝线4～5根。

4. 关胸缝线

（1）非吸收线：成人备3-0丝线2包，2-0/T丝线1包，0号丝线1包，1号丝线2包；小儿备3-0丝线1包，2-0/T丝线1包，0号丝线1包，1号丝线1包。

（2）可吸收线：成人备圆针0号可吸收线2根，三角针3-0可吸收线2根；小儿备圆针2-0可吸收线1根，三角针4-0可吸收线1根。

5. 体外循环用物（以体重5～10kg的患者为例）　10～12Fr主动脉插管1根，12～14Fr上腔静脉插管1根，14～16Fr下腔静脉插管1根，心内吸引管道3套，心内吸引头1根，灌注管1根，灌注针1根。

二、手 术 体 位

见第六章第一节手术体位。

三、消 毒 铺 巾

见第六章第一节消毒铺巾。

四、器械护士手术配合

（一）开胸

1. 术前准备 器械护士和巡回护士共同清点器械、纱布、纱球、缝针、刀片等所有用物数量。固定并调试电刀笔，连接吸引器，安装灯柄罩，用组织钳将连接好的心内吸引管、动脉灌注管固定于合适的位置。

2. 手术切口 是胸骨正中切口，上缘距胸骨切迹下 2～3cm，下缘至剑突下 2～3cm。

3. 切开皮肤、皮下及骨膜 备 20 号手术刀、组织镊、纱布、电刀笔。

4. 切开胸骨 器械护士调试胸骨锯于功能位，手术医师用直角钳分离胸骨切迹，可可钳夹住剑突，组织剪剪开剑突，“花生米”钝性剥离器分离胸骨与心包壁层间隙，胸骨锯从胸骨正中锯开胸骨，骨蜡止血（剪成长条状）（图 6-7-3，图 6-7-4）。

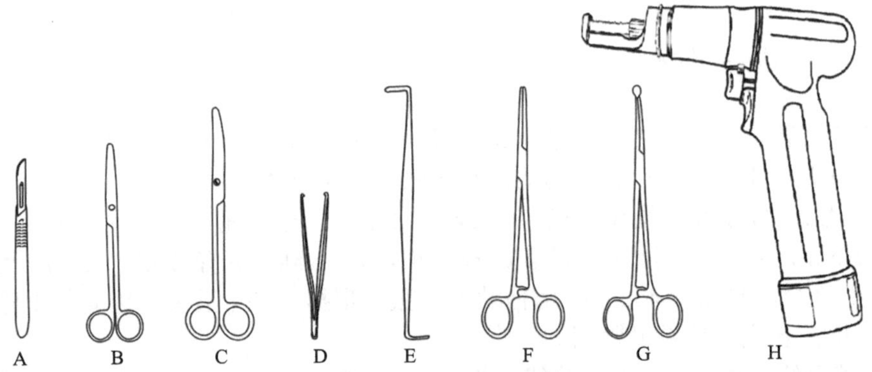

图 6-7-3 开胸阶段器械

A.20 号手术刀；B.组织剪；C.解剖剪；D.有齿镊；E.肺动脉拉钩；F.可可钳；G.“花生米”钝性剥离器；H.胸骨锯

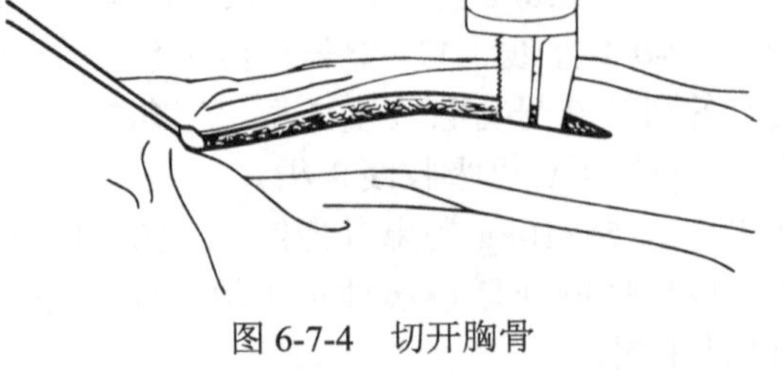

图 6-7-4 切开胸骨

5. 切开心包，暴露心脏　以无名静脉为水平，电刀笔切除患者胸腺，游离心包，解剖剪取部分心包，7mm×20mm 圆针、2-0/T 丝线悬吊心包，胸骨牵开器撑开胸骨，暴露心脏（图 6-7-5，图 6-7-6）。

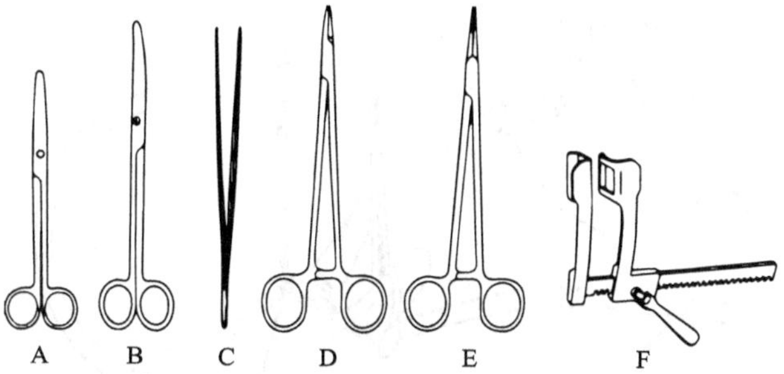

图 6-7-5　暴露心脏阶段器械

A.组织剪；B.解剖剪；C.无损伤镊；D.持针器；E.扁桃体止血钳；F.胸骨牵开器

6. 固定心包　器械护士用 10ml 注射器抽取 2%戊二醛 5ml，将取下的自体心包在弯盘内铺平并展开成手术医师需要的形状，用戊二醛固定 5～10min 后，放入盛有常温无菌生理盐水的容器中，摆动清洗 2min，同法清洗 3 次后放于生理盐水中备用。台上清洗液统一倒入手术盆传递给巡回护士，送出手术间按化学废液统一处理，避免手术环境再污染。

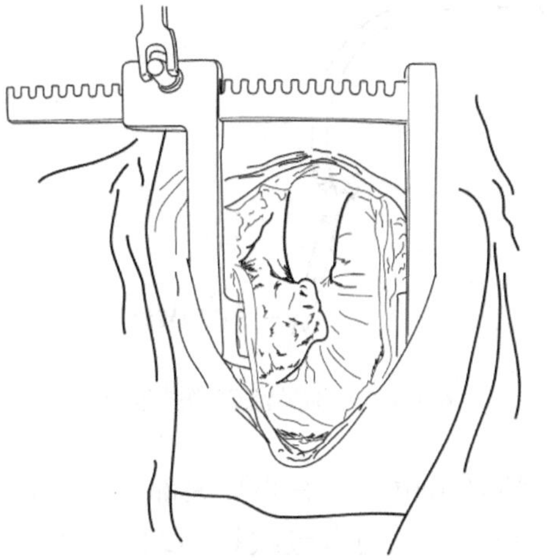

图 6-7-6　暴露心脏

（二）建立体外循环

1. 主动脉插管

（1）插管准备：在远离主-肺动脉窗较远处升主动脉远端用 3-0 涤纶线双针分别缝合主动脉插管的内外荷包，剪下缝针，缝线分别套入内置过线钩的细阻断管（12 号硅胶尿管剪段制成）内，弯蚊式止血钳牵引，备 12Fr 主动脉插管并检查接头是否完好。

（2）插管：解剖剪分离荷包缝线内的主动脉外膜，11 号手术刀切出与插管口径相适宜的切口，插入主动脉插管，弯蚊式止血钳收紧荷包线，1 号丝线结扎管道和荷包线阻断管。

（3）主动脉插管与心肺转流管动脉端连接：管道钳阻断心肺转流管，组织剪剪断心肺转流管，主动脉插管与转流管动脉端连接，传递组织钳将动脉管道固定于头架的无菌单上（图 6-7-7）。

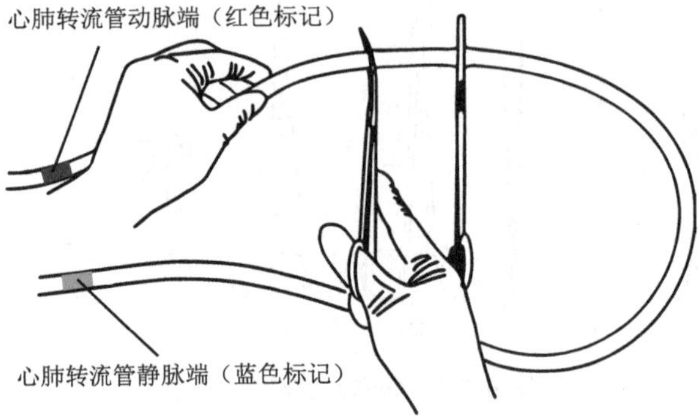

图 6-7-7　心肺转流管动脉连接准备

2. 上腔静脉、下腔静脉插管

（1）心肺转流管静脉端连接 Y 形分叉接头，连接延长转流管后接上直型接头备用（图 6-7-8）。

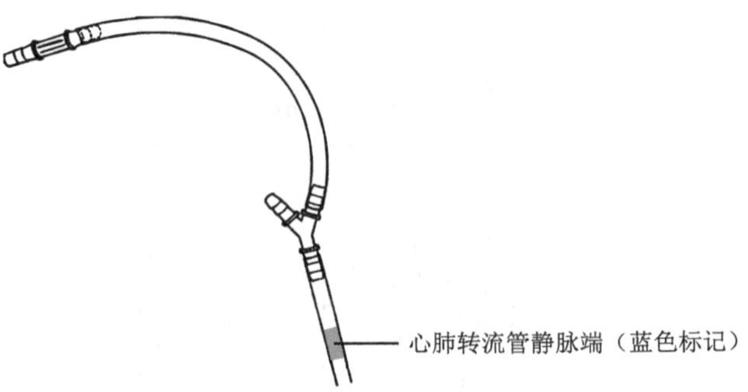

图 6-7-8　心肺转流管静脉连接准备

（2）上腔静脉插管：肺静脉钳夹住右心耳尖部，弹簧持针器夹 4-0（13mm）血管缝线缝荷包，剪下缝针，缝线套入内置过线钩的细阻断管内，弯蚊式止血钳牵引。剪去部分心耳尖、分离心耳组织后，插入上腔静脉插管，弯蚊式止血钳收紧荷包线，1 号丝线结扎。

（3）下腔静脉插管：传递弹簧持针器夹 4-0（13mm）血管缝线在右心房前壁缝另一荷包，剪下缝针，缝线套入内置过线钩的细阻断管内，用 11 号手术刀做小切口，扁桃体止血钳将小切口撑开，插入下腔静脉插管，弯蚊式止血钳收紧荷包线，1 号丝线结扎。

（4）左心房安置左心房引流：传递弹簧持针器夹 4-0（13mm）血管缝线在右上肺静脉上缝荷包，剪下缝针，缝线套入内置过线钩的细阻断管内，弯蚊式止血钳牵引。用 11 号手术刀在荷包中做一小切口，扁桃体止血钳扩大切口后插入心内吸引管，弯蚊式止血钳收紧荷包并告知体外循环医师。

（5）上腔静脉、下腔静脉插管与准备好的心肺转流静脉管连接（图 6-7-9，图 6-7-10）。

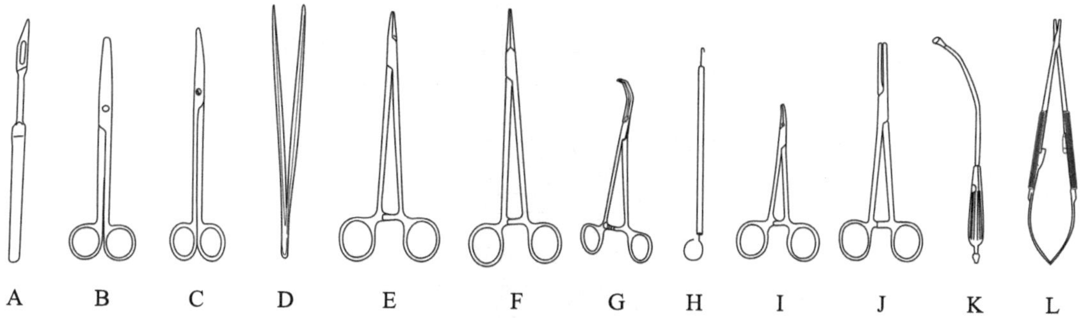

图 6-7-9　体外循环建立阶段器械

A.11 号手术刀；B.组织剪；C.解剖剪；D.无损伤镊；E.持针器；F.扁桃体止血钳；G.肺静脉钳；H.内置过线钩的细阻断管；I.弯蚊式止血钳；J.管道钳；K.吸引器头；L.弹簧持针器

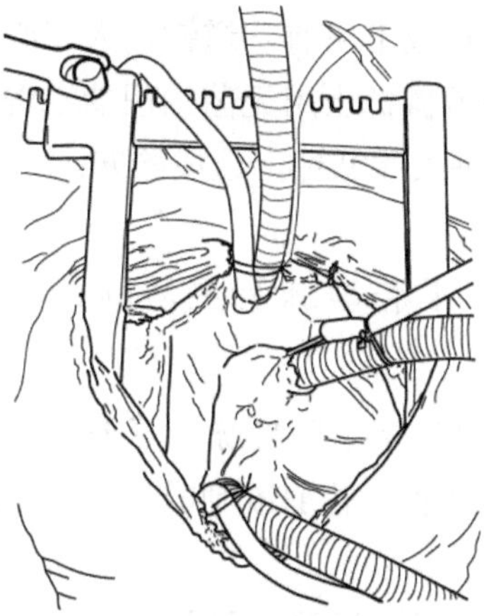

图 6-7-10　体外循环建立

3. 灌注插管

（1）插管准备：传递 3-0 涤纶线在主动脉插管下方缝灌注荷包，剪下缝针，缝线套入内置过线钩的细阻断管内，弯蚊式止血钳牵引。

（2）插管：在缝线荷包中间插入灌注针，弯蚊式止血钳收紧荷包线，1 号丝线结扎，体外循环医师用停搏液进行管道的排气，并接好动脉灌注管（图 6-7-11，图 6-7-12）。

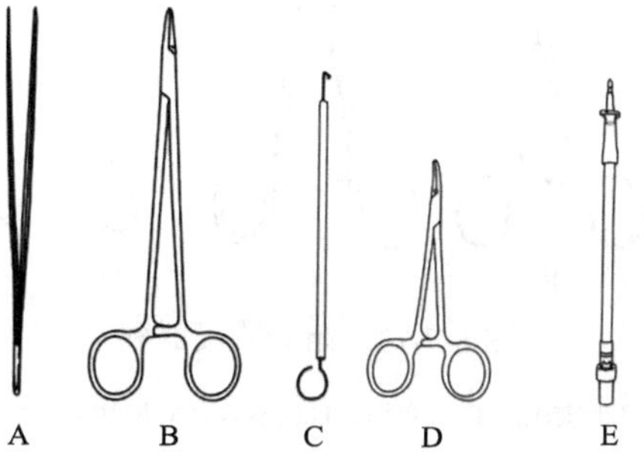

图 6-7-11　灌注阶段手术器械

A.无损伤镊；B.持针器；C.内置过线钩的细阻断管；D.弯蚊式止血钳；E.直型灌注针

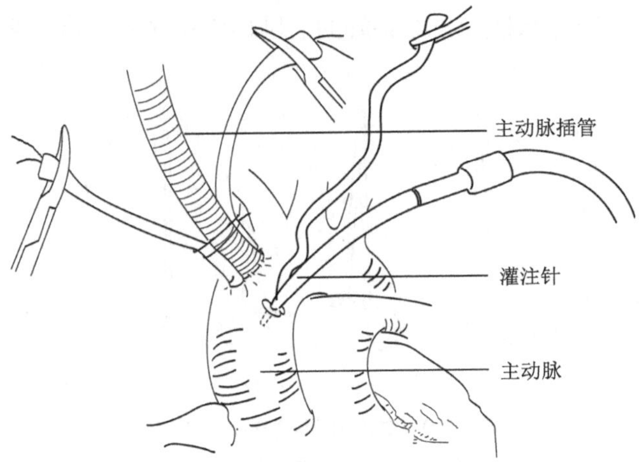

图 6-7-12　灌注插管

4. 人工心肺转流　手术医师取下所有管道钳，人工心肺转流开始，记录尿量。

5. 预防栓塞　手术医师和器械护士用无菌生理盐水洗手，检查手套有无破损，以及洗掉手套上的血痂，防止血痂进入体循环，造成栓塞。

（三）阻断上腔静脉、下腔静脉及主动脉，心脏停搏

（1）传递直角钳和电刀分别游离上腔静脉、下腔静脉，套 1 号丝线，再将丝线套入内置过线钩的粗阻断管（18 号乳胶尿管剪段制成）内，弯蚊式止血钳牵引并阻断上腔静脉、下腔静脉。

（2）动脉阻断钳阻断升主动脉，灌注心脏肌停搏液，心搏停止后继续灌注一定量的灌注液（图 6-7-13，图 6-7-14）。

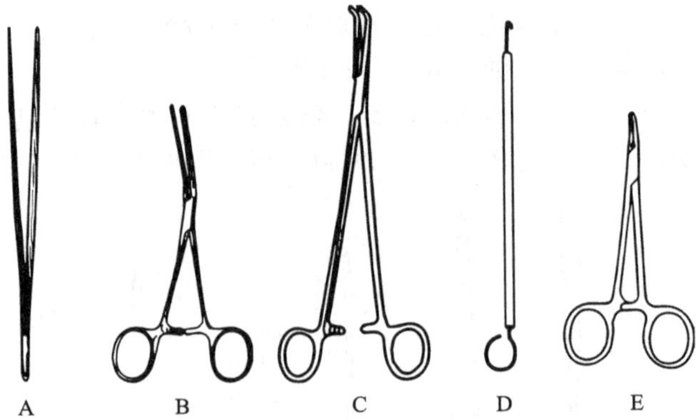

图 6-7-13　阻断阶段器械

A.无损伤镊；B.动脉阻断钳；C.直角钳；D.内置过线钩的粗阻断管；E.弯蚊式止血钳

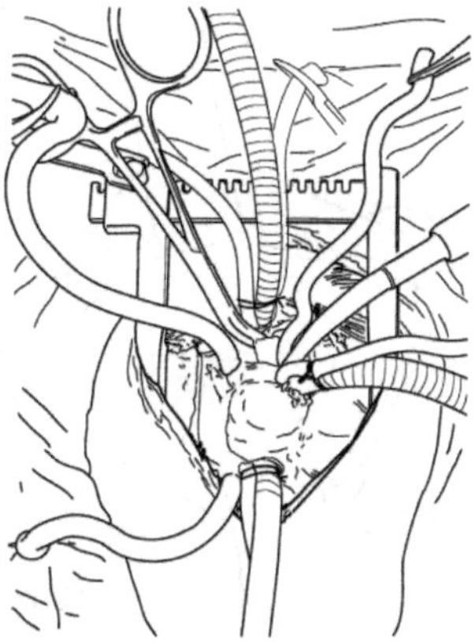

图 6-7-14　主动脉上下腔静脉阻断

（四）心肌保护的措施

（1）巡回护士将室温降至 20℃左右。
（2）体外循环医师进行血液降温，使体温降至 28～32℃。
（3）手术医师利用 4℃低温心脏停搏液行心肌灌注。
（4）心脏表面冰水或冰屑降温。

（五）三房心矫治

1. 左心入路的手术方式　对于那些年龄偏大的儿童或成人患者，隔膜以上的肺静脉流入的心房会增大，这类患者的切口通常选择在房间沟旁边的左心房侧，如二尖瓣手术时的切口，手术医师切开后选择适合的心脏拉钩显露。角度血管剪及血管剪修剪隔膜，修剪时要注意四根肺静脉的位置，尤其是左下肺静脉通常显露的不是很好。修剪隔膜要从扩大开窗开始，随着开窗的扩大，隔膜下的结构会显露出来。手术医师逐渐切除隔膜进入左侧，靠近左下肺静脉和二尖瓣。完全切除隔膜，但要注意不要损伤左心房后壁。

2. 右心入路的手术方式　对于右心房增大或者新生儿、婴儿心脏太小这三种类型的患者，通过右心房侧修剪隔膜。角度血管剪扩大卵圆孔或者小的房缺，显露隔膜。心内拉钩显露左下肺静脉和二尖瓣。手术医师完全剪除隔膜后，用弹簧持针器夹持 5-0（13mm）血管缝线或 6-0（13mm）血管缝线修补房间隔切口（图 6-7-15～图 6-7-17）。

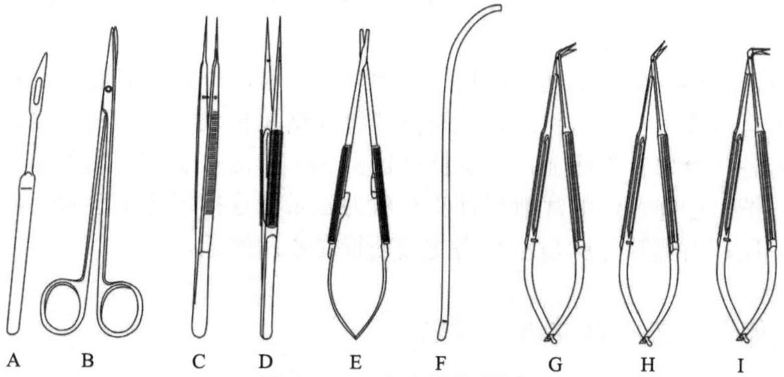

图 6-7-15　心内操作器械

A.11 号手术刀；B.血管剪；C.、D.血管镊；E.弹簧持针器；F.心脏拉钩；G.～I.角度血管剪

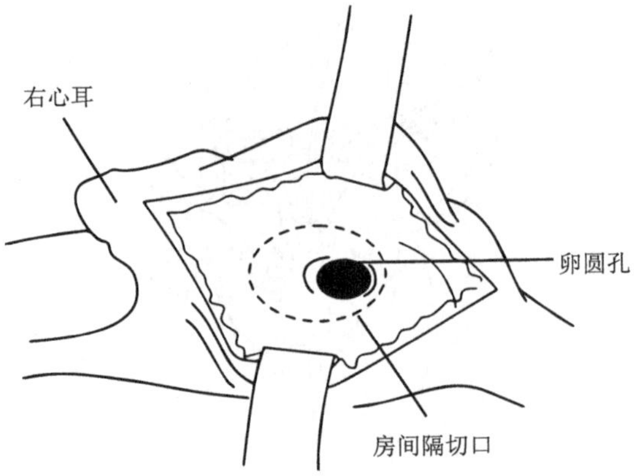

图 6-7-16　右心房切口

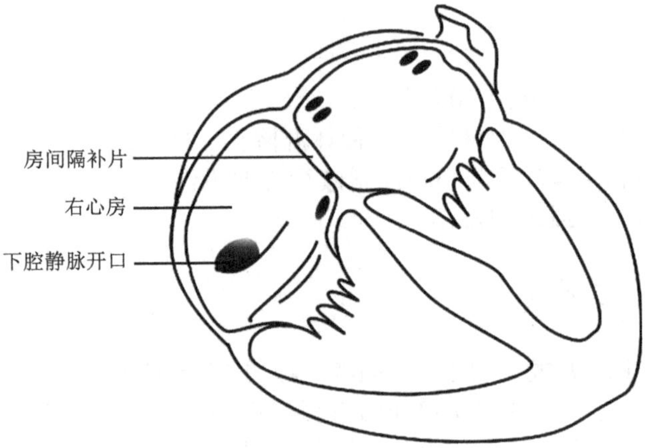

图 6-7-17　三房心矫治术后

3. 关闭心房切口　用 5-0（13mm）血管缝线或 6-0（13mm）血管缝线关闭心房切口。

（六）并行循环，恢复心脏功能

（1）巡回护士将手术床头部放低，手术医师松开阻断钳开放主动脉，主动脉根部动脉灌注管逆流排气，恢复全流量体外循环，观察心脏复跳情况及心肌颜色。连接心内除颤电极备用。

（2）同时通过体外循环辅助，恢复患者体温至正常，心脏功能逐步恢复。

（3）手术医师拔出左心房引流管，预留荷包线结扎止血，组织剪剪线。

（4）检查各吻合口有无出血，弹簧持针器夹 5-0（13mm）血管缝线备用。

（5）器械护士选择合适的注射器针头与压力延长管连接，传予手术医师在右心室前壁行肺动脉测压、右上腔静脉与左心房交接处行左心房测压。

（七）停止人工心肺转流，关胸

（1）管道钳钳闭上腔静脉、下腔静脉插管，巡回护士记录尿量并告知体外循环医师。

手术医师拔除腔静脉插管，麻醉医师中心静脉用等量鱼精蛋白中和体内的肝素。

（2）手术医师拔除主动脉插管，主动脉插管内外荷包缝线结扎，手术野充分止血。

（3）关闭切口

1）根据患者体重选择不同型号引流管 2 根，分别放置于心包及纵隔。

2）心包缝合：用 7mm×20mm 圆针、2-0/T 丝线。

3）胸骨缝合：用 1 号带针钢丝（图 6-7-18，图 6-7-19）。

4）肌层缝合

非吸收线：用 13mm×24mm 圆针、0 号丝线。

可吸收线：用圆针 2-0 可吸收线。

5）皮下缝合：用圆针 2-0 可吸收线。

6）皮肤缝合

非吸收线：用三角针 3-0 丝线。

可吸收线：用三角针 4-0 可吸收线。

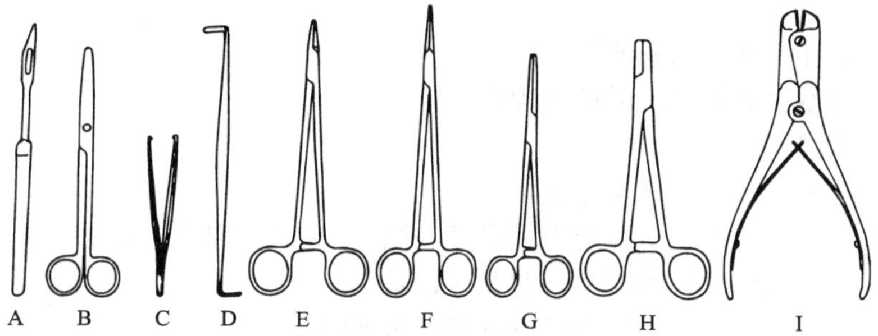

图 6-7-18　关胸阶段器械

A.11 号手术刀；B.组织剪；C.组织镊；D.肺动脉拉钩；E.持针器；F.扁桃体止血钳；G.可可钳；H.钢丝钳；I.钢丝剪

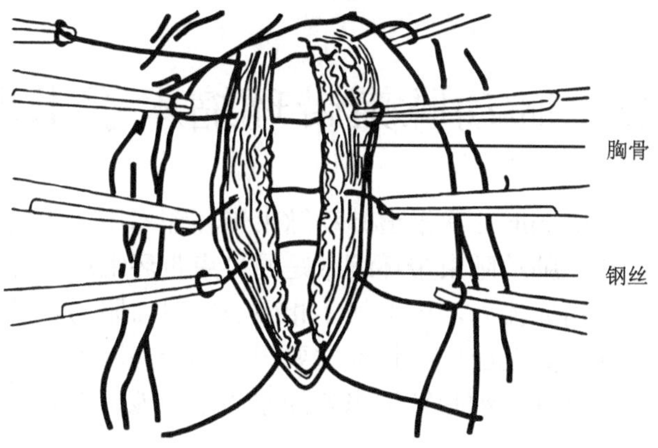

图 6-7-19　关胸

7）固定引流管：用三角针 2-0/T 丝线。

8）根据伤口的长度选择相应型号敷料，将引流管与引流器连接，并使之保持负压状态。

（八）归还器械

分类退回清洗间并登记。

五、护理特殊关注点

1. 术前关注点

（1）严格执行查对制度，特别是婴幼儿身份的识别。

（2）术前 30min～2h 首剂抗生素的使用。

（3）仪器设备检查及准备，如中心负压、高频电刀等。

（4）协助麻醉医师麻醉患者，注意观察生命体征。

2. 术中关注点

（1）根据手术进程调节室温，使用变温水毯，注意患者保暖。

（2）手术过程中注意观察变温水毯的温度，温度不能高于 38℃，以防烫伤患者。

（3）认真仔细适时清点所有用物，并做相应的记录。

（4）肝素、鱼精蛋白的正确使用（常规剂量是 3mg/kg，根据术中 ACT 随时调整用量）。

（5）血管活性药物的正确使用。

（6）密切观察生命体征、尿量及颜色。

3. 术后关注点

（1）检查各种记录的准确及完整。

（2）在条件允许的情况下，给患者穿好衣服，保护患者的隐私。

（3）检查受压部位皮肤的完整性并及时记录。

（4）观察患者生命体征，检查所有管道是否通畅。

（5）注意给患者保暖，盖好被子，由手术医师、麻醉医师送入监护室，并行详细交班。

（吕　璟）

第八节　肺动脉束带环缩术手术配合

1952 年 Muller 和 Dammann 首次报道肺动脉束带环缩术用于大的左向右分流和单心室合并肺血流增多的患儿。肺动脉束带环缩术是通过束带环缩肺动脉减少肺内血流而施行的一种手术，除减少肺内血流外，还增加了相应心室射血阻力，从而促进心室生长发育，为二次手术创造条件。其适应证：目前主要用于不合并肺动脉狭窄的单心室或三尖瓣闭锁患儿，年龄较大完全性大动脉转位患者的左心室功能训练。

一、手术用物准备

（一）常规布类

手术盆 1 个，手术衣 6 件，剖口单 1 张，桌单 4 张，治疗巾 10 张。

（二）手术器械

体外循环普通器械 1 包，体外循环血管盒（小儿）1 包，胸骨锯 1 套，胸骨牵开器 1 件。

（三）一次性用物

1. 常规用物　一次性桌单 1 张，吸引管 1 根，吸引头 1 根，电刀笔 1 个，电刀清洁片 1 张，20 号手术刀片 1 张，11 号手术刀片 1 张，手外套针 1 板，骨蜡 1 板，带显影纱布 10 张，45cm×45cm 医用粘贴膜 1 张，各型无菌粘贴敷料，冲洗器 1 个，引流管 2 根，灯柄罩 2 个，手套按需准备，1 号带针钢丝 1～2 根，压力延长管 1 根。

2. 心脏缝线　6-0（9mm）血管缝线 1 根，5-0（13mm）血管缝线 1 根。

3. 关胸缝线

（1）非吸收线：1 号丝线 2 包，2-0/T 丝线 1 包。

（2）可吸收线：圆针 0 号或 2 号可吸收线 1 根，三角针 4-0 可吸收线 1 根。

4. 特殊用物　环缩带（3～5mm 宽的人工血管带）。

二、手 术 体 位

见第六章第一节手术体位。

三、消 毒 铺 巾

见第六章第一节消毒铺巾。

四、器械护士手术配合

（一）经胸部入路，暴露心脏

1. 术前准备　器械护士和巡回护士共同清点器械、纱布、纱球、缝针、刀片等所有用物数量。固定并调试电刀笔，连接吸引器，安装灯柄罩。

2. 手术切口　是胸骨正中切口，上缘距胸骨切迹下 2～3cm，下缘至剑突下 1～2cm。

3. 切开皮肤、皮下及骨膜　备 20 号手术刀、组织镊、纱布、电刀笔。20 号手术刀切开皮肤，电刀切开皮下组织并止血。

4. 切开胸骨 器械护士调试胸骨锯于功能位，手术医师用直角钳分离胸骨切迹，可可钳夹住剑突，组织剪剪开剑突，“花生米”钝性剥离器分离胸骨与心包壁层间隙，胸骨锯从胸骨正中锯开胸骨，骨蜡止血（剪成长条状）（图 6-8-1，图 6-8-2）。

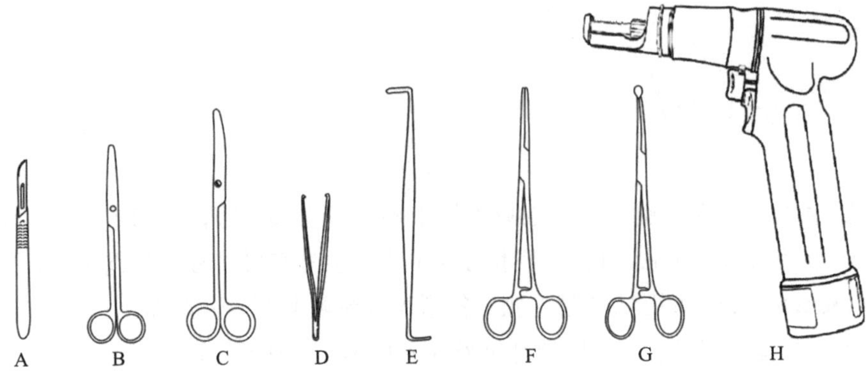

图 6-8-1 开胸阶段器械

A.20 号手术刀；B.组织剪；C.解剖剪；D.有齿镊；E.肺动脉拉钩；F.可可钳；G.“花生米”钝性剥离器；H.胸骨锯

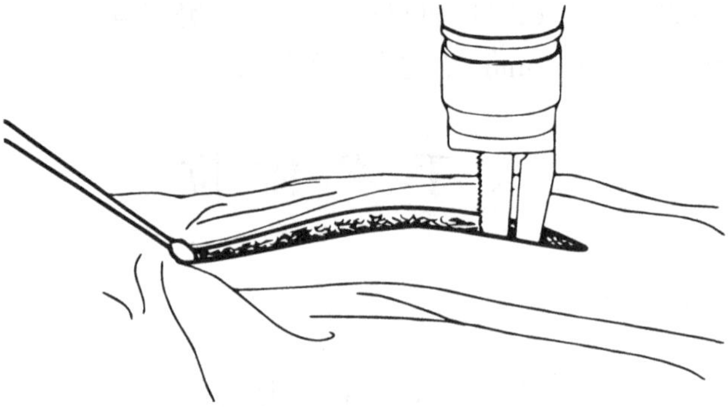

图 6-8-2 锯开胸骨

5. 切开心包，暴露心脏 电刀笔切除患者胸腺，游离心包，7mm×20mm 圆针、2-0/T 丝线牵引、悬吊心包，胸骨牵开器撑开胸骨，暴露心脏（图 6-8-3，图 6-8-4）。

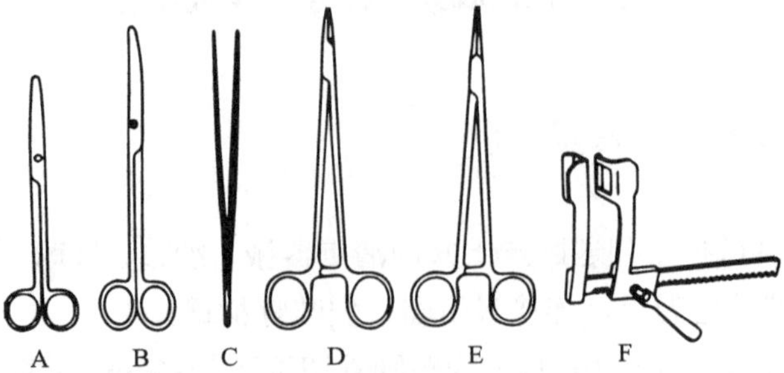

图 6-8-3 暴露心脏阶段器械

A.组织剪；B.解剖剪；C.无损伤镊；D.持针器；E.扁桃体止血钳；F.胸骨牵开器

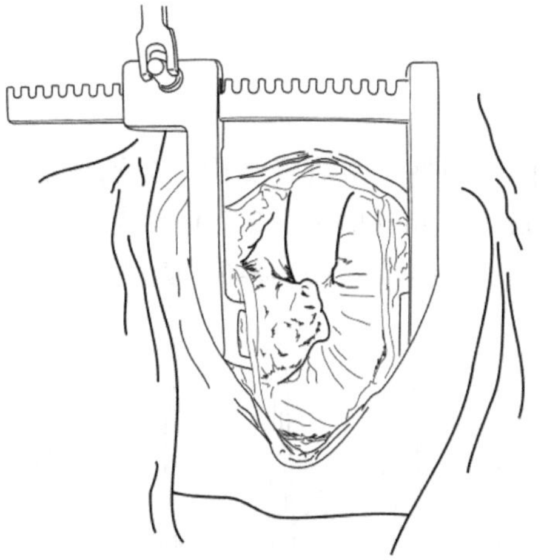

图 6-8-4　暴露心脏

（二）肺动脉环缩

（1）用电刀笔和无损伤镊充分游离肺动脉、动脉导管，10 号丝线结扎动脉导管或导管韧带，在升主动脉和主肺动脉间分离出一间隙，直角钳经横窦剥离主动脉和肺动脉间隙，弯蚊式止血钳夹住环缩带一端，将环缩带经肺动脉后壁引出并环绕肺动脉，传递 5-0（13mm）血管缝线间断缝合环缩带数针后收紧肺动脉。

（2）用 6-0（9mm）血管缝线在环缩带远端的肺动脉干上做一荷包缝合，器械护士选择合适的注射器针头与压力延长管连接将测压针头传予手术医师插入肺动脉干内。当收紧环缩带时可监测肺动脉压力，与体动脉压做比较，一旦环缩带收紧到合适程度，用 5-0（13mm）血管缝线将环缩带间断缝合数针固定于近端肺动脉上以防止环缩带移向远端而影响右肺动脉（图 6-8-5）。

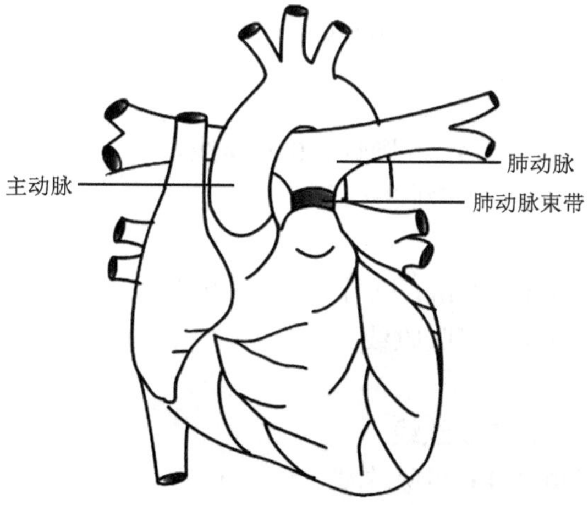

图 6-8-5　肺动脉束带

（3）手术医师拔出肺动脉上的测压针头，结扎预置的荷包线，彻底止血。

（三）关闭切口

（1）根据患者体重选择不同型号引流管 2 根，分别放置于心包及纵隔。

（2）心包缝合：用 7mm×20mm 圆针、2-0/T 丝线。

（3）胸骨缝合：用 1 号带针钢丝（图 6-8-6，图 6-8-7）。

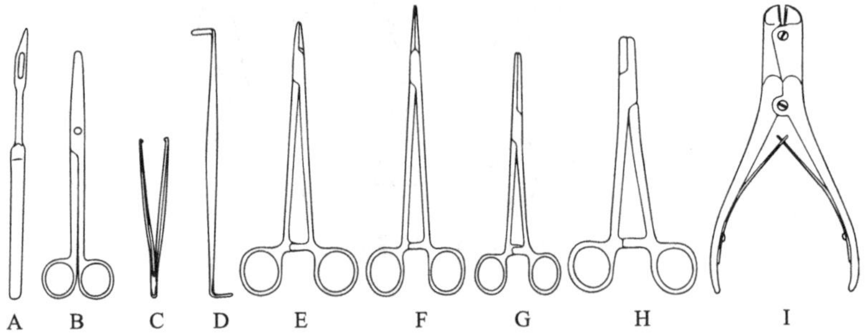

图 6-8-6 关胸阶段器械

A.11 号手术刀；B.组织剪；C.组织镊；D.肺动脉拉钩；E.持针器；F.扁桃体止血钳；G.可可钳；H.钢丝钳；I.钢丝剪

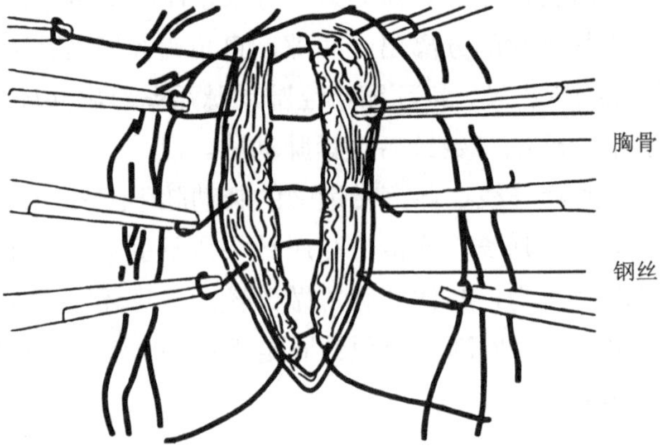

图 6-8-7 关胸

（4）肌层缝合

1）非吸收线：用 13mm×24mm 圆针、0 号丝线。

2）可吸收线：用圆针 2-0 可吸收线。

（5）皮下缝合

1）非吸收线：用 13mm×24mm 圆针、2-0/T 丝线。

2）可吸收线：用圆针 2-0 可吸收线。

（6）皮肤缝合

1）非吸收线：用三角针 3-0 丝线。

2）可吸收线：用三角针 4-0 可吸收线。

（7）固定引流管：用三角针 2-0/T 丝线。

（8）根据伤口的长度选择相应型号敷料，将引流管与引流器连接，并使之保持负压状态。

（四）归还器械

分类退回清洗间并登记。

五、护理特殊关注点

1. 术前关注点

（1）严格执行查对制度，特别是婴幼儿身份的识别。

（2）术前 30min～2h 首剂抗生素的使用。

（3）仪器设备检查及准备，如中心负压、高频电刀等。

（4）协助麻醉手术医师麻醉患者，注意观察生命体征。

（5）室温 22～24℃，准备变温水毯，在患者未进入手术间之前暖被盖和棉垫，给患者做好保暖。

2. 术中关注点

（1）手术过程中注意观察变温水毯的温度，温度不能高于 38℃，以防烫伤患者。

（2）管理好手术间，严格执行无菌操作，预防感染。

（3）密切配合麻醉医师观察患者生命体征，观察尿量。

（4）保护受压部位，预防压疮。

3. 术后关注点

（1）保证各种管道的通畅，避免在搬运过程中通道堵塞、脱出。

（2）注意给患者保暖。

（徐　莉）

第九节　肺静脉异位引流矫治术手术配合

肺静脉异位引流是一种少见的先天性心脏病，其解剖特征为异位肺静脉不与左心房直接连接，而是通过各种异位路径，包括经过体循环静脉系统回流至右心房（如上腔静脉、冠状静脉窦和下腔静脉及其分支等）或直接连接于右心房，其可分为部分性肺静脉异位引流（partial anomalous pulmonary venous connection，PAPVC）和完全性肺静脉异位引流（total anomalous pulmonary venous connection，TAPVC）两种类型。

PAPVC 多数合并房间隔缺损（atrioventricular septal defect，ASD），少数合并复杂心内畸形，单独存在者少见，特别是只有一支肺静脉异位引流。肺体循环流量之比＜1.5:1 的患者，可不进行手术治疗。分流量比较大的 PAPVC 合并 ASD 的患者，特别是婴儿常有反复的肺部感染和充血性心力衰竭，经内科治疗不能改善者，也可以手术治疗（图 6-9-1）。

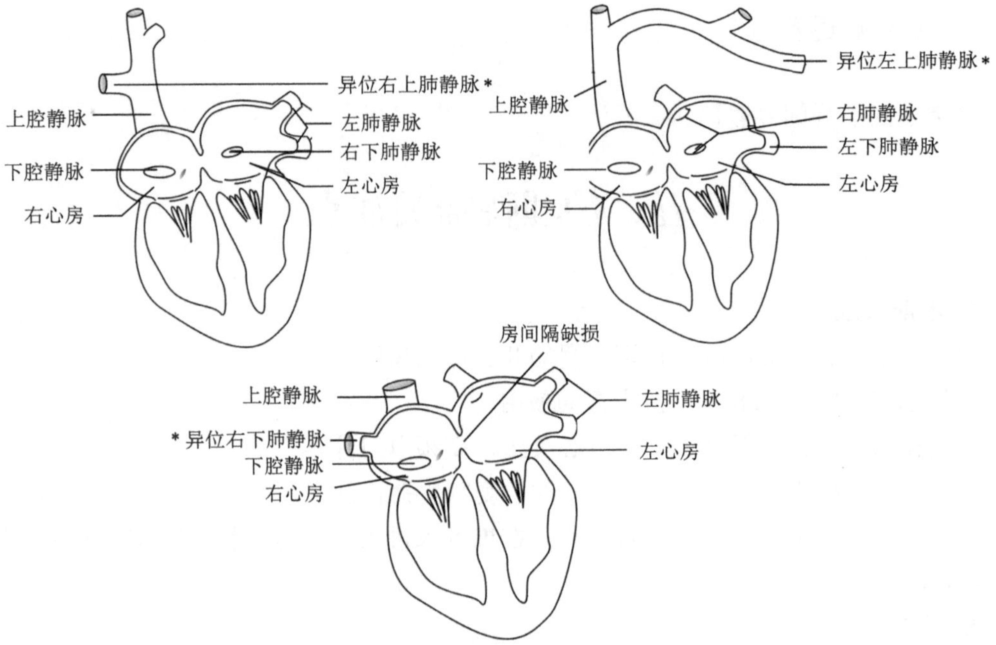

图 6-9-1　PAPVC 病理解剖

TAPVC 是一种罕见的先天性心脏畸形，它仅占出生婴儿先天性心脏病发病率的 1.5%～3%，男女比例约为 2∶1，可分为心上型、心内型、心下型（图 6-9-2）。

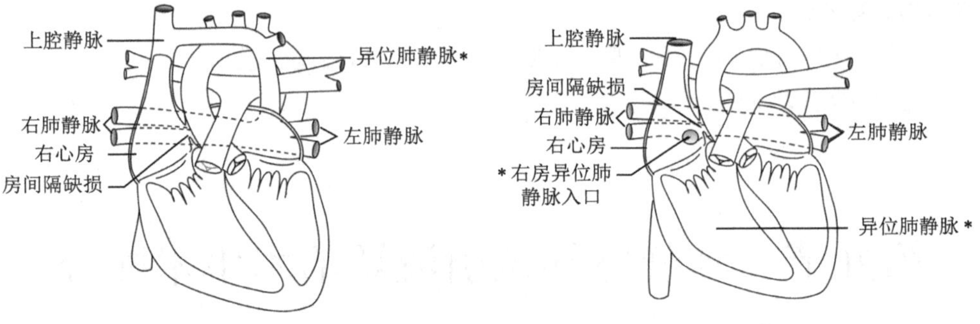

A　　B

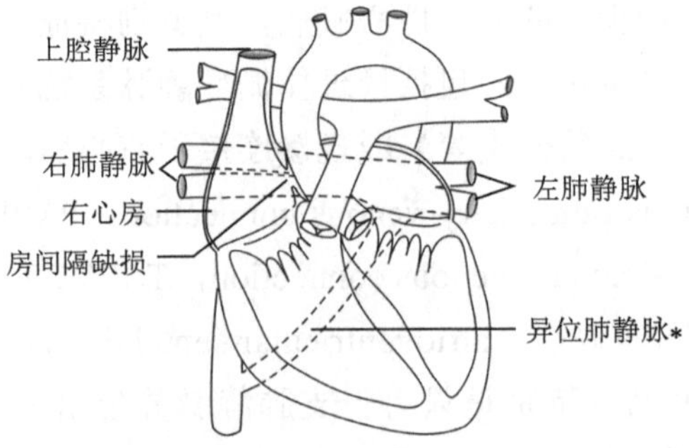

C

图 6-9-2　TAPVC 病理解剖

A.心上型；B.心内型；C.心下型

TAPVC 的所有肺静脉直接引入右心房或与右心房的静脉异位连接而间接引入右心房，其患者主要靠右心房之间的交通维持生存，如不治疗，80%在一岁内死亡。

一、手术用物准备

（一）常规布类

手术盆 1 个，手术衣 6 件，桌单 4 张，剖口单 1 张，治疗巾 20 张。

（二）手术器械

体外循环普通器械 1 包，体外循环血管盒（小儿）1 包，胸骨锯 1 套，胸骨牵开器 1 个，显微特殊器械 1 包。

（三）一次性用物

1. 常规物品　一次性桌单 1 张，20 号手术刀片 1 张，11 号手术刀片 1 张，带显影纱布 10～20 张，电刀笔 1 个，电刀清洁片 1 张，灯柄罩 2 个，冲洗器 1 个，手外套针 1 板，2-0/T 丝线 2 包，0 号丝线 1 包，1 号丝线 1 包，骨蜡 1 板，手套按需准备，10ml 注射器 1 副，12 号硅胶尿管 2 根，18 号乳胶尿管 1 根，8 号乳胶尿管 1 根，各型引流管，45cm×45cm 医用粘贴膜 1 张，1 号带针钢丝 2 根，各型无菌粘贴敷料，压力延长管 1 根。

2. 插管缝线　3-0 涤纶线 4 根，4-0（13mm）血管缝线 2 根。

3. 心内缝线　5-0（13mm）血管缝线，6-0（13mm）血管缝线，6-0（9mm）血管缝线。

4. 关胸缝线

（1）非吸收线：3-0 丝线 1 包，2-0/T 丝线 1 包，0 号丝线 1 包，1 号丝线 1 包。

（2）可吸收线：圆针 2-0 可吸收线 1 根，三角针 4-0 可吸收线 1 根。

5. 体外循环用物（以体重小于 10kg 为例）　8～12Fr 主动脉插管 1 根，12～14Fr 上腔静脉插管 1 根，14～16Fr 下腔静脉插管 1 根，心内吸引管道 3 套，心内吸引头 1 根，动脉灌注管 1 根，灌注针 1 根。

二、手 术 体 位

见第六章第一节手术体位。

三、消 毒 铺 巾

见第六章第一节消毒铺巾。

四、器械护士手术配合

（一）开胸

1. 术前准备 器械护士和巡回护士共同清点器械、纱布、纱球、缝针、刀片等所有用物数量。固定并调试电刀笔，连接吸引器，安装灯柄罩，用组织钳将连接好的心内吸引管、动脉灌注管固定于合适的位置。

2. 手术切口 是胸骨正中切口，上缘距胸骨切迹下 2～3cm，下缘至剑突下 2～3cm。

3. 切开皮肤、皮下及骨膜 备 20 号手术刀、组织镊、纱布、电刀笔。

4. 切开胸骨 器械护士调试胸骨锯于功能位，手术医师用直角钳分离胸骨切迹，可可钳夹住剑突，组织剪剪开剑突，“花生米”钝性剥离器分离胸骨与心包壁层间隙，胸骨锯从胸骨正中锯开胸骨，骨蜡止血（剪成长条状）（图 6-9-3，图 6-9-4）。

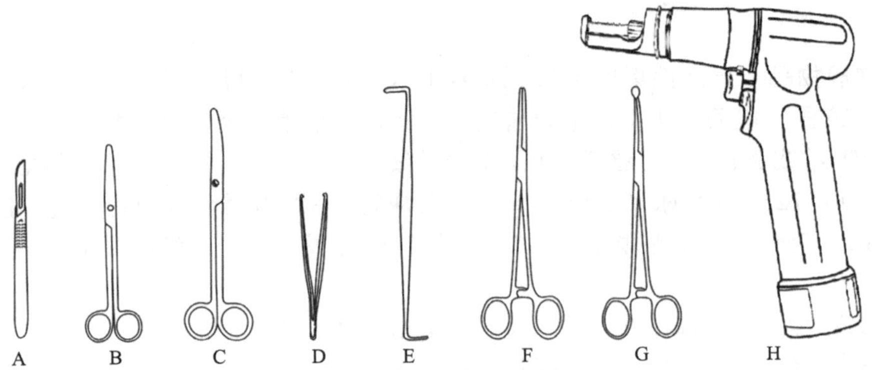

图 6-9-3 开胸阶段器械

A.20 号手术刀；B.组织剪；C.解剖剪；D.有齿镊；E.肺动脉拉钩；F.可可钳；G.“花生米”钝性剥离器；H.胸骨锯

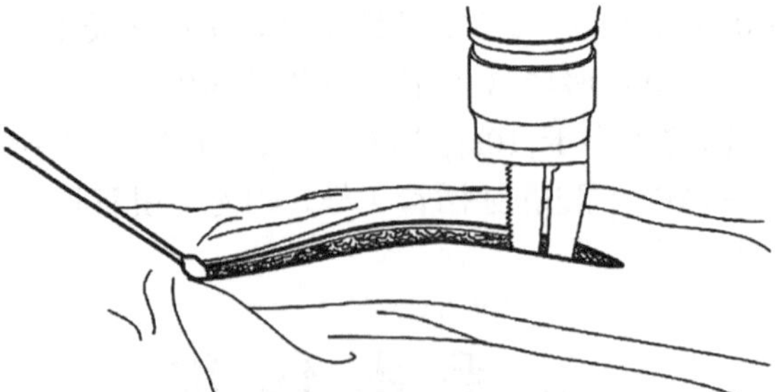

图 6-9-4 切开胸骨

5. 切开心包，暴露心脏 以无名静脉为水平，传递电刀笔切除患者胸腺，游离心包，解剖剪取部分心包，传递 7mm×20mm 圆针、2-0/T 丝线牵引、悬吊心包，传递胸骨牵开器撑开胸骨，暴露心脏（图 6-9-5，图 6-9-6）。

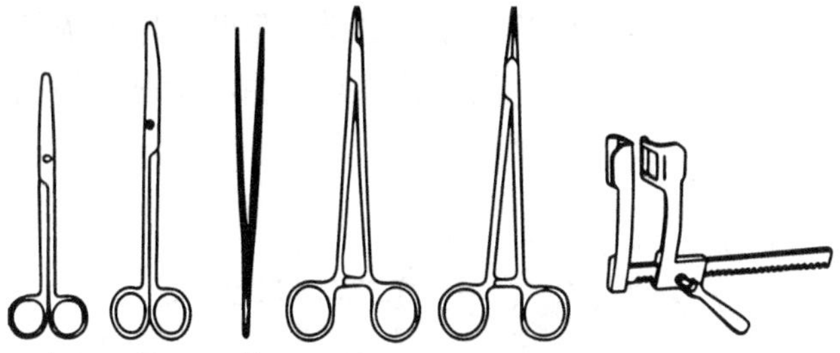

图 6-9-5　暴露心脏阶段器械

A.组织剪；B.解剖剪；C.无损伤镊；D.持针器；E.扁桃体止血钳；F.胸骨牵开器

6. 固定心包　器械护士用 10ml 注射器抽取 2%戊二醛 5ml，将取下的自体心包在弯盘内铺平并展开成手术医师需要的形状，用戊二醛固定 5～10min 后，放入盛有常温无菌生理盐水的容器中，摆动清洗 2min，同法清洗 3 次后放于生理盐水中备用。台上清洗液统一倒入手术盆传递给巡回护士，送出手术间按化学废液统一处理，避免手术环境再污染。

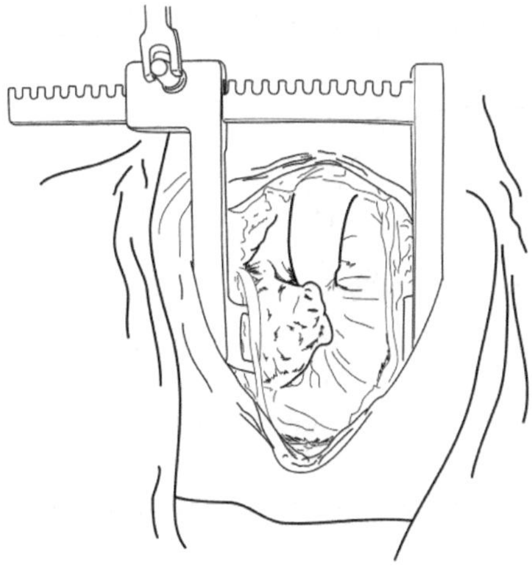

图 6-9-6　暴露心脏

（二）建立体外循环（以体重小于 10kg 患者为例）

1. 主动脉插管

（1）插管准备：在远离主-肺动脉窗较远处升主动脉远端用 3-0 涤纶线双针分别缝合主动脉插管的内外荷包，剪下缝针，缝线分别套入内置过线钩的细阻断管（12 号硅胶尿管剪段制成）内，弯蚊式止血钳牵引，备 12Fr 主动脉插管并检查接头是否完好。

（2）插管：解剖剪分离荷包缝线内的主动脉外膜，用 11 号手术刀切出与插管口径相适宜的切口，插入主动脉插管，弯蚊式止血钳收紧荷包线，1 号丝线结扎管道和荷包线阻断管。

（3）主动脉插管与心肺转流动脉管连接：管道钳阻断心肺转流管，组织剪剪断心肺转流管，主动脉插管与转流管动脉端连接，传递组织钳将动脉管道固定于头架的无菌单上（图 6-9-7）。

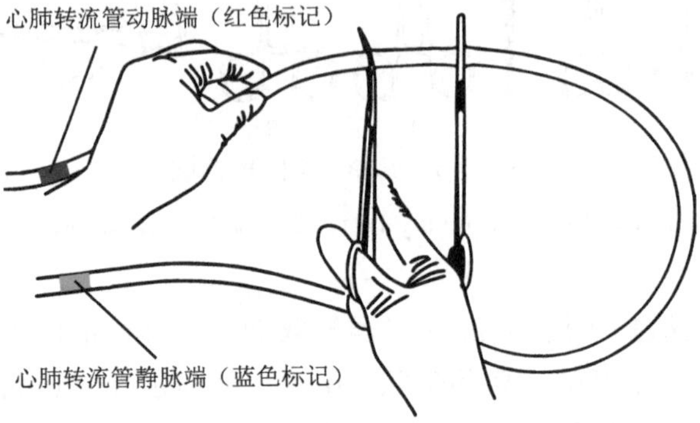

图 6-9-7　心肺转流管动脉连接准备

2. 上腔静脉、下腔静脉插管

（1）转流管静脉端连接 Y 形分叉接头，连接延长转流管后接上直型接头备用（图 6-9-8）。

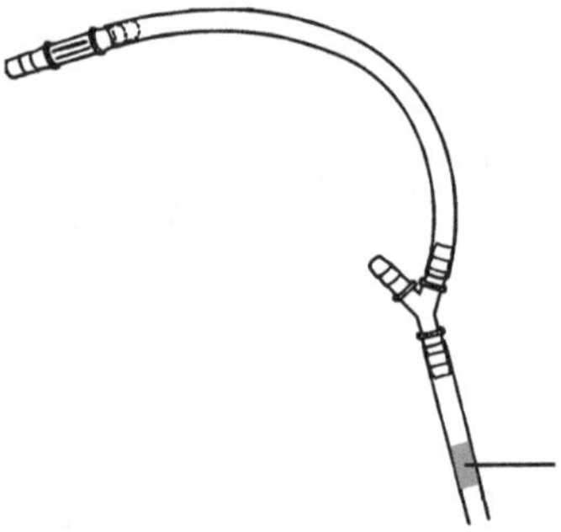

图 6-9-8　心肺转流管静脉连接准备

（2）上腔静脉插管：肺静脉钳夹住右心耳尖部，弹簧持针器夹 4-0（13mm）血管缝线缝荷包，剪下缝针，缝线套入内置过线钩的细阻断管内，弯蚊式止血钳牵引。剪去部分心耳尖、分离心耳组织后，插入上腔静脉插管，弯蚊式止血钳收紧荷包线，1 号丝线结扎。

（3）下腔静脉插管：传递弹簧持针器夹 4-0（13mm）血管缝线在右心房前壁缝另一荷包，剪下缝针，缝线套入内置过线钩的细阻断管内，用 11 号手术刀做小切口，扁桃体止血钳将小切口撑开，插入下腔静脉插管，弯蚊式止血钳收紧荷包线，1 号丝线结扎。

（4）安置左心房引流：传递弹簧持针器夹 4-0（13mm）血管缝线在右上肺静脉上缝荷包，剪下缝针，缝线套入内置过线钩的细阻断管内，弯蚊式止血钳牵引。用 11 号手术刀在荷包中做一小切口，扁桃体止血钳扩大切口后插入心内吸引管，弯蚊式止血钳收紧荷包并告知体外循环医师。

（5）上腔静脉、下腔静脉插管与准备好的心肺转流静脉管连接（图 6-9-9，图 6-9-10）。

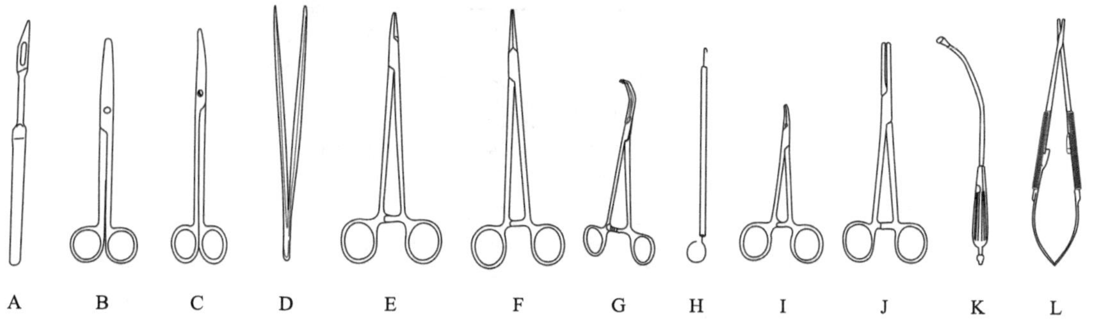

图 6-9-9　体外循环建立阶段器械

A.11 号手术刀；B.组织剪；C.解剖剪；D.无损伤镊；E.持针器；F.扁桃体止血钳；G.肺静脉钳；H.内置过线钩的细阻断管；I.弯蚊式止血钳；J.管道钳；K.吸引器头；L 弹簧持针器

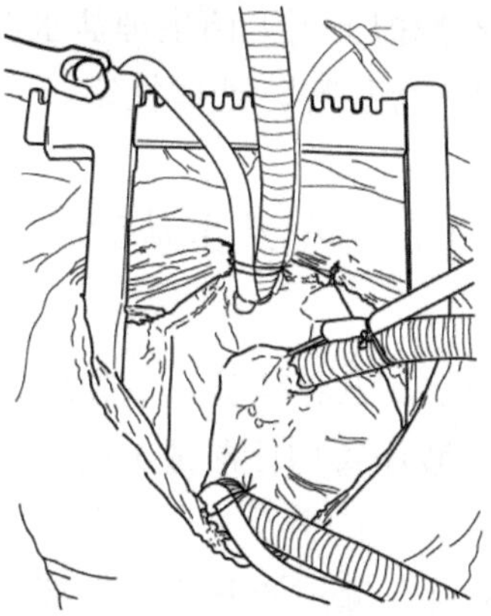

图 6-9-10　体外循环建立

3. 灌注插管

（1）插管准备：传递 3-0 涤纶线在主动脉插管下方缝灌注荷包，剪下缝针，缝线套入内置过线钩的细阻断管内，弯蚊式止血钳牵引。

（2）插管：在缝线荷包中间插入灌注针，弯蚊式止血钳收紧荷包线，1 号丝线结扎，体外循环医师用停搏液进行管道的排气，并接好动脉灌注管（图 6-9-11，图 6-9-12）。

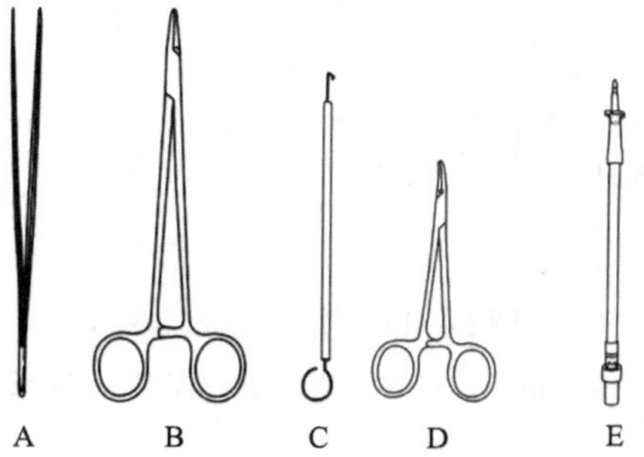

图 6-9-11　灌注阶段手术器械

A.无损伤镊；B.持针器；C.内置过线钩的细阻断管；D.弯蚊式止血钳；E.直型灌注针

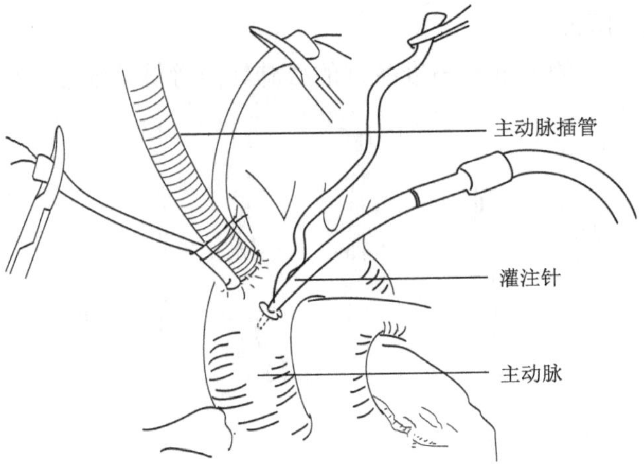

图 6-9-12　灌注插管

4. 人工心肺转流　手术医师取下所有管道钳，人工心肺转流开始，记录尿量。

5. 预防栓塞　手术医师和器械护士用无菌生理盐水洗手，检查手套有无破损，以及洗掉手套上的血痂，防止血痂进入体循环，造成栓塞。

（三）阻断上腔静脉、下腔静脉及主动脉，心脏停搏

（1）传递直角钳和电刀分别游离上腔静脉、下腔静脉，套 1 号丝线，再将丝线套入内置过线钩的粗阻断管（18 号乳胶尿管剪段制成）内，弯蚊式止血钳牵引并阻断上腔静脉、下腔静脉。

（2）动脉阻断钳阻断升主动脉，灌注心脏肌停搏液，心脏停搏后仍需灌注一定的灌注量（图 6-9-13，图 6-9-14）。

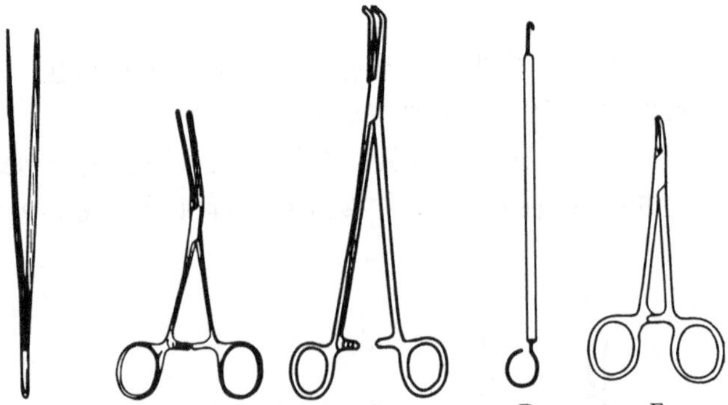

图 6-9-13　阻断阶段器械

A.无损伤镊；B.动脉阻断钳；C.直角钳；D.内置过线钩的粗阻断管；E.弯蚊式止血钳

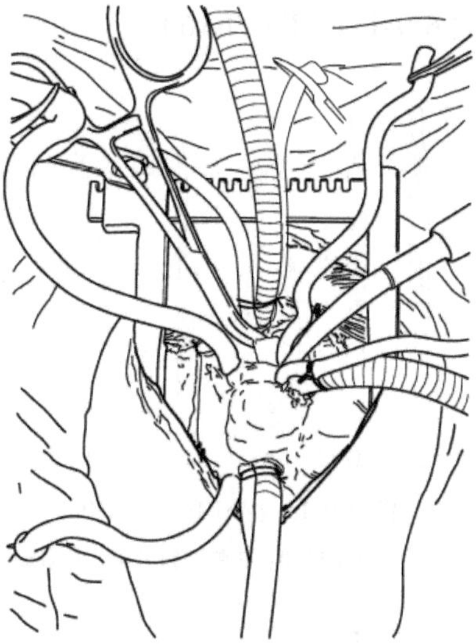

图 6-9-14　主动脉上下腔静脉阻断

（四）心肌保护的措施

（1）巡回护士将室温降至 20℃左右。

（2）体外循环医师进行血液降温，使体温降至 28～32℃。

（3）手术医师利用 4℃低温心脏停搏液行心肌灌注。

（4）心脏表面冰水或冰屑降温。

（五）完全性肺静脉异位引流矫治

1. 心上型完全性肺静脉异位连接的修复（肺总静脉与左垂直静脉异位连接）

（1）11 号手术刀在左肺静脉上缘向头侧纵行切心房，解剖剪游离静脉并用 3-0 涤纶线悬吊，剪去缝针，弯蚊式止血钳固定，选择合适的心脏拉钩将心脏向左侧牵引，显露房间沟。11 号手术刀切开房间沟，可见右肺上静脉、下静脉连接至肺总静脉。

（2）肺静脉钳钳夹左心耳，1 号丝线结扎左心耳，可使左心房后壁展平，防止心耳内翻影响吻合。

（3）11 号手术刀做右心房切口，切断界嵴，经房间隔缺损外缘到左心耳后壁，直达左心耳根部，11 号手术刀切开肺总静脉。

（4）用 3-0 涤纶线在左心耳和肺总静脉切口边缘悬吊做牵引线，弯蚊式止血钳固定，用 6-0（13mm）血管缝线做左心房切口和肺总静脉切口侧侧吻合。如吻合口不够大，可将肺总静脉切口用血管剪向右侧延伸，用 6-0（13mm）血管缝线将固定好的心包补片扩大肺总静脉干后与左心房吻合。

（5）用 5-0（13mm）血管缝线缝合房间隔缺损；5-0（13mm）血管缝线或 6-0（13mm）

血管缝线缝合右心房切口（图 6-9-15，图 6-9-16）。

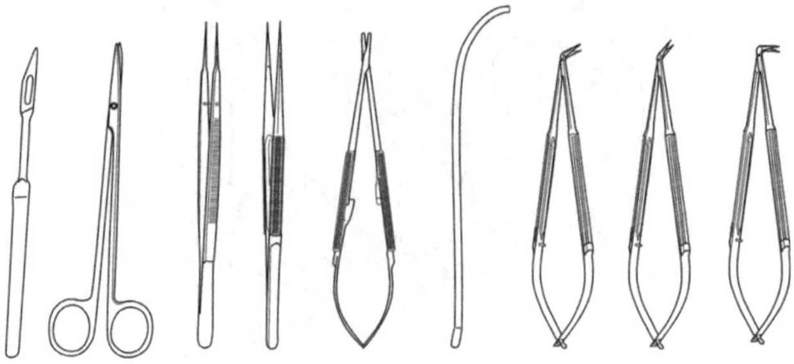

图 6-9-15 心内操作器械

A.11 号手术刀；B.血管剪；C.、D.血管镊；E.弹簧持针器；F.心脏拉钩；G.～I.角度血管剪

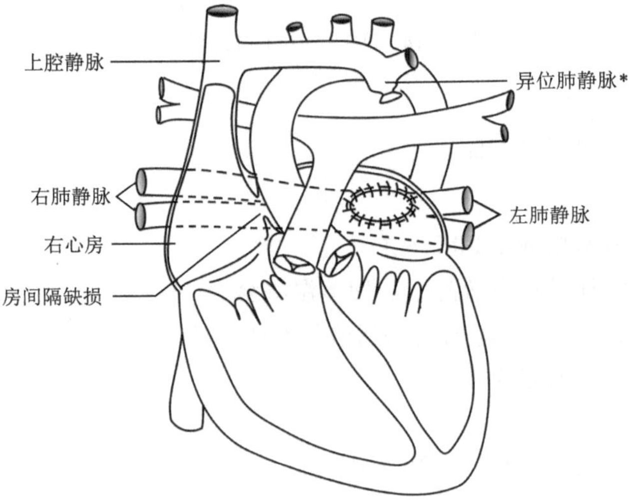

图 6-9-16 心上型 TAPVC 矫治术后

2. 心内型完全性肺静脉异位连接修复

（1）肺总静脉与冠状静脉窦异位连接修复：①经房间沟切口，显露房间隔缺损和扩大的冠状静脉窦开口，切开冠状静脉窦与左心房后壁的间隔，传递解剖剪和无损伤镊切除部分房间隔组织。②组织剪修剪补片成椭圆形覆盖冠状静脉窦开口和房间隔缺损，传递弹簧持针器夹 6-0（13mm）血管缝线和无损伤镊做连续缝合。5-0（13mm）血管缝线缝合右心房切口。

（2）肺总静脉与右心房异位连接修复：①11 号手术刀切开右心房探查卵圆孔或房间隔与肺总静脉开口，解剖剪除去它们之间的房间隔组织。②传递弹簧持针器夹 6-0（13mm）血管缝线和无损伤镊将切除的断面连续缝合。③递解剖剪和无损伤镊扩大房间隔缺损。④用组织剪将固定好的自体心包补片或涤纶补片修剪为适当的椭圆形补片，覆盖房间隔缺损和肺总静脉开口，5-0（13mm）血管缝线做连续缝合，形成房内隧道。5-0（13mm）血管缝线缝合右心房切口。

3. 心下型完全性肺静脉异位连接修复

（1）盐水纱布垫于心脏下将心脏向上方抬起，心脏拉钩显露在其后方的肺总静脉和下降的垂直静脉，两者可呈“Y”字形和“T”字形的关系。

（2）用血管剪在肺总静脉切口向两侧延伸至左侧肺静脉、右侧肺静脉。

（3）用 5-0（13mm）血管缝线或 6-0（13mm）血管缝线在肺总静脉切口和左心房后壁做连续缝合。

（4）手术医师取出盐水纱布将心脏恢复原位，经右心房切口修复房间隔缺损。

（六）并行循环，恢复心脏功能

（1）巡回护士将手术床头部放低，手术医师松开阻断钳开放主动脉，主动脉根部动脉灌注管逆流排气，恢复全流量体外循环，观察心脏复跳情况及心肌颜色。连接心内除颤电极备用。

（2）同时通过体外循环辅助，恢复患者体温至正常，心脏功能逐步恢复。

（3）手术医师拔出左心房引流管，预留荷包线结扎止血，组织剪剪线。

（4）检查各吻合口有无出血，弹簧持针器夹 5-0（13mm）血管缝线或 6-0（13mm）血管缝线备用。

（5）器械护士选择合适的注射器针头与压力延长管连接，传予手术医师在右心室前壁行肺动脉测压、右上腔静脉与左心房交接处行左心房测压。

（七）停止人工心肺转流，关胸

（1）管道钳钳闭上腔静脉、下腔静脉插管，巡回护士记录尿量并告知体外循环医师。手术医师拔除腔静脉插管，麻醉医师中心静脉用等量鱼精蛋白中和体内的肝素。

（2）手术医师拔除主动脉插管，主动脉插管内外荷包缝线结扎，手术野充分止血。

（3）关闭切口

1）根据患者体重选择不同型号引流管 2 根，分别放置于心包及纵隔。

2）心包缝合：用 7mm×20mm 圆针、2-0/T 丝线。

3）胸骨缝合：用 1 号带针钢丝（图 6-9-17，图 6-9-18）。

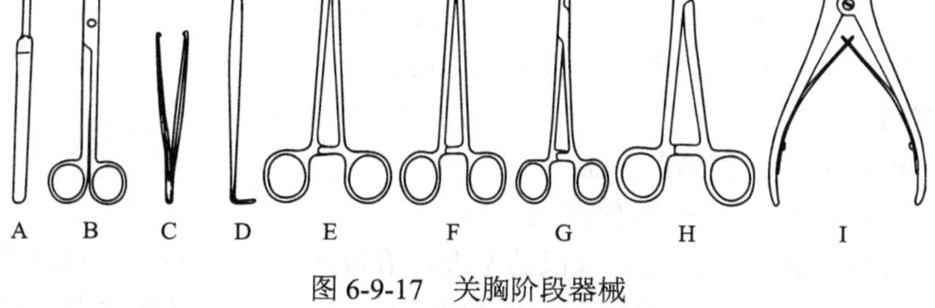

图 6-9-17 关胸阶段器械

A.11 号手术刀；B.组织剪；C.组织镊；D.肺动脉拉钩；E.持针器；F.扁桃体止血钳；G.可可钳；H.钢丝钳；I.钢丝剪

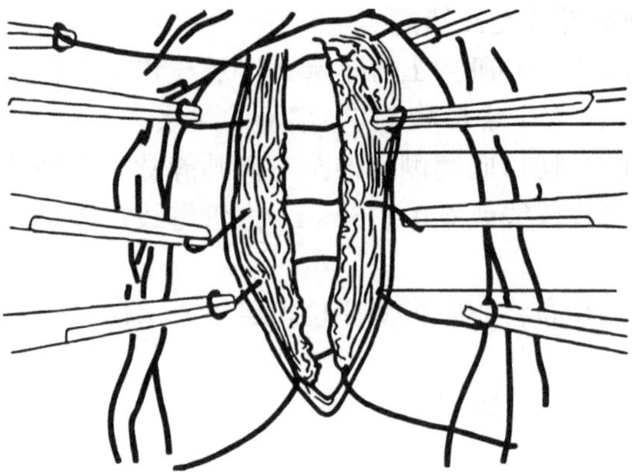

图 6-9-18 关胸

4）肌层缝合

非吸收线：用 13mm×24mm 圆针、0 号丝线。

可吸收线：用圆针 2-0 可吸收线。

5）皮下缝合：用圆针 2-0 可吸收线。

6）皮肤缝合

非吸收线：用三角针 3-0 丝线。

可吸收线：用三角针 4-0 可吸收线。

7）固定引流管：用三角针 2-0/T 丝线。

8）根据伤口的长度选择相应型号敷料，将引流管与引流器连接，并使之保持负压状态。

（八）归还器械

分类退回清洗间并登记。

五、护理特殊关注点

1. 术前关注点

（1）严格执行查对制度，特别是婴幼儿身份的识别。

（2）术前 30min～2h 首剂抗生素的使用。

（3）仪器设备检查及准备，如中心负压、高频电刀等。

（4）协助麻醉医师麻醉患者，注意观察生命体征。

2. 术中关注点

（1）术中根据手术进程调节室温。

（2）使用变温水毯，注意患者保暖。

（3）手术过程中注意观察变温水毯的温度，温度不能高于 38℃，以防烫伤患者。

（4）肝素、鱼精蛋白的正确使用（常规剂量是 3mg/kg，根据术中 ACT 随时调整用量）。

（5）血管活性药物的正确使用。

（6）密切观察生命体征、尿量及颜色。

3. 术后关注点

（1）检查各种记录的准确及完整性。

（2）观察患儿生命体征，检查所有管路是否通畅。

（3）检查受压部位的完整性并及时记录。

（4）观察患者体温，注意给其保暖，手术医师、麻醉医师送患者入胸部外科重症加强护理病房（intensive care unit，ICU），并行详细交班。

（吕　璟）

第十节　肺动脉瓣狭窄矫治术手术配合

肺动脉瓣狭窄一般是指室间隔完整、肺动脉瓣口狭窄的先天性心脏畸形。正常的肺动脉瓣由前瓣、左瓣、右瓣三个薄而柔韧的半月型瓣叶组成，肺动脉瓣病变时，常伴有瓣叶增厚、交界融合、瓣叶开放受限，也可出现瓣环缩小。

肺动脉瓣轻度狭窄者动态观察，可以暂不治疗；中度以上的狭窄直接测压，肺动脉跨瓣压≥40mmHg 者则应选择经皮球囊肺动脉瓣成形术或外科手术矫治（图 6-10-1）。

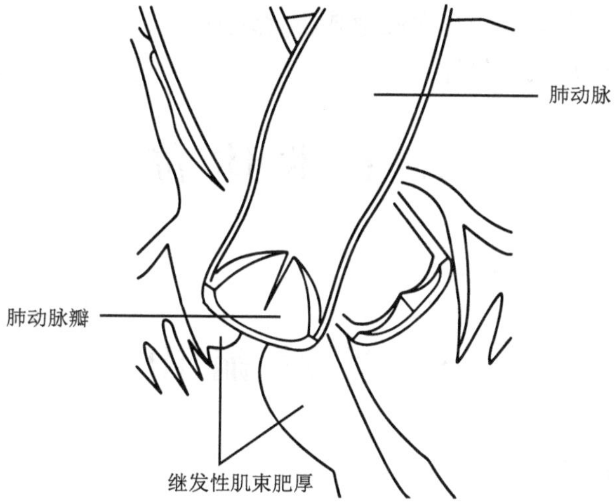

图 6-10-1　肺动脉瓣狭窄

一、手术用物准备

（一）常规布类

手术盆 1 个，手术衣 8 件，剖口单 1 张，桌单 6 张，治疗巾 10 张。

（二）手术器械

体外循环普通器械 1 包，体外循环血管盒（小儿）1 包，胸骨锯 1 套，胸骨牵开器 1 件，肺动脉探条 1 包，显微特殊器械 1 包。

（三）一次性用物

1. 常规物品 吸引管 1 根，吸引头 1 根，电刀笔 1 个，电刀清洁片 1 张，剖腹套针或手外套针 1 板，骨蜡 1 板，带显影纱布 10~20 张，60cm×50cm 医用粘贴膜 1 张，冲洗器 1 个，18 号乳胶尿管 1 根，12 号硅胶尿管 2 根，引流管 2 根，直型灌注针 1 根，灯柄罩 2 个，手套按需准备，1 号带针钢丝 2~3 根，双公头测压管。

2. 插管缝线 3-0 涤纶线 4 根，4-0（13mm）血管缝线 2 根。

3. 心内缝线 5-0（17mm）血管缝线 1 根。

4. 关胸缝线

（1）非吸收线：0 号丝线 1 包，3-0 丝线 1 包，2-0/T 丝线 1 包，0 号丝线 1 包。

（2）可吸收线：圆针 2-0 可吸收线 1 根，三角针 4-0 可吸收线 1 根。

5. 体外循环用物 各型动脉插管，各型腔静脉插管，心内吸引管道 2 套，心内吸引头 1 根，动脉灌注管 1 根，7 号一次性静脉注射针头。

6. 特殊用物 涤纶片或心包片。

二、手术体位

见第六章第一节手术体位。

三、消毒铺巾

见第六章第一节消毒铺巾。

四、器械护士手术配合

（一）开胸

1. 术前准备 器械护士和巡回护士共同清点器械、纱布、纱球、缝针、刀片等所有用物数量。固定并调试电刀笔，连接吸引器，安装灯柄罩，用组织钳将连接好的心内吸引管、动脉灌注管固定于合适的位置。

2. 手术切口　是胸骨正中切口，上缘距胸骨切迹下 2～3cm，下缘至剑突下 2～3cm。

3. 切开皮肤、皮下及骨膜　备 20 号手术刀、组织镊、纱布、电刀笔。

4. 切开胸骨　器械护士调试胸骨锯于功能位，手术医师用直角钳分离胸骨切迹，可可钳夹住剑突，组织剪剪开剑突，“花生米”钝性剥离器分离胸骨与心包壁层间隙，胸骨锯从胸骨正中锯开胸骨，骨蜡止血（剪成长条状）（图 6-10-2，图 6-10-3）。

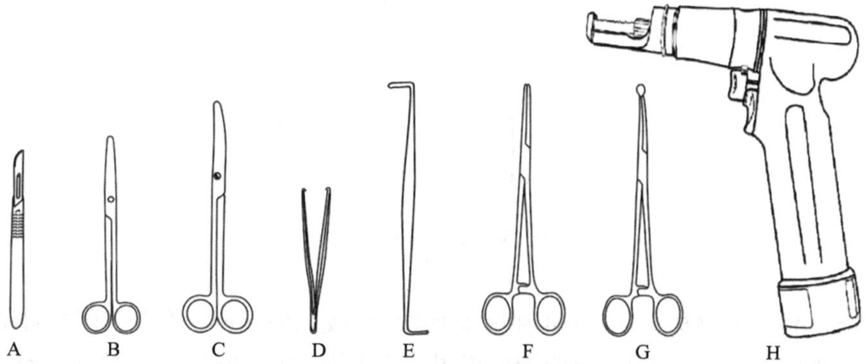

图 6-10-2　开胸阶段器械

A.20 号手术刀；B.组织剪；C.解剖剪；D.有齿镊；E.肺动脉拉钩；F.可可钳；G.“花生米”钝性剥离器；H.胸骨锯

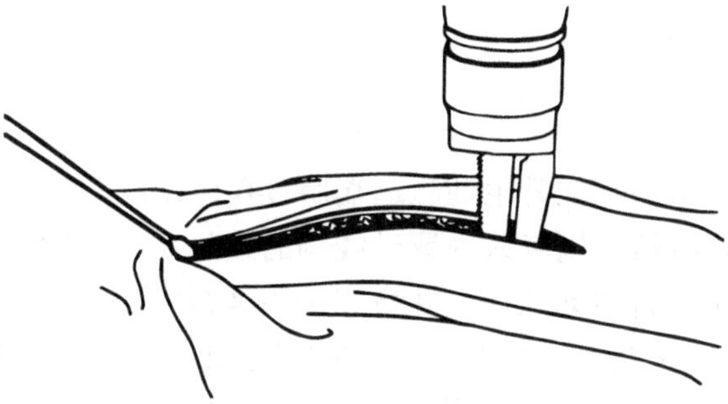

图 6-10-3　切开胸骨

5. 切开心包，暴露心脏　电刀笔切开心包，解剖剪剪取合适大小心包备用，7mm×20mm 圆针、2-0/T 丝线牵引、悬吊心包，胸骨牵开器撑开胸骨，暴露心脏（图 6-10-4，图 6-10-5）。

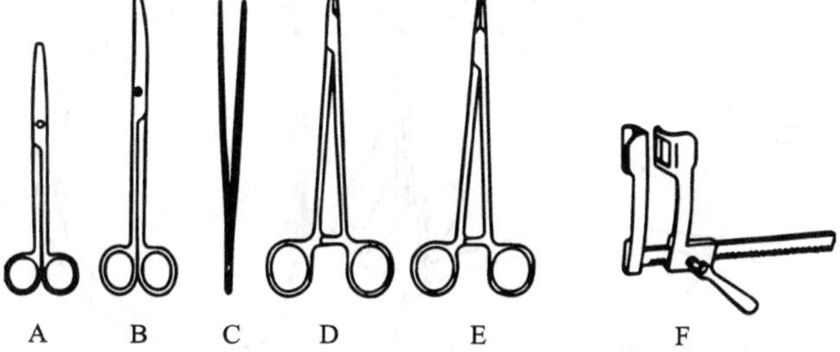

图 6-10-4　暴露心脏阶段器械

A.组织剪；B.解剖剪；C.无损伤镊；D.持针器；E.扁桃体止血钳；F.胸骨牵开器

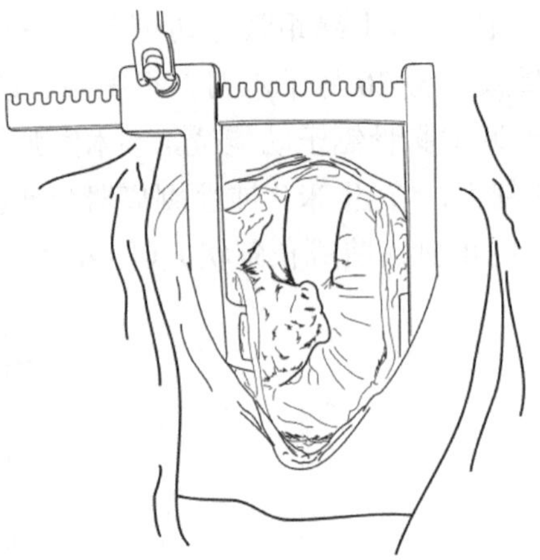

图 6-10-5　暴露心脏

6. 固定心包　器械护士用 10ml 注射器抽取 2%戊二醛 5ml，将取下的自体心包在弯盘内铺平并展开成手术医师需要的形状，用戊二醛固定 5～10min 后，放入盛有常温无菌生理盐水的容器中，摆动清洗 2min，同法清洗 3 次后放于生理盐水中备用。台上清洗液统一倒入手术盆传递给巡回护士，送出手术间按化学废液统一处理，避免手术环境再污染。

（二）建立体外循环

1. 主动脉插管

（1）插管准备：手术医师在升主动脉远端用 3-0 涤纶线双针分别缝合主动脉插管的内外荷包，剪下缝针，缝线分别套入内置过线钩的细阻断管（12 号硅胶尿管剪段制成）内，弯蚊式止血钳牵引，备主动脉插管并检查接头是否完好。

（2）插管：解剖剪分离荷包缝线内的主动脉外膜，11 号手术刀切出与插管口径相适宜的切口，插入主动脉插管，弯蚊式止血钳收紧荷包线，1 号丝线结扎管道和荷包线阻断管。

（3）主动脉插管与心肺转流动脉管连接：管道钳阻断心肺转流管，组织剪剪断心肺转流管，主动脉插管与转流管动脉端连接，传递组织钳将动脉管道固定于头架的无菌单上（图 6-10-6）。

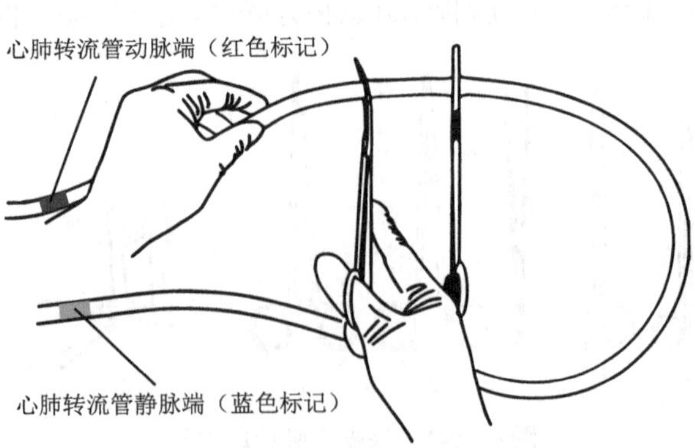

图 6-10-6　心肺转流管动脉连接准备

2. 上腔静脉、下腔静脉插管

（1）转流管静脉端连接 Y 形分叉接头，连接延长转流管后接上直型接头备用（图 6-10-7）。

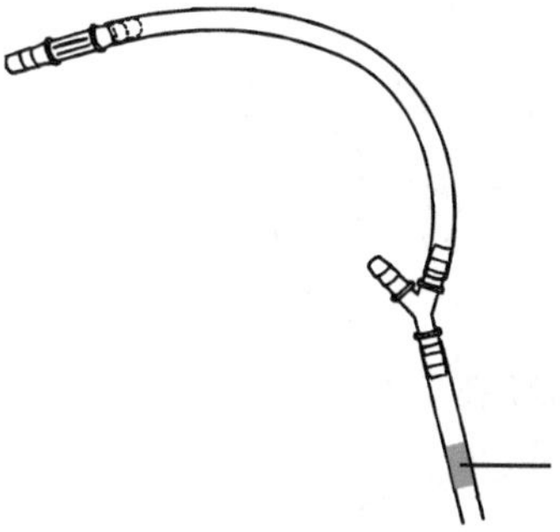

图 6-10-7　心肺转流管静脉连接准备

（2）上腔静脉插管：弹簧持针器夹 4-0（13mm）血管缝线在上腔静脉处缝荷包，剪下缝针，缝线套入内置过线钩的细阻断管内，弯蚊式止血钳牵引。用 11 号手术刀做切口插入上腔静脉插管，弯蚊式止血钳收紧荷包线，1 号丝线结扎。

（3）下腔静脉插管：用 4-0（13mm）血管缝线在右心房前壁缝另一荷包，剪下缝针，缝线套入内置过线钩的细阻断管内，用 11 号手术刀做小切口，扁桃体止血钳将小切口撑开，插入下腔静脉插管，弯蚊式止血钳收紧荷包线，1 号丝线结扎。

（4）安置左心房引流：用 4-0（13mm）血管缝线在右上肺静脉上缝荷包，剪下缝针，缝线套入内置过线钩的细阻断管内，弯蚊式止血钳牵引。11 号手术刀在荷包中做一小切口，扁桃体止血钳扩大切口后插入心内吸引管，弯蚊式止血钳收紧荷包并告知体外循环医师。

（5）上腔静脉、下腔静脉插管与准备好的心肺转流静脉管连接（图 6-10-8，图 6-10-9）。

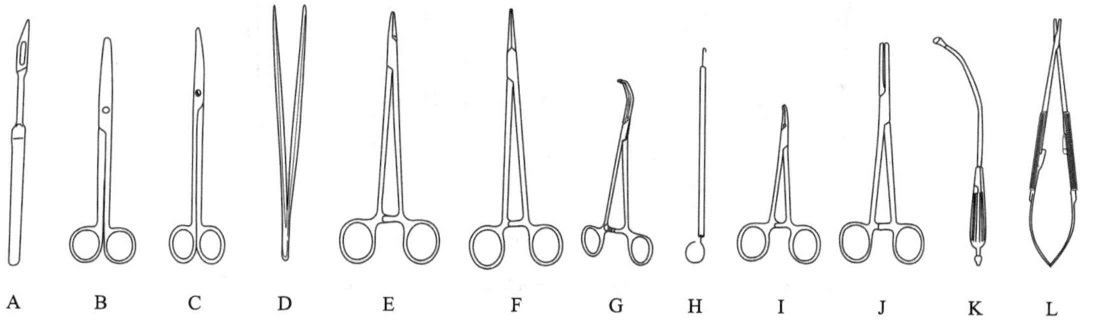

图 6-10-8　体外循环建立阶段器械

A.11 号手术刀；B.组织剪；C.解剖剪；D.无损伤镊；E.持针器；F.扁桃体止血钳；G.肺静脉钳；H.内置过线钩的细阻断管；I.弯蚊式止血钳；J.管道钳；K.吸引器头；L.弹簧持针器

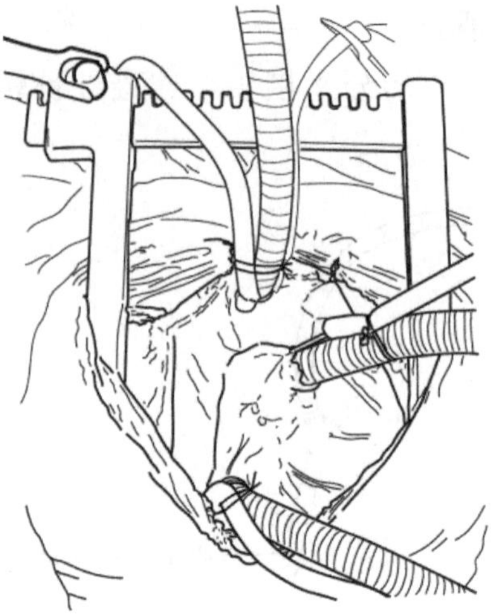

图 6-10-9　体外循环建立

3. 灌注插管

（1）插管准备：在主动脉插管下方用 3-0 涤纶线缝灌注荷包，剪下缝针，缝线套入内置过线钩的细阻断管内，弯蚊式止血钳牵引。

（2）插管：手术医师在缝线荷包中间插入灌注针，弯蚊式止血钳收紧荷包线，1 号丝线结扎，体外循环医师用停搏液进行管道的排气，并接好动脉灌注管（图 6-10-10，图 6-10-11）。

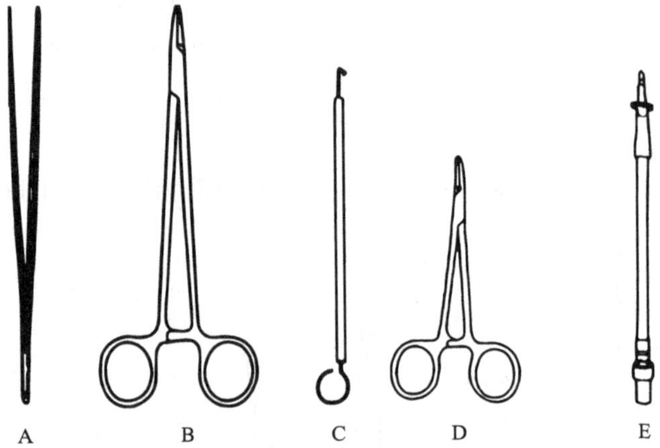

图 6-10-10　灌注阶段手术器械

A.无损伤镊；B.持针器；C.内置过线钩的细阻断管；D.弯蚊式止血钳；E.直型灌注针

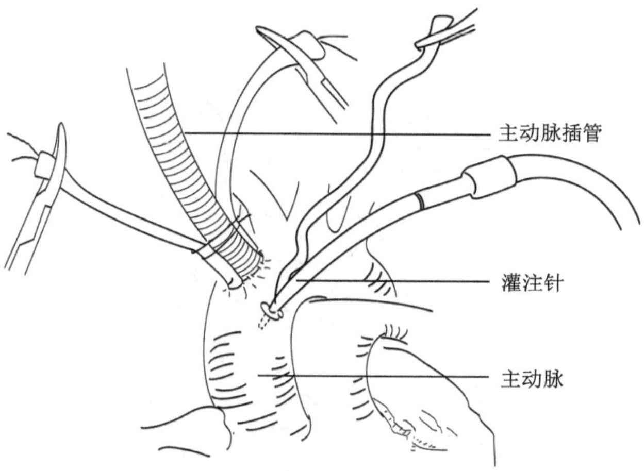

图 6-10-11　灌注插管

4. 人工心肺转流　手术医师取下所有管道钳，人工心肺转流开始，记录尿量。

5. 预防栓塞　手术医师和器械护士用无菌生理盐水洗手，检查手套有无破损，以及洗掉手套上的血痂，防止血痂进入体循环，造成栓塞。

（三）阻断上腔静脉、下腔静脉及主动脉，心脏停搏

（1）传递直角钳和电刀分别游离上腔静脉、下腔静脉，套 1 号丝线，再将丝线套入内置过线钩的粗阻断管（18 号乳胶尿管剪段制成）内，弯蚊式止血钳牵引并阻断上腔静脉、下腔静脉。

（2）动脉阻断钳阻断升主动脉，主动脉根灌注心脏肌停搏液，心脏停搏后继续灌注一定量的灌注液（图 6-10-12，图 6-10-13）。

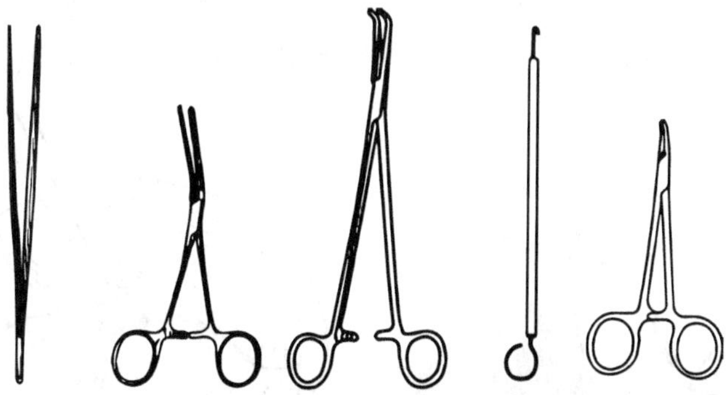

图 6-10-12　阻断阶段器械

A.无损伤镊；B.动脉阻断钳；C.直角钳；D.内置过线钩的粗阻断管；E.弯蚊式止血钳

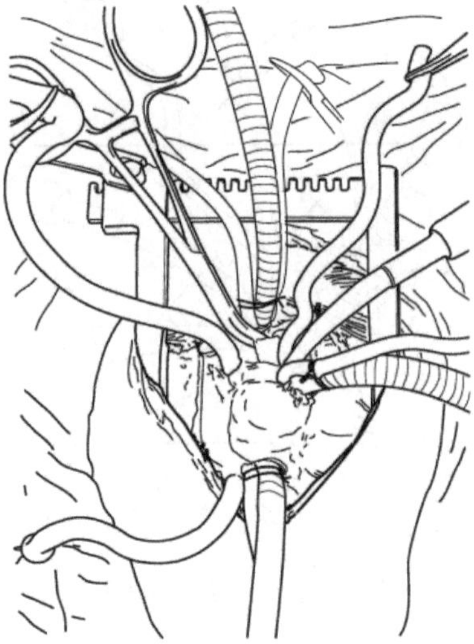

图 6-10-13 主动脉上下腔静脉阻断

（四）心肌保护的措施

（1）巡回护士将室温降至 20℃左右。

（2）体外循环医师进行血液降温，使体温降至 32～34℃。

（3）手术医师利用 4℃低温心脏停搏液行心肌灌注。

（4）心脏表面冰水或冰屑降温。

（五）手术方式

1. 肺动脉瓣交界切开术

（1）11 号手术刀在肺动脉瓣稍上方做一长 1.5～2.5cm 的纵形切口，传递 2 根 3-0 涤纶线在切口边缘做牵引，牵开肺动脉壁，检测瓣膜形态和瓣口大小，无损伤镊提起瓣叶，将融合瓣叶的交界嵴切开，直到瓣膜基部（图 6-10-14，图 6-10-15）。

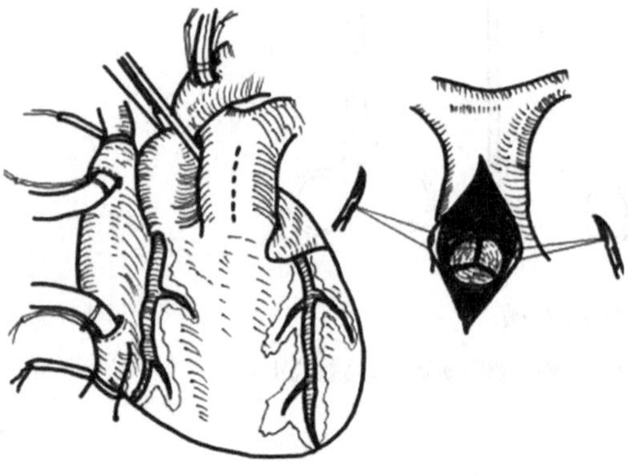

图 6-10-14 肺动脉切口

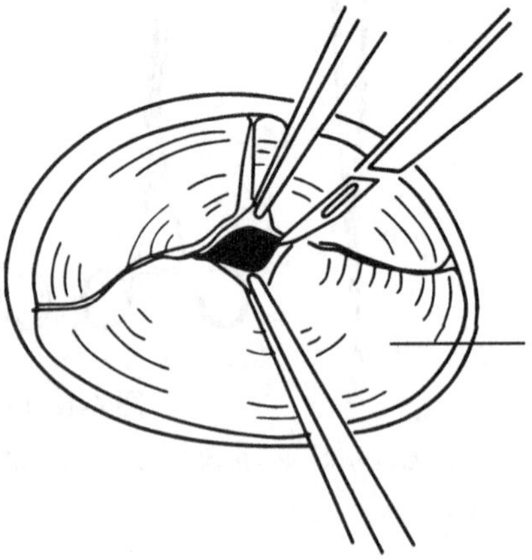

图 6-10-15 融合瓣叶的交界嵴切开

（2）手术医生经瓣口探查右心室流出道狭窄情况。如有继发性肌束肥厚，血管剪剪除肥厚的肌束，解除右心室流出道狭窄。传递肺动脉探条，以判定右心室流出道疏通的效果。用 5-0（17mm）血管缝线连续缝合肺动脉切口。术毕，器械护士选择 7 号一次性静脉注射针与双公头延长管连接，传予手术医师在右心室前壁行右心室测压，以确定肺动脉狭窄解除效果（图 6-10-16）。

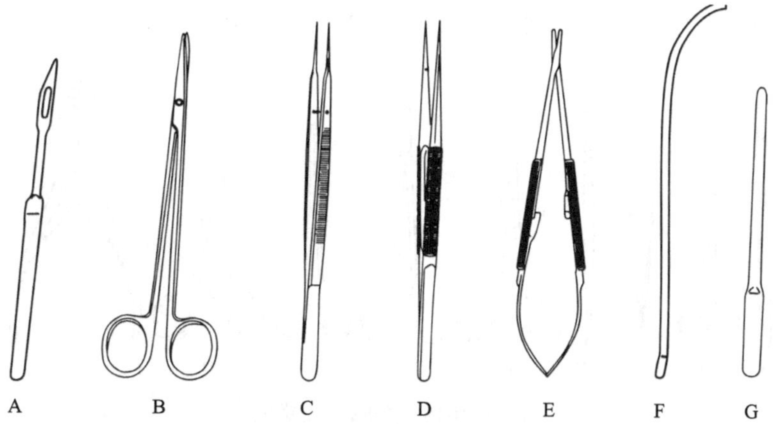

图 6-10-16　心内操作器械

A.11 号手术刀；B.血管剪；C.、D.血管镊；E.弹簧持针器；F.心脏拉钩；G.肺动脉探条

2. 漏斗部肥厚肌束切除术　用 2 根 3-0 涤纶线在切口边缘做牵引，在右心室流出道做纵行切口，显露漏斗部肥厚肌束。血管剪切除肥厚的隔束、壁束及肥厚的室上嵴和漏斗部前壁。术毕，肺动脉探条探查右心室流出道狭窄解除情况，手术医师评估是否需要做补片加宽右心室流出道。不需做补片加宽右心室流出道时，5-0（17mm）血管缝线连续缝合右心室流出道。如需做补片加宽右心室流出道时，将涤纶补片或自体心包补片修剪成需要形状大小，用 5-0（17mm）血管缝线做连续缝合（图 6-10-17）。术毕，器械护士将连接双公头延长管的 7 号静脉注射针传予手术医师在右心室前壁行右心室测压，以确定肺动脉狭窄解除效果。

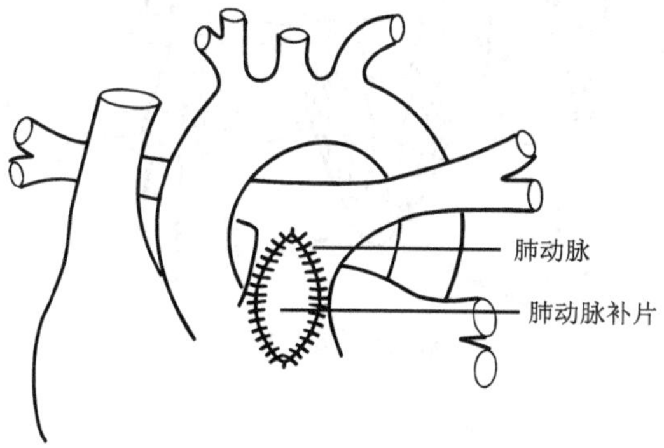

图 6-10-17　加宽右心室流出道

（六）停止人工心肺转流，关胸

（1）管道钳钳闭上腔静脉、下腔静脉插管，巡回护士记录尿量并告知体外循环医师。

手术医师拔除腔静脉插管，麻醉医师中心静脉用等量鱼精蛋白中和体内的肝素。

（2）手术医师拔除主动脉插管，主动脉插管内外荷包缝线结扎，手术野充分止血。

（3）关闭切口

1）根据患者体重选择不同型号引流管 2 根，分别放置于心包及纵隔。

2）心包缝合：用 7mm×20mm 圆针、2-0/T 丝线。

3）胸骨缝合：用 1 号带针钢丝（图 6-10-18，图 6-10-19）。

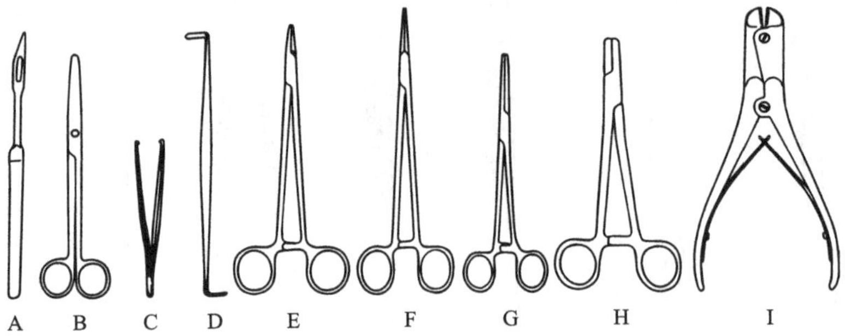

图 6-10-18 关胸阶段器械

A.11 号手术刀；B.组织剪；C.组织镊；D.肺动脉拉钩；E.持针器；F.扁桃体止血钳；G.可可钳；H.钢丝钳；I.钢丝剪

4）肌层缝合

非吸收线：用 13mm×24mm 圆针、0 号丝线。

可吸收线：用圆针 2-0 可吸收线。

5）皮下缝合：用圆针 2-0 可吸收线。

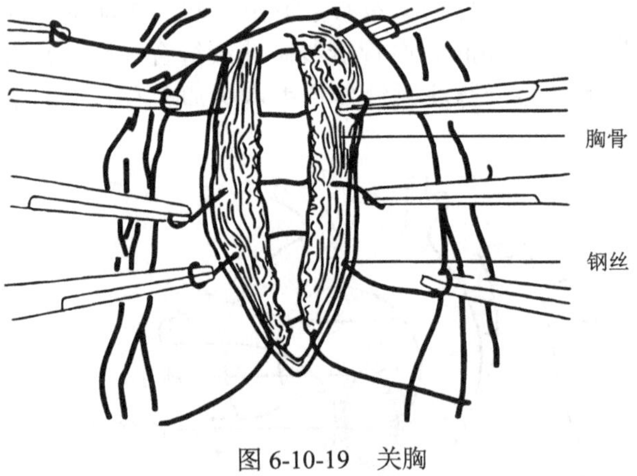

图 6-10-19 关胸

6）皮肤缝合

非吸收线：用三角针 3-0 丝线。

可吸收线：用三角针 4-0 可吸收线。

7）固定引流管：用三角针 2-0/T 丝线。

8）根据伤口的长度选择相应型号敷料，将引流管与引流器连接，并使之保持负压状态。

（七）归还器械

分类退回清洗间并登记。

五、护理特殊关注点

1. 术前关注点

（1）严格执行查对制度：包括患者信息、术前准备是否完善、手术用物清点等。

（2）术前 30min～2h 首剂抗生素的使用。

（3）仪器备检查及准备，如中心负压、高频电刀等。

（4）患儿保暖。

2. 术中关注点

（1）生命体征的观察及正确急救。

（2）体外循环建立前患者 ACT＞480s。

（3）置入物合格检查。

（4）肝素、鱼精蛋白的正确使用（常规剂量是 3mg/kg，根据术中 ACT 随时调整用量）。

（5）血管活性药物的正确使用。

（6）密切观察尿量及颜色变化。

3. 术后关注点

（1）生命体征的观察并维持稳定。

（2）血管活性药物的持续有效使用。

（3）各生命通道的通畅如气道、动静脉、伤口引流等。

（4）与转运科室间的有效沟通。

（蓝修琳）

第十一节　主-肺动脉窗矫治术手术配合

主-肺动脉窗（aorto-pulmonary window，APW）指两组半月瓣发育正常但升主动脉和肺动脉之间存在直接交通的心脏畸形（图 6-11-1）。

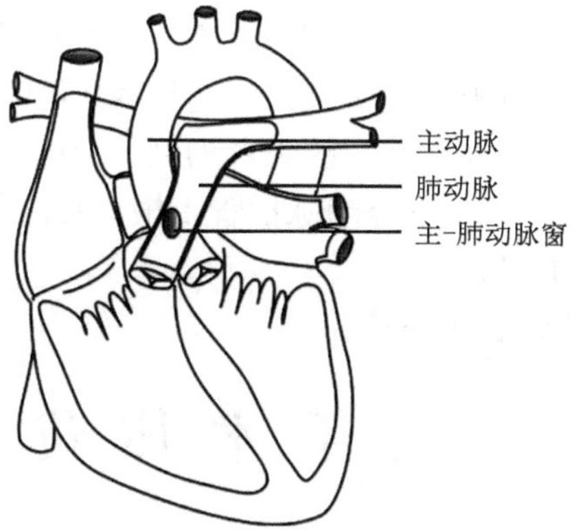

图 6-11-1　主-肺动脉窗示意图

主-肺动脉窗绝大多数是单一病变，距半月瓣数毫米，易发于主动脉左壁。根据其位置的大小及与半月瓣的距离，Mori 等将本病分为三型：Ⅰ型缺损位于升主动脉近端；Ⅱ型缺损位于升主动脉远端；Ⅲ型缺损同时累及升主动脉近、远端。本病早期即可发生肺动脉高压，一经诊断，即应手术治疗。原则上应在婴儿期矫治。缺损＜3mm 的患者，可暂缓手术。下面以体重＜10kg 的Ⅰ型的患者为例阐述。

一、手术用物准备

（一）常规布类

手术盆 1 个，手术衣 6 件，剖口单 1 张，桌单 3 张，治疗巾 10 张。

（二）手术器械

体外循环普通器械 1 包，体外循环血管盒（小儿）1 包，胸骨锯 1 套，胸骨牵开器 1 件，弹簧持针器 1 把。

（三）一次性用物

1. 常规用物 吸引管 1 根，吸引头 1 根，电刀笔 1 个，电刀清洁片 1 张，手外套针 1 板（手外缝针规格小，适合于幼儿手术），骨蜡 1 板，20 号手术刀片 1 张、11 号手术刀片 1 张，带显影纱布 10 张，45cm×45cm 医用粘贴膜 1 张，各型无菌粘贴敷料，冲洗器 1 个，12 号硅胶尿管 3 根，18 号乳胶尿管 1 根，无菌型引流管 2 根（按患者体重选择型号：≤5kg 患者用 18 号；≤10kg 患者用 20 号），灯柄罩 2 个，手套按需准备，1 号带针钢丝 1~2 根，压力延长管 1 根。

2. 插管缝线 患者体重≤5kg 备 4-0 涤纶线 4 根，4-0（13mm）血管缝线 2 根；患者体重≤10kg 备 3-0 涤纶线 4 根，4-0（13mm）血管缝线 2 根。

3. 血管缝线 患者体重≤5kg 备 6-0（9mm）血管缝线 2 根；患者体重≤10kg 备 6-0（13mm）血管缝线 2 根。

4. 其他缝线

（1）非吸收线：3-0 丝线 1 包，2-0/T 丝线 1 包，1 号丝线 1 包。

（2）可吸收线：圆针 2-0 可吸收线 1 根；三角针 4-0 可吸收线 1 根。

5. 体外循环用物（以体重为 5～10kg 的患者为例） 10～12Fr 主动脉插管 1 根，12～14Fr 上腔静脉插管 1 根，14～16Fr 下腔静脉插管 1 根，心内吸引管道 3 套，心内吸引头 1 根，灌注管 1 根，灌注针 1 根。

6. 特殊用物 涤纶补片或心包补片。

二、手术体位

见第六章第一节手术体位。

三、消 毒 铺 巾

见第六章第一节消毒铺巾。

四、器械护士手术配合

（一）开胸

1. 术前准备 器械护士和巡回护士共同清点器械、纱布、纱球、缝针、刀片等所有用物数量。固定并调试电刀笔，连接吸引器，安装灯柄罩，用组织钳将连接好的心内吸引管、灌注管固定于合适的位置。

2. 手术切口 是胸骨正中切口，上缘距胸骨切迹下 2～3cm，下缘至剑突下 2～3cm。

3. 切开皮肤、皮下及骨膜 备 20 号手术刀、组织镊、纱布、电刀笔。

4. 切开胸骨 直角钳分离胸骨切迹，可可钳夹住剑突，组织剪剪开剑突，"花生米"钝性剥离器分离胸骨与心包壁层间隙，胸骨锯从胸骨正中锯开胸骨，骨蜡止血（剪成长条状）（图 6-11-2，图 6-11-3）。

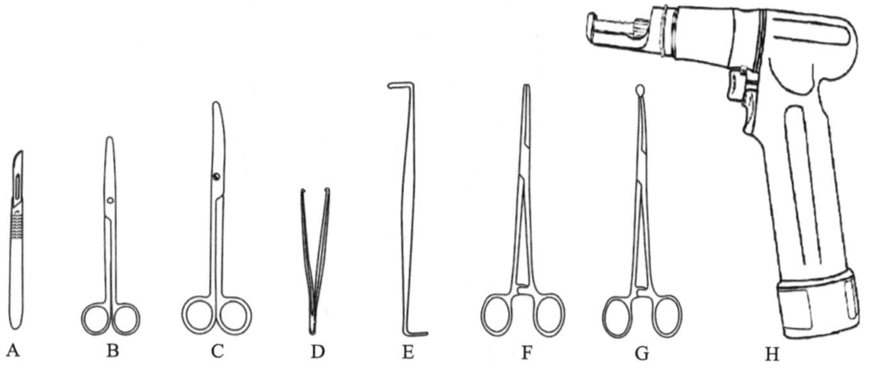

图 6-11-2 开胸阶段器械

A.20 号手术刀；B.组织剪；C.解剖剪；D.有齿镊；E.肺动脉拉钩；F.可可钳；G."花生米"钝性剥离器；H.胸骨锯

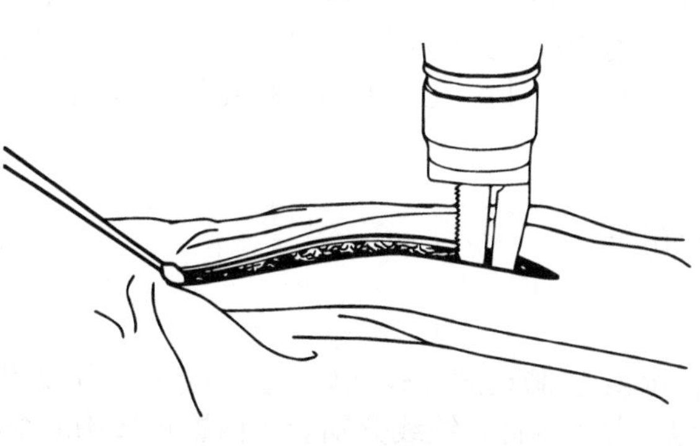

图 6-11-3 切开胸骨

5. 切开心包，暴露心脏 以无名静脉为水平，电刀笔切除患者胸腺，游离心包，解剖剪取部分心包，用 7mm×20mm 圆针、2-0/T 丝线悬吊心包，胸骨牵开器撑开胸骨，暴露心脏（图 6-11-4，图 6-11-5）。

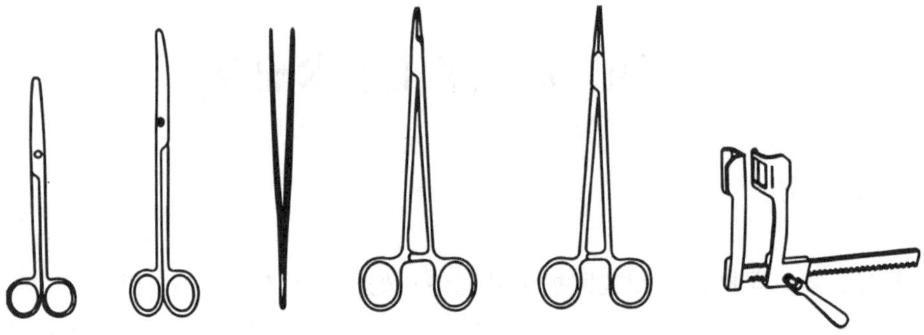

图 6-11-4 暴露心脏阶段器械

A.组织剪；B.解剖剪；C.无损伤镊；D.持针器；E.扁桃体止血钳；F.胸骨牵开器

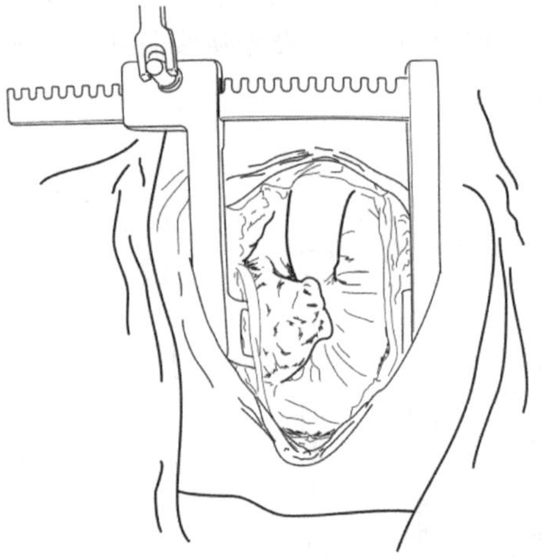

图 6-11-5 暴露心脏

6. 固定心包 器械护士用 10ml 注射器抽取 2%戊二醛 5ml，将取下的自体心包在弯盘内铺平并展开成手术医师需要的形状，用戊二醛固定 5～10min 后，放入盛有常温无菌生理盐水的容器中，摆动清洗 2min，同法清洗 3 次后放于生理盐水中备用。台上清洗液统一倒入手术盆传递给巡回护士，送出手术间按化学废液统一处理，避免手术环境再污染。

（二）建立体外循环

1. 主动脉插管

（1）插管准备：在远离主-肺动脉窗较远处升主动脉远端用 2 针 3-0 涤纶线分别缝合主动脉插管的内外荷包，剪下缝针，缝线分别套入内置过线钩的细阻断管（乳胶尿管 12 号剪段制成）内，弯蚊式止血钳牵引，备 12Fr 主动脉插管并检查接头是否完好。

（2）插管：解剖剪剪去荷包缝线内的主动脉外膜，11 号手术刀切出与插管口径相适宜的切口，插入 12Fr 主动脉插管，弯蚊式止血钳收紧荷包线，1 号丝线结扎管道和荷包线阻断管。

（3）主动脉插管与心肺转流动脉管连接：管道钳阻断心肺转流管，组织剪剪断心肺转流管，12Fr 主动脉插管与心肺转流管动脉端连接，用组织钳将动脉管道固定于头架的无菌单上（图 6-11-6）。

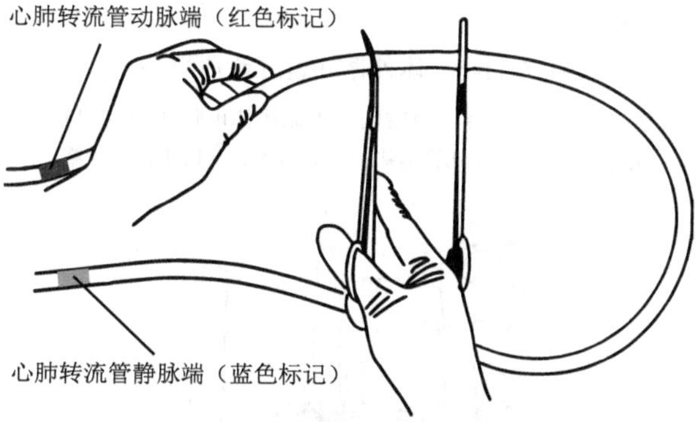

图 6-11-6　心肺转流管动脉连接准备

2. 上腔静脉、下腔静脉插管

（1）插管准备：心肺转流管静脉端连接 Y 形分叉接头，连接延长转流管后接上直型接头备用（图 6-11-7）。

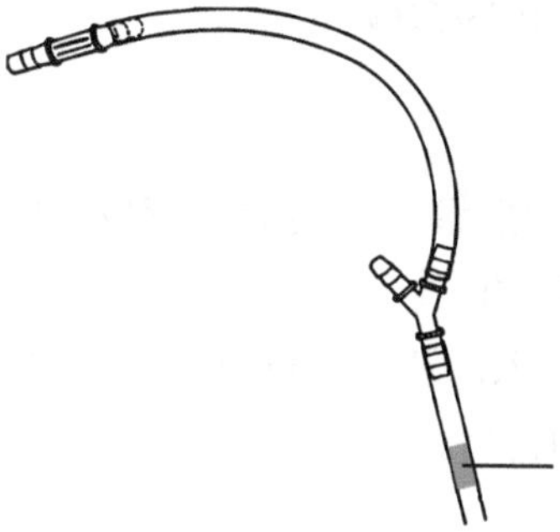

图 6-11-7　心肺转流管静脉连接准备

（2）上腔静脉插管：用 4-0（13mm）血管缝线双头针在上腔静脉处缝荷包，剪下缝针，缝线套入内置过线钩的细阻断管内，弯蚊式止血钳牵引。11 号手术刀顺行切开上腔静脉，插入 14Fr 直角静脉管，弯蚊式止血钳收紧荷包线，1 号丝线结扎管道和荷包线阻断管。

（3）下腔静脉插管：用 4-0（13mm）血管缝线在右心房前壁缝另一荷包，剪下缝针，缝线套入内置过线钩的细阻断管内，11 号手术刀做小切口，扁桃体止血钳将小切口撑开，插入 16Fr 下腔静脉直角插管，弯蚊式止血钳收紧荷包线，1 号丝线结扎管道和荷包线阻断管。

（4）上腔静脉、下腔静脉插管与准备好的心肺转流静脉管连接（图 6-11-8，图 6-11-9）。

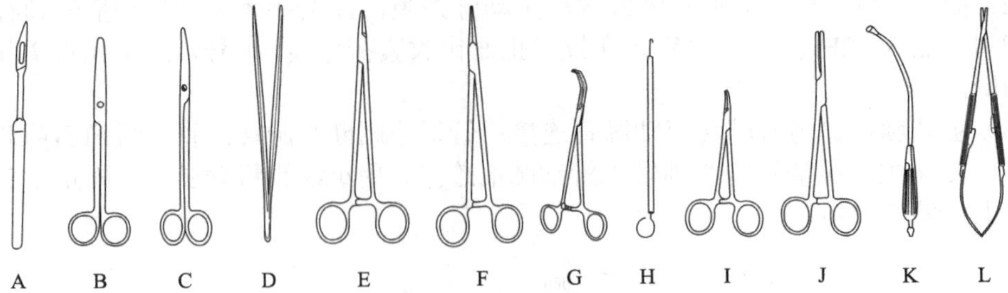

图 6-11-8　体外循环建立阶段器械

A.11 号手术刀；B.组织剪；C.解剖剪；D.无损伤镊；E.持针器；F.扁桃体止血钳；G.肺静脉钳；H.内置过线钩的细阻断管；I.弯蚊式止血钳；J.管道钳；K.吸引器头；L.弹簧持针器

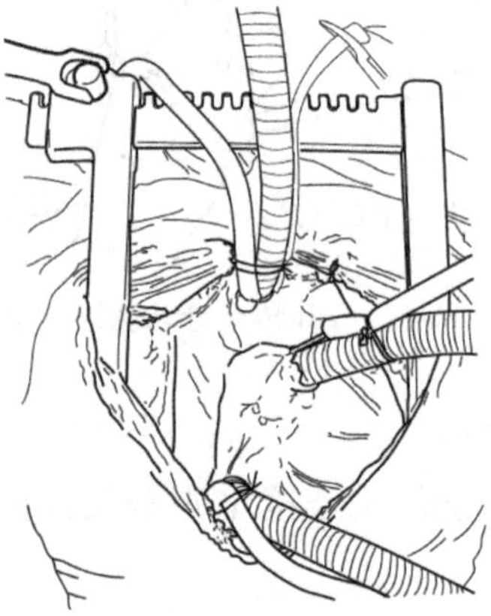

图 6-11-9　体外循环建立

3. 灌注插管

（1）插管准备：用 4-0 涤纶线在主动脉插管下方缝灌注荷包，剪下缝针，缝线套入内置过线钩的细阻断管内，弯蚊式止血钳牵引。

（2）插管：手术医师在缝线荷包中间插入灌注针，弯蚊式止血钳收紧荷包线，1 号丝线结扎，体外循环医师用停搏液进行管道的排气，并接好灌注管（图 6-11-10，图 6-11-11）。

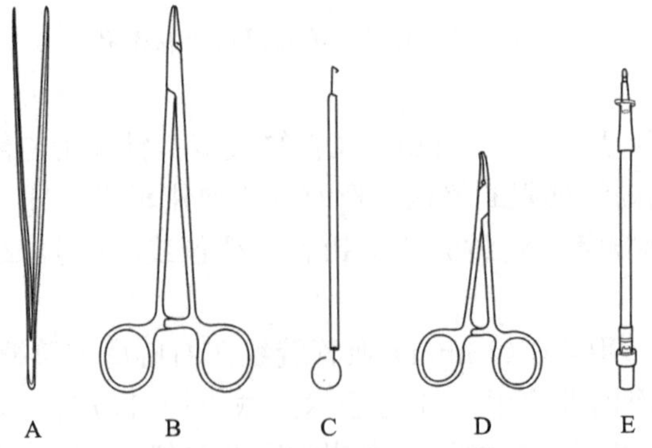

图 6-11-10　灌注阶段手术器械

A.无损伤镊；B.持针器；C.内置过线钩的细阻断管；D.弯蚊式止血钳；E.直型灌注针

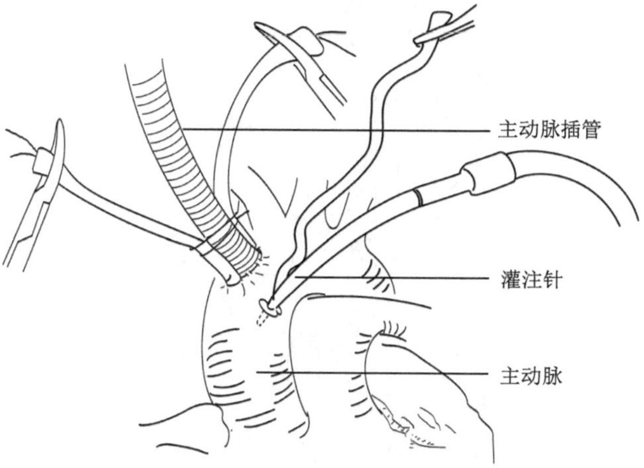

图 6-11-11　灌注插管

4. 左心房安置左心房引流管　用血管缝线 5-0（13mm）在右上肺静脉或左心房缝荷包，剪下缝针，缝线套入内置过线钩的细阻断管内，弯蚊式止血钳牵引。11 号手术刀在荷包中做一小切口，扁桃体止血钳扩大后插入心内吸引。

5. 人工心肺转流　手术医师取下所有管道钳，人工心肺转流开始，记录尿量。

6. 预防栓塞　手术医师和器械护士用无菌生理盐水洗手，检查手套有无破损，以及洗掉手套上的血痂，防止血痂进入体循环，造成栓塞。

（三）阻断上下腔静脉、左右肺动脉及主动脉

（1）传递直角钳和电刀分别游离上腔静脉、下腔静脉，套 1 号丝线，再将丝线套入内置过线钩的粗阻断管（18 号乳胶尿管剪段制成）内，弯蚊式止血钳牵引并阻断上腔静脉、下腔静脉。

（2）传递直角钳和解剖剪分别游离左肺动脉、右肺动脉，套 1 号丝线，再将丝线套入内置过线钩的细阻断管（12 号硅胶尿管剪段制成）内，弯蚊式止血钳牵引并阻断肺动脉分支。

（3）动脉阻断钳阻断升主动脉，灌注心脏停搏液，心脏停搏后仍需灌注一定的灌注量（图 6-11-12，图 6-11-13）。

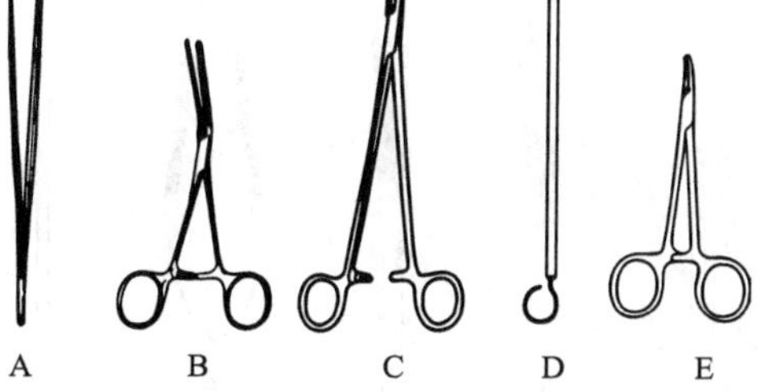

图 6-11-12　阻断阶段器械

A.无损伤镊；B.动脉阻断钳；C.直角钳；D.内置过线钩的粗阻断管；E.弯蚊式止血钳

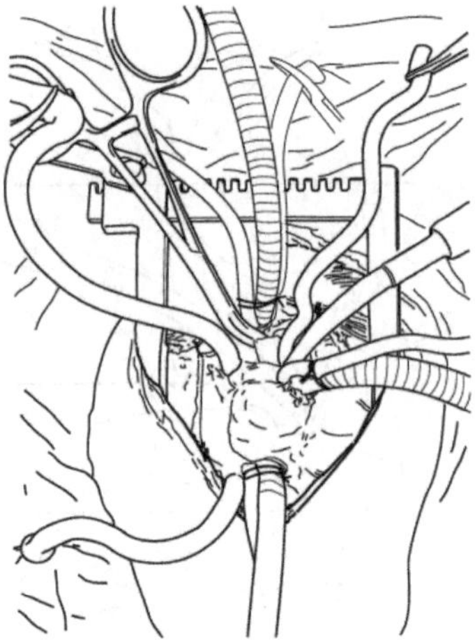

图 6-11-13　主动脉上下腔静脉阻断

（四）心肌保护的措施

（1）巡回护士将室温降至 20℃左右。
（2）体外循环医师进行血液降温，将体温降至 30～35℃。
（3）手术医师利用 4℃低温心脏停搏液行心肌灌注。
（4）心脏表面冰水或冰屑降温。

（五）明确诊断，矫治畸形

1. 切开主-肺动脉窗　手术医师探查主-肺动脉窗部位，11 号手术刀切开主-肺动脉窗前上缘。

2. 确认冠状动脉开口位置　传递心脏拉钩和无损伤血管镊暴露主动脉腔，探查左冠状动脉、右冠状动脉开口的位置。

3. 离断主-肺动脉窗　在暴露冠状动脉后，用血管剪将主-肺动脉窗切口向近侧延长，同时暴露右肺动脉开口。

4. 修补主-肺动脉缺损　手术医师评估缺损大小，用血管剪将自体心包片修剪成所需形状和大小，用 6-0（13mm）血管缝线将主-肺动脉窗后缘、主-肺动脉窗前缘切口两侧的动脉壁连续缝合，关闭主动脉窗及其前缘切口，同时复温（图 6-11-14，图 6-11-15）。

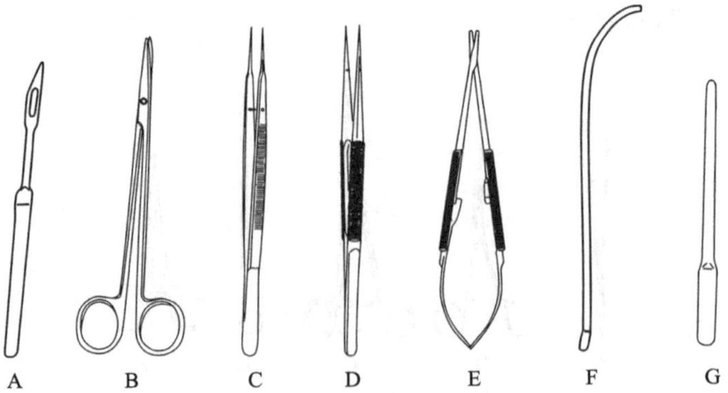

图 6-11-14　心内操作器械

A.11 号手术刀；B.血管剪；C.、D.血管镊；E.弹簧持针器；F.心脏拉钩；G.肺动脉探条

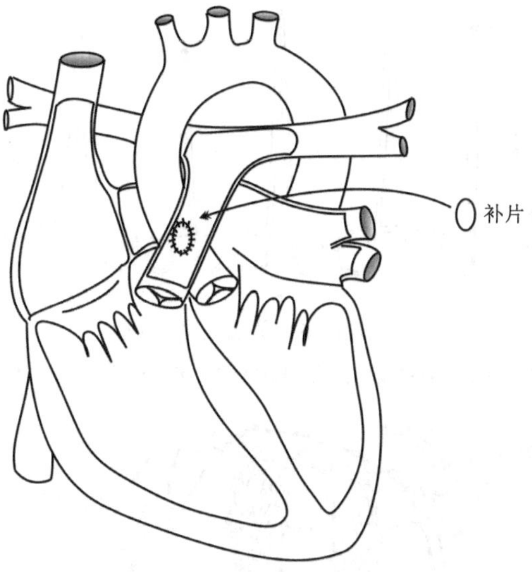

图 6-11-15　主-肺动脉窗矫治术

（六）并行循环，恢复心脏的功能，测肺动脉压

（1）巡回护士将手术床头部放低，灌注管逆流主动脉根部排气，开放主动脉，心脏复跳。移走动脉阻断钳，心肺转流并行循环恢复心脏功能，观察心肌和冠状动脉灌注的颜色是否红润。

（2）心脏功能恢复正常后，手术医师拔出左心房引流管，引流口荷包线结扎，组织剪剪线。

（3）手术医师检查各吻合口有无渗漏，出血点可用血管缝线 6-0 做褥式缝合。

（4）器械护士选择合适的注射器针头与压力延长管连接，传予手术医师在右心室前壁行肺动脉测压、右上腔静脉与左心房交接处行左心房测压。

（5）同时通过体外循环辅助，恢复患者体温至 36～36.5℃。

（七）停止人工心肺转流，关胸

（1）管道钳钳闭上腔静脉、下腔静脉插管，巡回护士记录尿量并告知体外循环医师。手术医师拔除腔静脉插管，麻醉医师中心静脉用等量鱼精蛋白中和体内的肝素。

（2）拔除主动脉插管，主动脉插管内外荷包缝线结扎，手术野充分止血。

（3）关闭切口

1）根据患者体重选择不同型号引流管 2 根，分别放置于心包及纵隔。

2）心包缝合：用 7mm×20mm 圆针、2-0/T 丝线。

3）胸骨缝合：用 1 号带针钢丝（图 6-11-16，图 6-11-17）。

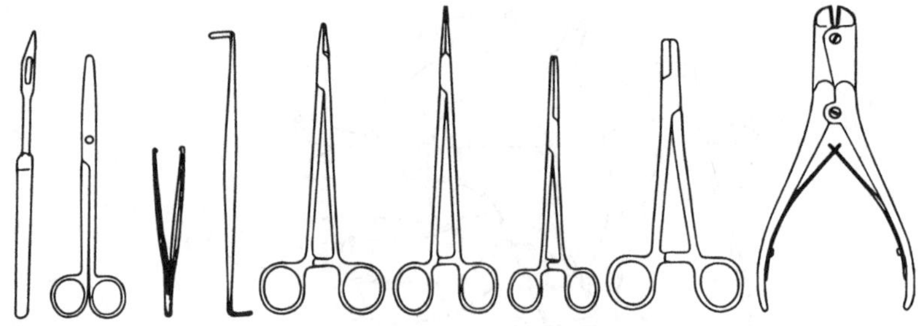

图 6-11-16　关胸阶段器械

A.11 号手术刀；B.组织剪；C.组织镊；D.肺动脉拉钩；E.持针器；F.扁桃体止血钳；G.可可钳；H.钢丝钳；I.钢丝剪

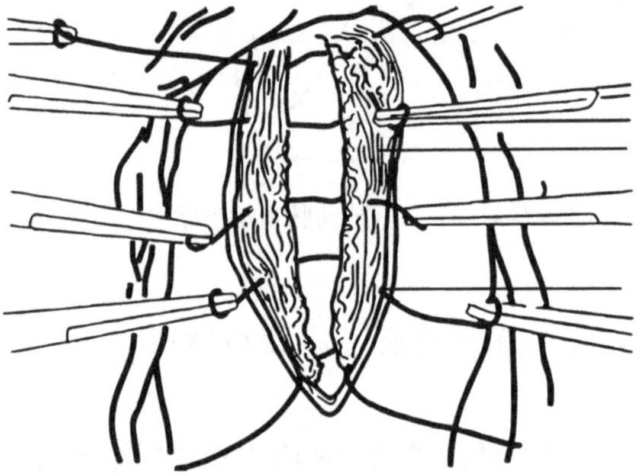

图 6-11-17　关胸

4）肌层缝合

非吸收线：用 13mm×24mm 圆针、0 号丝线。

可吸收线：用圆针 2-0 可吸收线。

5）皮下缝合：用圆针 2-0 可吸收线。

6）皮肤缝合

非吸收线：用三角针 3-0 丝线。

可吸收线：用三角针 4-0 可吸收线。

7）固定引流管：用三角针 2-0/T 丝线。

8）根据伤口的长度选择相应型号敷料，将引流管与引流器连接，并使之保持负压状态。

（八）归还器械

分类退回清洗间并登记。

五、护理特殊关注点

1. 术前关注点

（1）严格执行查对制度，特别是婴儿身份的识别。

（2）注意患者保暖，调节室温至23℃。

（3）术前30min～2h首剂抗生素的使用。

（4）仪器设备检查及准备，如中心负压、高频电刀等。

（5）协助麻醉医师麻醉诱导患者，注意观察患者生命体征。

2. 术中关注点

（1）预防术中低体温。

（2）认真仔细适时清点所有用物。

（3）在手术开始前后及传递过程中注意保持用物完整性，如螺钉、螺帽等。

（4）肝素、鱼精蛋白的正确使用（常规剂量是3mg/kg，根据术中ACT随时调整用量）。

（5）血管活性药物的正确使用。

（6）密切观察生命体征、尿量及颜色。

3. 术后关注点

（1）血管活性药物的持续有效使用。

（2）防止各种引流袋脱落。

（3）防止各种管道脱落。

（4）防止患者坠床。

（杨　茜）

第十二节　主动脉窦瘤破裂修补术手术配合

主动脉窦瘤破裂又名Valsalva窦动脉瘤破裂，是一种少见的先天性心脏病。由于胚胎期主动脉窦部组织发育不良，缺乏中层弹性纤维，长时期承受高压血流冲击，逐渐向外膨出形成主动脉窦。当主动脉内压骤然增高时，菲薄的主动脉窦瘤壁发生破裂，穿入邻近的心腔，称为主动脉窦瘤破裂。主动脉窦瘤破裂多发生于右冠状动脉窦，多破入右心室；次之为无冠状动脉窦，多破入右心房；很少发生于左冠状动脉窦。发病年龄多数在20～40岁。

主动脉窦瘤破裂修补一般选择右心房、右心室或升主动脉切口，在主动脉窦瘤颈部环形剪除瘤壁，沿纤维环做带垫片褥式缝合，再连续缝合加固或利用涤纶补片（或心包补片）修补加固。

其适应证为：①已破裂的主动脉窦瘤应尽早手术；②主动脉窦瘤合并室间隔缺损、主动脉瓣关闭不全等畸形；③主动脉窦瘤较大引起右心室流出道梗阻者。

一、手术用物准备

（一）常规布类

手术盆1个，手术衣4件，剖口单1张，桌单4张，治疗巾10张。

（二）手术器械

体外循环普通器械 1 包，体外循环血管盒（成人）1 包，胸骨锯 1 套，胸骨牵开器 1 件。

（三）一次性用物

1. 常规用物 吸引管 1 根，吸引头 1 根，电刀笔 1 个，电刀清洁片 1 张，剖腹套针 1 板，骨蜡 1 板，带显影纱布 20 张，20 号手术刀片 1 张，11 号手术刀片 1 张，60cm×50cm 医用粘贴膜 1 张，冲洗器 2 个，18 号乳胶尿管 3 根，硅胶引流管 2 根，灯柄罩 2 个，手套按需准备，5 号带针钢丝 3 根，一次性桌单 1 张，阻断带 2 根。

2. 插管缝线 2-0 涤纶线 4 根，4-0（17mm）血管缝线 3 根。

3. 心内缝线 4-0（17mm）血管缝线 3 根。

4. 其他缝线

（1）非吸收线：1 号丝线 2 包，0 号丝线 2 包，2-0/T 丝线 2 包，3-0 丝线 2 包。

（2）可吸收线：圆针 0 号可吸收线 1 根，三角针 3-0 可吸收线 1 根。

5. 体外循环用物 各型主动脉插管，各型腔静脉插管，心内吸引管道 2 套，心内吸引头 1 根，灌注管 1 根，灌注针 1 根，左冠状动脉、右冠状动脉灌注头各 1 根，Y 形灌注连接管 1 根。

6. 特殊用物 涤纶补片或心包补片。

二、手术体位

见第五章第一节手术体位。

三、消毒铺巾

见第五章第一节消毒铺巾。

四、器械护士手术配合

（一）开胸

1. 术前准备 器械护士和巡回护士共同清点器械、纱布、纱球、缝针、刀片等所有用物数量及其完整性。固定并调试电刀笔，连接吸引器，安装灯柄罩，用组织钳将连接好的心内吸引管、灌注管固定于合适的位置。

2. 手术切口　是胸骨正中切口，上缘距胸骨切迹下 2～3cm，下缘至剑突下 2～3cm。

3. 切开皮肤、皮下及骨膜　备 20 号手术刀、组织镊、纱布、电刀笔。

4. 切开胸骨　手术医师用直角钳分离胸骨切迹，可可钳夹住剑突，组织剪剪开剑突，“花生米”钝性剥离器分离胸骨与心包壁层间隙，器械护士调试胸骨锯处于功能位后，手术医师从胸骨正中锯开胸骨，骨蜡止血（剪成长条状）（图 6-12-1，图 6-12-2）。

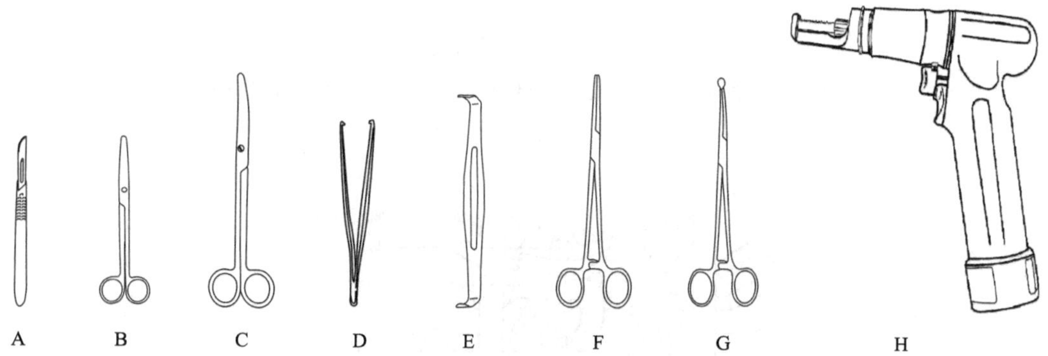

图 6-12-1　开胸阶段器械

A.20 号手术刀；B.组织剪；C.解剖剪；D.组织镊；E.皮肤拉钩；F.可可钳；G.“花生米”钝性剥离器；H.胸骨锯

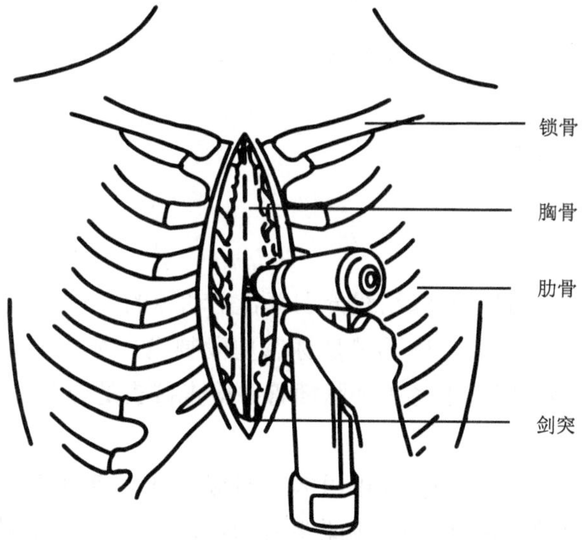

图 6-12-2　切开胸骨

5. 切开心包，暴露心脏　以无名静脉为水平，电刀笔切除患者胸腺，切开心包，用 7mm×20mm 圆针、2-0/T 丝线悬吊心包，胸骨牵开器撑开胸骨，暴露心脏（图 6-12-3，图 6-12-4）。

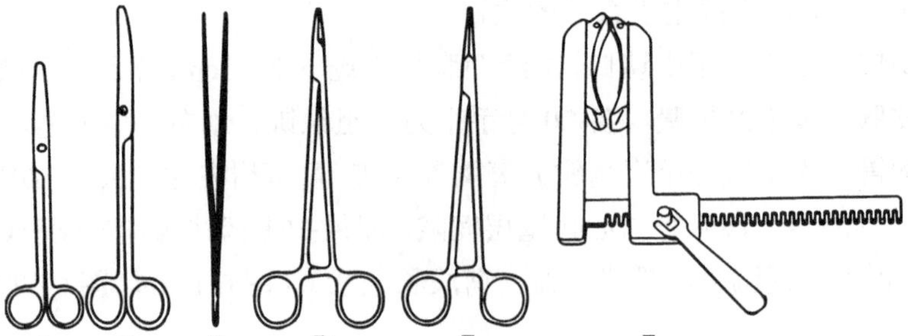

图 6-12-3　暴露心脏阶段器械

A.组织剪；B.解剖剪；C.无损伤镊；D.持针器；E.扁桃体止血钳；F.胸骨牵开器

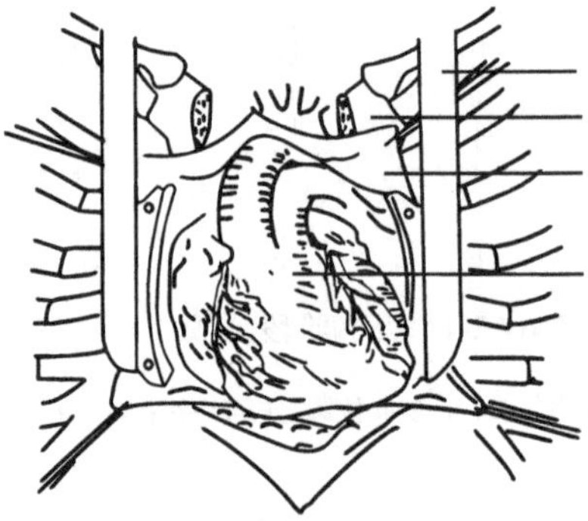

图 6-12-4　暴露心脏

（二）建立体外循环

1. 主动脉插管

（1）插管准备：用 2 针 2-0 涤纶线分别缝合主动脉的内外荷包，剪下缝针，缝线分别套入内置过线钩的细阻断管（18 号乳胶尿管剪段制成）内，弯蚊式止血钳牵引，根据患者的公斤体重协助循环医师准备主动脉插管并检查接头是否完好，将选定的主动脉插管用管钳钳夹。

（2）插管：解剖剪分离荷包缝线内的主动脉外膜，11 号手术刀切出与插管口径相适宜的切口，插入主动脉插管，弯蚊式止血钳收紧荷包线，1 号丝线结扎管道和荷包线阻断管。

（3）心肺转流管准备：管道钳阻断心肺转流管静脉端，组织剪剪断心肺转流管（图 6-12-5）。

（4）主动脉插管与心肺转流动脉管连接：主动脉插管与心肺转流管动脉端连接，组织钳将管道固定于头架的无菌单上。

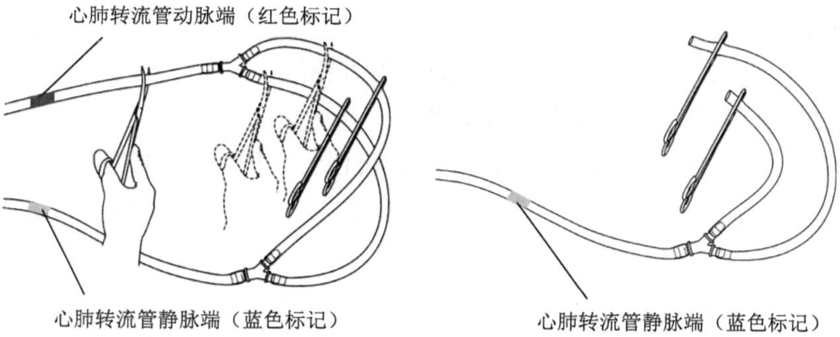

图 6-12-5　心肺转流管连接准备

2. 上腔静脉、下腔静脉插管

（1）上腔静脉插管：用 4-0（17mm）血管缝线在上腔静脉处缝一荷包，剪下缝针，缝线套入内置过线钩的细阻断管（18 号乳胶尿管剪段制成）内，弯蚊式止血钳牵引。11 号手术刀切出与插管口径相适宜的切口，扁桃体止血钳将切口稍撑开后，插入上腔静脉插管，弯蚊式止血钳收紧荷包线，1 号丝线结扎。

（2）下腔静脉插管：用 4-0（17mm）血管缝线在右心房前壁处缝一荷包，剪下缝针，缝线套入内置过线钩的细阻断管内，弯蚊式止血钳牵引。11 号手术刀切出与插管口径相适宜的切口，扁桃体止血钳将切口稍撑开后，插入下腔静脉插管，弯蚊式止血钳收紧荷包线，1 号丝线结扎。

（3）上腔静脉、下腔静脉插管与心肺转流静脉管连接（图 6-12-6，图 6-12-7）。

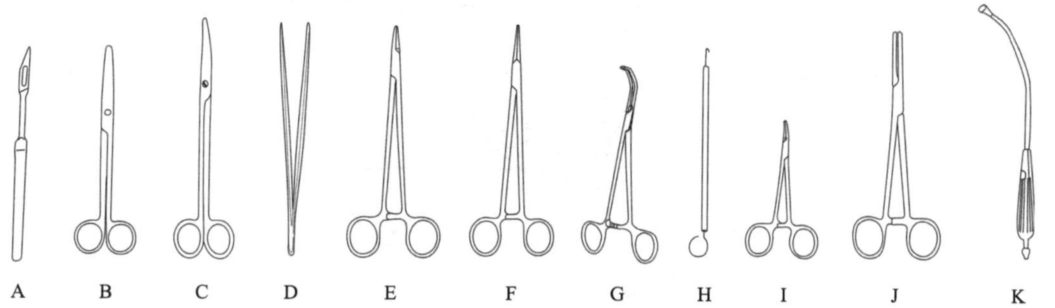

图 6-12-6　体外循环建立阶段器械

A.11 号手术刀；B.组织剪；C.解剖剪；D.无损伤镊；E.持针器；F.扁桃体止血钳；G.肺静脉钳；H.内置过线钩的细阻断管；I.弯蚊式止血钳；J.管道钳；K.吸引器头

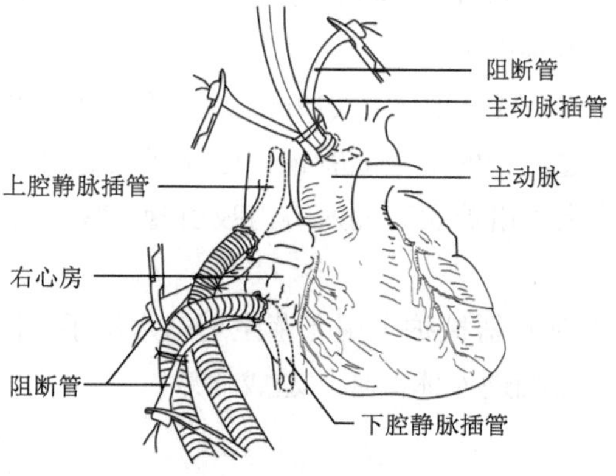

图 6-12-7　体外循环建立

3. 灌注插管

（1）插管准备：2-0 涤纶线在主动脉插管下方缝灌注荷包，剪下缝针，缝线套入内置过线钩的细阻断管内，弯蚊式止血钳牵引。

（2）插管：手术医师在缝线荷包中间插入灌注针，弯蚊式止血钳收紧荷包线，1 号丝线结扎，体外循环医师用停搏液进行管道的排气，并接好灌注管（图 6-12-8，图 6-12-9）。

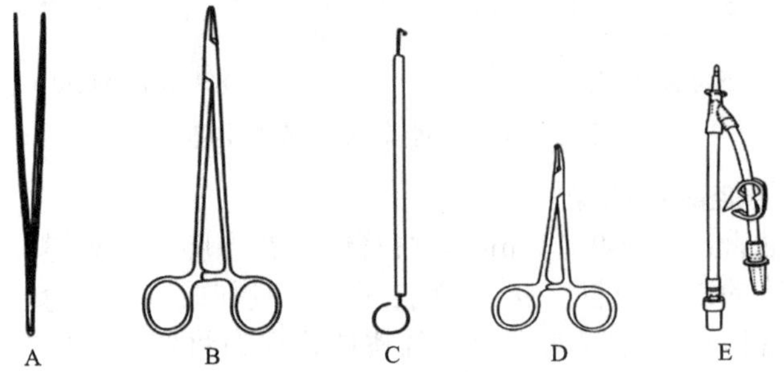

图 6-12-8　灌注插管阶段器械

A.无损伤镊；B.持针器；C.内置过线钩的细阻断管；D.弯蚊式止血钳；E.Y 形灌注管

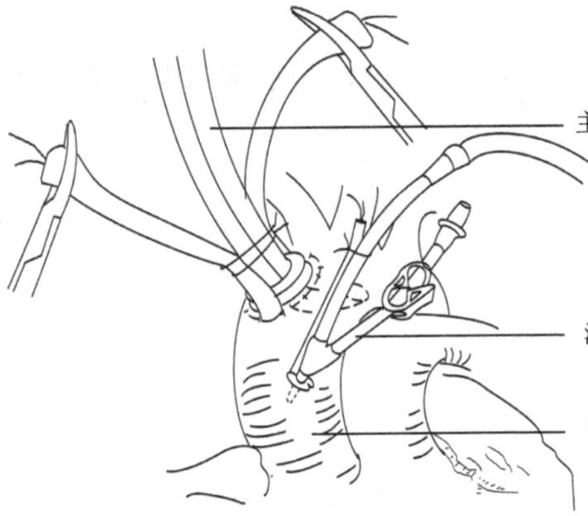

图 6-12-9　灌注插管

4. 人工心肺转流　激活 ACT＞480s，取下所有管道钳，人工心肺转流开始，巡回护士记录尿量并告之体外循环医师。

5. 左心房安置左心房引流管　用 4-0（17mm）血管缝线在右上肺静脉处缝一荷包，剪下缝针，缝线套入内置过线钩的细阻断管内，弯蚊式止血钳牵引。11 号手术刀在荷包中间做一小切口，扁桃体止血钳扩大后插入心内吸引管，弯蚊式止血钳收紧荷包、结扎，并告知体外循环医师。

6. 预防栓塞　手术医师和器械护士用无菌生理盐水洗手，检查手套有无破损，以及洗掉手套上的血痂，防止血痂进入体循环，造成栓塞。

（三）阻断上腔静脉、下腔静脉及主动脉

1. 阻断上腔静脉、下腔静脉　直角钳和解剖剪游离上腔静脉，套阻断带，再将阻断带套入内置过线钩的粗阻断管（18 号硅胶尿管剪段制成）内，可可钳牵引。同法用肾蒂钳和解剖剪游离下腔静脉并套好阻断带，分别阻断上腔静脉、下腔静脉。

2. 心脏停搏液的灌注方法（依主动脉瓣的关闭情况决定）

（1）主动脉瓣无关闭不全：阻断升主动脉，切开主动脉窦瘤破入的心腔，迅速夹闭主动脉窦瘤破口，经主动脉根部顺灌心脏停搏液。

（2）主动脉瓣关闭不全：阻断升主动脉后经主动脉根部做一斜形切口，延伸至主动脉瓣的无冠状动脉窦，2 针 3-0 涤纶线牵引，牵开主动脉壁用冠状动脉灌注头行左冠状动脉、右冠状动脉心脏停搏液灌注，心脏停搏后仍需灌注一定的灌注量（图 6-12-10，图 6-12-11）。

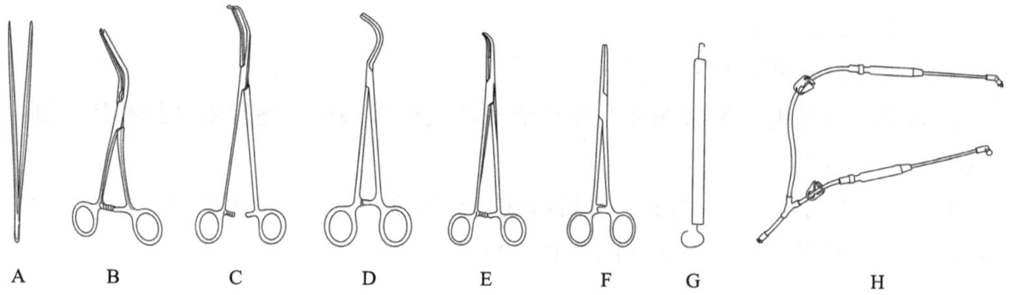

图 6-12-10　阻断阶段器械

A.无损伤镊；B.动脉阻断钳；C.肺静脉钳；D.肾蒂钳；E 直角钳；F.可可钳；G.内置过线钩的粗阻断管；H.冠状动脉灌注头

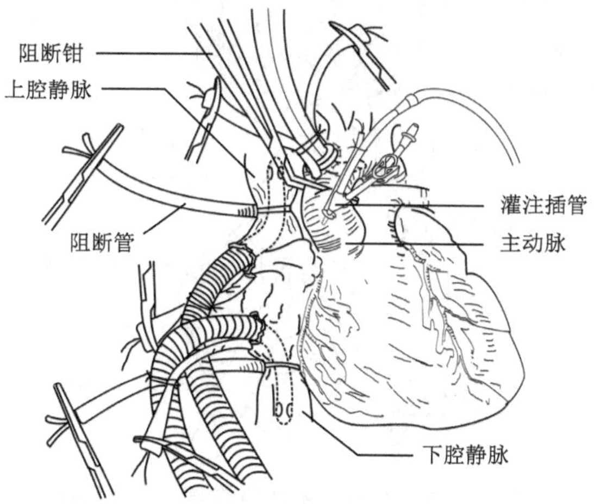

图 6-12-11　主动脉上下腔静脉阻断

（四）心肌保护的措施

（1）巡回护士将室温降至 20℃左右。

（2）体外循环医师进行血液降温，使体温降至 28～32℃。

（3）手术医师利用 4℃低温心脏停搏液行心肌灌注。

（4）心脏表面冰水或冰屑降温。

（五）明确诊断，矫治畸形

1. 经所破入心腔切口修补主动脉窦瘤

（1）手术切口：主动脉窦瘤破入右心室或合并室间隔缺损，可采用右心室流出道切口。做右心房切口，可平行房室沟切开右心房。

（2）用心脏拉钩显露主动脉窦瘤囊，血管剪从主动脉窦瘤囊尖端破口处纵行剪开囊壁，明确主动脉窦瘤内口，血管剪剪除囊壁，保留 2mm 边缘做加固缝合。

（3）手术医师经主动脉窦瘤口仔细检查主动脉瓣有无病变，经主动脉根部灌注停搏液，观察瓣膜关闭情况。

（4）检查有无合并室间隔缺损。

（5）瘤口较小时用 4-0（17mm）血管缝线双头针带垫片（垫片用涤纶补片剪制）间断褥式缝合，一般需 3～5 针。

（6）瘤口较大时用 4-0（17mm）血管缝线双头针带垫片或 4-0 室缺线带涤纶补片（或心包补片）行间断褥式缝合修补（图 6-12-12）。

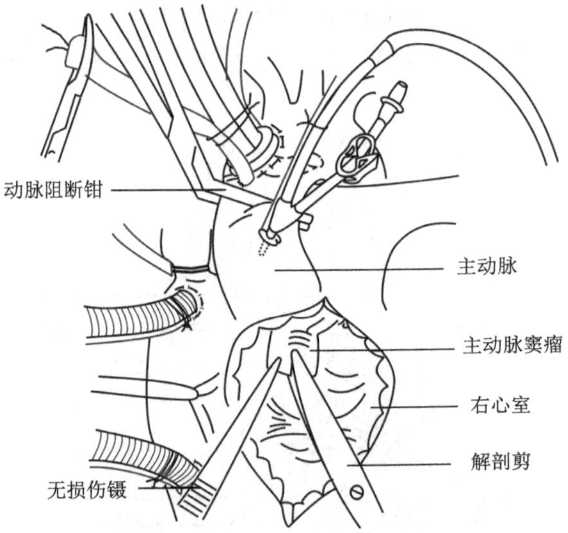

图 6-12-12　经右心室切口修补主动脉窦瘤

（7）用 4-0（17mm）血管缝线缝合心脏切口。

2. 经主动脉根部切口修补主动脉窦瘤

（1）用血管剪在右冠状动脉上方 2cm 处斜行切开升主动脉，心脏拉钩充分暴露主动脉窦。

（2）手术医师检查主动脉瓣的病变情况，在主动脉瓣环上方找到主动脉窦瘤内口，将瘤囊拉入主动脉内，血管剪剪除囊壁，残留 2mm 边缘。

（3）瘤口较小时用 4-0（17mm）血管缝线双头针带垫片间断褥式缝合，瘤口较大时用 4-0（17mm）血管缝线双头针带垫片或用 4-0 室缺线带涤纶补片（或心包补片），间断褥式缝合修补（图 6-12-13）。

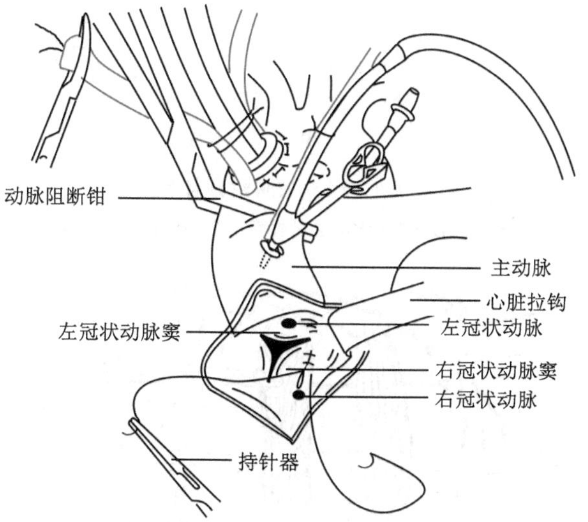

图 6-12-13　经主动脉根部切口修补主动脉窦瘤

（4）4-0（17mm）血管缝线关闭主动脉切口。

（六）并行循环，恢复心脏的功能

（1）巡回护士将手术床头部放低，手术医师松开阻断钳开放主动脉，主动脉根部动脉灌注管逆流排气，恢复全流量体外循环，观察心脏复跳情况及心肌颜色。连接心内除颤电极备用。

（2）同时通过体外循环辅助，恢复患者体温至正常，心脏功能逐步恢复。

（3）拔出左心房引流管，预留荷包线结扎止血，组织剪剪线。

（七）停止人工心肺转流，关胸

（1）管道钳钳闭上腔静脉、下腔静脉插管，巡回护士记录尿量并告知体外循环医师。手术医师拔除腔静脉插管，麻醉医师中心静脉用等量鱼精蛋白中和体内的肝素。

（2）手术医师拔除主动脉插管，主动脉插管内外荷包缝线结扎，手术野充分止血。

（3）关闭切口

1）根据患者体重选择不同型号引流管 2 根，分别放置于心包及纵隔。

2）心包缝合：用 7mm×20mm 圆针、2-0/T 丝线。

3）胸骨缝合：用 5 号带针钢丝（图 6-12-14，图 6-12-15）。

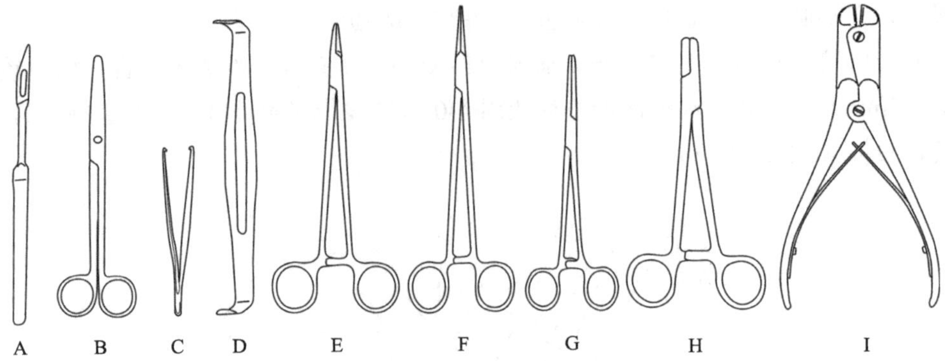

图 6-12-14 关胸阶段器械

A.11 号手术刀；B.组织剪；C.组织镊；D.皮肤拉钩；E.持针器；F.扁桃体止血钳；G.可可钳；H.钢丝钳；I.钢丝剪

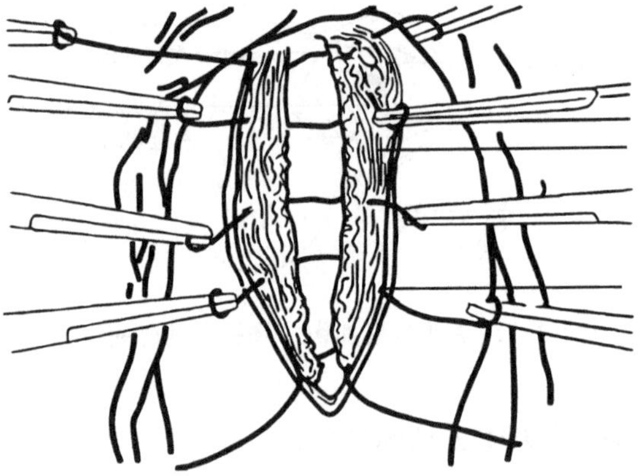

图 6-12-15 关胸

4）肌层缝合

非吸收线：用 13mm×24mm 圆针、0 号丝线。

可吸收线：用圆针 0 号可吸收线。

5）皮下缝合

非吸收线：用 13mm×24mm 圆针、2-0/T 丝线。

可吸收线：用圆针 0 号可吸收线。

6）皮肤缝合

非吸收线：用三角针 3-0 丝线。

可吸收线：用三角针 3-0 可吸收线。

7）固定引流管：用三角针 2-0/T 丝线。

8）根据伤口的长度选择相应型号敷料，将引流管与引流器连接，并使之保持负压状态。

（八）归还器械

分类退回清洗间并登记。

五、护理特殊关注点

1. 术前关注点

（1）严格执行查对制度。

（2）术前 30min～2h 首剂抗生素的使用

（3）仪器设备检查及准备，如中心负压、高频电刀等

（4）协助麻醉医师麻醉患者，密切观察患者生命体征。

2. 术中关注点

（1）心脏灌注停跳后调节室温在 20℃左右。

（2）复温后，室温调至 22～24℃，注意变温水毯的温度不能超过 38℃，以免烫伤患者。

（3）肝素、鱼精蛋白的正确使用（常规剂量是 3mg/kg，根据术中 ACT 随时调整用量）。

（4）血管活性药物的正确使用。

（5）密切观察生命体征、尿量及颜色。

3. 术后关注点

（1）密切观察患者生命体征

（2）检查患者受压部位皮肤及时处理并准确记录。

（3）注意保护患者隐私，注意保暖。

（4）保持静脉输液及其他各种管道的通畅。

（高秀云）

第十三节　心内膜垫缺损矫治术手术配合

心内膜垫缺损也称为房室间隔缺损或房室通道缺损，是由胚胎期心室流入道的心内膜垫融合过程发生发育障碍所致。

根据房室瓣周围房室间隔组织的发育程度和房室瓣畸形的不同将心内膜垫缺损分为部分型、过度型、完全型。部分型心内膜垫缺损主要包括原发孔房间隔缺损和二尖瓣裂缺（图 6-13-1）；完全型心内膜垫缺损包括原发孔房间隔缺损和房室瓣下房室间隔流入道缺损（图 6-13-2）；过度型心内膜垫缺损介于部分型和完全型之间。部分型心内膜垫缺损患者一般在 2～4 岁手术；完全型心内膜垫缺损患者因心内四个心腔相互交通，从出生时就有严重的肺动脉高压，并进行性加重，应当尽早手术。手术治疗的原则：修补室间隔缺损和房间隔缺损，恢复二尖瓣的功能，避免损伤传导束。

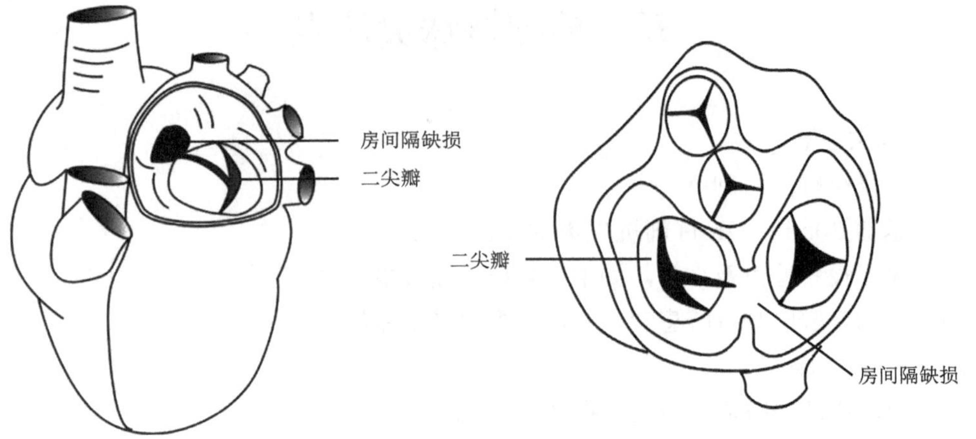

图 6-13-1 部分型心内膜垫缺损

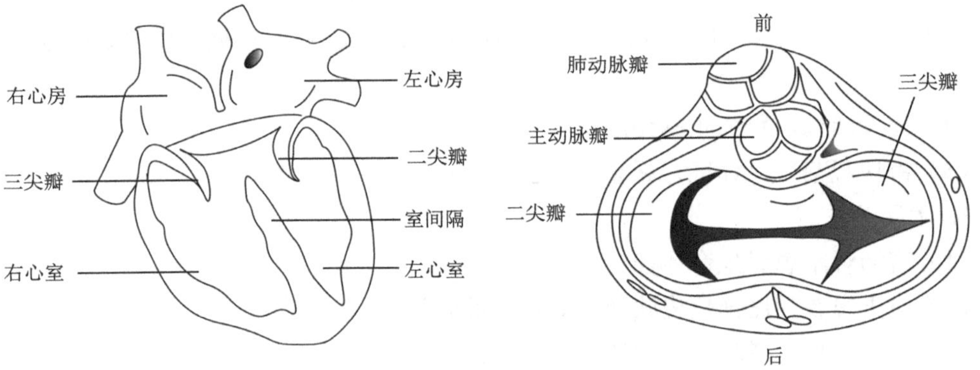

图 6-13-2 完全型心内膜垫缺损

一、手术用物准备

（一）常规布类

手术盆 1 个，手术衣 4 件，剖口单 1 张，桌单 4 张，治疗巾 10 张。

（二）手术器械

体外循环普通器械 1 包，体外循环血管盒（小儿）1 包，胸骨锯 1 套，胸骨牵开器 1 件，显微特殊器械 1 包。

（三）一次性用物

1. 常规用物 一次性桌单 1 张，吸引管 1 根，吸引头 1 根，电刀笔 1 个，电刀清洁片 1 张，手外套针 1 板，骨蜡 1 板，带显影纱布 10 张，20 号手术刀片 1 张，11 号手术刀片 1 张，60cm×50cm 医用粘贴膜 1 张，冲洗器 1 个，12 号硅胶尿管 3 根，18 号乳胶尿管 1 根，引流管 2 根，灯柄罩 2 个，手套按需准备，1 号带针钢丝 1～2 根，10ml 注射器 1 副。

2. 插管缝线　3-0 涤纶线 4 根，4-0（13mm）血管缝线 2 根。

3. 心内缝线　5-0（13mm）血管缝线 2 根。

4. 其他缝线

（1）非吸收线：1 号丝线 1 包，0 号丝线 1 包，2-0/T 丝线 1 包，3-0 丝线 1 包。

（2）可吸收线：圆针 2-0 可吸收线 1 根，三角针 4-0 可吸收线 1 根。

5. 体外循环用物　各型主动脉插管，各型腔静脉插管，心内吸引管道 2 套，心内吸引头 1 根，灌注管 1 根，灌注针 1 根。

6. 特殊用物　备起搏导线 2 根。

二、手术体位

见第六章第一节手术体位。

三、消毒铺巾

见第六章第一节消毒铺巾。

四、器械护士手术配合

（一）开胸

1. 术前准备　器械护士和巡回护士共同清点器械、纱布、纱球、缝针、刀片等所有用物数量及其完整性。固定并调试电刀笔，连接吸引器，安装灯柄罩，用组织钳将连接好的心内吸引管、灌注管固定于合适的位置。

2. 手术切口　是胸骨正中切口，上缘距胸骨切迹下 2～3cm，下缘至剑突下 2～3cm。

3. 切开皮肤、皮下及骨膜　备 20 号手术刀、组织镊、纱布、电刀笔。

4. 切开胸骨　直角钳分离胸骨切迹，可可钳夹住剑突，组织剪剪开剑突，"花生米"钝性剥离器分离胸骨与心包壁层间隙，器械护士调试胸骨锯处于功能位后，手术医师从胸骨正中锯开胸骨，骨蜡止血（剪成长条状）（图 6-13-3，图 6-13-4）。

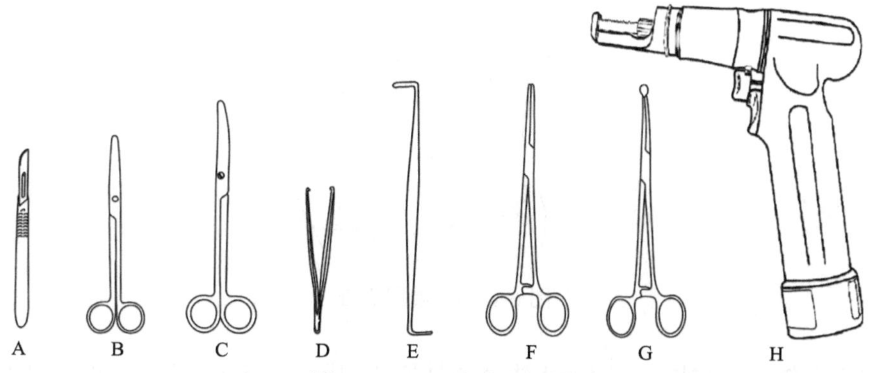

图 6-13-3　开胸阶段器械

A.20 号手术刀；B.组织剪；C.解剖剪；D.有齿镊；E.肺动脉拉钩；F.可可钳；G."花生米"钝性剥离器；H.胸骨锯

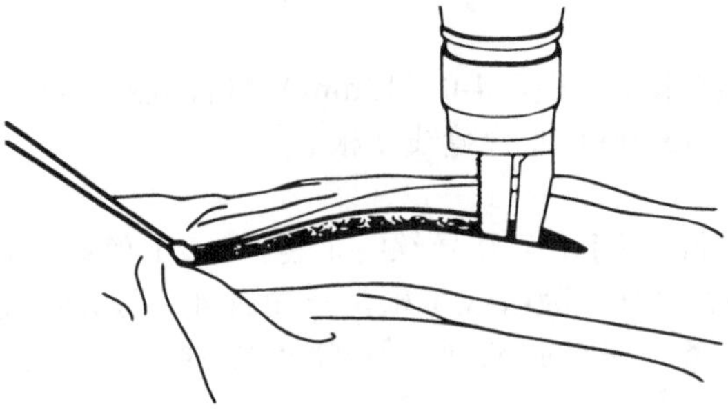

图 6-13-4　切开胸骨

5. 切开心包，暴露心脏　以无名静脉为水平，电刀笔切除患者胸腺，游离心包，解剖剪取部分心包，7mm×20mm 圆针、2-0/T 丝线悬吊心包，胸骨牵开器撑开胸骨，暴露心脏。此阶段中心静脉使用肝素，用量为 3mg/kg，使患者在动脉插管前激活 ACT＞480s，必要时增加肝素用量（图 6-13-5，图 6-13-6）。

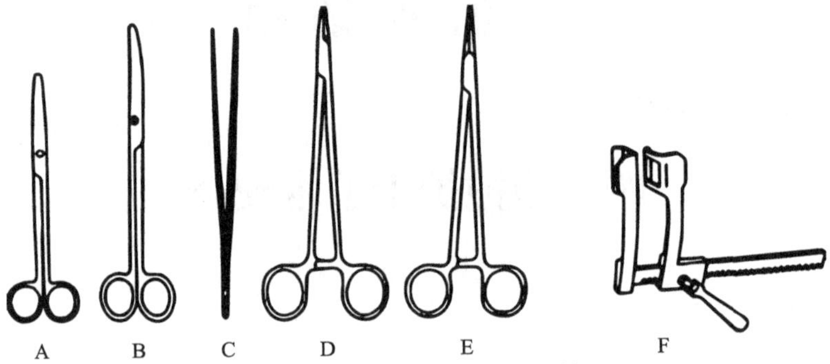

图 6-13-5　暴露心脏阶段器械

A.组织剪；B.解剖剪；C.无损伤镊；D.持针器；E.扁桃体止血钳；F.胸骨牵开器

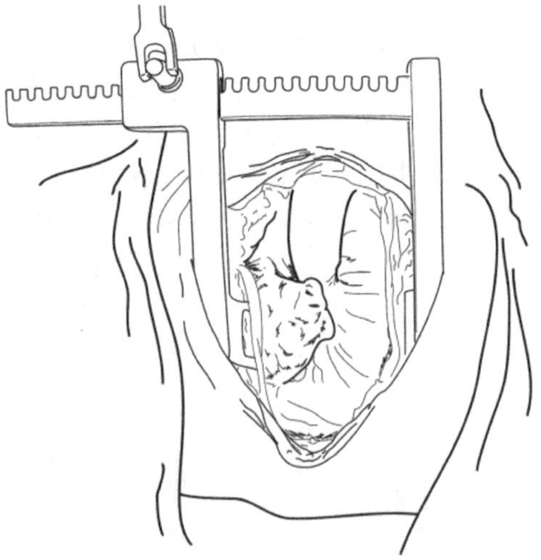

图 6-13-6　暴露心脏

6. 固定心包　器械护士用 10ml 注射器抽取 2%戊二醛 5ml，将取下的自体心包在弯盘内铺平并展开成手术医师需要的形状，用戊二醛固定 5～10min 后，放入盛有常温无菌生理盐水的容器中，摆动清洗 2min，同法清洗 3 次后放于生理盐水中备用。台上清洗液统一倒入手术盆传递给巡回护士，送出手术间按化学废液统一处理，避免手术环境再污染。

（二）建立体外循环

1. 主动脉插管

（1）插管准备：用 2 针 3-0 涤纶线分别缝合主动脉的内外荷包，剪下缝针，缝线分别套入内置过线钩的细阻断管（12 号硅胶尿管剪段制成）内，弯蚊式止血钳牵引，备主动脉插管并检查接头是否完好。

（2）插管：解剖剪剪开荷包缝线内的主动脉外膜，11 号手术刀切出与插管口径相适宜的切口，插入主动脉插管，弯蚊式止血钳收紧荷包线，1 号丝线结扎管道和荷包线阻断管。

（3）主动脉插管与心肺转流动脉管连接：管道钳阻断心肺转流管静脉端，组织剪剪断心肺转流管，主动脉插管与心肺转流管动脉端连接，组织钳将管道固定于头架的无菌单上（图 6-13-7）。

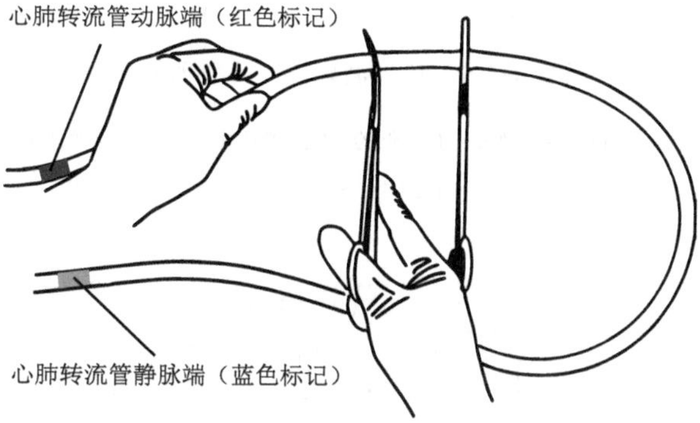

图 6-13-7　心肺转流管动脉连接准备

2. 上腔静脉、下腔静脉插管

（1）心肺转流管静脉端连接 Y 形分叉接头，连接延长转流管后接上直型接头备用（图 6-13-8）。

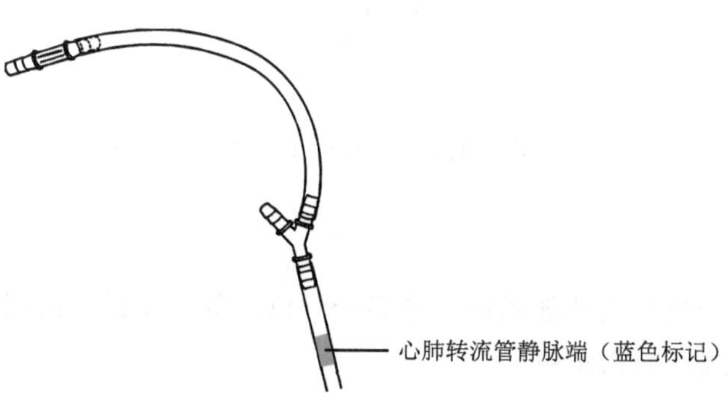

图 6-13-8　心肺转流管静脉连接准备

（2）上腔静脉插管：用 4-0（13mm）血管缝线或 5-0（13mm）血管缝线在上腔静脉处缝一荷包，剪下缝针，缝线套入内置过线钩的细阻断管内，弯蚊式止血钳牵引。11 号手术刀切出与插管口径相适宜的切口，扁桃体止血钳将切口稍稍撑开后，插入上腔静脉插管，弯蚊式止血钳收紧荷包线，1 号丝线结扎。

（3）下腔静脉插管：用 4-0（13mm）血管缝线或 5-0（13mm）血管缝线在右心房前壁处缝一荷包，剪下缝针，缝线套入内置过线钩的细阻断管内，弯蚊式止血钳牵引。11 号手术刀切出与插管口径相适宜的切口，扁桃体止血钳将切口稍稍撑开后，插入下腔静脉插管，弯蚊式止血钳收紧荷包线，1 号丝线结扎。

（4）上腔静脉、下腔静脉插管与心肺转流静脉管连接（图 6-13-9，图 6-13-10）。

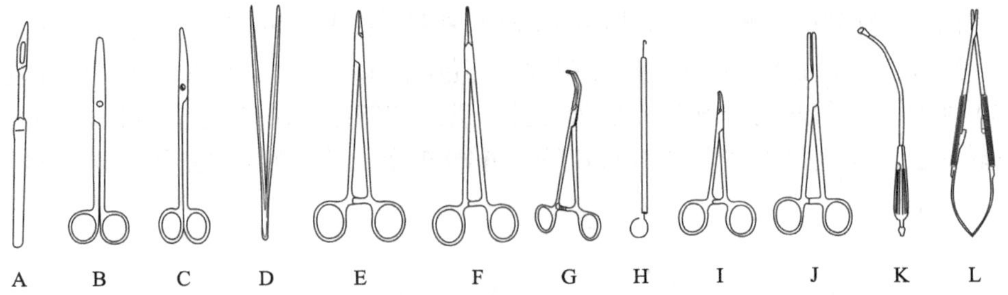

图 6-13-9　体外循环建立阶段器械

A.11 号手术刀；B.组织剪；C.解剖剪 D.；无损伤镊；E.持针器；F.扁桃体止血钳；G.肺静脉钳；H.内置过线钩的细阻断管；I.弯蚊式止血钳；J.管道钳；K.吸引器头；L.弹簧持针器

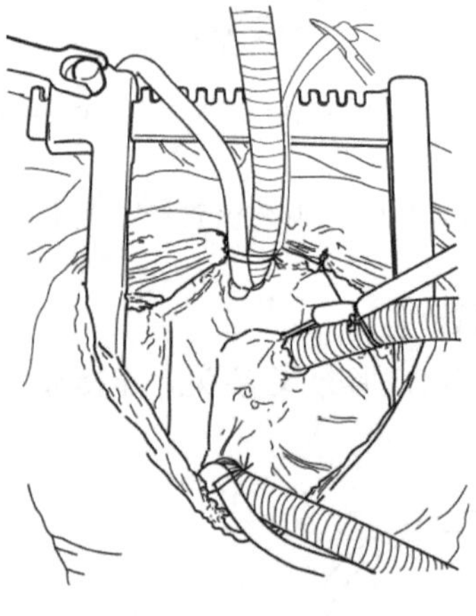

图 6-13-10　体外循环建立

3. 灌注插管

（1）用 3-0 涤纶线在主动脉插管下方缝一荷包，剪下缝针，缝线套入内置过线钩的细阻断管内，弯蚊式止血钳牵引。

（2）手术医师在荷包中间插入灌注针，弯蚊式止血钳收紧荷包，1 号丝线结扎。体外循环医师用停搏液进行灌注管排气，并连接好灌注管（图 6-13-11，图 6-13-12）。

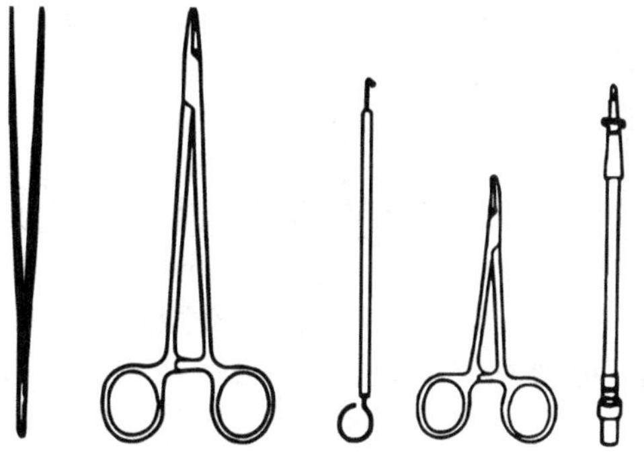

图 6-13-11　灌注阶段手术器械

A.无损伤镊；B.持针器；C.内置过线钩的细阻断管；D.弯蚊式止血钳；E.直型灌注针

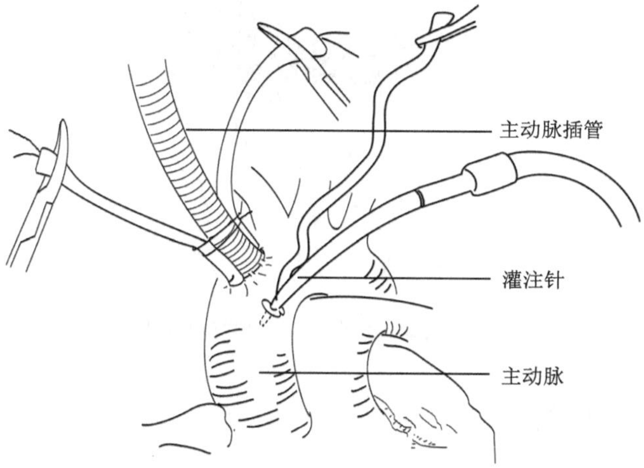

图 6-13-12　灌注插管

4. 人工心肺转流　手术医师取下所有管道钳，人工心肺转流开始，记录尿量。

5. 预防栓塞　手术医师和器械护士用无菌生理盐水洗手，检查手套有无破损，以及洗掉手套上的血痂，防止血痂进入体循环，造成栓塞。

（三）阻断上腔静脉、下腔静脉及主动脉

1. 阻断上腔静脉、下腔静脉　用直角钳和解剖剪游离上腔静脉，套 1 号丝线，再将 1 号丝线套入内置过线钩的粗阻断管（18 号乳胶尿管剪段制成）内，弯蚊式止血钳牵引。同法手术医师用直角钳和解剖剪游离下腔静脉并套好 1 号丝线，分别阻断上腔静脉、下腔静脉。

2. 阻断升主动脉　动脉阻断钳阻断升主动脉，灌注心肌停搏液（图 6-13-13，图 6-13-14）。

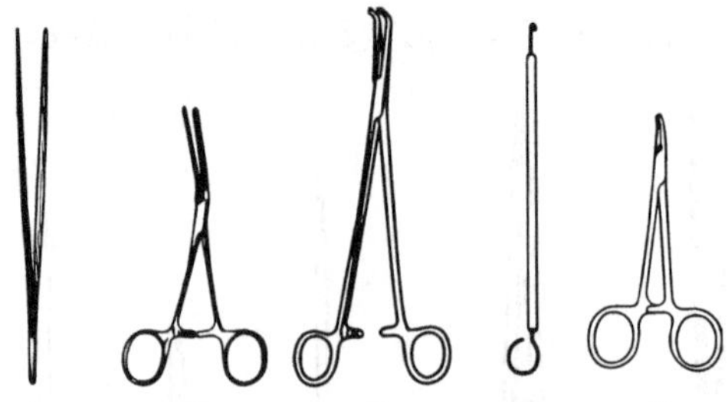

图 6-13-13　阻断阶段器械

A.无损伤镊；B.动脉阻断钳；C.直角钳；D.内置过线钩的粗阻断管；E.弯蚊式止血钳

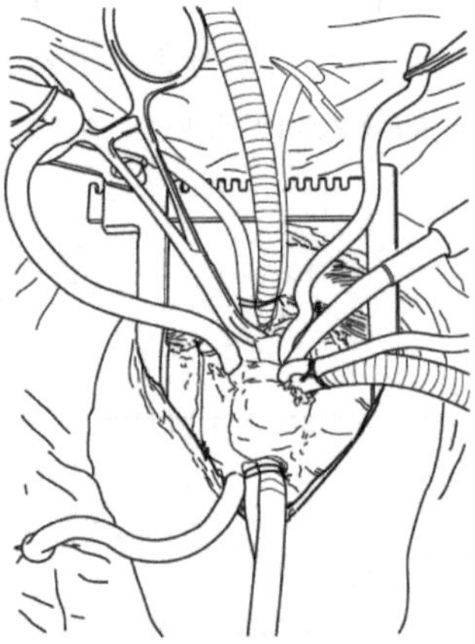

图 6-13-14　主动脉上下腔静脉阻断

（四）心肌保护的措施

（1）巡回护士将室温降至 20℃左右。

（2）体外循环医师进行血液降温，体温降至 32～34℃。

（3）手术医师利用 4℃低温心脏停搏液行心肌灌注。

（4）心脏表面冰水或冰屑降温。

（五）明确诊断，矫治畸形

1. 部分型心内膜垫缺损矫治

（1）右心房切口：血管镊、11 号手术刀、解剖剪、心脏拉钩切开右心房（图 6-13-15）。

（2）修补二尖瓣裂缺：用 5-0（13mm）血管缝线间断缝合裂隙 2～4 针。将注满生理盐水的冲洗器向左心室注水，观察二尖瓣的关闭情况。

（3）修补房间隔缺损：手术医师根据房间隔缺损大小修剪自体心包片，5-0（13mm）血管缝线连续缝合房间隔缺损（图 6-13-16）。

（4）关闭右心房切口：用 5-0（13mm）血管缝线连续缝合右心房切口。

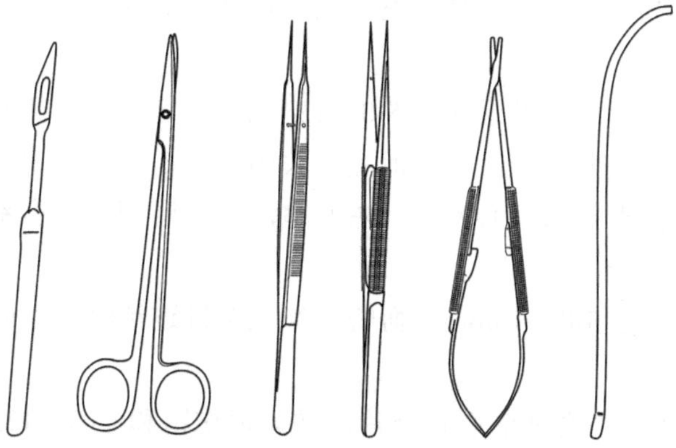

图 6-13-15　心内操作器械

A.11 号手术刀；B.血管剪；C.、D.血管镊；E.弹簧持针器；F.心脏拉钩

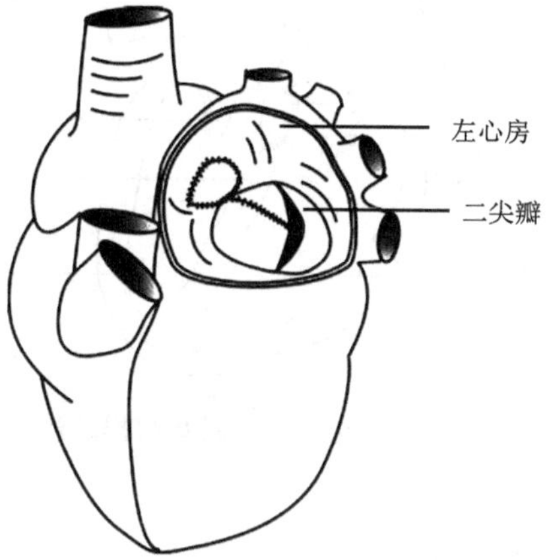

图 6-13-16　部分型心内膜垫缺损矫治术后

2. 完全型心内膜垫缺损矫治

（1）切开右心房：无损伤镊、11 号手术刀、解剖剪、心脏拉钩切开右心房。

（2）心内探查和瓣膜处理：共同房室瓣注水试验是心内探查的第一步，也最为重要。用注满生理盐水的冲洗器将共同房室瓣关闭以后，观察上桥瓣、下桥瓣对合区尖端的位置，并用血管缝线 6-0（9mm）或 7-0（9mm）悬吊标记。可适当剪除室间隔相连的无功能房室瓣腱索。

（3）修补室间隔缺损

1）传统单片法：手术医师沿预设左右心房室瓣分界线完全切开共同房室瓣，11 号手术刀解剖剪扩大切口显露室间隔缺损。用 5-0（13mm）血管缝线带垫片间断或连续缝合外科生物补片于室间隔，将左心房、右心房室瓣重新固定于外科生物补片的相应位置。

2）双片法：显露室间隔缺损，根据缺损大小裁剪相应补片。用 5-0（13mm）血管缝线带垫片间断或连续缝合补片下缘于室间隔。将补片上缘沿预设交界线与共同房室瓣缝合，固定房室瓣。

（4）左侧房室瓣成形：手术医师用 5-0（13mm）血管缝线间断缝合左侧房室瓣上桥瓣、下桥瓣至游离缘的腱索附着区，从而完全关闭上桥瓣、下桥瓣间形成的“间隙”。将注满生理盐水的冲洗器插入左心室，向左心室注水，检测左侧房室瓣的成形效果。

（5）修补房间隔缺损

1）传统单片法：用 5-0（13mm）血管缝线双头针连续缝合室间隔缺损，补片修补房间隔缺损。

2）双片法：准备大小合适的心包补片，递无损伤镊和 5-0（13mm）血管缝线双头针连续缝合修补房间隔缺损。

（6）关闭右心房切口：用 5-0（13mm）血管缝线连续缝合右心房切口（图 6-13-17）。

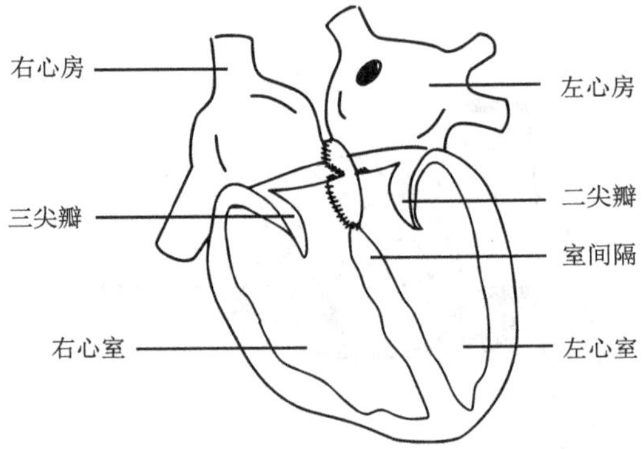

图 6-13-17　完全型心内膜垫缺损矫治后

（六）并行循环，恢复心脏功能

（1）巡回护士将手术床头部放低，手术医师松开阻断钳开放主动脉，主动脉根部动脉灌注管逆流排气，恢复全流量体外循环，观察心脏复跳情况及心肌颜色。连接心内除颤电极备用。

（2）同时通过体外循环辅助，恢复患者体温至正常，心脏功能逐步恢复。

（3）拔出左心房引流管，预留荷包线结扎止血，组织剪剪线。

（4）手术医师检查各吻合口有无出血，器械护士用弹簧持针器夹 5-0（13mm）血管缝线备用。

（5）器械护士选择合适的注射器针头与压力延长管连接，传予手术医师在右心室前壁行肺动脉测压、右上腔静脉与左心房交接处行左心房测压。

（七）停止人工心肺转流，关胸

（1）管道钳钳闭上腔静脉、下腔静脉插管，巡回护士记录尿量并告知体外循环医师。手术医师拔除腔静脉插管，麻醉医师中心静脉用等量鱼精蛋白中和体内的肝素。

（2）拔除主动脉插管，主动脉插管内外荷包缝线结扎，手术野充分止血。

（3）关闭切口

1）根据患者体重选择不同型号引流管 2 根，分别放置于心包及纵隔。

2）心包缝合：用 7mm×20mm 圆针、2-0/T 丝线。

3）胸骨缝合：用 1 号带针钢丝（图 6-13-18，图 6-13-19）。

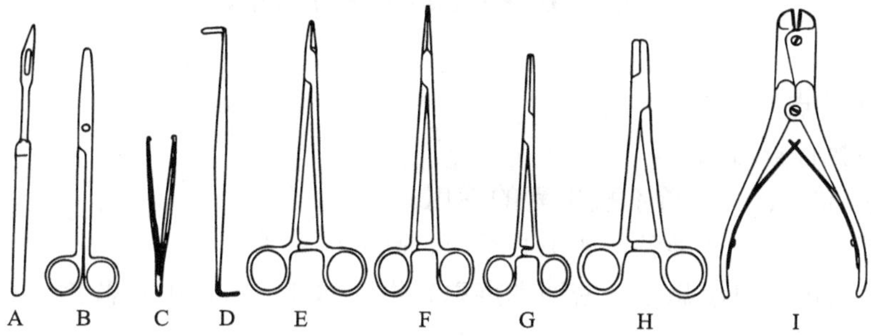

图 6-13-18　关胸阶段器械

A.11 号手术刀；B.组织剪；C.组织镊；D.肺动脉拉钩；E.持针器；F.扁桃体止血钳；G.可可钳；H.钢丝钳；I.钢丝剪

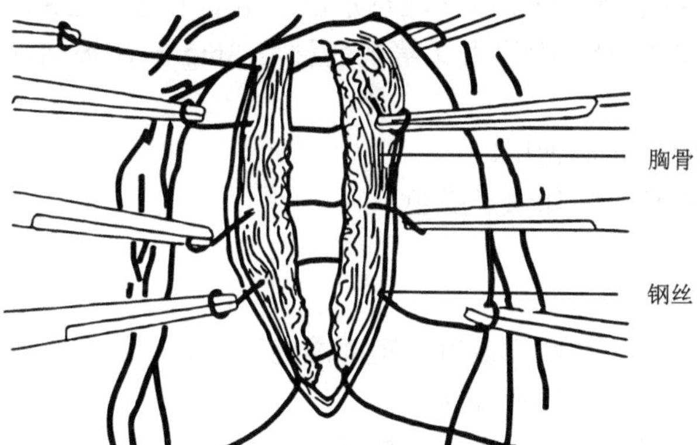

图 6-13-19　关胸

4）肌层缝合

非吸收线：用 13mm×24mm 圆针、0 号丝线。

可吸收线：用圆针 2-0 可吸收线。

5）皮下缝合：用圆针 2-0 可吸收线。

6）皮肤缝合

非吸收线：用三角针 3-0 丝线。

可吸收线：用三角针 4-0 可吸收线。

7）固定引流管：用三角针 2-0/T 丝线。

8）根据伤口的长度选择相应型号敷料，将引流管与引流器连接，并使之保持负压状态。

（八）归还器械

分类退回清洗间并登记。

五、护理特殊关注点

1. 术前关注点

（1）严格执行查对制度。

（2）术前 30min～2h 首剂抗生素的使用。

（3）仪器设备检查及准备，如中心负压、高频电刀等。

（4）协助麻醉师麻醉患者，密切观察患者生命体征，防止小儿患者坠床。

2. 术中关注点

（1）体外循环建立前调节室温在 22～24℃，用温热的棉垫和被盖为患者保暖。

（2）心脏灌注停跳后室温调节至 19～20℃。

（3）复温后，调节室温在 22～24℃（注意水毯的温度不能超过 38℃，以免烫伤患者）。

（4）肝素、鱼精蛋白的正确使用（常规剂量是 3mg/kg，根据术中 ACT 随时调整用量）。

（5）血管活性药物的正确使用。

（6）密切观察生命体征、尿量及颜色。

3. 术后关注点

（1）密切观察生命体征。

（2）检查患者受压部位皮肤，及时处理并准确记录。

（3）注意保护患者隐私，注意保暖。

（4）保持静脉输液及其他各种管道的通畅。

（高秀云）

第十四节　法洛四联症 hybrid 手术配合

法洛四联症是最常见的紫绀型先天性心脏病，其发病率在先天性心脏病中占 10%～12%。法洛四联症具有四个病理解剖特点：右心室流出道阻塞、室间隔缺损、主动脉横跨和右心室肥厚。由于代偿肺血流不足，所以常形成大量的体-肺动脉侧支分流，大量主动脉血流经这些侧支血管进入肺循环，而且年龄越大的患者，侧支循环越丰富。

法洛四联症体外循环下外科根治常需要先结扎体-肺侧支血管，若不结扎会导致回心血量增多，手术野暴露差，灌注压不稳，还会造成缺氧损害和肺血管过度灌注而出现“灌注肺”。体肺侧支分布广泛且变异较大、解剖的位置不确定，所以外科手术难以彻底结扎，而介入栓塞术则可弥补外科手术的不足，达到迅速完全的侧支血管栓塞，从而提高手术成功率。但在介入手术室进行栓塞后若出现血氧饱和度下降、急性缺氧发作，需立即送入外科手术室行外科手术治疗。两次麻醉和转运会给患者带来更多更大的风险。

法洛四联症 hybrid 手术治疗是在外科手术室同一个手术间完成介入下体肺侧支栓堵和体外循环下外科心内畸形矫正的联合治疗，大大提高了手术的成功率（图 6-14-1）。

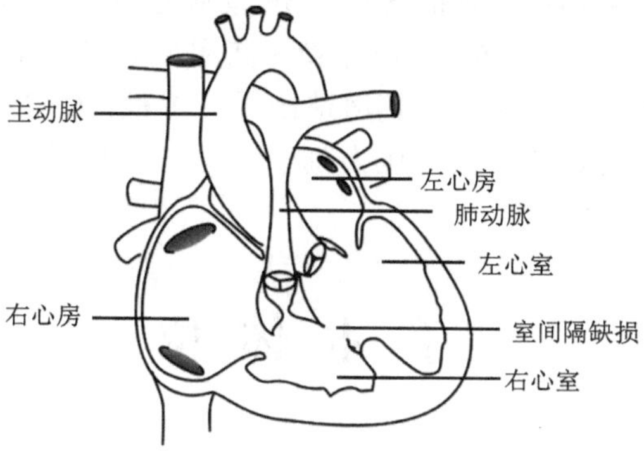

图 6-14-1　法洛四联症

一、手术用物准备

（一）常规布类

手术盆 1 个，手术衣 8 件，剖口单 2 张，桌单 6 张，治疗巾 10 张。

（二）手术器械

体外循环普通器械 1 包，体外循环血管盒（小儿）1 包，肺动脉探条 1 包，胸骨锯 1 套，胸骨牵开器 1 件，显微特殊器械 1 包。

（三）一次性用物

1. 常规物品　一次性桌单 1 张，20 号手术刀片 1 张，11 号刀片 1 张，带显影纱布 10～20 张，电刀笔 1 个，电刀清洁片 1 张，灯柄罩 2 个，冲洗器 1 个，手外套针 1 板，2-0/T 丝线 2 包，0 号丝线 1 包，1 号丝线 1 包，骨蜡 1 板，手套按需准备，10ml 注射器 1 副，12 号硅胶尿管 2 根，18 号乳胶尿管 1 根，8 号乳胶尿管 1 根，各型引流管，45cm×45cm 医用粘贴膜 1 张，30cm×20cm 医用粘贴膜 2 张，1 号带针钢丝 2 根，各型无菌粘贴敷料，压力延长管 1 根，无菌弹力绷带 1 个。

2. 插管缝线　3-0 涤纶线 3 根，4-0（13mm）血管缝线 3 根。

3. 心内缝线　3-0 涤纶线 2 根，5-0（13mm）血管缝线 2 根，6-0（13mm）血管缝线 1 根，4-0 室缺线（具体数量根据手术需要而定）。

4. 关胸缝线

（1）非吸收线：3-0 丝线 1 包，2-0/T 丝线 1 包，0 号丝线 1 包，1 号丝线 1 包。

（2）可吸收线：2-0 圆针 1 根，4-0 三角针 1 根。

5. 体外循环用物　各型动脉插管，各型腔静脉插管，心内吸引管道 2 套，心内吸引头 1 根，动脉灌注管 1 根，冠状动脉灌注头 1 根。

6. 特殊用物　①介入用物：弹簧圈各型，5F 动脉穿刺鞘 2 根，5F 穿刺针 1 根，6F 普通造影导管（猪尾型）1 根，5F 标记导管（猪尾型），5F 椎动脉造影导管 1 根，5F 普通造影导管（眼睛蛇型）1 根，5F 超滑造影导管 1 根，0.035cm×260cm J 型导丝 1 根，0.032cm×260cm 超滑导丝 1 根，压力延长管。②外科手术用物：涤纶补片、外科生物补片。

二、手 术 体 位

见第六章第一节手术体位（图 6-14-2）。

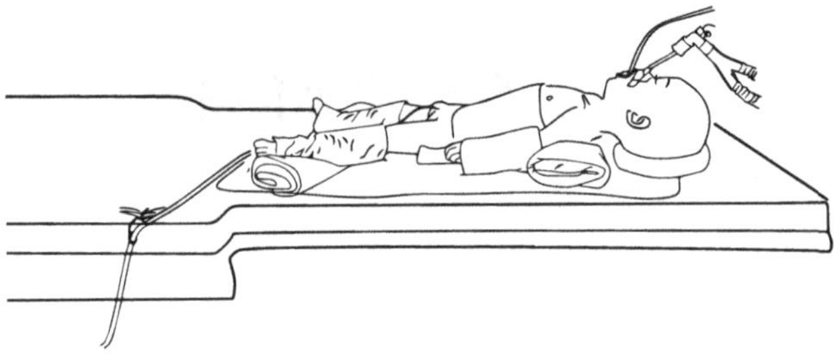

图 6-14-2　仰卧位体位

三、消 毒 铺 巾

（1）消毒液：5%聚维酮碘溶液或葡萄糖酸氯己定消毒液。

（2）消毒范围：上至下颌、颈、肩、上臂的 1/2 处，左右至腋前线，下过肚脐平行线。

（3）3 张治疗巾反折 1/4 折边向外，第 1、2 张治疗巾铺盖于患者的左右腋前线，第 3 张治疗巾铺盖患者肚脐，双侧股动脉各 4 张治疗巾铺盖暴露双侧股动脉医用粘贴膜（30cm×20cm）固定股动脉切口。

（4）一张桌单遮盖患者头部，下缘平锁骨上缘平面，并分别向左右两侧延伸。

（5）用 4 张治疗巾铺于患者切口处，再盖以剖口单，医用粘贴膜（45cm×45cm）固定切口。

（6）一次性桌单 1 张纵向平铺于手术托盘，上缘齐切口。

（7）桌单 2 张覆盖手术床尾，上端平齐手术切口下缘。

四、器械护士手术配合

（一）开胸

1. 术前准备　器械护士和巡回护士共同清点器械、纱布、纱球、缝针、刀片等所有用物数量。固定并调试电刀笔，连接吸引器，安装灯柄罩，用组织钳将连接好的心内吸引管、动脉灌注管固定于合适的位置。

2. 手术切口　是胸骨正中切口，上缘距胸骨切迹下 2～3cm，下缘至剑突下 2～3cm。

3. 切开皮肤、皮下及骨膜　备 20 号手术刀、组织镊、纱布、电刀笔。此阶段中心静脉使用肝素，用量为 3mg/kg，使患者在动脉插管前激活 ACT＞480s，必要时增加肝素用量。

4. 切开胸骨　器械护士调试胸骨锯于功能位，手术医师用直角钳分离胸骨切迹，可可钳夹住剑突，组织剪剪开剑突，“花生米”钝性剥离器分离胸骨与心包壁层间隙，胸骨锯从胸骨正中锯开胸骨，骨蜡止血（剪成长条状）（图 6-14-3，图 6-14-4）。

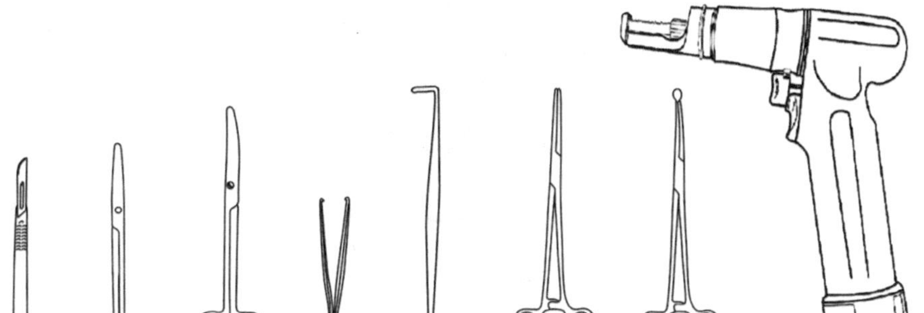

图 6-14-3　开胸阶段器械

A.手术刀；B.组织剪；C.解剖剪；D.组织镊；E.肺动脉拉钩；F.可可钳；G.“花生米”钝性剥离器；H.胸骨锯

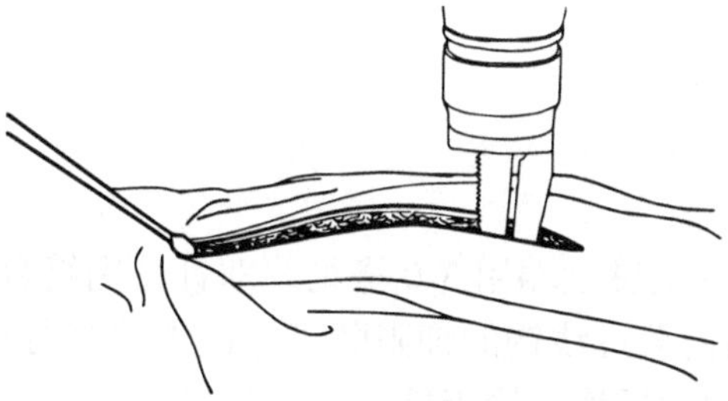

图 6-14-4　切开胸骨

5. 切开心包，暴露心脏 以无名静脉为水平，电刀笔切除患者胸腺，游离心包，解剖剪取部分心包，7mm×20mm 圆针、2-0/T 丝线悬吊心包，胸骨牵开器撑开胸骨，暴露心脏（图 6-14-5，图 6-14-6）。

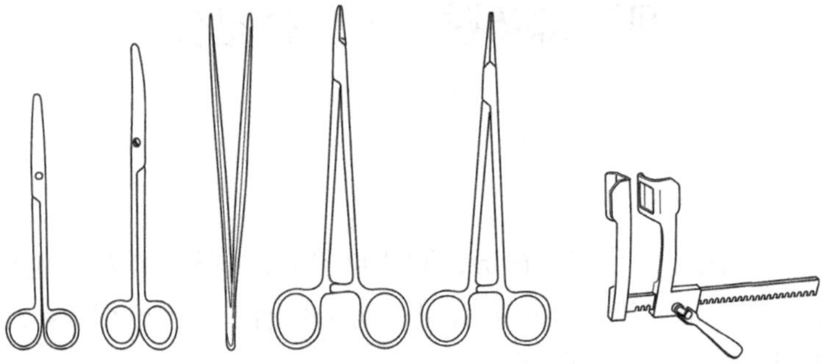

图 6-14-5 暴露心脏阶段器械

A.组织剪；B.解剖剪；C.无损伤镊；D.持针器；E.扁桃体止血钳；F.胸骨牵开器

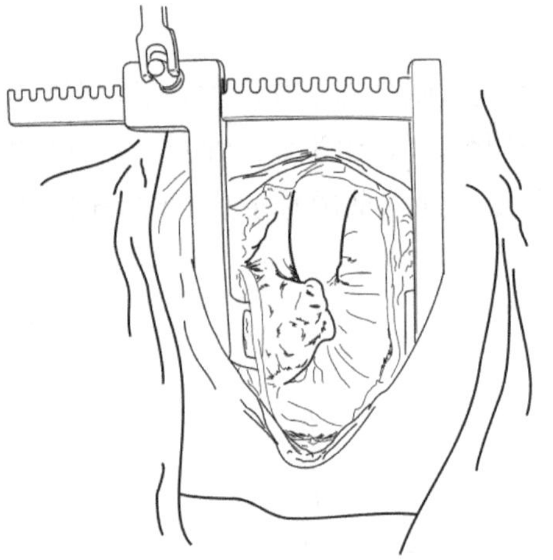

图 6-14-6 暴露心脏

6. 固定心包 器械护士用 10ml 注射器抽取 2%戊二醛 5ml，将取下的自体心包在弯盘内铺平并展开成手术医师需要的形状，用戊二醛固定 5～10min 后，放入盛有常温无菌生理盐水的容器中，摆动清洗 2min，同法清洗 3 次后放于生理盐水中备用。台上清洗液统一倒入手术盆传递给巡回护士，送出手术间按化学废液统一处理，避免手术环境再污染。

（二）建立体外循环

1. 主动脉插管

（1）插管准备：在升主动脉远端用 3-0 涤纶线双针分别缝合主动脉插管的内外荷包，剪下缝针，缝线分别套入内置过线钩的细阻断管（12 号乳胶尿管剪段制成）内，弯蚊式止血钳牵引，备 12Fr 主动脉插管并检查接头是否完好。

（2）插管：解剖剪分离荷包缝线内的主动脉外膜，11 号手术刀切出与插管口径相适宜的切口，插入主动脉插管，弯蚊式止血钳收紧荷包线，1 号丝线结扎管道和荷包线阻断管。

（3）主动脉插管与心肺转流动脉管连接：管道钳阻断心肺转流管，组织剪剪断心肺转流管，主动脉插管与心肺转流管动脉端连接，组织钳将动脉管道固定于头架的无菌单上（图 6-14-7）。

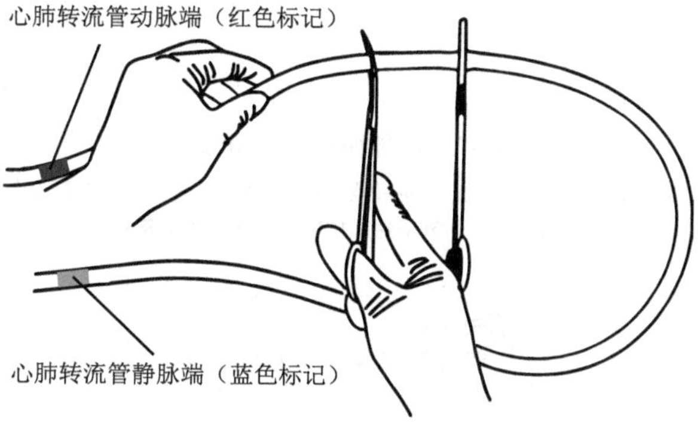

图 6-14-7　心肺转流管动脉连接准备

2. 上腔静脉、下腔静脉插管

（1）心肺转流管静脉端连接 Y 形分叉接头，连接延长转流管后接上直型接头备用（图 6-14-8）。

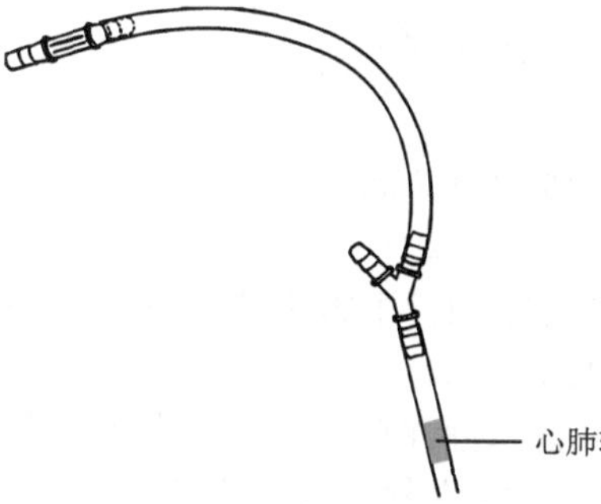

图 6-14-8　心肺转流管静脉连接准备

（2）上腔静脉插管：用 4-0（13mm）血管缝线在上腔静脉位置缝荷包，剪下缝针，缝线套入内置过线钩的细阻断管内，弯蚊式止血钳牵引。11 号手术刀做切口，插入上腔静脉插管，弯蚊式止血钳收紧荷包线，1 号丝线结扎。

（3）下腔静脉插管：用 4-0（13mm）血管缝线在右心房前壁缝另一荷包，剪下缝针，缝线套入内置过线钩的细阻断管内，11 号手术刀做小切口，扁桃体止血钳将小切口撑开，插入下腔静脉插管，弯蚊式止血钳收紧荷包线，1 号丝线结扎。

（4）左心房安置左心房引流：弹簧持针器夹 4-0（13mm）血管缝线在右上肺静脉上缝荷包，剪下缝针，缝线套入内置过线钩的细阻断管内，弯蚊式止血钳牵引。11 号手术刀在荷包中做一小切口，扁桃体止血钳扩大切口后插入心内吸引管，弯蚊式止血钳收紧荷包并告知体外循环医师。

（5）上腔静脉、下腔静脉插管与准备好的心肺转流静脉管连接（图 6-14-9，图 6-14-10）。

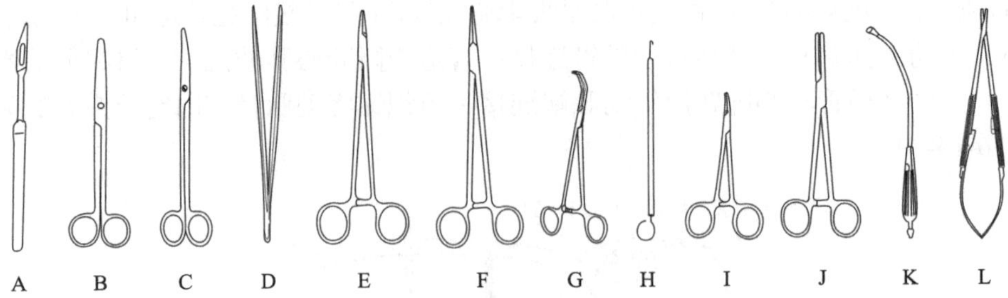

图 6-14-9　体外循环建立阶段器械

A.11 号手术刀；B.组织剪；C.解剖剪；D.无损伤镊；E.持针器；F.扁桃体止血钳；G.肺静脉钳；H.内置过线钩的细阻断管；I.弯蚊式止血钳；J.管道钳；K.吸引器头；L.弹簧持针器

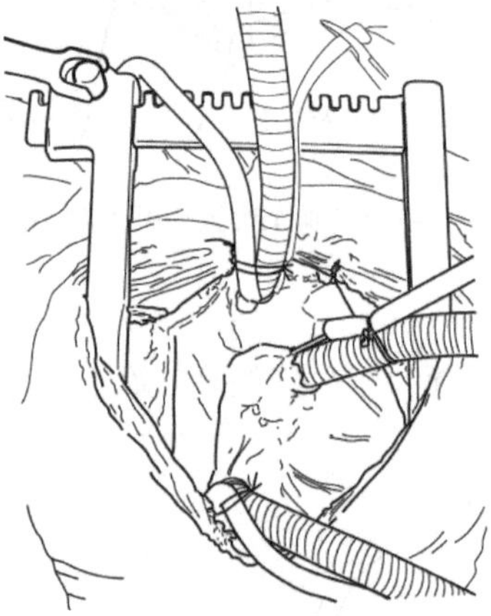

图 6-14-10　体外循环建立

3. 灌注插管

（1）插管准备：用 3-0 涤纶线在主动脉插管下方缝灌注荷包，剪下缝针，缝线套入内置过线钩的细阻断管内，弯蚊式止血钳牵引。

（2）插管：手术医师在缝线荷包中间插入灌注针，弯蚊式止血钳收紧荷包线，1 号丝线结扎，体外循环医师用停搏液进行管道的排气，并接好动脉灌注管（图 6-14-11，图 6-14-12）。

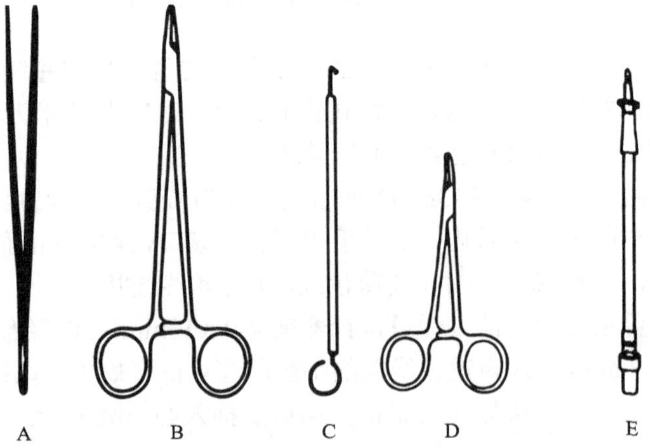

图 6-14-11　灌注阶段手术器械

A.无损伤镊；B.持针器；C.内置过线钩的细阻断管；D.弯蚊式止血钳；E.直型灌注针

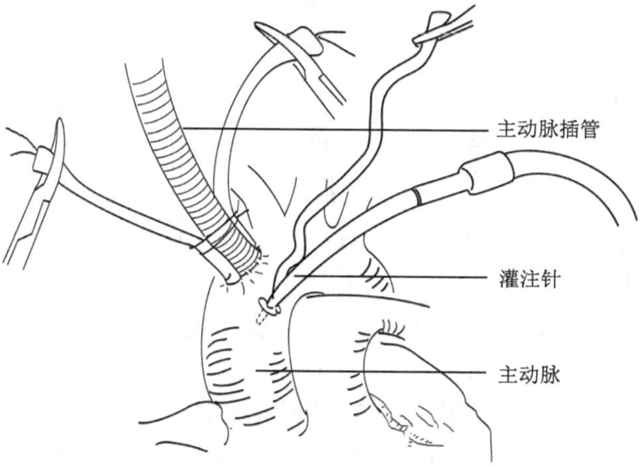

图 6-14-12　灌注插管

（三）介入侧支封堵

（1）5F 穿刺针行股动脉穿刺，退出穿刺针芯，放入导引钢丝，取出穿刺针鞘，再将 5F 动脉穿刺鞘在导引钢丝的引导下置入股动脉，巾钳固定。

（2）经动脉穿刺鞘置入 0.032cm×260cm 超滑导丝，在导丝的引导下放入 6F 普通造影导管（猪尾型）行左心血管造影，通过主动脉造影及选择性血管造影，明确有无体肺动脉侧支，评估侧支血管的粗细和分布情况。

（3）根据血管情况选择造影导管[5F 椎动脉造影导管，5F 普通造影导管（眼镜蛇型），5F 超滑造影导管]，在 0.035cm×260cm 普通导丝的引导下进入拟栓塞血管的近段（离开口＞1cm），造影定位良好后，通过 0.032cm×260cm 导丝将弹簧圈沿导管推送至拟栓塞部位，回撤导丝及略后退导管，行选择性血管造影，观察栓塞效果。

（4）全部侧支封堵治疗完成后，手术医师退出造影导管，保留穿刺鞘，固定并用无菌治疗巾覆盖。

（四）阻断上腔静脉、下腔静脉及主动脉，心脏停搏

侧支封堵治疗完成后手术医师取下所有管道钳，人工心肺转流开始，记录尿量。

（1）用直角钳和电刀分别游离上腔静脉、下腔静脉，套 1 号丝线，再将丝线套入内置过线钩的粗阻断管（18 号乳胶尿管剪段制成）内，弯蚊式止血钳牵引并阻断上腔静脉、下腔静脉。

（2）动脉阻断钳阻断升主动脉，灌注心脏肌停搏液，心脏停搏后仍需灌注一定的灌注量（图 6-14-13，图 6-14-14）。

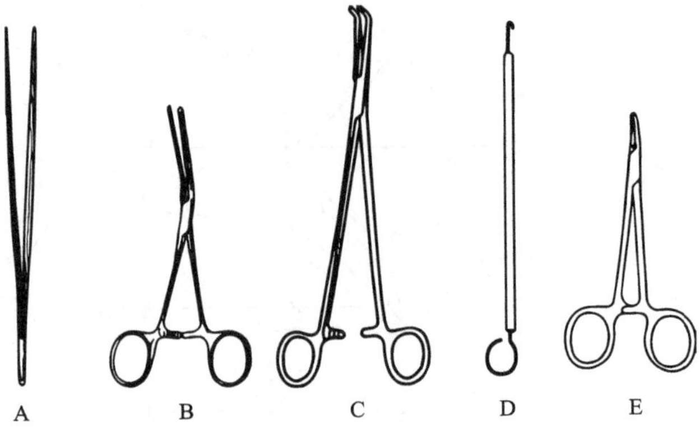

图 6-14-13　阻断阶段器械

A.无损伤镊；B.动脉阻断钳；C.直角钳；D.内置过线钩的粗阻断管；E.弯蚊式止血钳

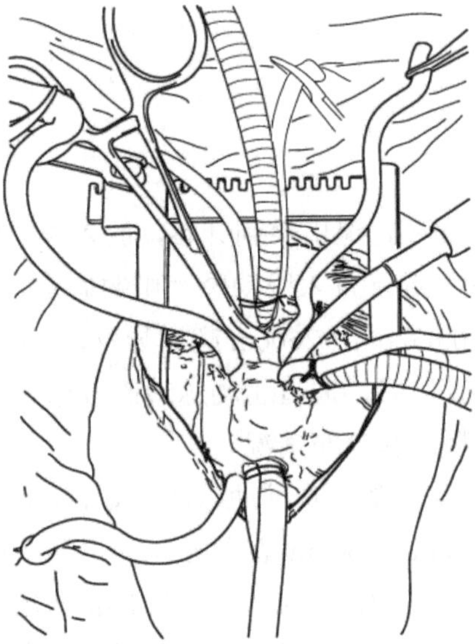

图 6-14-14　主动脉上下腔静脉阻断

（五）心肌保护的措施

（1）巡回护士将室温降至 20℃左右。

（2）体外循环医师进行血液降温，使体温降至 28～32℃。

（3）手术医师利用 4℃低温心脏停搏液行心肌灌注。

（4）心脏表面冰水或冰屑降温。

（六）明确诊断，矫治畸形

1. 心脏切口

（1）单纯心内修复时，采用右心室纵行切口和平行房室间沟的右心房切口。

（2）对跨瓣环右心室流出道补片，沿肺动脉干近端做纵行切口直至右心室，充分暴露肺动脉瓣，沿二瓣叶或三瓣叶交界融合处切开；有肺动脉干和（或）一侧或两侧肺动脉开口狭窄时，则沿切口向上延伸至两侧肺动脉分叉处和（或）切开一侧或两侧肺动脉开口。

2. 单纯心内修复

（1）用血管镊和解剖剪剪开右心房，心脏拉钩暴露心内手术野，探查室间隔缺损情况。

（2）3-0 涤纶线两针牵引右心室，用弯蚊式止血钳固定于切口单上，11 号手术刀切开右心室探查漏斗口，血管剪切除肥厚的隔壁束和大部分室上嵴，切除或切断右心室内异常肉柱。如有肺动脉瓣狭窄，则向上延长切口在瓣膜交界处切开直至瓣环，并加以扩张，解除其狭窄。肺动脉探条探查肺动脉瓣大小，评估狭窄解除情况。

（3）手术医师修剪好适宜的补片（可选用涤纶布补片、外科生物补片或自体心包补片），用 5-0（13mm）血管缝线或 6-0（13mm）血管缝线做室间隔缺损修补行单纯连续的缝合，或者在危险区先用数个 4-0 室缺线做间断褥式缝合、再做连续缝合。

3. 右心室流出道加宽　根据肺动脉狭窄的部位和室间隔缺损的类型，有以下几种手术方式。

（1）漏斗部管状狭窄或者高位漏斗部狭窄的类型：用心包补片加宽右心室流出道，5-0（13mm）血管缝线做连续缝合至右心室纵行切口的边缘上。

（2）有肺动脉干狭窄的类型：手术医师将肺动脉切口延伸至其远端探查并做两侧肺动脉开口的扩张，后行跨瓣环右心室流出道补片。

（3）肺动脉瓣发育不良的类型：跨瓣环带单瓣的右心室流出道补片（图 6-14-15，图 6-14-16）。

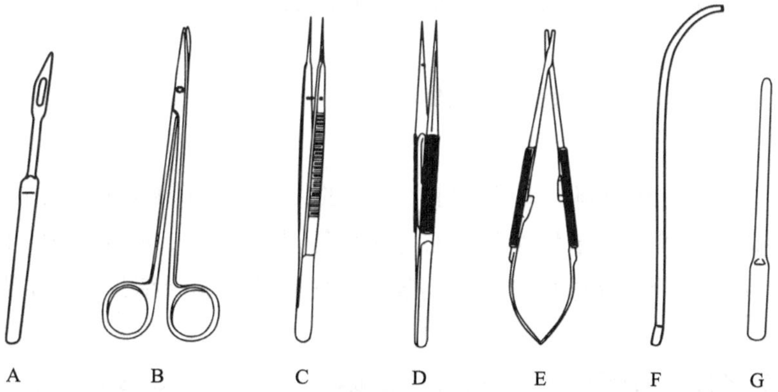

图 6-14-15　心内操作器械

A.11 号手术刀；B.血管剪；C.、D.血管镊；E.弹簧持针器；F.心脏拉钩；G.肺动脉探条

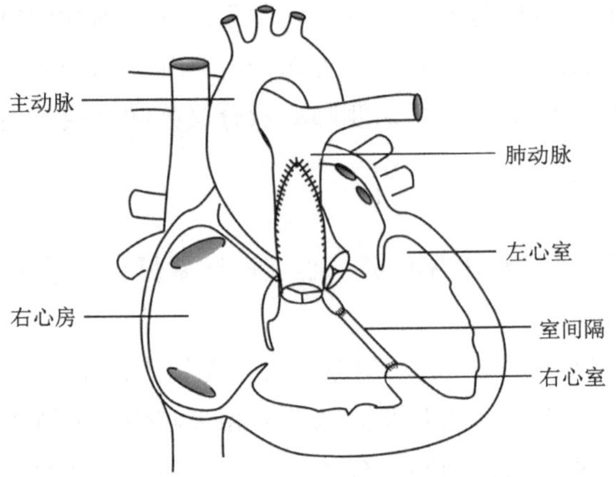

图 6-14-16 法洛四联症手术后

（七）并行循环，恢复心脏功能

（1）巡回护士将手术床头部放低，手术医师松开阻断钳开放主动脉，主动脉根部动脉灌注管逆流排气，恢复全流量体外循环，观察心脏复跳情况及心肌颜色。连接心内除颤电极备用。

（2）同时通过体外循环辅助，恢复患者体温至正常，心脏功能逐步恢复。

（3）拔出左心房引流管，预留荷包线结扎止血，组织剪剪线。

（4）手术医师检查各吻合口有无出血，器械护士用弹簧持针器夹 5-0（13mm）血管缝线备用。

（5）器械护士选择合适的注射器针头与压力延长管连接，传予手术医师在右心室前壁行肺动脉测压、右上腔静脉与左心房交接处行左心房测压。

（八）停止人工心肺转流，关胸

（1）管道钳钳闭上腔静脉、下腔静脉插管，巡回护士记录尿量并告知体外循环医师。手术医师拔除腔静脉插管，麻醉医师中心静脉用等量鱼精蛋白中和体内的肝素。

（2）手术医师拔除主动脉插管，主动脉插管内外荷包缝线结扎，手术野充分止血。

（3）关闭切口

1）根据患者体重选择不同型号引流管 2 根，分别放置于心包及纵隔。

2）心包缝合：用 7mm×20mm 圆针、2-0/T 丝线。

3）胸骨缝合：用 1 号带针钢丝（图 6-14-17，图 6-14-18）。

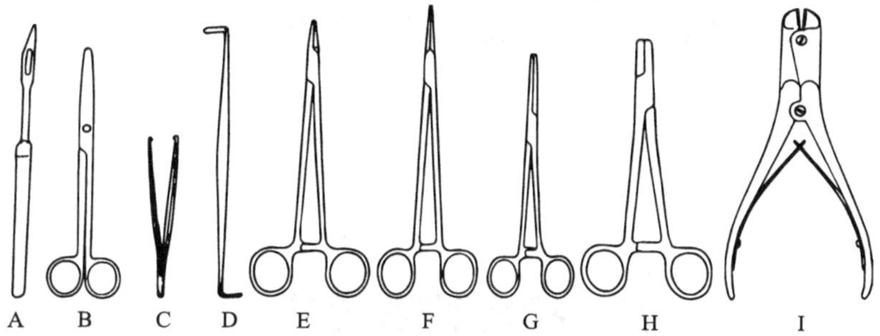

图 6-14-17　关胸阶段器械

A.11 号手术刀；B.组织剪；C.组织镊；D.肺动脉拉钩；E.持针器；F.扁桃体止血钳；G.可可钳；H.钢丝钳；I.钢丝剪

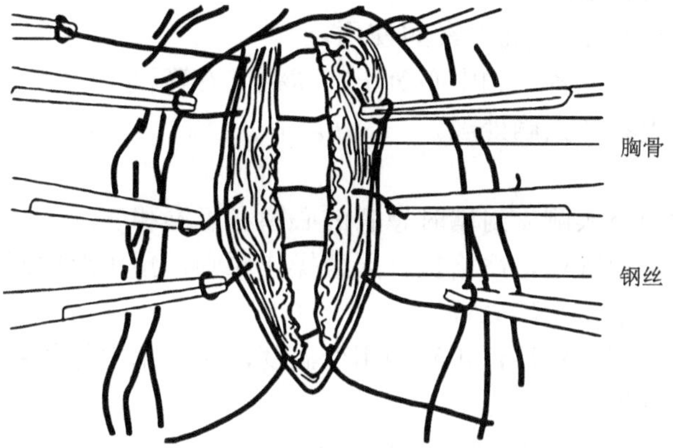

图 6-14-18　关胸

4）肌层缝合

非吸收线：用 13mm×24mm 圆针、0 号丝线。

可吸收线：用圆针 2-0 可吸收线。

5）皮下缝合：用圆针 2-0 可吸收线。

6）皮肤缝合

非吸收线：用三角针 3-0 丝线。

可吸收线：用三角针 4-0 可吸收线。

7）固定引流管：用三角针 2-0/T 丝线。

8）根据伤口的长度选择相应型号敷料，将引流管与引流器连接，并使之保持负压状态。

（九）股动脉穿刺点处理

（1）无菌治疗巾覆盖股动脉穿刺部位及穿刺鞘，保持该区域无菌。

（2）掀开患者身上的手术铺巾，注意患者保暖。

（3）拔出股动脉穿刺鞘，同时无菌纱布覆盖并压迫 10～20min。

（4）弹力绷带股动脉穿刺点加压包扎，并用小沙袋局部压迫。

（十）归还器械

分类退回清洗间并登记。

五、护理特殊关注点

1. 术前关注点

（1）严格执行查对制度。

（2）术前 30min～2h 首剂抗生素的使用。

（3）仪器设备检查及准备，如中心负压、高频电刀等。

（4）缺氧发作的观察及正确处理。

2. 术中关注点

（1）注意观察术中介入侧支封堵时患者的心律和氧饱和度。

（2）注意手术人员的管理，严格执行无菌操作原则，预防院内感染。

（3）缺氧发作的观察及正确处理

（4）根据手术进程调节室温，正确使用变温毯，预防术中低体温。

（5）用物清点、维护。

（6）肝素、鱼精蛋白的正确使用（常规剂量是 3mg/kg，根据术中 ACT 随时调整用量）。

（7）血管活性药物的正确使用。

3. 术后关注点

（1）注意患儿的保温。

（2）注意术后皮肤完整性的观察。

（3）注意患儿的安全。

（4）注意观察股动脉穿刺侧肢体末梢循环。

（陈　芳）

第十五节　先天性冠状动脉瘘术手术配合

先天性冠状动脉瘘是冠状动脉与四个心腔之一，或与冠状窦、上腔静脉、邻近心脏的肺动脉或肺静脉之间的交通。90%起自右冠状动脉的单纯瘘，较左冠状动脉者多见。大多数患者没有症状，分流相对较小，当分流为中度时，很多患者 40 岁或 50 岁才发生充血性心力衰竭。在 173 例报道中，20 岁以下患者的死亡率为 1%，20 岁以后就诊者占 14%。鉴于外科风险低，且年长患者的症状逐渐增多，体检时能听到胸前区杂音的患者应尽早考虑手术。下面以瘘支动脉显著扩张合并巨大冠状动脉瘤的患者为例阐述（图 6-15-1）。

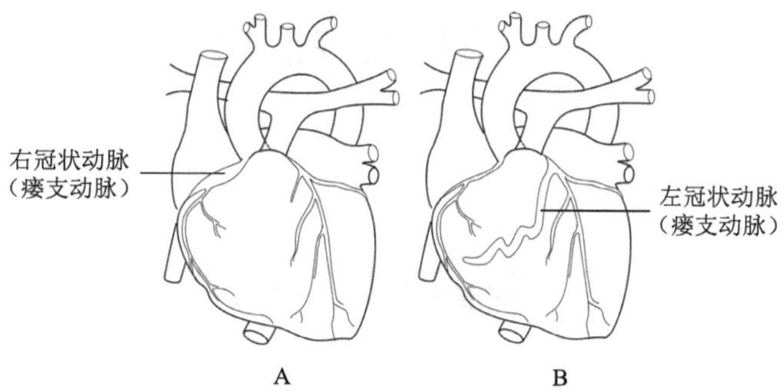

图 6-15-1　冠状动脉瘘

A.右侧冠状动脉瘘；B.左侧冠状动脉瘘

一、手术用物准备

（一）常规布类

手术盆 1 个，手术衣 6 件，剖口单 1 张，桌单 3 张，治疗巾 10 张。

（二）手术器械

体外循环普通器械 1 包，体外循环血管盒（小儿）1 包，胸骨锯 1 套，胸骨牵开器 1 件，显微特殊器械 1 包。

（三）一次性用物

1. 常规物品　吸引管 1 根，吸引头 1 根，电刀笔 1 个，电刀清洁片 1 张，手外套针 1 板，骨蜡 1 板，带显影纱布 10 张，60×50cm 医用粘贴膜 1 张，冲洗器 1 个，12 号硅胶尿管 3 根、18 号乳胶尿管 1 根，22 号无菌型引流管 2 根，灌注针 1 根，灯柄罩 2 个，手套按需准备，1 号带针钢丝 2~3 根。

2. 插管缝线　3-0 涤纶线 4 根，4-0（13mm）血管缝线 2 根。

3. 血管缝线　5-0（13mm）血管缝线 2 根，血管缝线 5-0（17mm）2 根或 6-0（13mm）血管缝线 1～2 根。

4. 关胸缝线

（1）非吸收线：3-0 丝线 1 包，2-0/T 丝线 1 包，1 号丝线 1 包。

（2）可吸收线：圆针 2-0 可吸收线 1 根，三角针 4-0 可吸收线 1 根。

5. 特殊用物　涤纶补片或心包补片。

二、手 术 体 位

见第六章第一节手术体位。

三、消 毒 铺 巾

见第六章第一节消毒铺巾。

四、器械护士手术配合

（一）开胸

1. 术前准备　器械护士和巡回护士共同清点器械、纱布、纱球、缝针、刀片等所有用物数量。固定并调试电刀笔，连接吸引器，安装灯柄，用组织钳将连接好的心内吸引管、灌注管固定于合适的位置。

2. 手术切口　是胸骨正中切口，上缘距胸骨切迹下 2～3cm，下缘至剑突下 2～3cm。

3. 切开皮肤、皮下及骨膜　备 20 号手术刀、组织镊、纱布、电刀笔。

4. 切开胸骨　器械护士调试胸骨锯于功能位，手术医师用直角钳分离胸骨切迹，可可钳夹住剑突，组织剪剪开剑突，"花生米"钝性剥离器分离胸骨与心包壁层间隙，胸骨锯从胸骨正中锯开胸骨，骨蜡止血（剪成长条状）（图 6-15-2，图 6-15-3）。

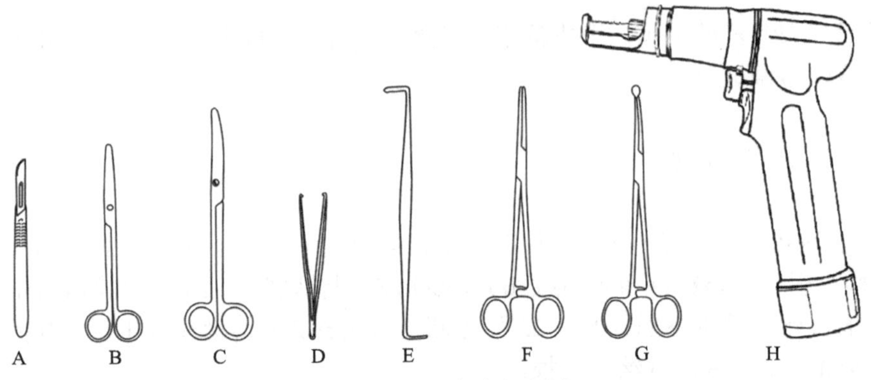

图 6-15-2　开胸阶段器械

A.20 号手术刀；B.组织剪；C.解剖剪；D.有齿镊；E.肺动脉拉钩；F.可可钳；G."花生米"钝性剥离器；H.胸骨锯

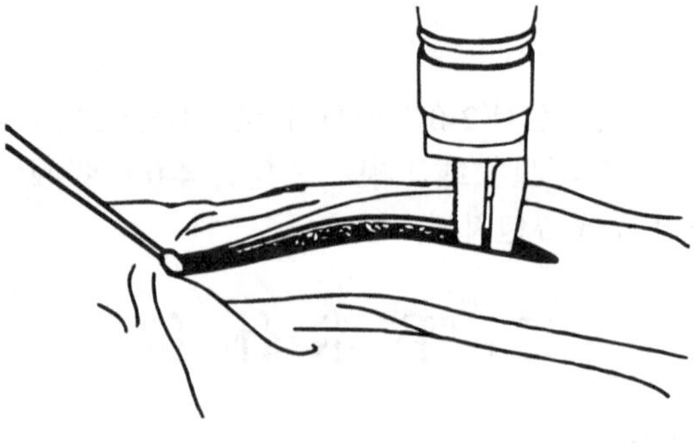

图 6-15-3　切开胸骨

5. 切开心包，暴露心脏　以无名静脉为水平，电刀切除患者胸腺，游离心包，7mm×20mm 圆针、2-0/T 丝线悬吊心包，弯蚊式止血钳牵引心包，胸骨牵开器撑开胸骨，暴露心脏（图 6-15-4，图 6-15-5）。

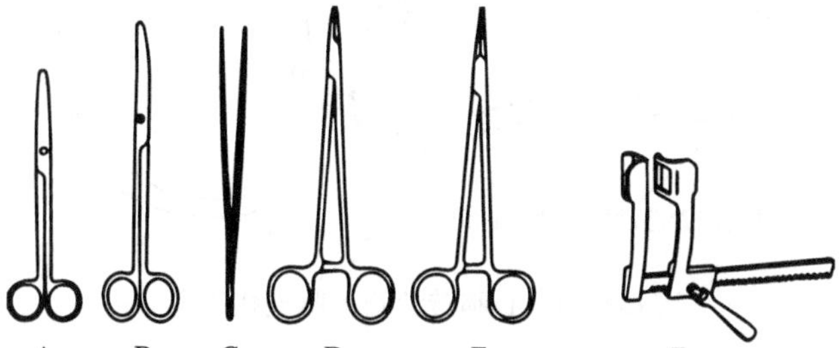

A　B　C　D　E　F

图 6-15-4　暴露心脏阶段器械

A.组织剪；B.解剖剪；C.无损伤镊；D.持针器；E.扁桃体止血钳；F.胸骨牵开器

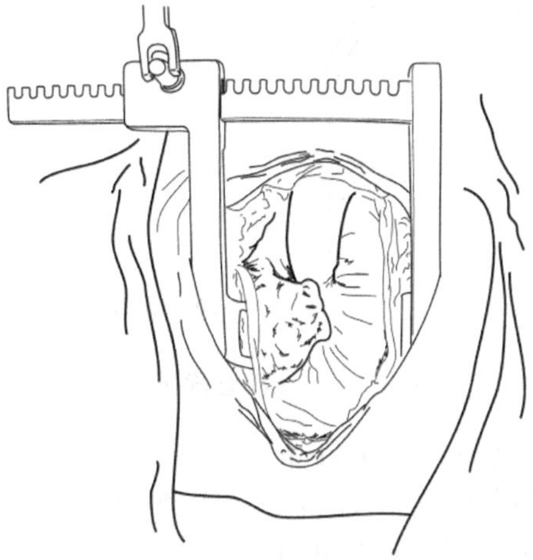

图 6-15-5　暴露心脏

（二）建立体外循环

1. 主动脉插管

（1）插管准备：用 2 针 3-0 涤纶线缝合主动脉插管的内外荷包，剪下缝针，缝线分别套入内置过线钩的细阻断管（12 号硅胶尿管剪段制成）内，弯蚊式止血钳牵引，主动脉插管根据患者体重选择合适型号，检查接头是否完好。

（2）插管：手术医师剪去缝线内的主动脉外膜，11 号手术刀切出与插管口径相适宜的切口，插入主动脉插管，弯蚊式止血钳收紧荷包线，1 号丝线结扎。

（3）主动脉插管与心肺转流动脉管连接：管道钳阻断心肺转流管，组织剪剪断心肺转流管，主动脉插管与转流管动脉端连接，组织钳将动脉管道固定于头架的无菌单上（图 6-15-6）。

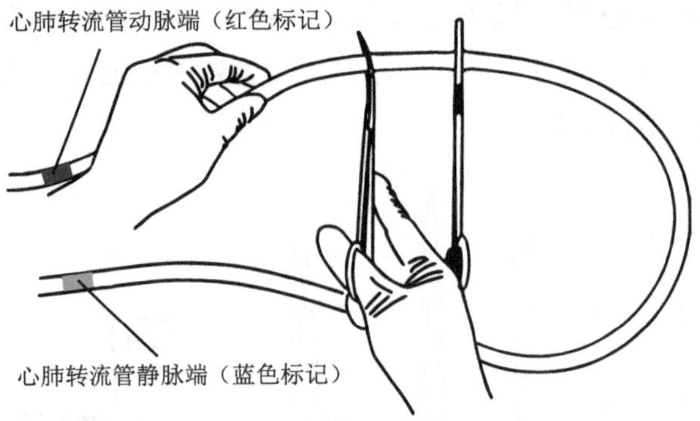

图 6-15-6　心肺转流管动脉连接准备

2. 上腔静脉、下腔静脉插管

（1）插管准备：器械护士将心肺转流静脉端接上 Y 形分叉接头，上腔接口连接延长管，静脉插管根据患者体重选择合适型号，接上接头备用（图 6-15-7）。

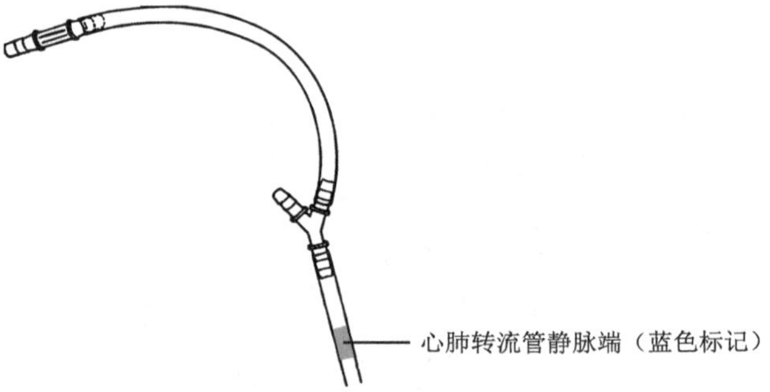

图 6-15-7　心肺转流管静脉连接准备

（2）上腔静脉插管：用血管缝 4-0（13mm）双头针在上腔静脉处缝荷包，剪下缝针，缝线套入内置过线钩的细阻断管内，弯蚊式止血钳牵引。11 号手术刀顺行切开上腔静脉，插入直角静脉管，弯蚊式止血钳收紧荷包线，1 号丝线结扎管道和荷包线阻断管。

（3）下腔静脉插管：用 4-0（13mm）血管缝线在右心房前壁缝另一荷包，剪下缝针，缝线套入内置过线钩的细阻断管内，11 号手术刀做小切口，扁桃体止血钳将小切口撑开，插入下腔静脉直角插管，弯蚊式止血钳收紧荷包线，1 号丝线结扎管道和荷包线阻断管。

（4）上腔静脉、下腔静脉插管与准备好的心肺转流静脉管连接（图 6-15-8，图 6-15-9）。

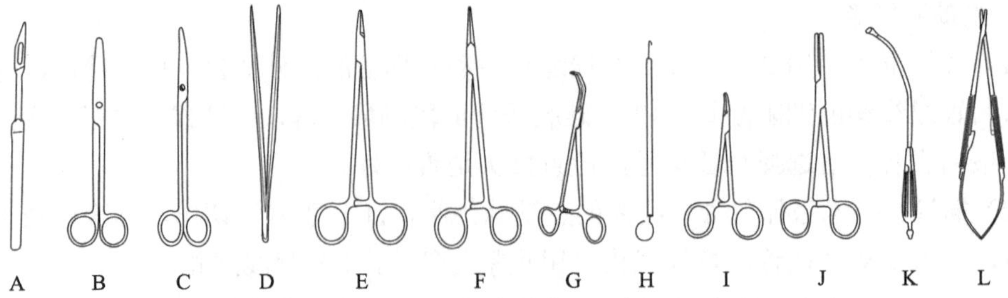

图 6-15-8　体外循环建立阶段器械

A.11 号手术刀；B.组织剪；C.解剖剪；D.无损伤镊；E.持针器；F.扁桃体止血钳；G.肺静脉钳；H.内置过线钩的细阻断管；I.弯蚊式止血钳；J.管道钳；K.吸引器头；L.弹簧持针器

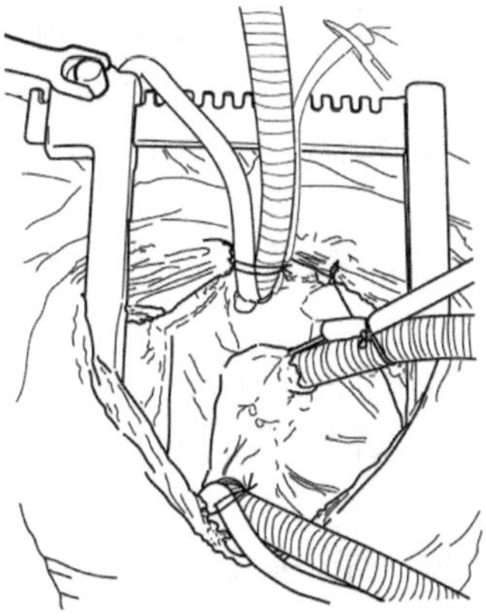

图 6-15-9　体外循环建立

3. 灌注插管

（1）插管准备：用 3-0 涤纶线在主动脉插管下方缝灌注荷包，剪下缝针，缝线套入内置过线钩的细阻断管内，弯蚊式止血钳牵引。

（2）插管：手术医师在缝线荷包中间插入灌注针，弯蚊式止血钳收紧荷包线，1 号丝线结扎，体外循环医师用停搏液进行管道的排气，并接好灌注管（图 6-15-10，图 6-15-11）。

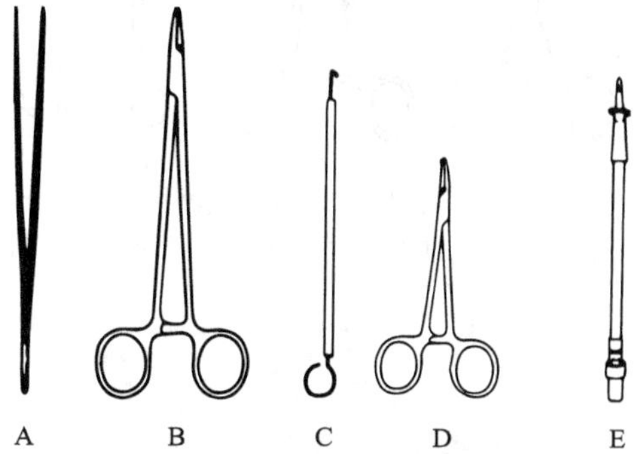

图 6-15-10　灌注阶段手术器械

A.无损伤镊；B.持针器；C.内置过线钩的细阻断管；D.弯蚊式止血钳；E.直型灌注针

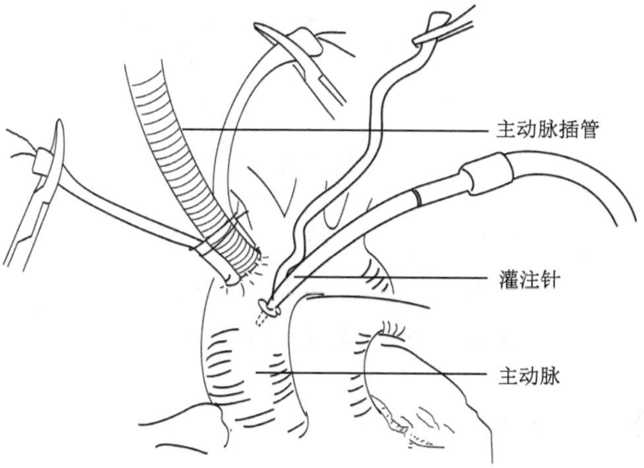

图 6-15-11　灌注插管

4. 人工心肺转流 取下所有管道钳，人工心肺转流开始，记录尿量。

5. 预防栓塞 手术医师和器械护士用无菌生理盐水洗手，检查手套有无破损，以及洗掉手套上的血痂，防止血痂进入体循环，造成栓塞。

（三）阻断上腔静脉、下腔静脉及主动脉，心脏停搏

（1）用直角钳和电刀笔分别游离上腔静脉、下腔静脉，1 号套丝线，再将丝线套入内置过线钩的粗阻断管（18 号乳胶尿管剪段制成）内，弯蚊式止血钳牵引并阻断上腔静脉、下腔静脉。

（2）动脉阻断钳阻断升主动脉，灌注心脏停搏液，心脏停搏后仍需灌注一定的灌注量（图 6-15-12，图 6-15-13）。

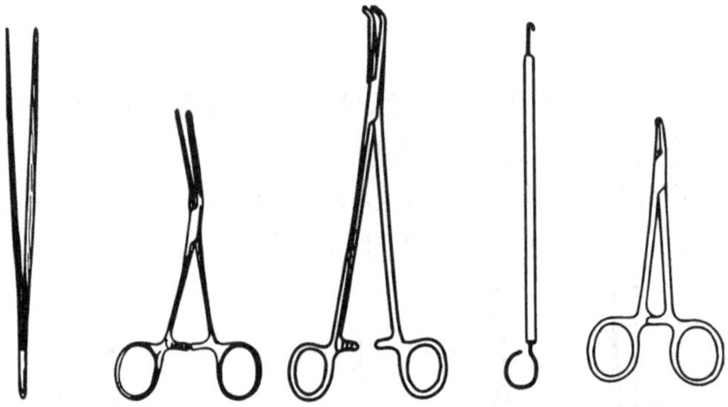

A B C D E

图 6-15-12 阻断阶段器械

A.无损伤镊；B.动脉阻断钳；C.直角钳；D.内置过线钩的粗阻断管；E.弯蚊式止血钳

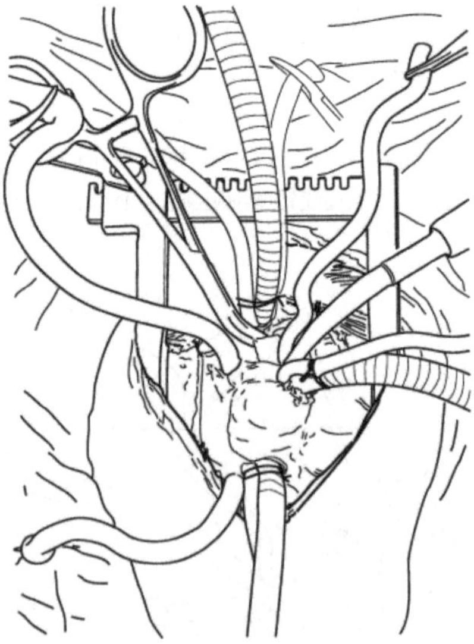

图 6-15-13 主动脉上下腔静脉阻断

（四）心肌保护的措施

（1）巡回护士将室温降至 20℃左右。

（2）体外循环医师进行血液降温，将体温降至 32～34℃。
（3）手术医师利用 4℃低温心脏停搏液行心肌灌注。
（4）心脏表面冰水或冰屑降温。

（五）冠状动脉瘘口直接缝合

（1）在心脏表面查找扩张的冠状动脉，确定瘘口位置。
（2）用血管缝线 5-0（17mm）缝合瘘口（图 6-15-14，图 6-15-15A）。

（六）切开冠状动脉，缝合瘘口

（1）在心脏表面查找扩张的冠状动脉，瘘口位置不确定时，切开冠状动脉探查瘘口位置。
（2）6-0（13mm）分别在扩张的冠状动脉上缝两针牵引线，蚊式止血钳牵引。
（3）11 号手术刀切开两针牵引线之间的冠状动脉血管。
（4）找到冠状动脉瘘口后，用 5-0（13mm）血管缝线连续缝合瘘口。
（5）6-0（13mm）血管缝线关闭冠状动脉切口，缝合到最后一针时，排除冠状动脉内空气，以防止冠状动脉气栓形成。
（6）体外循环医师再次灌注停搏液，手术医师检查瘘口是否完全缝合（图 6-15-14，图 6-15-15B）。

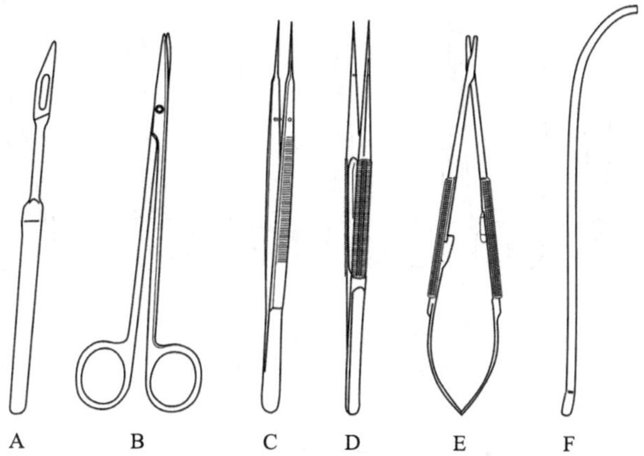

图 6-15-14　心内操作器械
A.11 号手术刀；B.血管剪；C.、D.血管镊；E.弹簧持针器；F.心脏拉钩

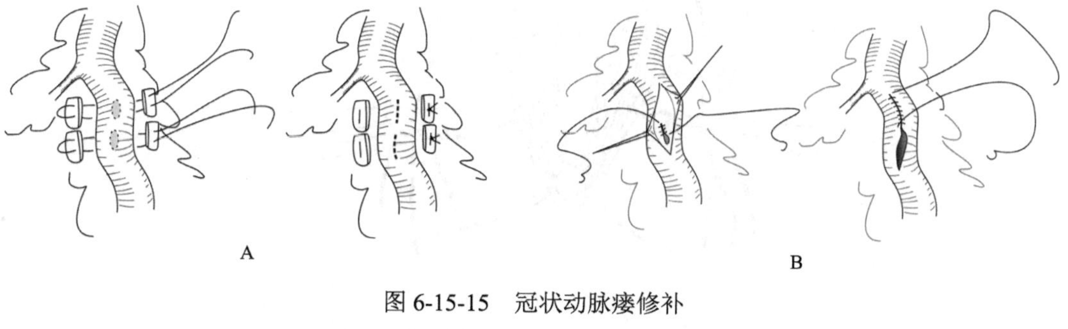

图 6-15-15　冠状动脉瘘修补
A．冠状动脉瘘口直接缝合；B.冠状动脉切开，瘘口缝合

（七）并行循环，恢复心脏的功能

（1）巡回护士将手术床头部放低，灌注管逆流主动脉根部排气，手术医师松开主动脉阻断钳开放主动脉，心脏复跳。心肺转流并行循环恢复心脏功能，观察心肌和冠状动脉灌注的颜色是否红润。

（2）心功能恢复正常后，食管超声再次检查冠状动脉瘘口缝合情况。

（八）停止人工心肺转流，关胸

（1）管道钳钳闭上腔静脉、下腔静脉插管，巡回护士记录尿量并告知体外循环医师。手术医师拔除腔静脉插管，麻醉医师中心静脉用等量鱼精蛋白中和体内的肝素。

（2）手术医师拔除主动脉插管，主动脉插管内外荷包缝线结扎，手术野充分止血。

（3）关闭切口

1）根据患者体重选择不同型号引流管 2 根，分别放置于心包及纵隔。

2）心包缝合：用 7mm×20mm 圆针、2-0/T 丝线。

3）胸骨缝合：用 1 号带针钢丝（图 6-15-16，图 6-15-17）。

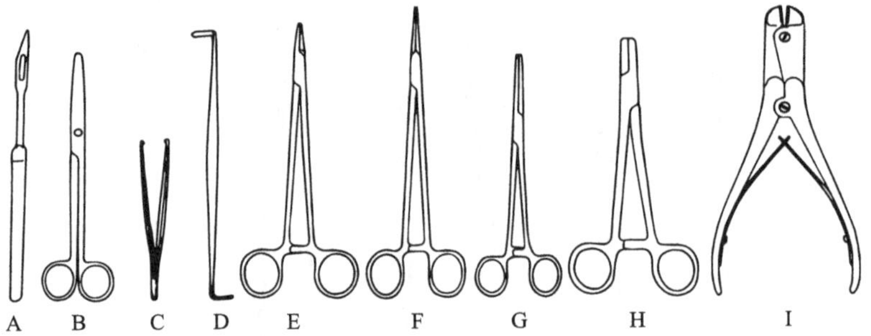

图 6-15-16　关胸阶段器械

A.11 号手术刀；B.组织剪；C.组织镊；D.肺动脉拉钩；E.持针器；F.扁桃体止血钳；G.可可钳；H.钢丝钳；I.钢丝剪

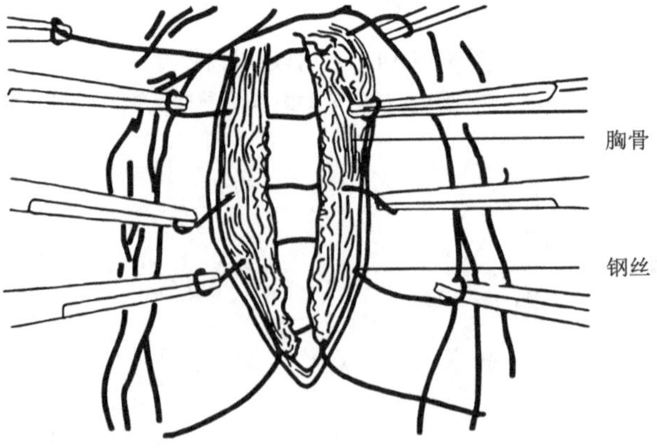

图 6-15-17　关胸

4）肌层、皮下缝合：用圆针 2-0 可吸收线。
6）皮肤缝合：用三角针 4-0 可吸收线。
7）固定引流管：用三角针 2-0/T 丝线。
8）根据伤口的长度选择相应型号敷料，将引流管与引流器连接，并使之保持负压状态。

（九）归还器械

分类退回清洗间并登记。

五、护理特殊关注点

1. 术前关注点

（1）严格执行查对制度：包括患者信息、术前准备是否完善、手术用物清点等。
（2）术前 30min～2h 首剂抗生素的使用。
（3）仪器设备检查及准备，如中心负压等。

2. 术中关注点

（1）生命体征的观察及正确急救。
（2）骨突出部及受压皮肤保护。
（3）体外循环建立前患者 ACT＞480s，如遇到肝素抵抗准备血浆。
（4）血管活性药物的正确使用。
（5）肝素、鱼精蛋白的正确使用（常规剂量是 3mg/kg，根据术中 ACT 随时调整用量）。
（6）预防术中低体温。
（7）密切观察尿量及颜色变化。

3. 术后关注点

（1）生命体征的观察。
（2）血管活性药物的持续有效使用。
（3）各生命通道的通畅如气道、动静脉等。
（4）与转运科室间的有效沟通。

（杨 茜）

第十六节 血管环手术配合

本节讲述主动脉弓的畸形，尽管有些畸形并不形成一个完整的环，但都可以导致对气管和食管的压迫。Edwards 从主动脉弓系统的发育过程出发，对这些畸形提出了一种分类。

1. 外科解剖

（1）双主动脉弓：含有两个主动脉弓，一个位于左前的主动脉弓和一个位于右后的主动脉弓（图 6-16-1）。

（2）右位主动脉弓合并血管压迫：右位主动脉弓从气管和食管的右侧向后走行而与降主动脉相连。左侧动脉导管与降主动脉之间的退化使得主动脉弓分支呈镜面影像，依次为左无名动脉、右颈总动脉和右锁骨下动脉。

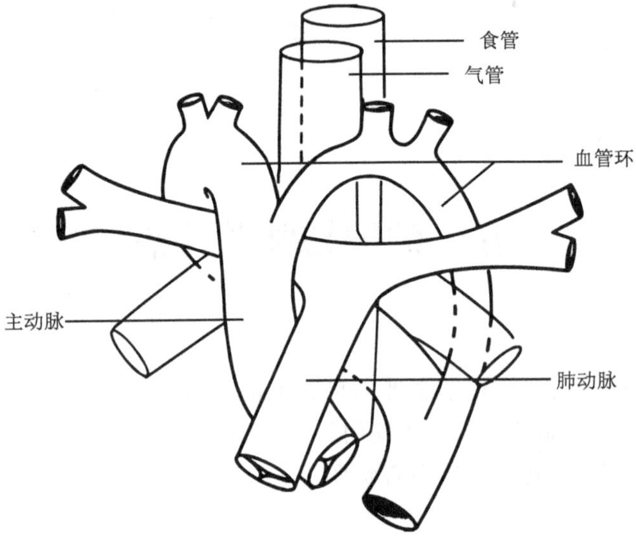

图 6-16-1 双主动脉弓

2. 手术适应证和时机

存在症状即为手术适应证。在年长婴儿中初次显示的症状可能很轻，但随着患儿年龄的增长，症状就会加重。应根据呼吸困难及吞咽困难的程度决定手术时机。下面以患者体重 20kg 的双主动脉弓为例进行阐述。

一、手术用物准备

（一）常规布类

手术盆 1 个，手术衣 4 件，剖口单 1 张，桌单 3 张，治疗巾 10 张。

（二）手术器械

体外循环普通器械 1 包，体外循环血管盒（小儿）1 包，胸骨锯 1 套，胸骨牵开器 1 件，弹簧持针器 1 把。

（三）一次性用物

1. 常规物品 吸引管 1 根，吸引头 1 根，电刀笔 1 个，电刀延长电极 1 个，电刀清洁片 1 张，手外套针 1 板，纱布 10 张，60×50cm 医用粘贴膜 1 张，灯柄罩 2 个，20 号无菌型引流管 1 根，手套按需准备。

2. 血管缝线　5-0（13mm）血管缝线 2 根。

3. 其他缝线

（1）非吸收线：3-0 丝线 1 包，2-0/T 丝线 1 包，1 号丝线 1 包。

（2）可吸收线：圆针 2-0 可吸收线 1 根，三角针 4-0 可吸收线 1 根。

二、手 术 体 位

见第六章第一节手术体位。

三、消 毒 铺 巾

见第六章第五节消毒铺巾。

四、器械护士手术配合

（一）开胸

1. 术前准备　器械护士与巡回护士共同清点器械、纱布、纱球、缝针、刀片等所有用物数量。固定并调试电刀笔，连接吸引器，安装灯柄罩，用组织钳将连接好的心内吸引管、动脉灌注管固定于合适的位置。

2. 手术切口　婴幼儿多使用正中切口，大龄儿童多考虑经左侧第 4 肋间做胸部侧切口。本节以正中切口为例进行阐述。

3. 切开皮肤、皮下及骨膜　备 20 号手术刀、组织镊、纱布、电刀笔。

4. 切开胸骨　器械护士调试胸骨锯于功能位，手术医师用直角钳分离胸骨切迹，可可钳夹住剑突，组织剪剪开剑突，“花生米”钝性剥离器分离胸骨与心包壁层间隙，胸骨锯从胸骨正中锯开胸骨，骨蜡止血（剪成长条状）（图 6-16-2，图 6-16-3）。

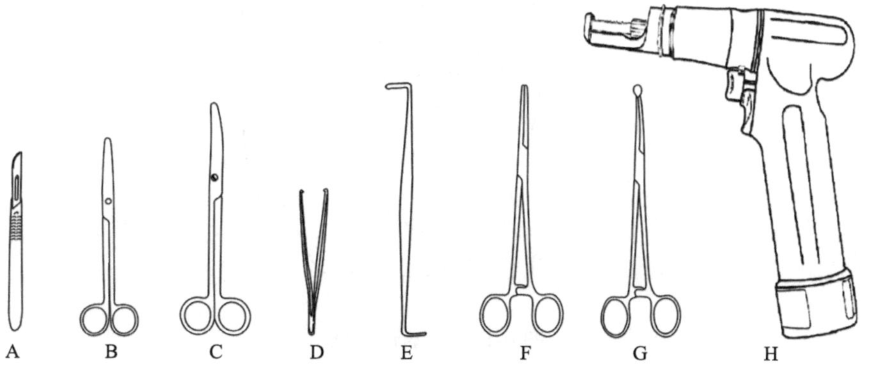

图 6-16-2　开胸阶段器械

A.20 号手术刀；B.组织剪；C.解剖剪；D.有齿镊；E.肺动脉拉钩；F.可可钳；G.“花生米”钝性剥离器；H.胸骨锯

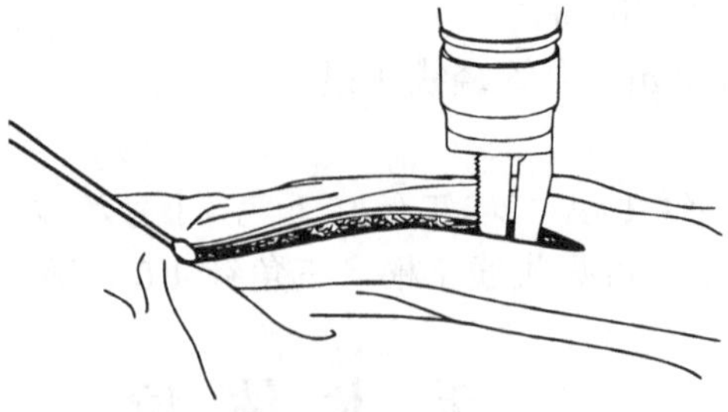

图 6-16-3　切开胸骨

5. 切开心包，暴露心脏　以无名静脉为水平，电刀笔切除患者胸腺，游离并切开心包，7mm×20mm 圆针、2-0/T 丝线悬吊心包，胸骨牵开器撑开胸骨，暴露心脏（图 6-16-4，图 6-16-5）。

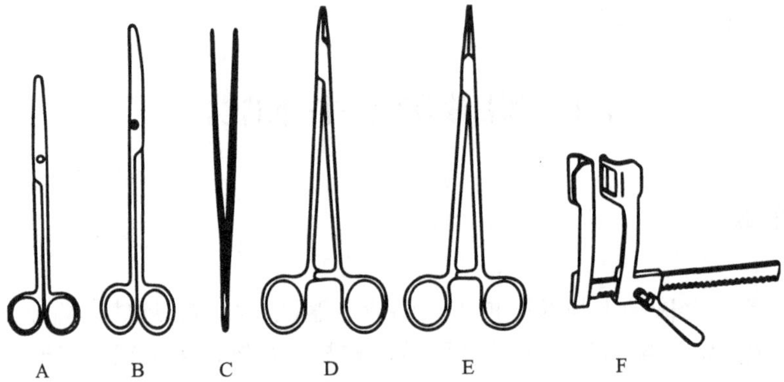

图 6-16-4　暴露心脏阶段器械

A.组织剪；B.解剖剪；C.无损伤镊；D.持针器；E.扁桃体止血钳；F.胸骨牵开器

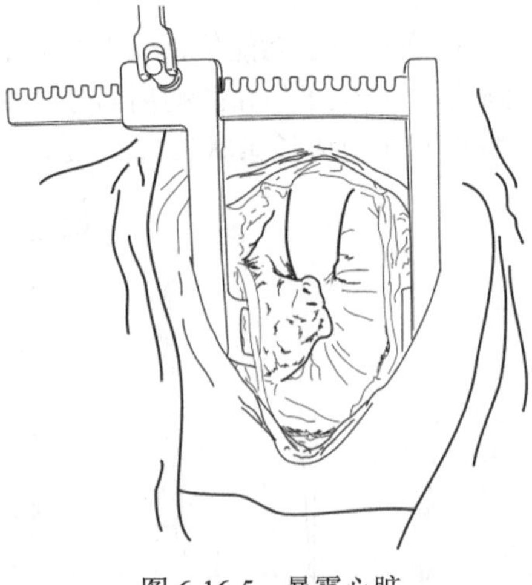

图 6-16-5　暴露心脏

（二）明确诊断，矫治畸形

（1）游离双主动脉弓，分别断端吻合。

（2）充分游离松解两弓前后缘：巡回护士将电刀功率调为20～25W，手术医师用电刀和电凝结合的方式，充分游离主动脉两弓的前后缘和动脉韧带，1 号丝线牵引主动脉弓充分暴露主动脉弓血管。

（3）切断血管环：用 2 把剖氏血管钳在锁骨下动脉远端钳夹并离断左主动脉弓，主动脉弓断端分别用 5-0（13mm）血管缝线 2 根做连续缝合，视情况做血管断端悬吊以达到充分松解的目的（图 6-16-6）。

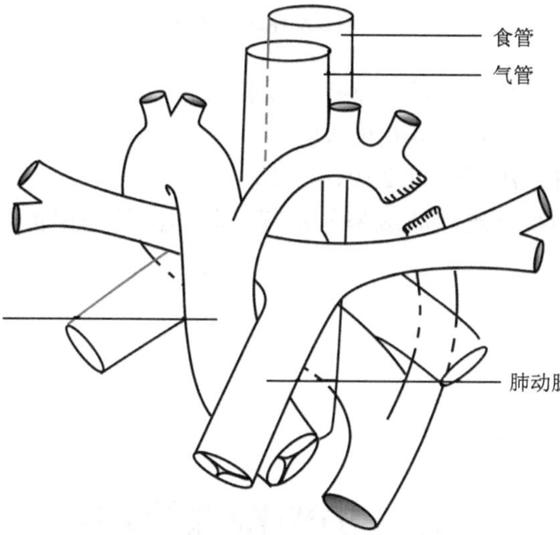

图 6-16-6 切断血管环

（三）关闭切口

（1）根据患者体重选择不同型号引流管 2 根，分别放置于心包及纵隔。

（2）心包缝合：用 7mm×20mm 圆针、2-0 丝线。

（3）胸骨缝合：用 1 号带针钢丝（图 6-16-7）。

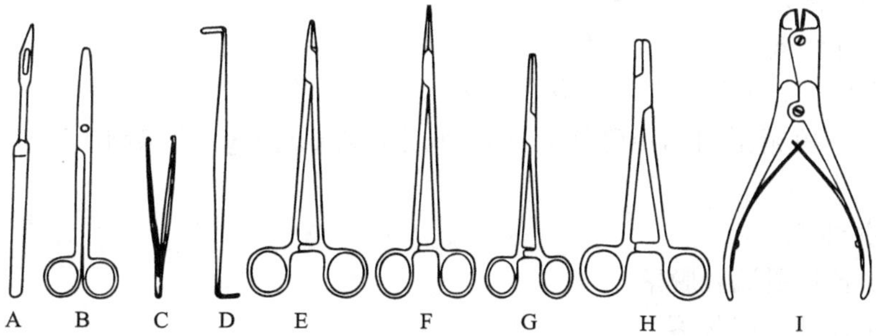

图 6-16-7 关胸阶段器械

A.11 号手术刀；B.组织剪；C.组织镊；D.肺动脉拉钩；E.持针器；F.扁桃体止血钳；G.可可钳；H.钢丝钳；I.钢丝剪

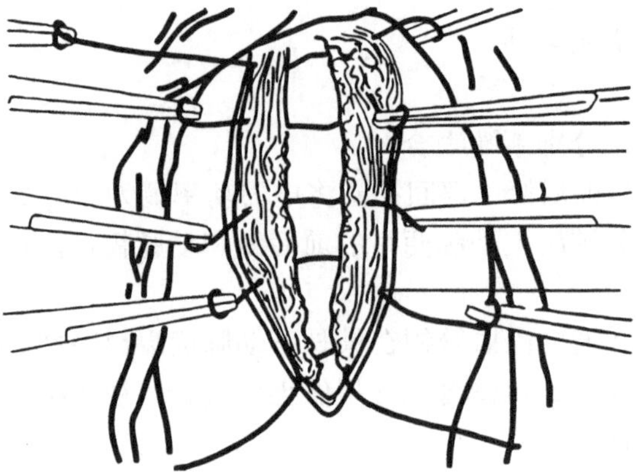

图 6-16-8 关胸

（4）肌层、皮下缝合：用圆针 2-0 可吸收线。

（5）皮肤缝合：用三角针 4-0 可吸收线。

（6）固定引流管：用三角针 2-0/T 丝线。

（7）根据伤口的长度选择相应型号敷料，将引流管与引流器连接，并使之保持负压状态。

（四）归还器械

分类退回清洗间并登记。

五、护理特殊关注点

1. 术前关注点

（1）严格执行查对制度。

（2）术前 30min～2h 首剂抗生素的使用。

（3）仪器设备检查及准备，如中心负压、高频电刀等。

2. 术中关注点

（1）保暖，防止体温过低。

（2）骨突出部及受压皮肤保护。

（3）血管活性药物的正确使用。

（4）生命体征、尿量及颜色变化的观察及正确急救。

（5）肝素、鱼精蛋白的正确使用（常规剂量是 3mg/kg，根据术中 ACT 随时调整用量）。

3. 术后关注点

（1）防止各种引流袋脱落。

（2）防止各种管道脱落。

（3）防止患者坠床。

（杨　茜）

第十七节　主动脉缩窄矫治术手术配合

主动脉缩窄（coarctation of aorta）指的是自无名动脉到第1对肋间动脉之间的主动脉先天性发育异常，形成局部管腔狭窄，产生血流动力学障碍。主动脉缩窄是一种较为常见的先天性血管畸形，占先天性心脏病的5%～8%。缩窄多位于主动脉峡部，左锁骨下动脉远端，目前临床上最实际而常用的分型为导管前型和导管后型（图6-17-1）。

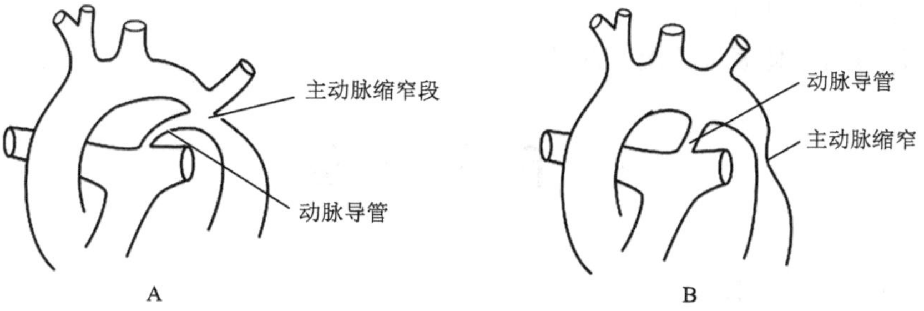

图6-17-1　主动脉缩窄

A.导管前型；B.导管后型

原则上，主动脉缩窄一经诊断，均应手术解除主动脉梗阻，从而使上半身、下半身的血压恢复或接近正常。

一、手术用物准备

（一）常规布类

手术盆1个，手术衣6件，剖口单1张，桌单6张，治疗巾10张。

（二）手术器械

体外循环普通器械1包，体外循环血管盒（小儿）1包，胸骨牵开器1件。

（三）一次性用物

1. 常规物品　吸引管1根，吸引头1根，电刀笔1个，电刀延长电极1个，电刀清洁片1张，剖腹套针1板，带显影纱布10张，60cm×50cm医用粘贴膜1张，20号手术刀片1张，11号手术刀片1张，冲洗器1个，引流管1根，灯柄罩2个，手套按需准备。

2. 血管缝线　4-0（13mm）血管缝线2根或5-0（13mm）2根。

3. 关胸缝线　3-0丝线1包，2-0/T丝线1包，0号丝线1包，1号丝线1包。

4. 特殊用物准备　75%乙醇 1 瓶，敷料纱布 2 张，弯盘 1 个，人工血管。

二、体表降温

（1）脱去患者衣物，身体暴露。

（2）用敷料纱布沾取 75%乙醇给患者擦浴，重点部位在头、颈、腹股沟的大血管处，体表温度降至 35℃，即可。

（3）变温毯持续体表降温至 32℃左右。

三、手术体位

见第六章第五节手术体位。

四、消毒铺巾

见第六章第五节消毒铺巾。

五、器械护士手术配合

（一）开胸

（1）手术切口：经左胸后外侧入路，左侧第 4 肋间，后侧自棘突与肩胛后缘间的中点开始，向下向前绕过肩胛骨下角下方 2cm 处，向前至腋中线。

（2）切开皮肤、皮下及各层胸壁肌肉：备 20 号手术刀、组织镊、纱布、电刀笔。

（3）切开肋骨床处的胸膜，用肋骨牵开器撑开胸膜腔（图 6-17-2，图 6-17-3）。

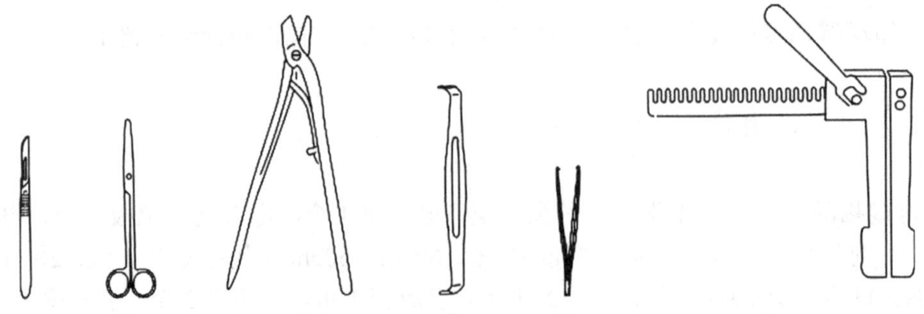

图 6-17-2　开胸器械

A.20 号手术刀；B.组织剪；C.肋骨剪；D.皮肤拉钩；E.组织镊；F.肋骨牵开器

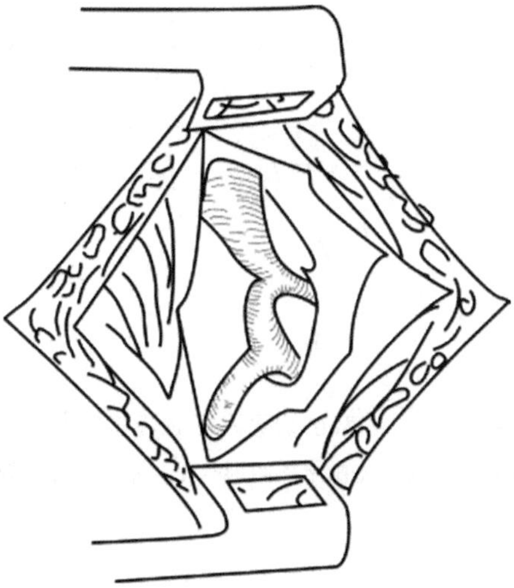

图 6-17-3　暴露胸腔

（4）手术医师沿降主动脉纵行切开纵隔胸膜，游离缩窄段上端降主动脉、下端降主动脉，分别套阻断带。

（5）手术医师游离并结扎未闭动脉导管，游离并结扎肋间动脉。

（二）常用的手术方法如下

（1）缩窄部切除及端端吻合术（resection of coarctation with end to end anastomosis）：适用于年幼患儿、缩窄比较局限的病例，病变范围不能超过 2～2.5cm。两把血管阻断钳阻断降主动脉缩窄段的上端、下端，手术医师用血管剪剪除降主动脉显著狭窄段，同时 4-0（13mm）血管缝线进行降主动脉端端吻合（图 6-17-4）。

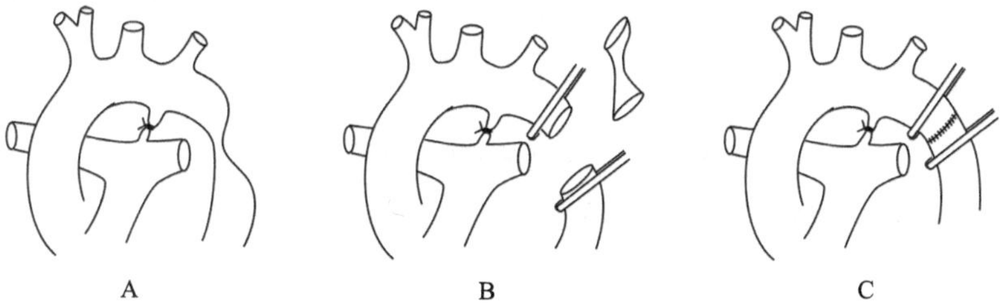

图 6-17-4　缩窄部切除及端端吻合术

A. 动脉导管结扎；B.主动脉缩窄部切除；C.主动脉端端吻合

（2）缩窄部切除人工血管移植术（resection coarctation of prosthetic tube graft）：适用缩窄段较长、切除后端端吻合困难者。用两把血管阻断钳阻断降主动脉缩窄段的上端、下端，血管剪剪除显著狭窄段。手术医师选择口径相同、长度合适的人工血管。用 4-0（13mm）血管缝线将人工血管与近端降主动脉进行端端吻合，缝合完毕后用同样的方法进行人工血管与近端降主动脉的远端缝合（图 6-17-5）。

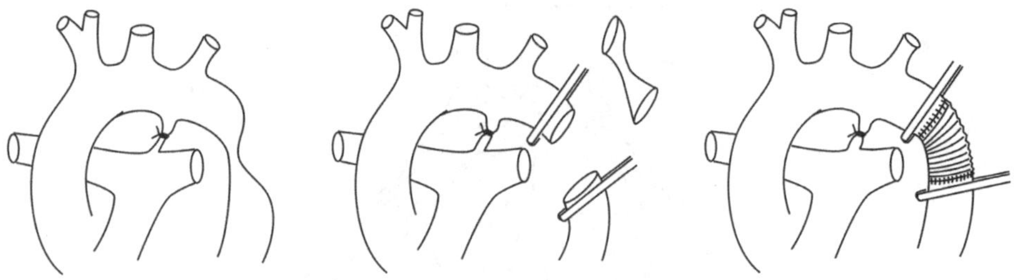

A B C

图 6-17-5 缩窄部切除人工血管移植术

A. 动脉掉关结扎；B.主动脉缩窄部切除；C.主动脉人工血管移植

（3）主动脉缩窄成形术

1）主动脉缩窄补片成形术（patch aortoplasty for coarctation of aorta）：适用于患儿、缩窄段较长对端端吻合有困难者。用两把血管阻断钳分别在左锁骨下动脉、左颈总动脉间和降主动脉缩窄段的远端阻断。11 号手术刀片纵行切开降主动脉缩窄段，切口上端、下端延伸到正常血管壁，血管剪剪除血管腔内的缩窄蹼。手术医师选用自体心包片或人工血管修剪成适宜的补片，用 5-0（13mm）血管缝线连续缝合于降主动脉切口上（图 6-17-6）。

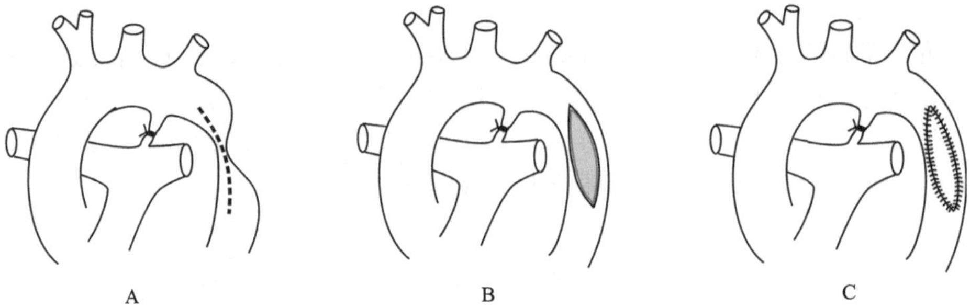

A B C

图 6-17-6 主动脉缩窄成形术

A. 动脉导管结扎；B.主动脉缩窄段纵行切开；C.主动脉缩窄补片成形

2）锁骨下动脉垂片成形术（aortoplasty with left subclavian flap）：适用于缩窄段较长、左锁骨下动脉明显增粗者。一把血管阻断钳在左锁骨下动脉、左颈总动脉间阻断降主动脉，一把血管阻断钳阻断降主动脉缩窄段的远端 3～4cm 处。血管剪在锥动脉近端剪断左锁骨下动脉，用 5-0（13mm）血管缝线将剪断的左锁骨下动脉远端缝合封闭。11 号手术刀纵行切开降主动脉缩窄段，切口向上延伸到左锁骨下动脉根部，向下延伸到正常血管壁，剪除血管腔内的缩窄蹼。5-0（13mm）血管缝线将左锁骨下动脉垂片与降主动脉切口做连续缝合（图 6-17-7）。或者 11 号手术刀纵行剖开左锁骨下动脉的血管壁，用 5-0（13mm）血管缝线将降主动脉缩窄段近端先做管状吻合，再用 5-0（13mm）血管缝线将切除缩窄段后的降主动脉行端端吻合（图 6-17-8）。

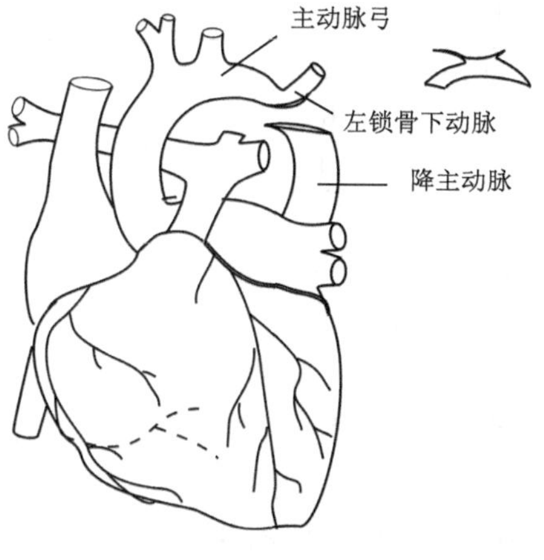

图 6-17-7　锁骨下动脉垂片成形术（1）

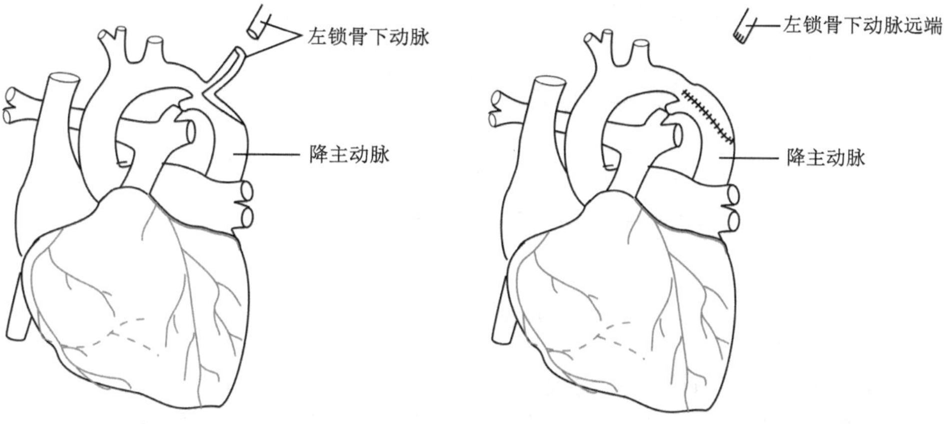

图 6-17-8　锁骨下动脉垂片成形术（2）

3）主动脉缩窄段纵行切开横行缝合成形术（aortoplasty with longitudinal incision and transverse closure）：适用于年幼患儿、缩窄比较局限的病例。两把血管阻断钳阻断降主动脉缩窄段的上端、下端，11 号手术刀在缩窄的主动脉壁上做一纵行切口，向下、向上延伸到正常血管壁处，血管剪剪除血管腔内的缩窄蹼。用 5-0（13mm）血管缝线做连续缝合。

（三）关闭切口

（1）放置胸腔闭式引流管。

（2）肋骨床缝合：用 13mm×24mm 圆针、1 号丝线。

（3）肌层缝合：用 13mm×24mm 圆针、0 号丝线。

（4）皮下缝合：用 13mm×24mm 圆针 3-0 丝线。

（5）皮肤缝合：用三角针 3-0 丝线（图 6-17-9，图 6-17-10）。

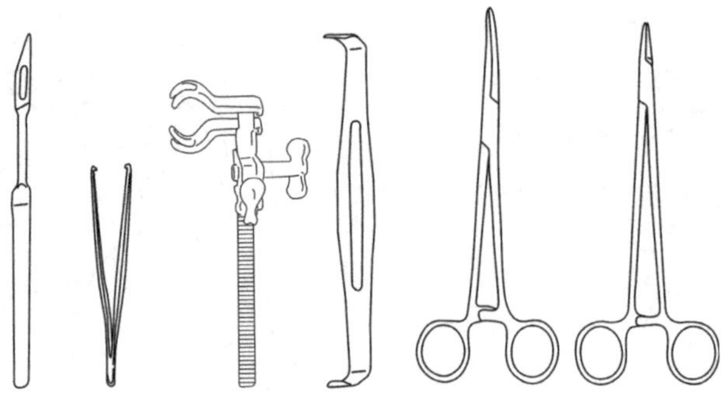

图 6-17-9 关胸阶段器械

A.11 号手术刀；B.组织镊；C.关胸器；D.皮肤拉钩；E.弯止血钳；F.持针器

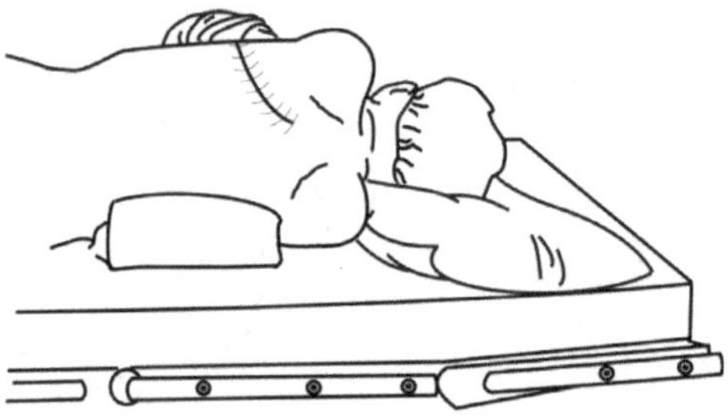

图 6-17-10 关闭切口

（6）固定引流管：三角针 2-0/T 丝线。
（7）根据伤口的长度选择敷料，将引流管与引流器连接，并使之保持负压状态。

（四）归还器械

分类退回清洗间并登记。

六、护理特殊关注点

1. 术前关注点

（1）严格执行查对制度。
（2）药物的正确配置和使用：如术前 30min～2h 首剂抗生素的使用，肝素的配制等。
（3）仪器设备检查及准备，如中心负压、高频电刀等。
（4）注意观察血压，防止高血压危象。

2. 术中关注点

（1）阻断主动脉或在主动脉上侧壁钳时密切观察血压。
（2）准备各种型号的阻断钳，提供准确的补片或人工血管。

（3）体表降温时，注意避免因体温过低而发生心室颤动；复温时注意避免体温过高和体表烫伤。

（4）关注上肢、下肢动脉动态血压监测，以了解主动脉缩窄矫治效果。

3. 术后关注点

（1）密切关注血压变化，维持血压稳定。

（2）患者安全转运。

（3）保持静脉输液及其他各种管道的通畅。

（蓝修琳）

第十八节　主动脉弓离断矫治术手术配合

主动脉弓分为近侧弓、远侧弓、峡部3个节段，若2个节段之间完全失去解剖上的连续性即称为主动脉弓离断（interrupted aortic arch，IAA）。主动脉弓离断常与室间隔缺损、动脉导管未闭合并存在。病理分型A型者：主动脉弓中断在左锁骨下动脉起始部的远端；B型者：主动脉弓中断在左锁骨下动脉与左颈总动脉之间；C型者：主动脉弓中断在左颈总动脉与无名动脉之间（图6-18-1）。

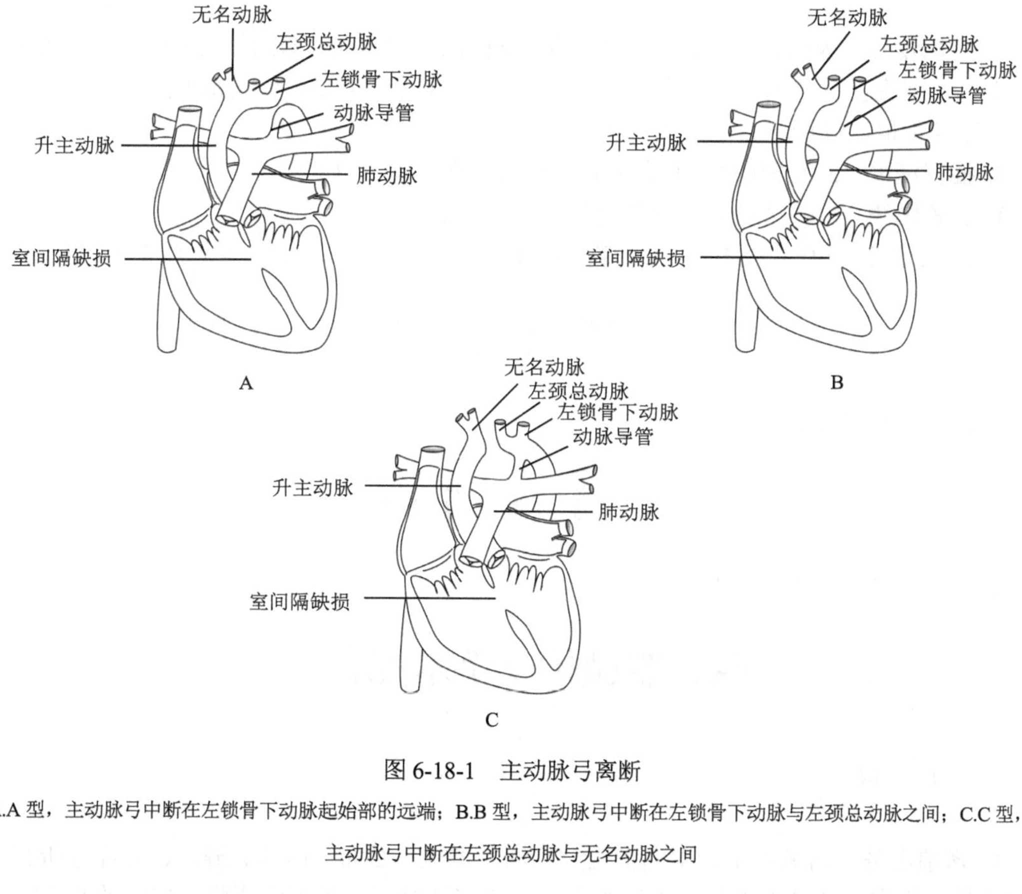

图6-18-1　主动脉弓离断

A.A型，主动脉弓中断在左锁骨下动脉起始部的远端；B.B型，主动脉弓中断在左锁骨下动脉与左颈总动脉之间；C.C型，主动脉弓中断在左颈总动脉与无名动脉之间

常用的手术方法：①分期手术。第一期修复主动脉弓，同时做肺动脉主干束带术，预防过早产生肺动脉高压。根据主动脉弓中断位置的不同，修复方法不同。第二期修补室间隔缺损或心内其他畸形。②一期根治术。一次手术同时矫正主动脉弓中断和心内畸形。适用于单纯性主动脉弓离断。

下面以 B 型主动脉弓离断为例详细介绍手术配合。

一、手术用物准备

（一）常规布类

手术盆 1 个，手术衣 6 件，剖口单 1 张，桌单 6 张，治疗巾 10 张。

（二）手术器械

体外循环普通器械 1 包，体外循环血管盒 1 包，胸骨牵开器 1 件，胸骨锯 1 套。

（三）一次性用物

1. 常规物品 吸引管 1 根，吸引头 1 根，电刀笔 1 个，电刀延长电极 1 个，电刀清洁片 1 张，剖腹套针 1 板，带显影纱布 10 张，医用粘贴膜 60cm×50cm 1 张，冲洗器 1 个，引流管 1 根，灯柄罩 2 个，手套按需准备。

2. 插管缝线 3-0 涤纶线 4 根，4-0（13mm）血管缝线 2 根。

3. 血管缝线 5-0（13mm）血管缝线 2 根。

4. 关胸缝线 3-0 丝线 1 包，2-0/T 丝线 1 包，0 号丝线 1 包，1 号丝线 1 包。

二、手术体位

见第六章第一节手术体位。

三、消毒铺巾

见第六章第一节消毒铺巾。

四、器械护士手术配合

（一）开胸

1. 术前准备 器械护士和巡回护士共同清点器械、纱布、纱球、缝针、刀片等所有用物数量。固定并调试电刀笔，连接吸引器，安装灯柄罩，用组织钳将连接好的心内吸引管、动脉灌注管固定于合适的位置。

2. 手术切口　是胸骨正中切口，上缘距胸骨切迹下 2～3cm，下缘至剑突下 2～3cm。

3. 切开皮肤、皮下及骨膜　备 20 号手术刀、组织镊、纱布、电刀笔。

4. 切开胸骨　器械护士调试胸骨锯于功能位，手术医师用直角钳分离胸骨切迹，可可钳夹住剑突，组织剪剪开剑突，“花生米”钝性剥离器分离胸骨与心包壁层间隙，胸骨锯从胸骨正中锯开胸骨，骨蜡止血（剪成长条状）（图 6-18-2，图 6-18-3）。

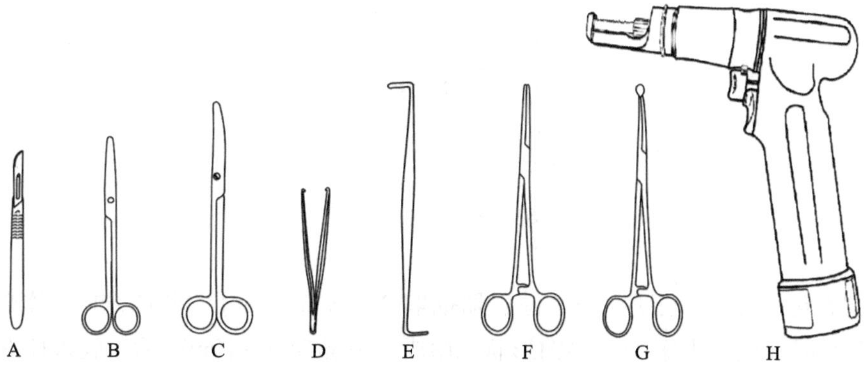

图 6-18-2　开胸阶段器械

A.20 号手术刀；B.组织剪；C.解剖剪；D.有齿镊；E.肺动脉拉钩；F.可可钳；G.“花生米”钝性剥离器；H.胸骨锯

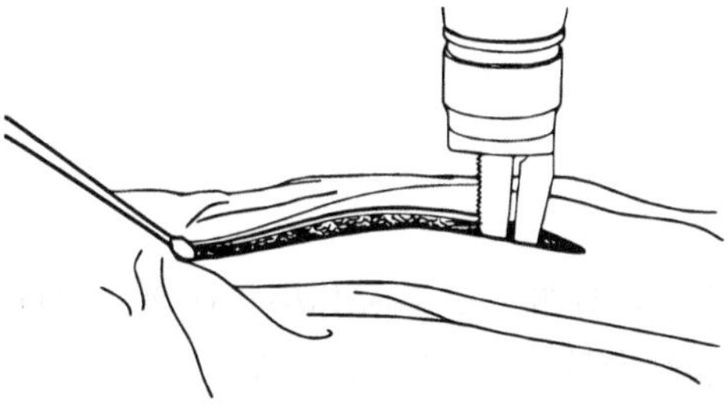

图 6-18-3　切开胸骨

5. 切开心包，暴露心脏　电刀笔切除患者胸腺，游离心包，解剖剪取部分心包，7mm ×20mm 圆针、2-0/T 丝线悬吊心包，胸骨牵开器撑开胸骨，暴露心脏（图 6-18-4，图 6-18-5）。

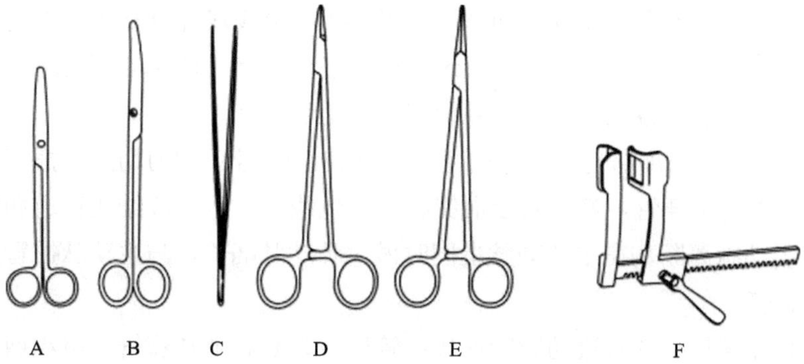

图 6-18-4　暴露心脏阶段器械

A.组织剪；B.解剖剪；C.无损伤镊；D.持针器；E.扁桃体止血钳；F.胸骨牵开器

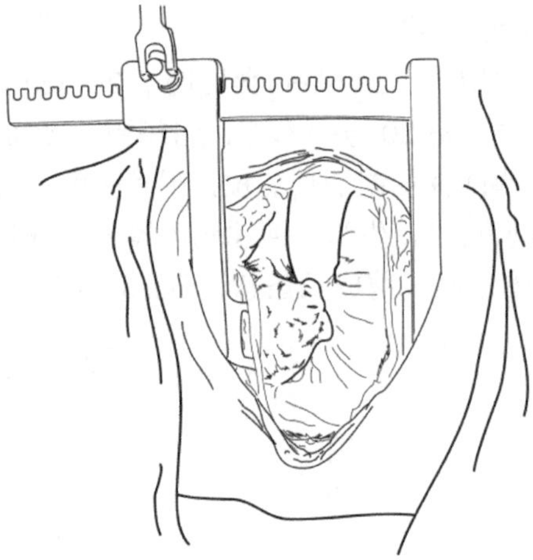

图 6-18-5 暴露心脏

6. 固定心包 器械护士用 10ml 注射器抽取 2%戊二醛 5ml，将取下的自体心包在弯盘内铺平并展开成手术医师需要的形状，用戊二醛固定 5～10min 后，放入盛有常温无菌生理盐水的容器中，摆动清洗 2min，同法清洗 3 次后放于生理盐水中备用。台上清洗液统一倒入手术盆传递给巡回护士，送出手术间按化学废液统一处理，避免手术环境再污染。

（二）建立体外循环

1. 心外探查 手术医师观察心脏大小形态和房室比例，检查有无左上腔静脉、肺静脉畸形引流，如果有左上腔静脉应准备左上腔静脉插管。

2. 游离主动脉、肺动脉及分支血管 剪开纵隔胸膜，游离主动脉弓及右无名动脉、左颈总动脉、左锁骨下动脉三大分支，游离动脉导管、降主动脉、左肺动脉、右肺动脉。主动脉弓各分支，左、右肺动脉分别套阻断带备用。

3. 主动脉插管

（1）插管准备：手术医师在升主动脉远端用 3-0 涤纶线双针分别缝合主动脉插管的内外荷包，剪下缝针，缝线分别套入内置过线钩的细阻断管（12 号硅胶尿管剪段制成）内，弯蚊式止血钳牵引，备主动脉插管并检查接头是否完好。

（2）插管：解剖剪分离荷包缝线内的主动脉外膜，11 号手术刀切出与插管口径相适宜的切口，插入主动脉插管，弯蚊式止血钳收紧荷包线，1 号丝线结扎管道和荷包线阻断管。对 C 型主动脉离断，在主肺动脉上同时做主肺动脉插管，与主动脉插管并行连接至心肺转流动脉管。

（3）主动脉插管与心肺转流动脉管连接：管道钳阻断心肺转流管，组织剪剪断心肺转流管，主动脉插管与心肺转流管动脉端连接，组织钳将动脉管道固定于头架的无菌单上（图 6-18-6）。

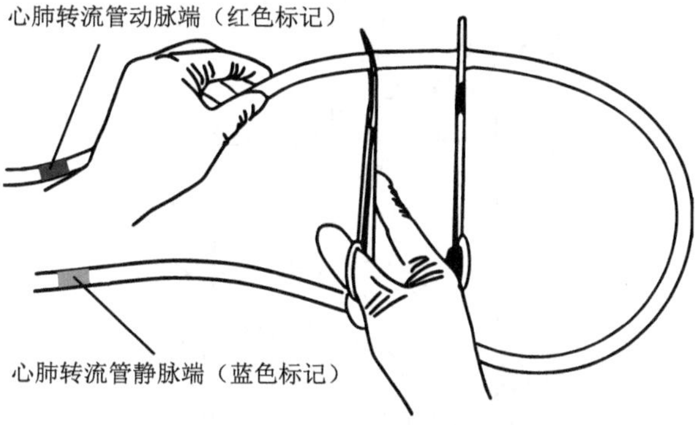

图 6-18-6　心肺转流管动脉连接准备

4. 上腔静脉、下腔静脉插管

（1）心肺转流管静脉端连接 Y 形分叉接头，连接延长转流管后接上直型接头备用（图 6-18-7）。

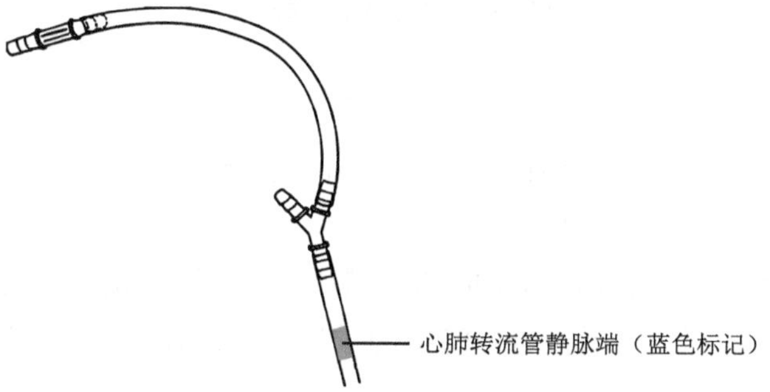

图 6-18-7　心肺转流管静脉连接准备

（2）上腔静脉插管：用 4-0（13mm）血管缝线在上腔静脉处缝荷包，剪下缝针，缝线套入内置过线钩的细阻断管内，弯蚊式止血钳牵引。11 号手术刀做切口插入上腔静脉插管，弯蚊式止血钳收紧荷包线，1 号丝线结扎。

（3）下腔静脉插管：用 4-0（13mm）血管缝线在右心房前壁缝另一荷包，剪下缝针，缝线套入内置过线钩的细阻断管内，11 号手术刀做小切口，扁桃体止血钳将小切口撑开，插入下腔静脉插管，弯蚊式止血钳收紧荷包线，1 号丝线结扎。

（4）上腔静脉、下腔静脉插管与准备好的心肺转流静脉管连接（图 6-18-8，图 6-18-9）。

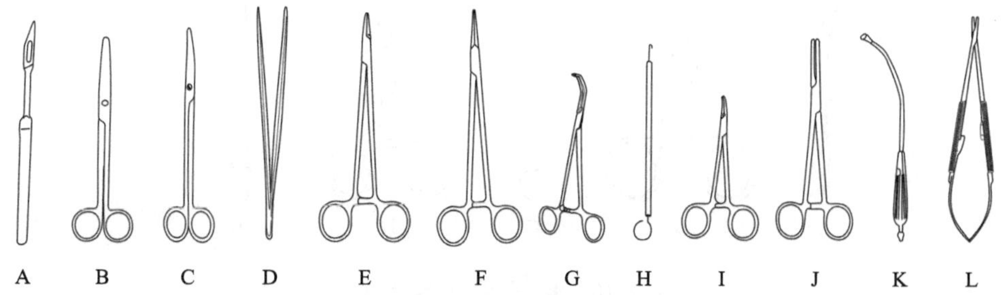

图 6-18-8　体外循环建立阶段器械

A.11 号手术刀；B.组织剪；C.解剖剪；D.无损伤镊；E.持针器；F.扁桃体止血钳；G.肺静脉钳；H.内置过线钩的细阻断管；I.弯蚊式止血钳；J.管道钳；K.吸引器头；L.弹簧持针器

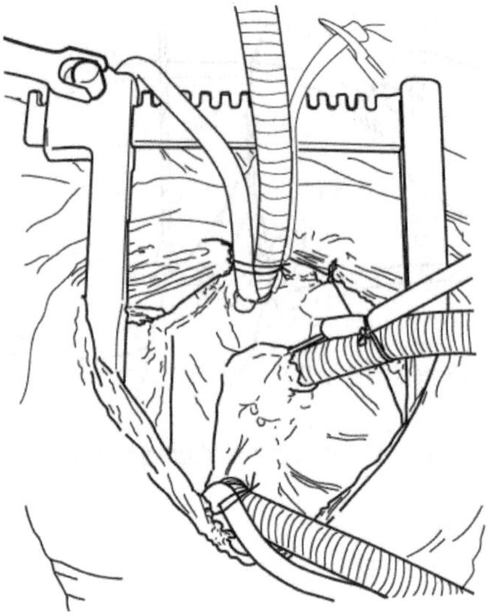

图 6-18-9　体外循环建立

5. 灌注插管

（1）插管准备：用 3-0 涤纶线在主动脉插管下方缝灌注荷包，剪下缝针，缝线套入内置过线钩的细阻断管内，弯蚊式止血钳牵引。

（2）插管：手术医师在缝线荷包中间插入灌注针，弯蚊式止血钳收紧荷包线，1 号丝线结扎，体外循环医师用停搏液进行管道的排气，并接好动脉灌注管（图 6-18-10，图 6-18-11）。

6. 人工心肺转流　手术医师取下所有管道钳，人工心肺转流开始，记录尿量。

7. 预防栓塞　手术医师和器械护士用无菌生理盐水洗手，检查手套有无破损，以及洗掉手套上的血痂，防止血痂进入体循环，造成栓塞。

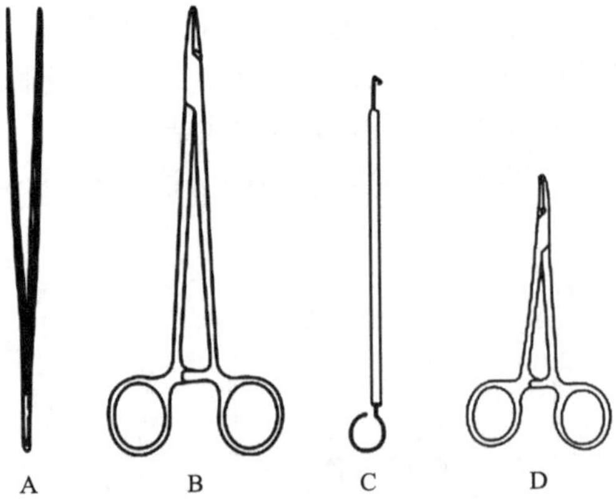

图 6-18-10　灌注阶段手术器械

A.无损伤镊；B.持针器；C.内置过线钩的细阻断管；D.弯蚊式止血钳；E.直型灌注针

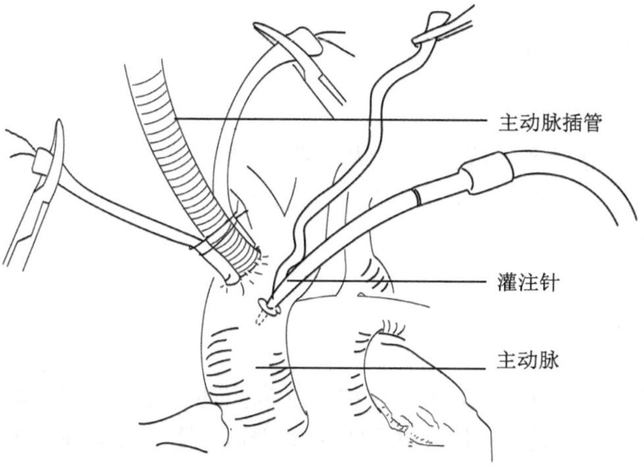

图 6-18-11　灌注插管

（三）阻断上腔静脉、下腔静脉及主动脉，心脏停搏

（1）用直角钳和电刀分别游离上腔静脉、下腔静脉，套 1 号丝线，再将丝线套入内置过线钩的粗阻断管内，弯蚊式止血钳牵引并阻断上腔静脉、下腔静脉。

（2）动脉阻断钳阻断升主动脉，主动脉根部灌注心脏停搏液，心跳停搏后仍需灌注一定的灌注量（图 6-18-12，图 6-18-13）。

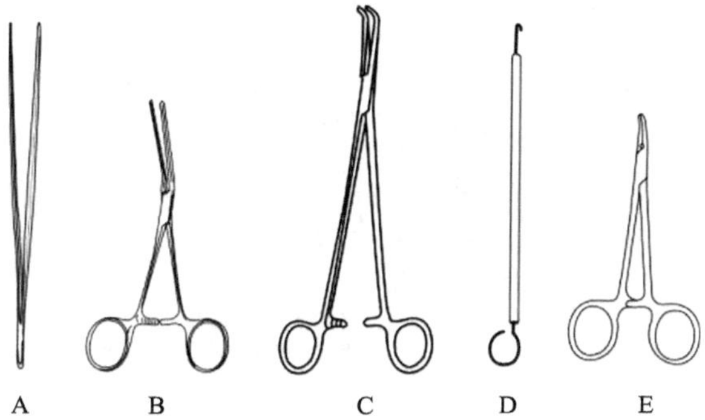

图 6-18-12　阻断阶段器械

A.无损伤镊；B.动脉阻断钳；C.直角钳；D.内置过线钩的粗阻断管；E.弯蚊式止血钳

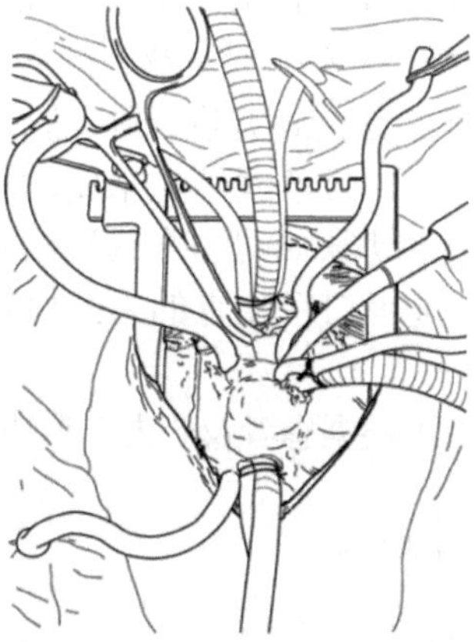

图 6-18-13　主动脉上下腔静脉阻断

（四）心肌保护的措施

（1）巡回护士将室温降至20℃左右。
（2）体外循环医师进行血液降温，使体温降至22℃。
（3）手术医师利用4℃低温心脏停搏液行心肌灌注。
（4）心脏表面冰水或冰屑降温。

（五）常见手术方式

（1）直角钳游离未闭动脉导管，1号丝线结扎未闭动脉导管。当主动脉中断距离较短时，可直接将降主动脉与近侧主动脉弓端侧吻合。用血管阻断钳分别阻断降主动脉的上近端、近侧主动脉弓及各分支动脉（无名动脉、左颈总动脉、左锁骨下动脉），11号手术刀做相应长度的主动脉切口，用5-0（13mm）血管缝线做单纯的连续缝合（图6-18-14）。

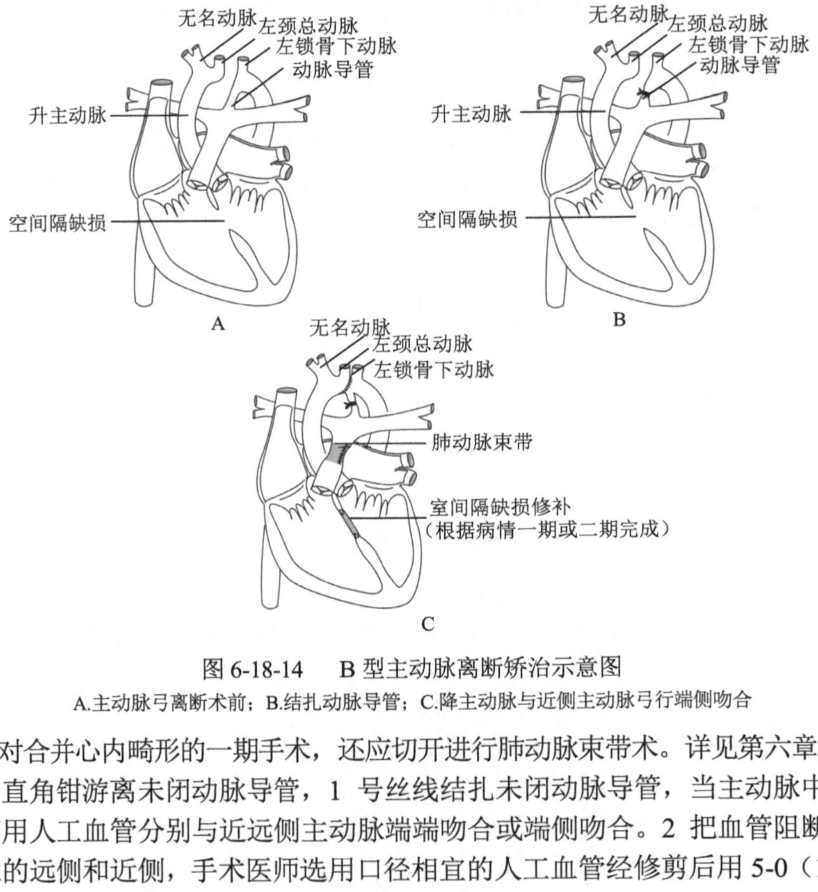

图6-18-14　B型主动脉离断矫治示意图

A.主动脉弓离断术前；B.结扎动脉导管；C.降主动脉与近侧主动脉弓行端侧吻合

（2）对合并心内畸形的一期手术，还应切开进行肺动脉束带术。详见第六章第九节。

（3）直角钳游离未闭动脉导管，1号丝线结扎未闭动脉导管，当主动脉中断距离较长时，可用人工血管分别与近远侧主动脉端端吻合或端侧吻合。2把血管阻断钳分别阻断主动脉的远侧和近侧，手术医师选用口径相宜的人工血管经修剪后用5-0（13mm）血管缝线进行直接的端端吻合。

（4）对合并有心内畸形的矫治，可根据患者及心内畸形情况做相应的一期或二期手术。

（六）并行循环，恢复心脏功能

（1）巡回护士将手术床头部放低，手术医师松开阻断钳开放主动脉，主动脉根部动脉灌注管逆流排气，恢复全流量体外循环，观察心脏复跳情况及心肌颜色。连接心内除颤电极备用。

（2）同时通过体外循环辅助，恢复患者体温至正常，心脏功能逐步恢复。

（3）手术医师检查各吻合口有无出血，器械护士用弹簧持针器夹 5-0（13mm）血管缝线备用。

（七）停止人工心肺转流，关胸

（1）管道钳钳闭上腔静脉、下腔静脉插管，巡回护士记录尿量并告知体外循环医师。手术医师拔除腔静脉插管，麻醉医师中心静脉用等量鱼精蛋白中和体内的肝素。

（2）手术医师拔除主动脉插管，主动脉插管内外荷包缝线结扎，手术野充分止血。

（3）关闭切口

1）根据患者体重选择不同型号引流管 2 根，分别放置于心包及纵隔。

2）心包缝合：用 7mm×20mm 圆针、2-0/T 丝线

3）胸骨缝合：用 1 号带针钢丝（图 6-18-15，图 6-18-16）。

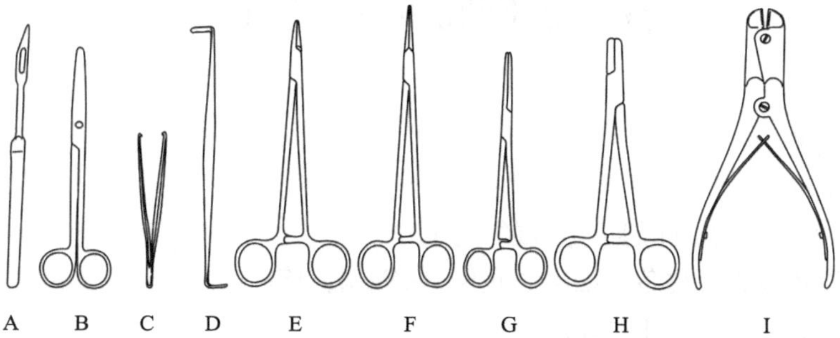

图 6-18-15　关胸阶段器械

A.11 号手术刀；B.组织剪；C.组织镊；D.肺动脉拉钩；E.持针器；F.扁桃体止血钳；G.可可钳；H.钢丝钳；I.钢丝剪

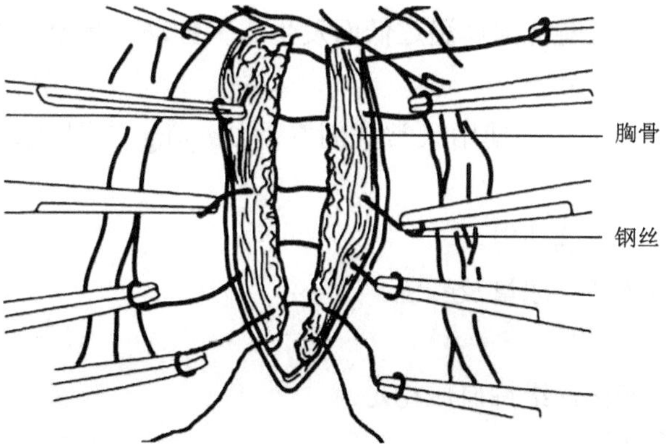

图 6-18-16　关胸

4）肌层缝合

非吸收线：用 13mm×24mm 圆针、0 号丝线。

可吸收线：用圆针 2-0 可吸收线。

5）皮下缝合：用圆针 2-0 可吸收线。

6）皮肤缝合

非吸收线：用三角针 3-0 丝线。

可吸收线：用三角针 4-0 可吸收线。

7）固定引流管：用三角针 2-0/T 丝线。

8）根据伤口的长度选择相应型号敷料，将引流管与引流器连接，并使之保持负压状态。

（八）归还器械

分类退回清洗间并登记。

五、护理特殊关注点

1. 术前关注点

（1）严格执行查对制度。

（2）术前 30min～2h 首剂抗生素的使用。

（3）仪器设备检查及准备，如中心负压、高频电刀等。

（4）注意观察血压，防止高血压危象。

2. 术中关注点

（1）阻断主动脉或在主动脉上侧壁钳时密切观察血压。

（2）准备各种型号的阻断钳，提供准确的补片或人工血管。

（3）体表降温时，注意避免因体温过低而发生心室颤动；复温时注意避免体温过高和体表烫伤。

（4）肝素、鱼精蛋白的正确使用（常规剂量是 3mg/kg，根据术中 ACT 随时调整用量）。

（5）血管活性药物的正确使用。

（6）密切观察生命体征、尿量及颜色。

3. 术后关注点

（1）密切关注血压变化，维持血压稳定。

（2）注意患者安全转运。

（3）注意患者保暖。

（蓝修琳）

第十九节　永存动脉干矫治术手术配合

共同动脉干畸形（truncus arteriosus，TA）亦称永存动脉干，此类先天性畸形系指主动脉、肺动脉在胚胎发育过程中未能分隔开，自心脏发出的主动脉为单一的一支动脉干，在解剖学方面不见肺动脉出自右心室的痕迹。此动脉干的半月瓣骑跨左心室、右心室，半月瓣的下方伴一高位室间隔缺损，故主干接受来自左右心室的血液。在此一主干再分出冠状动脉、一支或两支肺动脉及体动脉支。

共同动脉干分为以下四个类型：

（1）Ⅰ型者：单一的一个肺动脉干起源于共同动脉干上。

（2）Ⅱ型者：左肺动脉、右肺动脉很靠近而又分别起源于共同动脉干的背侧面。

（3）Ⅲ型者：一支或两支肺动脉分别起源于共同干的两侧。

（4）Ⅳ型者：近侧肺动脉缺如，肺血来自主肺动脉侧支血管，此类也可归为肺动脉闭锁合并室缺（图6-19-1～图6-19-3）。

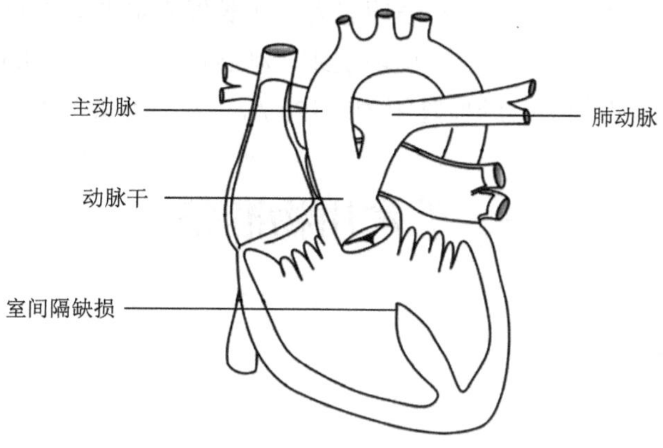

图6-19-1　共同动脉干Ⅰ型

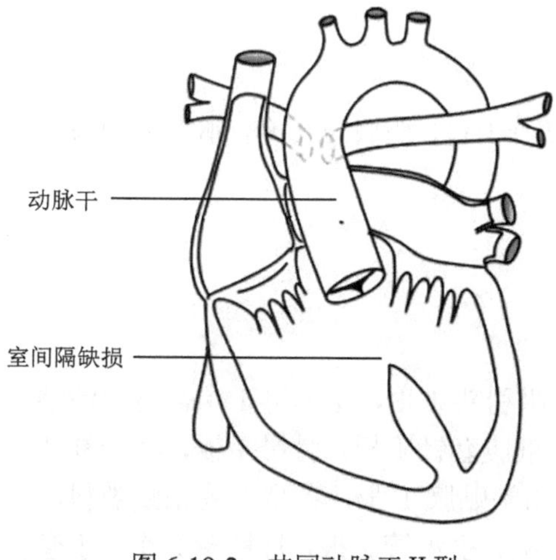

图6-19-2　共同动脉干Ⅱ型

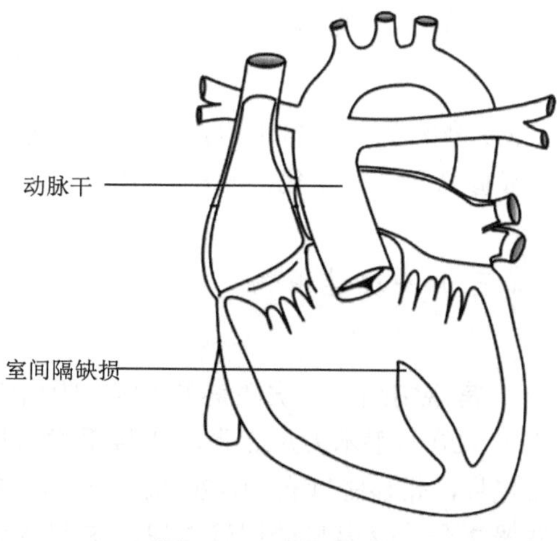

图6-19-3　共同动脉干Ⅲ型

共同动脉干畸形患者，因动脉干骑跨在左心室、右心室之间的室间隔缺损的上沿上，故其左心室、右心室的排血同时射入共同动脉干，这样不可避免地会出现双向分流，体静脉血与肺静脉血虽在室间隔缺损部与共同干根部的血液混合，但由于血流流场的影响，右心室射出的血液易进入肺动脉，左心室流出的血流则更多地进入体动脉，因此，肺动脉的血氧饱和度常常低于体动脉血氧饱和度 10%。这种体动脉血氧饱和度的高低，还取决于全肺血流量的大小，而全肺血流量的大小则常常因肺小动脉阻力的变化而变化。对于小儿由于体循环血灌注进入一个相对低阻力的肺脏，故其肺血流量很高，此时患儿无发绀或只有轻度发绀表现；另一方面，由于肺的高血容量使左心负荷过重，所以患儿年龄很小时常可出现充血性心力衰竭的症状。往往早期年龄偏小的婴儿需要尽早根治。

目前大多认为在 6 个月内甚至新生儿时即应行根治术，以防止发生肺动脉阻塞性病变。过去提倡在新生儿时行肺动脉环缩术，但手术死亡率达 50%，10%～15%的存活者不能避免产生肺血管阻塞性病变，仍有发生肺动脉高压的可能，且该手术为后期根治术带来很大困难。伴有严重心力衰竭的患者可经内科治疗后再手术；内科治疗无效的严重心力衰竭患者也应手术治疗。再次手术的指征是移植的管道发生梗阻，瓣膜衰败导致心力衰竭，第一次移植的管道直径小，不适应患者的生长发育需要。不可逆性肺血管阻塞性病变是根治术的禁忌证。年龄较大、出现发绀、动脉血氧饱和度＜83％、肺血管阻力＞8u / m^2 者，手术危险性很大。肺血管阻力＞12u / m^2 者，为根治术的禁忌证。

一、手术用物准备

（一）常规布类

手术盆 1 个，手术衣 6 件，剖口单 1 张，桌单 6 张，治疗巾 10 张。

（二）手术器械

体外循环普通器械 1 包，体外循环血管盒（小儿）1 包，胸骨锯 1 套，胸骨牵开器 1 件，显微特殊器械 1 包，肺动脉探条 1 套。

（三）一次性用物

1. 常规物品　一次性桌单 1 张，吸引管 1 根，吸引头 1 根，电刀笔 1 个，电刀清洁片 1 张，20 号手术刀片 2 张，11 号手术刀片 1 张，剖腹套针 1 板，骨蜡 1 板，涤纶补片或心包片，带显影纱布 10~20 张，45cm×45cm 医用粘贴膜 1 张，各型无菌粘贴敷料，冲洗器 2 个，12 号硅胶尿管 3 根，18 号乳胶尿管 1 根，引流管 2 根，灯柄罩 2 个，手套按需准备，1 号带针钢丝 2 根，起搏导线 2 根备用。

2. 插管缝线　3-0 涤纶线 4 根，4-0（13mm）血管缝线 2 根。

3. 心内缝线　4-0（17mm）血管缝线 1～2 根，4-0 室缺线 1～2 根，5-0（13mm）血管缝线 1～2 根。

4. 关胸缝线

（1）非吸收线：1 号丝线 1 包，0 号丝线 1 包，2-0/T 丝线 1 包，3-0 丝线 1 包。

（2）可吸收线：圆针 2-0 可吸收线 1 根，三角针 4-0 可吸收线 1 根。

5. 体外循环用物　各型动脉插管，各型腔静脉插管，心内吸引管道 2～3 套，心内吸引头 1 根，灌注管 1 根，灌注针 1 根。

二、手术体位

见第六章第一节手术体位。

三、消毒铺巾

见第六章第一节消毒铺巾。

四、器械护士手术配合

（一）经胸部入路

1. 手术切口　是胸骨正中切口，上缘距胸骨切迹下 2～3cm，下缘至剑突下 2～3cm。

2. 切开皮肤、皮下及骨膜　备 20 号手术刀、组织镊、纱布、电刀笔。

3. 切开胸骨　直角钳分离胸骨切迹，可可钳夹住剑突，组织剪剪开剑突，“花生米”钝性剥离器分离胸骨与心包壁层间隙，胸骨锯从胸骨正中锯开胸骨，骨蜡止血（剪成长条状）（图 6-19-4，图 6-19-5）。

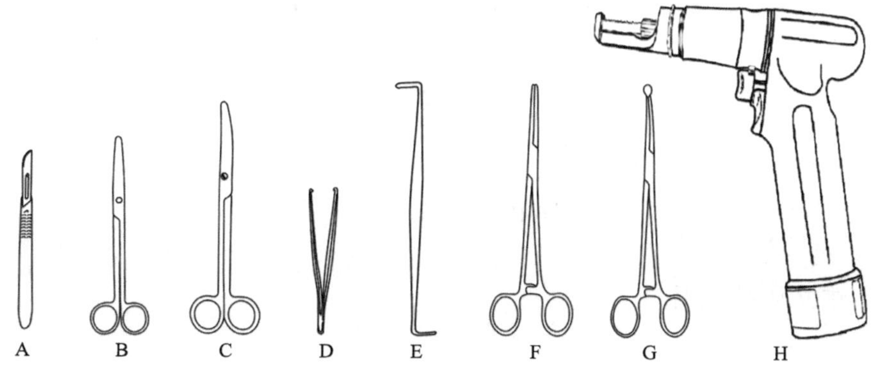

图 6-19-4　开胸阶段器械

A.20 号手术刀；B.组织剪；C.解剖剪；D.有齿镊；E.肺动脉拉钩；F.可可钳；G.“花生米”钝性剥离器；H.胸骨锯

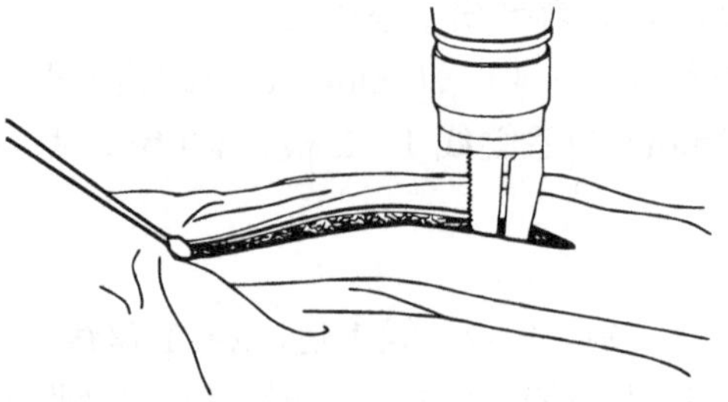

图 6-19-5　切开胸骨

4. 切开心包，暴露心脏　电刀笔切开心包，7mm×20mm 圆针、2-0/T 丝线悬吊心包，胸骨牵开器撑开胸骨，暴露心脏（图 6-19-6，图 6-19-7）。

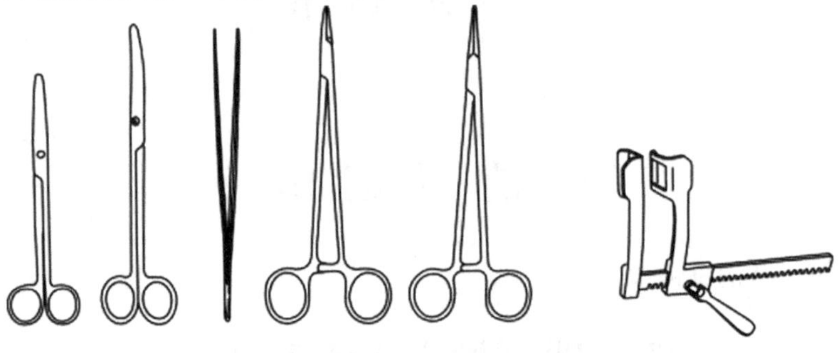

图 6-19-6　暴露心脏阶段器械

A.组织剪；B.解剖剪；C.无损伤镊；D.持针器；E.扁桃体止血钳；F.胸骨牵开器

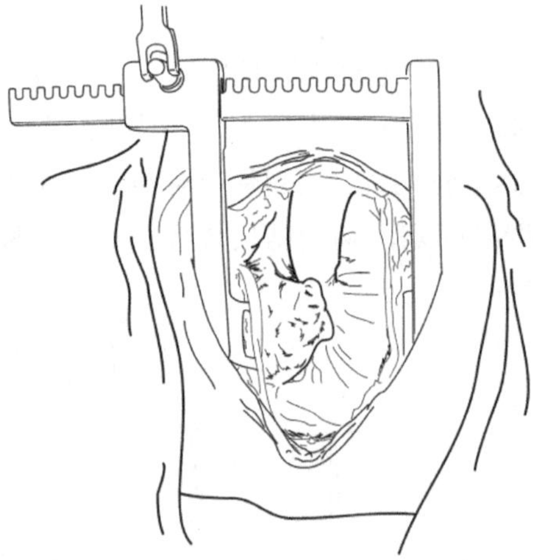

图 6-19-7　暴露心脏

（二）建立体外循环

1. 主动脉插管

（1）插管准备：在升主动脉插管尽量远离肺动脉起始部用 2 针 3-0 涤纶线缝合主动

脉插管的内外荷包，剪下缝针，缝线分别套入内置过线钩的细阻断管（12 号硅胶尿管剪段制成）内，弯蚊式止血钳牵引，按公斤体重备主动脉插管并检查接头是否完好（如果升主动脉干很短，可行股动脉插管逆行灌注）。

（2）插管：解剖剪剪去缝线内的主动脉外膜，11 号手术刀切出与插管口径相适宜的切口，插入主动脉插管，弯蚊式止血钳收紧荷包线，1 号丝线结扎。主动脉插管与心肺转流动脉管连接好，用组织钳将管道固定于头架的无菌单上（图 6-19-8）。

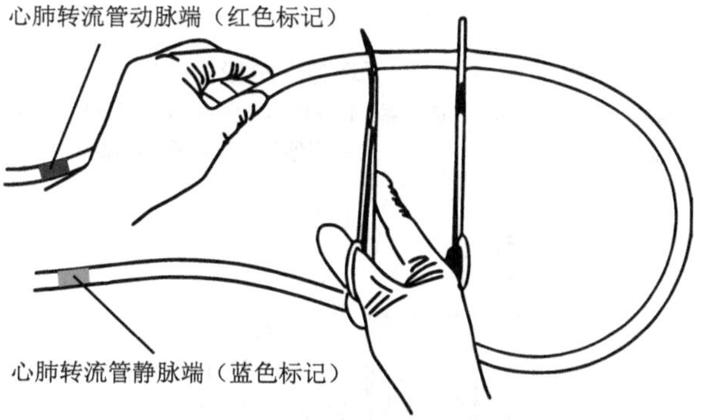

图 6-19-8　心肺转流管动脉连接准备

2. 静脉插管

（1）心肺转流管静脉端连接 Y 形分叉接头，连接延长转流管后接上直型接头备用（图 6-19-9）。

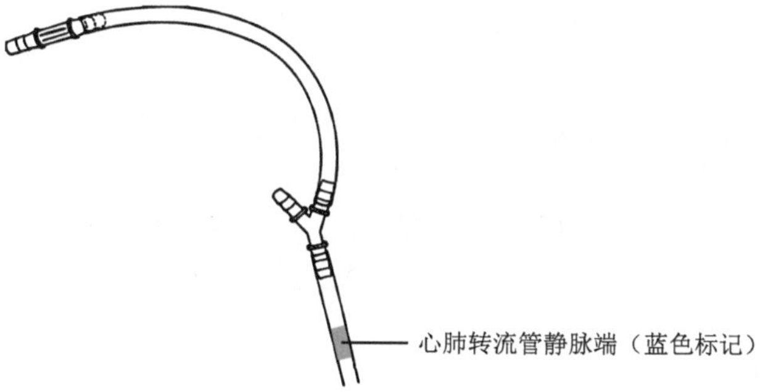

图 6-19-9　心肺转流管静脉连接准备

（2）上腔静脉插管：用 4-0（13mm）血管缝线在上腔静脉处缝荷包，剪下缝针，缝线套入内置过线钩的细阻断管内，弯蚊式止血钳牵引。11 号手术刀做切口，插入上腔静脉插管，弯蚊式止血钳收紧荷包线，1 号丝线结扎。

（3）下腔静脉插管：用 4-0（13mm）血管缝线在右心房前壁缝另一荷包，剪下缝针，缝线套入内置过线钩的细阻断管内，11 号手术刀做小切口，扁桃体止血钳将小切口撑开，插入下腔静脉插管，弯蚊式止血钳收紧荷包线，1 号丝线结扎。

（4）上腔静脉、下腔静脉插管与心肺转流静脉管连接（图 6-19-10，图 6-19-11）。

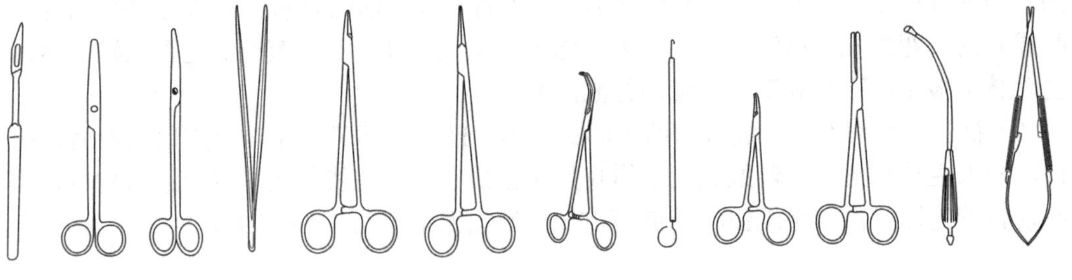

图 6-19-10　体外循环建立阶段器械

A.11 号手术刀；B.组织剪；C.解剖剪；D.无损伤镊；E.持针器；F.扁桃体止血钳；G.肺静脉钳；H.内置过线钩的细阻断管；I.弯蚊式止血钳；J.管道钳；K.吸引器头；L.弹簧持针器

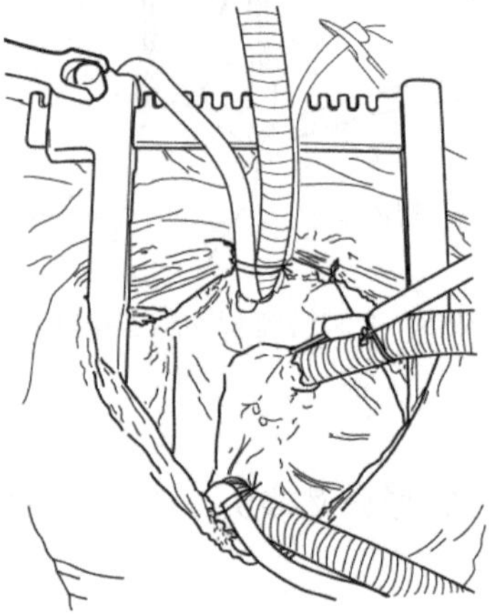

图 6-19-11　体外循环建立

3. 灌注插管

（1）插管准备：用 3-0 涤纶线在主动脉插管下方缝灌注荷包，剪下缝针，缝线套入内置过线钩的细阻断管内，弯蚊式止血钳牵引。

（2）插管：在荷包中间插入灌注针，弯蚊式止血钳收紧荷包线，1 号丝线结扎，体外循环医师用停搏液进行管道的排气，并接好灌注管（图 6-19-12）。

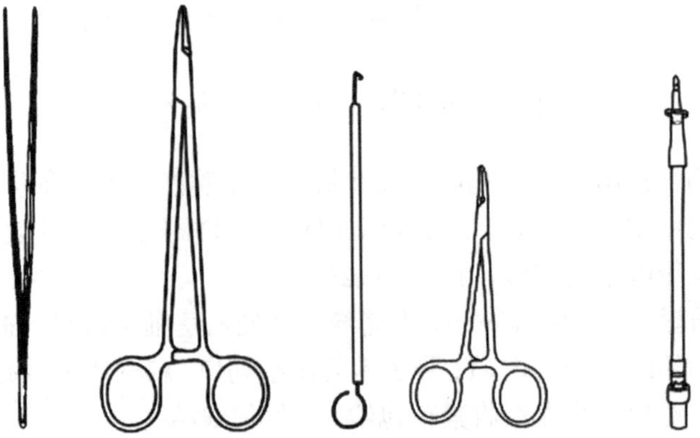

图 6-19-12　灌注阶段手术器械

A.无损伤镊；B.持针器；C.内置过线钩的细阻断管；D.弯蚊式止血钳；E.直型灌注针

4. 左心房安置左心房引流 用5-0（13mm）血管缝线在右肺上静脉根部缝荷包，剪下缝针，缝线套入内置过线钩的细阻断管内，弯蚊式止血钳牵引。11号手术刀在荷包中做一小切口，扁桃体止血钳扩大切口后插入心内吸引管，弯蚊式止血钳收紧荷包并告知体外循环医师（如有动脉干瓣膜关闭不全，左心房引流很重要）。

5. 人工心肺转流 人工心肺转流开始，手术医师阻断左肺动脉、右肺动脉，防止大量的血液灌入肺内造成灌注肺。巡回护士记录尿量并告之体外循环医师。

6. 预防栓塞 手术医师和器械护士用无菌生理盐水洗手，检查手套有无破损，以及洗掉手套上的血痂，防止血痂进入体循环，造成栓塞。

（三）阻断上腔静脉、下腔静脉及主动脉

（1）解剖剪游离上腔静脉，直角钳套1号丝线，丝线再套入内置过线钩的粗阻断管（18号乳胶尿管剪段制成）内，弯蚊式止血钳牵引，同法游离下腔静脉并套线，弯蚊式止血钳牵引，分别阻断上腔静脉、下腔静脉。

（2）动脉阻断钳阻断升主动脉，主动脉根部灌注心脏停搏液。心跳停搏后仍需灌注一定的灌注量，冰盐水心脏表面降温（图6-19-13，图6-19-14）。

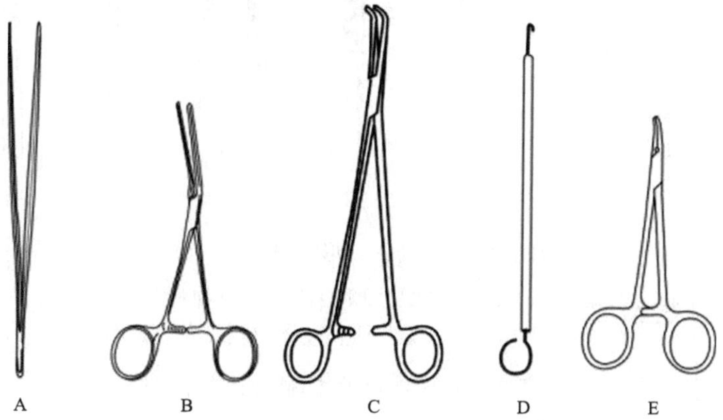

图6-19-13 阻断阶段器械

A.无损伤镊；B.动脉阻断钳；C.直角钳；D.内置过线钩的粗阻断管；E.弯蚊式止血钳

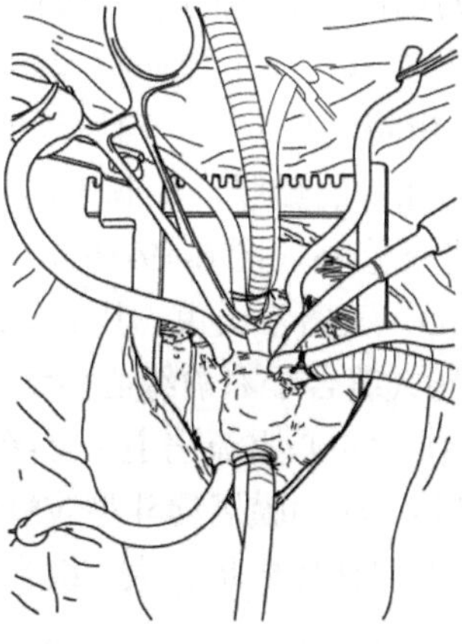

图6-19-14 主动脉上下腔静脉阻断

（四）心肌保护的措施

（1）巡回护士将室温降至 20℃左右。

（2）体外循环医师进行血液降温，使体温降至 22～25℃，对于婴幼儿，深低温停循环更有利于操作。

（3）手术医师利用 4℃低温心脏停搏液行心肌灌注。

（4）心脏表面冰水或冰屑降温。

（五）明确诊断，矫治畸形（图 6-19-15）

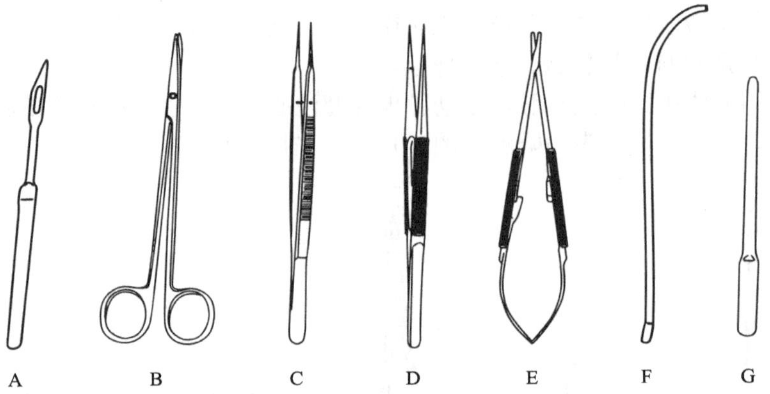

图 6-19-15　矫治畸形阶段器械

A.11 号手术刀；B.血管剪；C.、D.血管镊；E.弹簧持针器；F.心脏拉钩；G.肺动脉探条

对 I 型永存动脉干用同种带瓣血管矫治的手术配合进行阐述。

1. 游离肺动脉主干及左右分支　胸骨正中切口，显露永存动脉干，于肺动脉发出处的上方游离动脉干以备阻断。传递电刀笔和无损伤镊游离肺动脉主干及左右分支，并在左右分支套带。

2. 离断肺动脉，缝合动脉干的切口　较短的主肺动脉干起自动脉干的左后壁，一般右冠状动脉开口位置较高，用 11 号手术刀在主肺动脉起始部前壁切一小口，探查切口下方的解剖结构后，血管剪和无损伤镊将切口向下、向后延伸，将肺动脉自动脉干上切下，注意避免损伤左冠状动脉开口及动脉干的瓣膜，动脉干的切口用 5-0（13mm）血管缝线直接缝合。如果有张力涤纶补片进行修补（图 6-19-16）。

3. VSD 修补　如为干下型 VSD，远离希氏束，其后下缘可用 4-0 室缺线褥式缝合或双层连续缝合。上缘用 4-0 室缺线褥式缝合于右前缘心室切口上方的深部，穿过垫片打结，使动脉干瓣膜完全位于左心室侧，扩大左心室流出道，上缘最后一针不打结，待带瓣人工血管远端与肺动脉吻合完毕后再打结。如为膜周漏斗型 VSD，后下缘用 4-0 室缺线缝线穿过三尖瓣根部，避免损伤希氏束，上端补片要足够大，缝在右心室前壁，以便扩大左心室流出道。

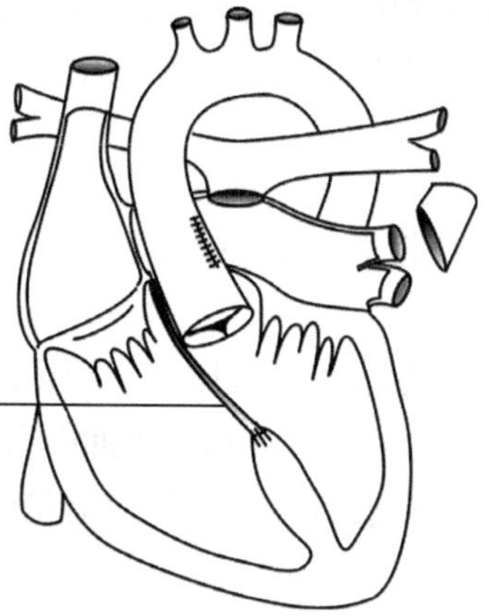

图 6-19-16　离断肺动脉，缝合动脉干切口

4. 同种带瓣血管连接右心室流出道与肺动脉连接　将同种带瓣血管远端与肺动脉吻合，近端与左心室流出道后壁缝合，前壁及右心室流出道用自体心包补片修补（图 6-19-17）。

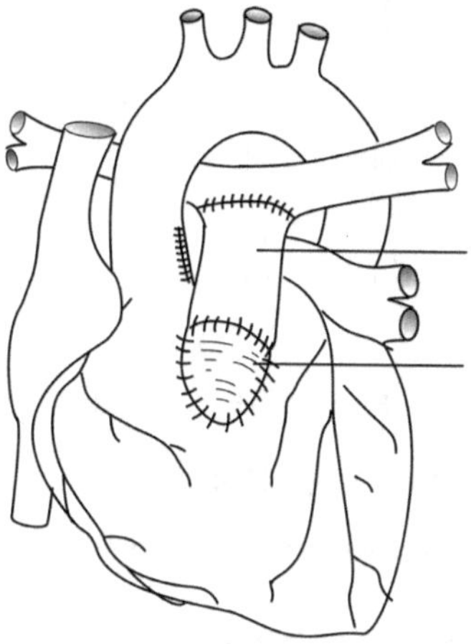

图 6-19-17　右心室流出道与肺动脉连接

5. 关闭心脏切口　右心房切口递 5-0（13mm）血管缝线连续缝合。

（六）并行循环，恢复心脏的功能

（1）巡回护士将手术床头部放低，手术医师松开阻断钳开放主动脉，主动脉根部动脉灌注管逆流排气，恢复全流量体外循环，观察心脏复跳情况及心肌颜色。连接心内除颤电极备用。

（2）麻醉医师将血管活性药物经微泵中心静脉泵入，如盐酸肾上腺素、硝酸甘油等。

（3）通过体外循环辅助，恢复患者体温至正常，心脏功能逐步恢复。

（4）器械护士选择合适的注射器针头与压力延长管连接，传予手术医师在右心室前壁行肺动脉测压、右上腔静脉与左心房交接处行左心房测压。

（5）心脏功能恢复正常后，手术医师拔出左心房引流管，预留荷包线结扎止血，组织剪剪线。

（七）停止人工心肺转流，关胸

（1）管道钳钳闭腔静脉插管，巡回护士记录尿量，并告之体外循环医师。手术医师拔除腔静脉插管，插管荷包线打结。麻醉医师中心静脉用等量鱼精蛋白中和体内的肝素。

（2）手术医师拔除主动脉插管，插管双荷包线分别打结。

（3）手术野充分止血。

（4）关闭切口

1）根据患者体重选择不同型号引流管 2 根，分别放置于心包及纵隔。

2）心包缝合：用 7mm×20mm 圆针、2-0/T 丝线。

3）胸骨缝合：用 1 号带针钢丝（图 6-19-18，图 6-19-19）。

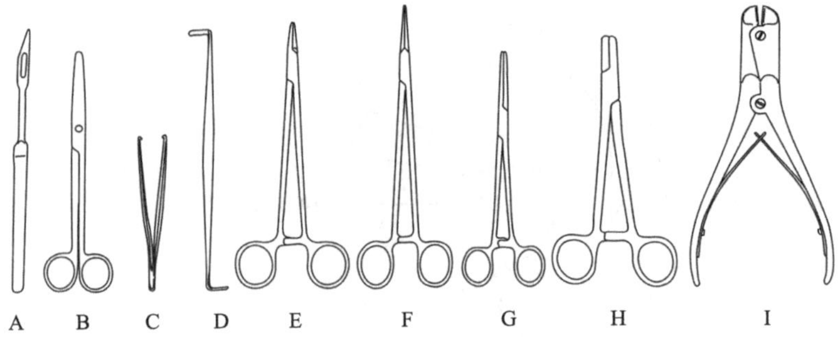

图 6-19-18 关胸阶段器械

A.11 号手术刀；B.组织剪；C.组织镊；D.肺动脉拉钩；E.持针器；F.扁桃体止血钳；G.可可钳；H.钢丝钳；I.钢丝剪

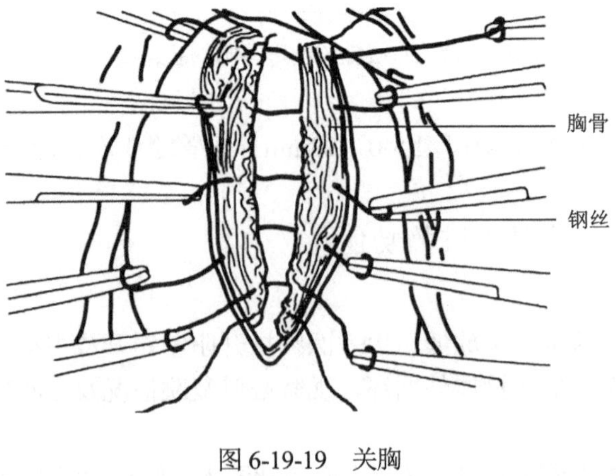

图 6-19-19 关胸

4）肌层缝合

非吸收线：用 13mm×24mm 圆针、0 号丝线。

可吸收线：用圆针 2-0 可吸收线。

5）皮下缝合

非吸收线：用 7mm×20mm 圆针、3-0 丝线。

可吸收线：用圆针 2-0 可吸收线。

6）皮肤缝合

非吸收线：用三角针 3-0 丝线或 5-0 丝线。

可吸收线：用三角针 4-0 可吸收线。

7）固定引流管：用三角针 2-0/T 丝线。

8）根据伤口的长度选择敷料，将引流管与引流器连接，并使之保持负压状态，引流器注明安置部位及安置时间。

（八）归还器械

分类退回清洗间并登记。

五、护理特殊关注点

1. 术前关注点

（1）严格执行查对制度：包括患者信息、术前准备是否完善、手术用物清点等。

（2）术前 30min～2h 首剂抗生素的使用。

（3）仪器设备检查及准备，如中心负压、高频电刀等。

（4）注意患者保暖。

2. 术中关注点

（1）密切观察病情及手术进展程度，观察生命体征、尿量及颜色变化。

（2）体外循环建立前患者 ACT＞480s。

（3）缝合人工血管的缝线一定要带小垫片，防止人工血管撕脱，产生残余的左向右分流。

（4）手术过程中随时准备测量右心室及肺动脉压力。

（5）肝素、鱼精蛋白的正确使用（常规剂量是 3mg/kg，根据术中 ACT 随时调整用量）。

（6）血管活性药物的正确使用。

（7）鱼精蛋白的配制和使用时间：停机静脉插管拔除后。

3. 术后关注点

（1）生命体征的观察并维持稳定。

（2）血管活性药物的持续有效使用。

（3）各生命通道的通畅如气道、动静脉、伤口引流等。

（4）与转运科室间的有效沟通。

（邱姝婷）

第二十节 Blalock-Taussig 分流术手术配合

Blalock-Taussig 分流术在体循环和肺循环之间建立分流通道，用以改善紫绀型先天性心脏病和肺血流减少患者的体循环氧饱和度。这一概念由 Blalock 和 Taussig 于 1945 年应用于临床。对分流术的需求虽已经随着婴儿期心内修复手术量的增加而减少。但仍适用于一些复杂紫绀型先天性心脏病的新生儿。下面以体重＜5kg 的新生儿为例阐述。

一、手术用物准备

（一）常规布类

手术盆 1 个，手术衣 4 件，剖口单 1 张，桌单 3 张，治疗巾（10 张）1 包。

（二）手术器械

体外循环普通器械 1 包，肋骨牵开器 1 件，体外循环血管盒 1 包，剖氏血管钳 2 把。

（三）一次性用物

1. 常规物品 吸引管 1 根，吸引头 1 根，电刀笔 1 个，电刀延长电极 1 个，电刀清洁片 1 张，手外套针 1 板（手外缝针规格小，适合于幼儿手术），纱布 10 张，医用粘贴膜 45×45cm 1 张，引流管 1 根。手套按需准备。

2. 血管缝线 6-0（13mm）血管缝线 2 根。

3. 关胸缝线

（1）非吸收线：3-0 丝线 1 包，2-0/T 丝线 1 包，1 号丝线 1 包。

（2）可吸收线：圆针 2-0 可吸收线 1 根；三角针 4-0 可吸收线 1 根。

二、手 术 体 位

见第六章第一节手术体位。

三、消 毒 铺 巾

见第六章第一节消毒铺巾。

四、器械护士手术配合

（一）开胸

1. 术前准备 器械护士和巡回护士共同清点器械、纱布、纱球、缝针、刀片等所有用物数量。固定并调试电刀笔，连接吸引器，安装灯柄罩。

2. 手术切口 是胸骨正中切口，上缘距胸骨切迹下 2～3cm，下缘至剑突下 2～3cm。

3. 切开皮肤、皮下及骨膜 备 20 号手术刀、组织镊、纱布、电刀笔。

4. 切开胸骨 直角钳分离胸骨切迹，可可钳夹住剑突，组织剪剪开剑突，“花生米”钝性剥离器分离胸骨与心包壁层间隙，胸骨锯从胸骨正中锯开胸骨，骨蜡止血（剪成长条状）（图 6-20-1，图 6-20-2）。

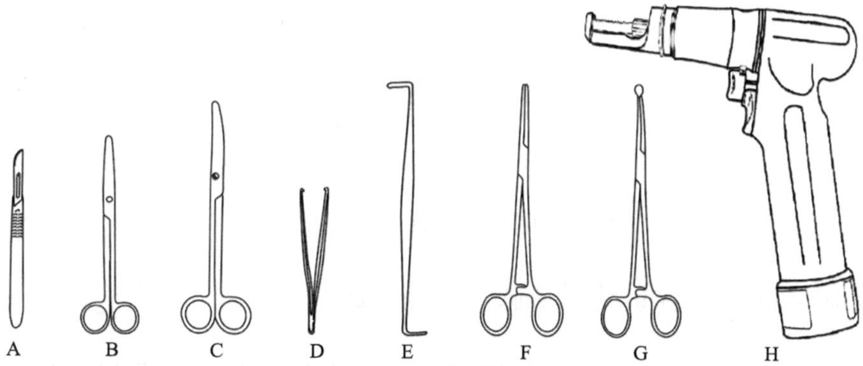

图 6-20-1 开胸阶段器械

A.20 号手术刀；B.组织剪；C.解剖剪；D.有齿镊；E.肺动脉拉钩；F.可可钳；G.“花生米”钝性剥离器；H.胸骨锯

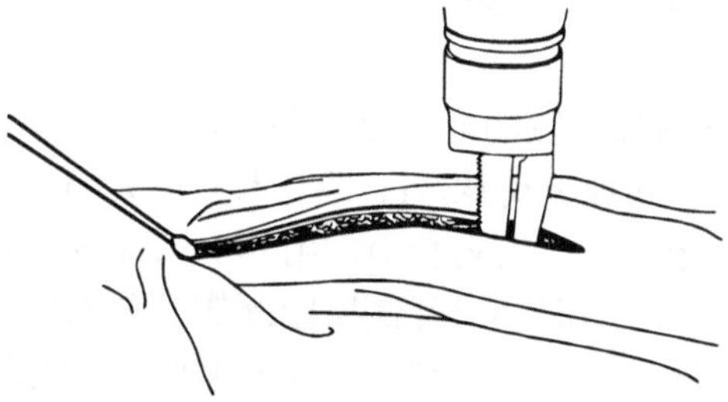

图 6-20-2 切开胸骨

5. 切开心包，暴露心脏 以无名静脉为水平，电刀笔切除患者胸腺，切开心包，7mm×20mm 圆针、2-0/T 丝线悬吊心包，胸骨牵开器撑开胸骨，暴露心脏（图 6-20-3，图 6-20-4）。

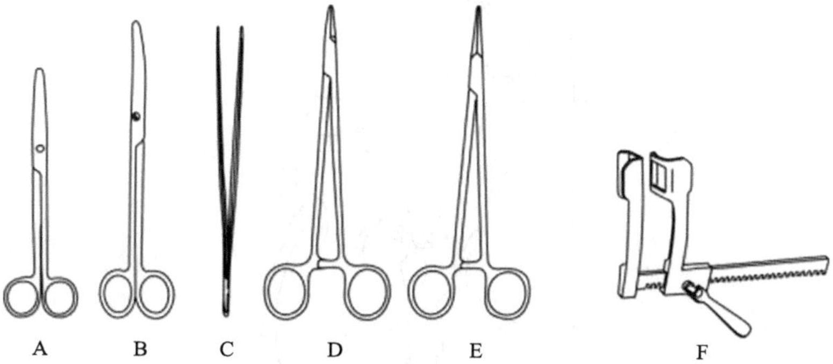

图 6-20-3 暴露心脏阶段器械

A.组织剪；B.解剖剪；C.无损伤镊；D.持针器；E.扁桃体止血钳；F.胸骨牵开器

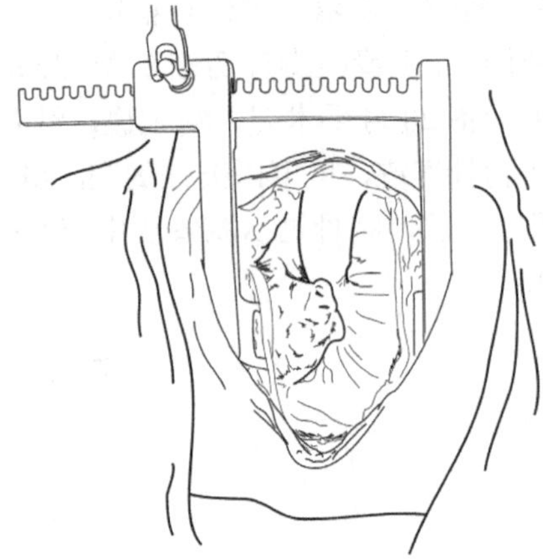

图 6-20-4 暴露心脏

（二）游离并暴露右锁骨下动脉、右肺动脉

解剖剪游离右锁骨下动脉、右肺动脉并套阻断带，用以牵拉显露。此阶段中心静脉使用肝素，用量为 1mg/kg，防止右锁骨下动脉、右肺动脉架桥吻合时，出现凝血、形成血栓。

（三）人工血管连接右锁骨下动脉、右肺动脉

1. 人工血管与右锁骨下动脉端侧吻合 手术医师修剪直径为 3.5mm 的不带环人工血管备用。侧壁阻断钳夹闭右锁骨下动脉，11 号手术刀在夹闭的右锁骨下动脉处切一小口，解剖剪剪开与人工血管相同大小的吻合口，用 6-0（13mm）血管缝线将人工血管与右锁骨下动脉进行端侧吻合。手术医师松开侧壁阻断钳开放右锁骨下动脉，检查吻合口吻合情况，用剖氏血管钳夹闭人工血管断端，防止右锁骨下动脉渗血。

2. 人工血管与右肺动脉端侧吻合 侧壁阻断钳夹闭右肺动脉，11 号手术刀在夹闭的右肺动脉处切一小口，解剖剪剪开与人工血管相同大小的吻合口，用 6-0（13mm）血管缝线将人工血管的另一端与右肺动脉进行吻合。手术医师松开侧壁阻断钳，开放右肺动脉，检查吻合口吻合情况（图 6-20-5）。

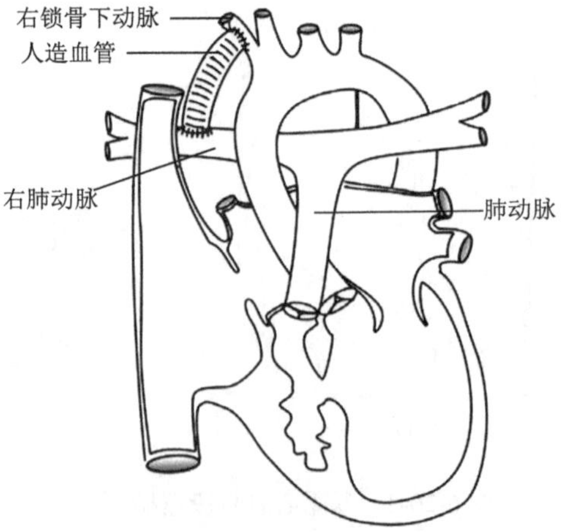

图 6-20-5 Blalock-Taussig 分流术后

（四）关胸

（1）手术野充分止血，心包及纵隔分别放置引流管。
（2）心包缝合：用 7mm×20mm 圆针、2-0/T 丝线。
（3）胸骨缝合：用 1 号带针钢丝（图 6-20-6，图 6-20-7）。

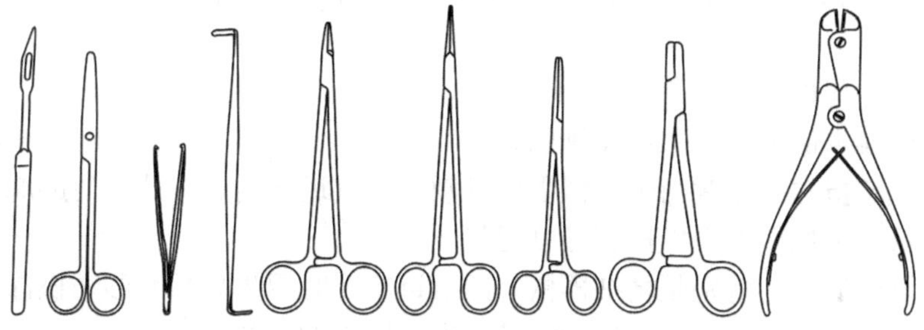

图 6-20-6　关胸阶段器械

A.11 号手术刀；B.组织剪；C.组织镊；D.肺动脉拉钩；E.持针器；F.扁桃体止血钳；G.可可钳；H.钢丝钳；I.钢丝剪

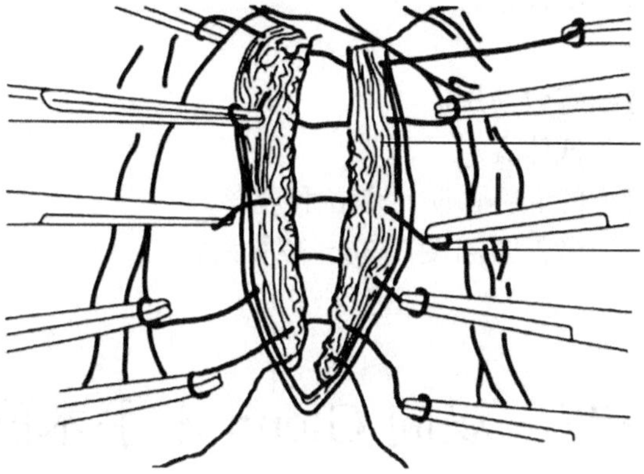

图 6-20-7　关胸

（4）肌层、皮下缝合：用圆针 2-0 可吸收线。
（5）皮肤缝合：用三角针 4-0 可吸收线。
（6）固定引流管：用三角针 2-0/T 丝线。
（7）根据伤口的长度选择相应型号敷料，将引流管与引流器连接，并使之保持负压状态，引流器注明安置部位及安置时间。

（五）归还器械

分类退回清洗间并登记。

五、护理特殊关注点

1. 术前关注点

（1）严格执行查对制度，特别是婴儿身份的识别。

（2）注意患者保暖，调节室温在22～24℃。

（3）仪器设备检查及准备，如中心负压、高频电刀等。

（4）协助麻醉医师进行麻醉诱导，注意。

（5）在麻醉医师对患者进行吸入麻醉后，观察患者处于睡眠状态后进行静脉穿刺。

2. 术中关注点

（1）肝素、鱼精蛋白的正确使用（常规剂量是3mg/kg，根据术中ACT随时调整用量）。

（2）血管活性药物的正确使用。

（3）密切观察生命体征、尿量及颜色。

（4）使用鱼精蛋白时注意由于鱼精蛋白过敏而使气道压增高，此时协助麻醉医师增加呼吸机潮气量，手控或呼吸机控制过度通气。

（5）保持器械清洁，特别是精细器械上的血迹应及时用生理盐水纱布擦净血迹。

（6）注意使用后缝针的清点，记录清楚，保持用物的完整。

3. 术后关注点

（1）将患者搬运到由监护室送来的备有监护仪、氧气瓶的专用病床上，避免了由于反复搬动造成的出血和血压的不稳定。

（2）生命体征的观察。

（3）血管活性药物的持续有效使用。

（4）注意患者的保暖预防低体温。

（5）过程中注意各个管道的通畅，防止牵拉和脱落。

（6）注意患者坠床，给患者保暖温度在36～37℃为宜。

（杨　茜）

第二十一节　双向Glenn术手术配合

1958年，Glenn首次应用上腔静脉-右肺动脉吻合术为三尖瓣闭锁患者行手术治疗，开创了体静脉和肺动脉直接相联通的先河。

双向Glenn术（腔静脉-肺动脉吻合术）适应证：常适用于严重发绀，无或暂时无Fontan手术适应证的三尖瓣闭锁合并肺动脉狭窄，单心室合并肺动脉狭窄等患儿的外科治疗。

该手术使上半身静脉血（相当于1/3体静脉血）直接进入肺动脉进行氧合，增加肺血流，改善全身缺氧症状，促进心血管系统发育，为下一步手术创造有利条件。

一、手术用物准备

（一）常规布类

手术盆1个，手术衣（4件），剖口单1张，桌单4张，治疗巾10张。

（二）手术器械

体外循环普通器械1包，体外循环血管盒（小儿）1包，胸骨锯1套，胸骨牵开器1件，剖氏血管钳。

（三）一次性用物

1. 常规用物　一次性桌单1张，吸引管1根，吸引头1根，电刀笔1个，电刀清洁片1张，20号手术刀片1张，11号手术刀片号1张，手外套针1板，骨蜡1板，显影纱布10张，45cm×45cm医用粘贴膜1张，各型无菌粘贴敷料，冲洗器1个，12号硅胶尿管3根，引流管2根，灯柄罩2个，手套按需准备，1号带针钢丝1～2根。

2. 插管缝线　3-0涤纶线3根，4-0（13mm）血管缝线2～3根。

3. 心脏缝线　6-0（9mm）血管缝线2～3根。

4. 关胸缝线

（1）非吸收线：1号丝线2包，2-0/T丝线1包。

（2）可吸收线：圆针0号或2号可吸收线1根，三角针4-0可吸收线1根。

5. 体外循环用物　各型动脉插管，各型腔静脉插管，心内吸引管道2套，一次性心内吸引头1根。

二、手术体位

见第六章第一节手术体位。

三、消毒铺巾

见第六章第一节消毒铺巾。

四、器械护士手术配合

（一）经胸部入路，暴露心脏

1. 术前准备　器械护士和巡回护士共同清点器械、纱布、纱球、缝针、刀片等所有用物数量。固定并调试电刀笔，连接吸引器，安装灯柄罩，用组织钳将连接好的心内吸引管、动脉灌注管固定于合适的位置。

2. 手术切口　是胸骨正中切口，上缘距胸骨切迹下2～3cm，下缘至剑突下2～3cm。

3. 切开皮肤、皮下及骨膜　备20号手术刀、组织镊、纱布、电刀笔。

4. 切开胸骨　器械护士调试胸骨锯于功能位，手术医师用直角钳分离胸骨切迹，可可钳夹住剑突，组织剪剪开剑突，“花生米”钝性剥离器分离胸骨与心包壁层间隙，胸骨锯从胸骨正中锯开胸骨，骨蜡止血（剪成长条状）（图 6-21-1，图 6-21-2）。

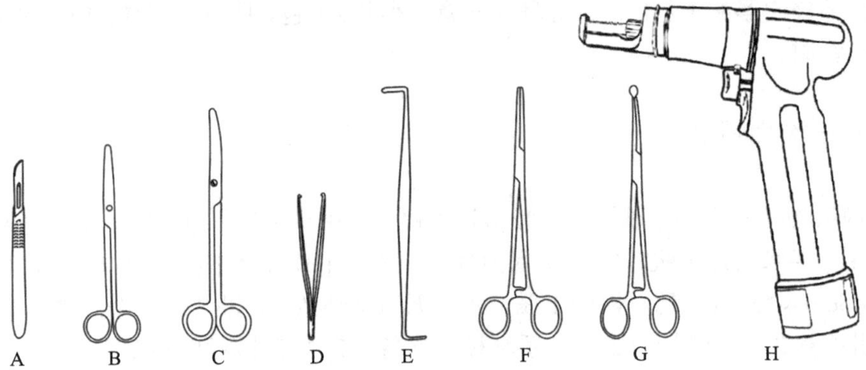

图 6-21-1 开胸阶段器械

A.20 号手术刀；B.组织剪；C.解剖剪；D.有齿镊；E.肺动脉拉钩；F.可可钳；G.“花生米”钝性剥离器；H.胸骨锯

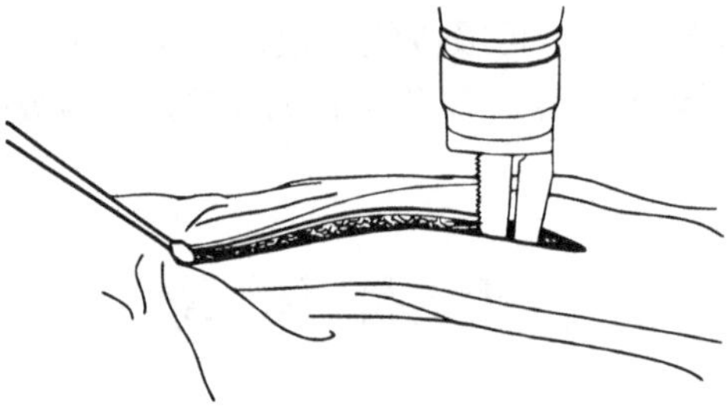

图 6-21-2 切开胸骨

5. 切开心包，暴露心脏 电刀笔切开心包，7mm×20mm 圆针、2-0/T 丝线悬吊心包，胸骨牵开器撑开胸骨，暴露心脏（图 6-21-3，图 6-21-4）。

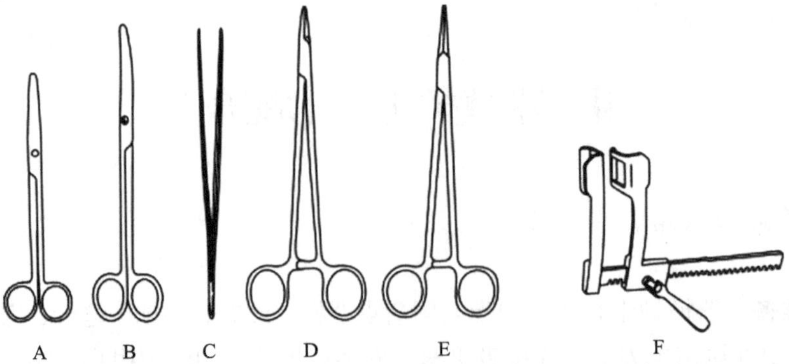

图 6-21-3 暴露心脏阶段器械

A.组织剪；B.解剖剪；C.无损伤镊；D.持针器；E.扁桃体止血钳；F.胸骨牵开器

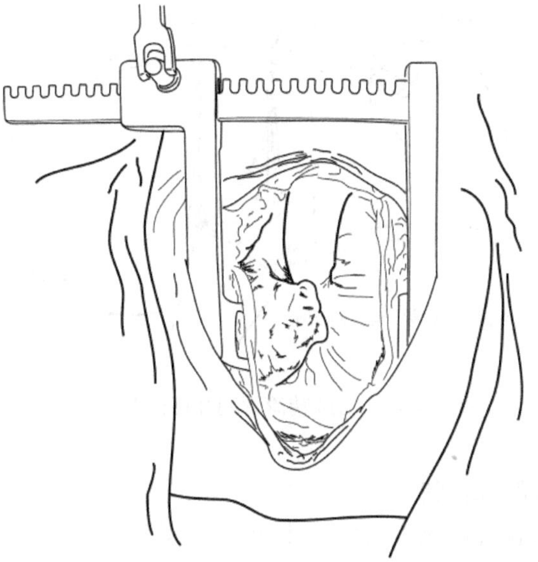

图 6-21-4　暴露心脏

（二）游离上腔静脉、肺动脉

电刀笔切除大部分或全部胸腺，以显露无名静脉。充分游离上腔静脉，注意勿损伤膈神经。1 号丝线结扎、切断奇静脉，以保证术后上腔静脉有足够的分流压力。在无名静脉汇入上腔静脉处的右侧通常有两支小静脉，0 号丝线结扎、切断，以增加上腔静脉的活动度。充分游离主肺动脉和右肺动脉。

（三）建立体外循环

1. 主动脉插管

（1）插管准备：用 3-0 涤纶线两针缝合主动脉插管的内外荷包，剪下缝针，缝线分别套入内置过线钩的阻断管（12 号硅胶尿管剪段制成）内，弯蚊式止血钳牵引。根据患者的公斤体重体外循环医师准备主动脉插管，＞20kg 的患者选择 18～24Fr 的主动脉插管。选定的主动脉插管用管钳钳夹，检查主动脉插管接头是否完好。

（2）插管：解剖剪剪去缝线内的主动脉外膜，用 11 号手术刀切出与插管口径相适宜的切口，插入主动脉插管，弯蚊式止血钳收紧荷包线，1 号丝线结扎主动脉插管根部的管道和荷包线阻断管。

（3）主动脉插管与心肺转流动脉管连接：管道钳阻断心肺转流管，组织剪剪断动静脉连接处，主动脉插管与心肺转流管动脉端连接，动脉插管排气后，用组织钳将动脉管道固定于头架的无菌单上（图 6-21-5）。

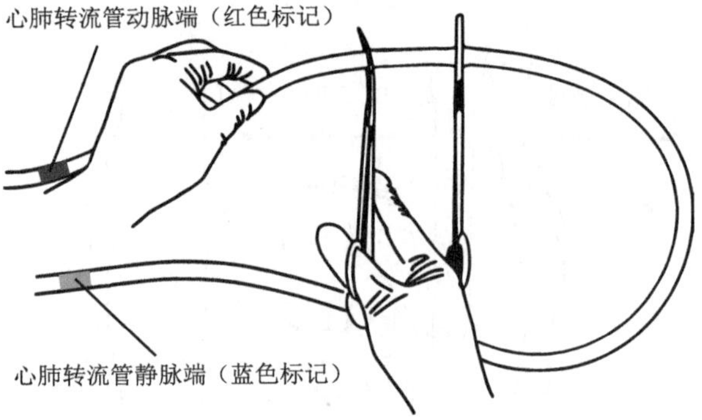

图 6-21-5 心肺转流管动脉连接准备

2. 上腔静脉、下腔静脉插管

（1）心肺转流管静脉端连接 Y 形分叉接头，连接延长转流管后接上直型接头备用（图 6-21-6）。

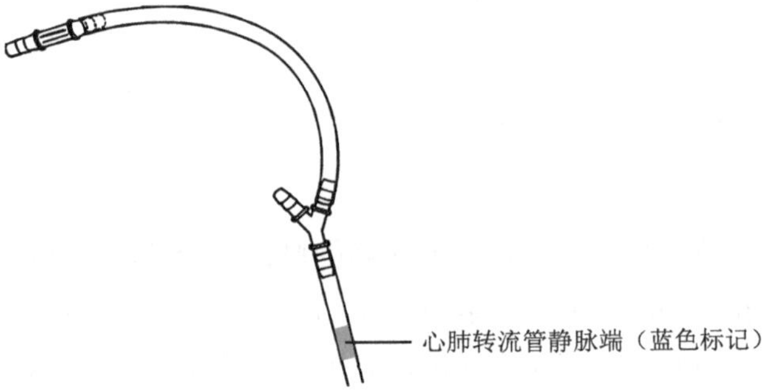

图 6-21-6 心肺转流管静脉连接准备

（2）上腔静脉插管：用 4-0（13mm）血管缝线在上腔静脉近无名静脉处缝荷包，剪下缝针，缝线套入内置过线钩的细阻断管内，弯蚊式止血钳牵引。11 号手术刀切出与插管口径相适宜的切口插入直角上腔静脉插管，弯蚊式止血钳收紧荷包线，1 号丝线结扎上腔静脉插管根部的管道和荷包线阻断管。

（3）下腔静脉插管：用 4-0（13mm）血管缝线在右心房前壁靠下腔静脉开口处缝另一荷包，剪下缝针，缝线套入内置过线钩的细阻断管内，11 号手术刀做小切口，扁桃体止血钳将小切口撑开，插入下腔静脉插管，弯蚊式止血钳收紧荷包线，1 号丝线结扎下腔静脉插管根部的管道和荷包线阻断管。

（4）上腔静脉、下腔静脉插管与心肺转流静脉管连接（图 6-21-7）。

3. 人工心肺转流 人工心肺转流开始，根据手术情况，必要时行血液降温。

4. 预防栓塞 手术医师和器械护士用无菌生理盐水洗手，检查手套有无破损，以及洗掉手套上的血痂，防止血痂进入体循环，造成栓塞。

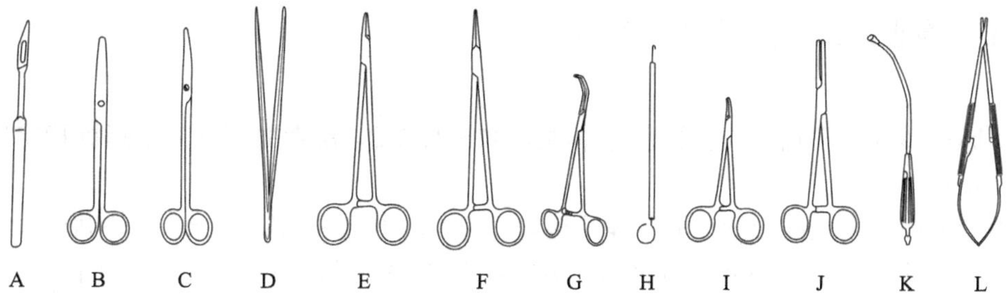

图 6-21-7　体外循环建立阶段器械

A.11 号手术刀；B.组织剪；C.解剖剪；D.无损伤镊；E.持针器；F.扁桃体止血钳；G.肺静脉钳；H.内置过线钩的细阻断管；I.弯蚊式止血钳；J.管道钳；K.吸引器头；L.弹簧持针器

（四）上腔静脉-肺动脉吻合

（1）用阻断带将上腔静脉插管远侧套阻断带并用内置过线钩的阻断管收紧，用血管剪在上腔静脉与右心房交界处游离上腔静脉，用剖氏血管钳钳夹并横行切断上腔静脉，以 6-0（9mm）血管缝线连续缝合上腔静脉近心侧残端。

（2）手术医师游离右肺动脉至分叉处，剖氏血管钳钳夹右肺动脉的近心侧和肺门侧，在其前壁偏上方做一纵行切口，并向两侧适当延长，使吻合口足够宽大，用 6-0（9mm）血管缝线进行连续缝合，将上腔静脉与右肺动脉进行吻合（图 6-21-8）。

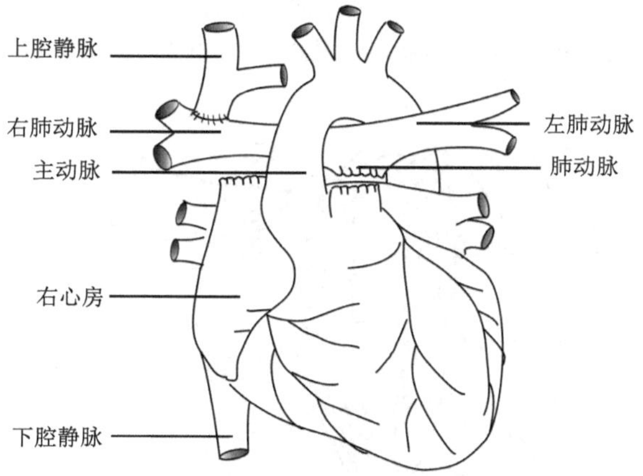

图 6-21-8　双向 Glenn 术后

（3）开放上腔静脉阻断带和剖氏血管钳，短暂阻断上腔静脉引流管，检查吻合口有无渗血，并及时给予缝合止血。

（4）用剖氏血管钳 2 把分别阻断主肺动脉近端及远端，切断肺主动脉，用 5-0（13mm）血管缝线分别缝合肺主动脉近端和远端，缝合完成，开放剖氏血管钳。

（五）停止人工心肺转流，关胸

（1）通过体外循环辅助，恢复患者体温至 37～37.5℃，患者血流动力学指标稳定后，停止人工心肺转流。

（2）管道钳夹闭上腔静脉、下腔静脉插管，巡回护士记录尿量并告之体外循环医师。手术医师拔除上腔静脉、下腔静脉插管，麻醉医师于中心静脉推注等量鱼精蛋白中和体内的肝素。

（3）手术医师拔除主动脉插管，手术野充分止血。

（4）关闭切口

1）根据患者体重选择不同型号引流管 2 根，分别放置于心包及纵隔。

2）心包缝合：用 7mm×20mm 圆针、2-0/T 丝线。

3）胸骨缝合：用 1 号带针钢丝（图 6-21-9，图 6-21-10）。

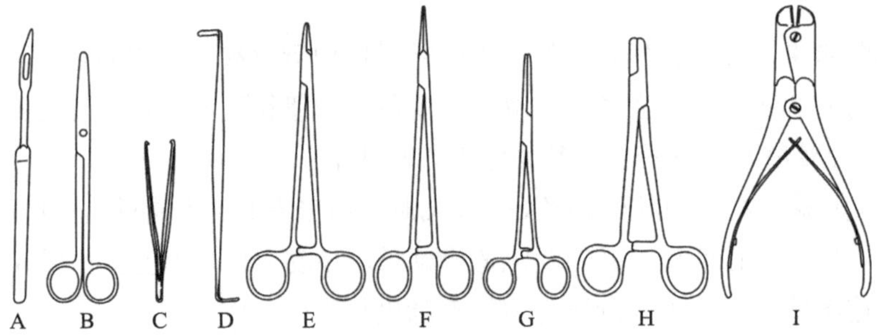

图 6-21-9　关胸阶段器械

A.11 号手术刀；B.组织剪；C.组织镊；D.肺动脉拉钩；E.持针器；F.扁桃体止血钳；G.可可钳；H.钢丝钳；I.钢丝剪

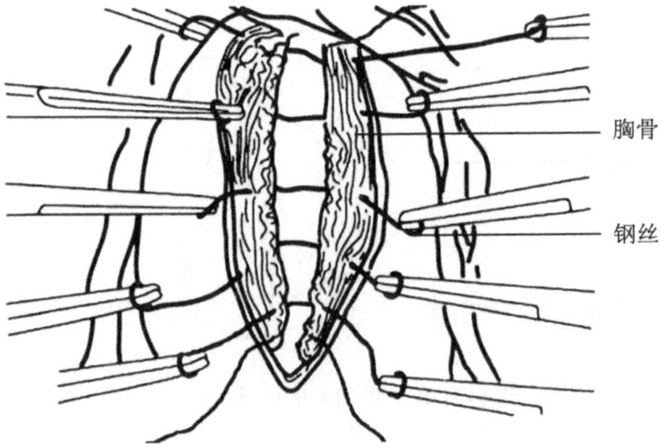

图 6-21-10　关胸

4）肌层缝合

非吸收线：用 13mm×24mm 圆针、0 号丝线。

可吸收线：用圆针 2-0 可吸收线。

5）皮下缝合：用圆针 2-0 可吸收线。

6）皮肤缝合

非吸收线：用三角针 3-0 丝线。

可吸收线：用三角针 4-0 可吸收线。

7）根据伤口的长度选择敷料，将引流管与引流器连接，并使之保持负压状态。

（六）归还器械

分类退回清洗间并登记。

五、护理特殊关注点

1. 术前关注点

（1）严格执行查对制度，特别是婴幼儿身份的识别。

（2）术前 30min～2h 首剂抗生素的使用。

（3）仪器设备检查及准备，如中心负压、高频电刀等。

（4）协助麻醉医师麻醉患者，注意观察生命体征。

（5）提升室温至 22～24℃，协助体外循环医师备变温水毯并启动加热，在患者入室前预热保温棉垫。

2. 术中关注点

（1）根据手术进程调节水毯温度，复温时，水毯温度不能高于 38℃，以防烫伤患者。

（2）保护受压部位，预防压疮。

（3）密切配合麻醉医师观察血压、脉搏、中心静脉压、血氧饱和度的情况。

3. 术后关注点

（1）检查各种记录的准确及完整

（2）在条件允许的情况下，给患者穿好衣服，保护患者的隐私。

（3）检查受压部位是否有压红，水泡、被水毯等烫伤并及时记录

（4）准备患者的一切用物，医师、麻醉医师送患者入监护室，并行详细交班。

（徐　莉）

第二十二节　Switch 术手术配合

完全性大动脉转位（complete transposition of the great arteries，TGA）是一种严重的发绀型先天性心脏畸形。主动脉起源于右心室，而肺动脉起源于左心室，致体循环接受静脉血、肺循环接受动脉血的体肺循环畸形，多数患者出生后即出现严重发绀、低氧血症及呼吸困难。患者生存主要靠室间隔缺损、房间隔缺损及动脉导管，如不手术治疗，大多数患者在出生后一月内死亡，有不足 10%的患者可活至一岁。

通常根据解剖条件及心内畸形等选择手术方式，动脉转换术（Switch 术）即通过换

位主动脉、肺动脉的同时移植左冠状动脉、右冠状动脉至新的主动脉上，达到解剖上的彻底纠治（图 6-22-1）。

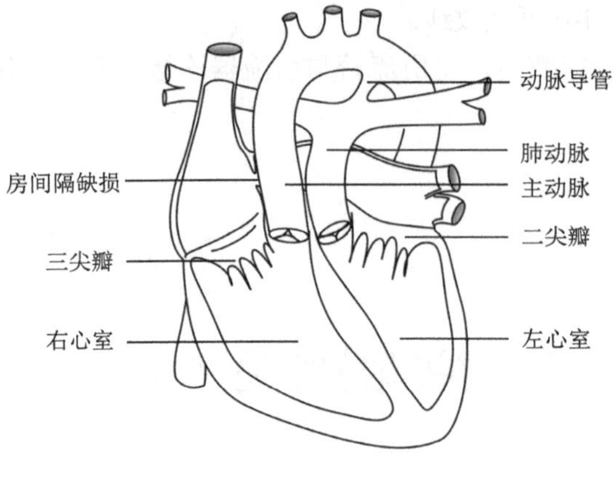

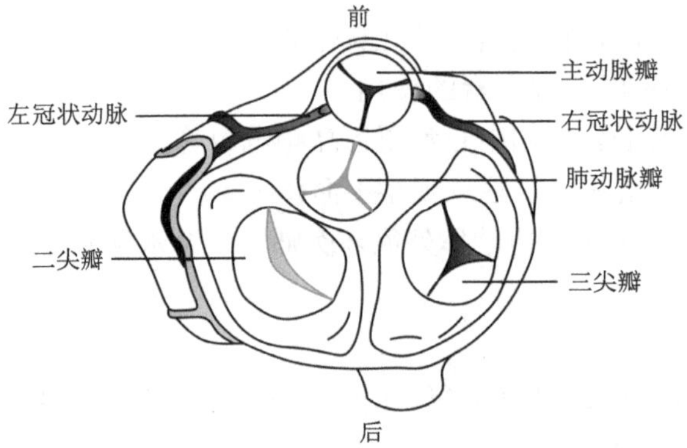

图 6-22-1　完全性大动脉转位示意图

一、手术用物准备

（一）常规布类

手术盆 1 个，手术衣 6 件，剖口单 1 张，桌单 4 张，治疗巾 10 张。

（二）手术器械

体外循环普通器械 1 包，体外循环血管盒（小儿）1 包，胸骨锯 1 套（再次手术需准备摆动锯），胸骨牵开器 1 个，1.0mm 及 1.5mm 冠状动脉探条各 1 根，显微特殊器械 1 包，打孔器 1 个。

（三）一次性用物

1. 常规用物　一次性桌单 1 张，吸引管 1 根，吸引头 1 根，电刀笔 1 个，电刀清洁片 1 张，手外套针 1 板，骨蜡 1 板，20 号手术刀片 1 张，11 号手术刀片 1 张，前房穿刺刀 1 个，涤纶补片或心包片，带显影纱布 10~20 张，45cm×45cm 医用粘贴膜 1 张，各型无菌粘贴敷料，冲洗器 1 个，12 号硅胶尿管 3 根，18 号乳胶尿管 1 根，引流管 2 根，手套按需准备，灯柄罩 2 个，10ml 注射器 1 副，1 号带针钢丝 1~2 根，动脉压力延长管 1 根。

2. 血管缝线 3-0 涤纶线 4 根，4-0（13mm）血管缝线 4 根，6-0（13mm）血管缝线 2 根，7-0（6mm）血管缝线 4 根，8-0 血管缝线 2 根。

3. 其他缝线

（1）非吸收线：1 号丝线 1 包，2-0/T 丝线 1 包，0 号丝线 1 包。

（2）可吸收线：圆针 2-0 可吸收线 1 根，三角针 4-0 可吸收线 1 根。

4. 体外循环用物 各型动脉插管，各型静脉插管，心内吸引管 3 套，心内吸引头 3 套，灌注管 1 根，灌注针 1 根，婴儿冠状动脉灌注头 1 根。

二、手术体位

见第六章第一节手术体位。

三、消毒铺巾

见第六章第一节消毒铺巾。

四、器械护士手术配合

（一）术前准备

（1）器械护士和巡回护士共同清点器械、纱布、缝针、刀片等所有手术用物。

（2）固定并调试电刀笔，连接吸引器，安装灯柄罩，用组织钳将连接好的心内吸引管、动脉灌注管固定于合适的位置。

（二）手术入路

1. 手术切口 胸骨正中切口，上缘距胸骨切迹下 1cm，下缘至剑突下 2cm。

2. 切开皮肤、皮下及骨膜 备 20 号手术刀、组织镊、纱布、电刀笔。

3. 切开胸骨 直角钳分离胸骨切迹，可可钳夹住剑突，组织剪剪开剑突，“花生米”钝性剥离器分离胸骨与心包壁层间隙，器械护士将胸骨锯调试至功能状态传予手术医师从胸骨正中锯开胸骨，骨蜡止血（剪成长条状）（图 6-22-2，图 6-22-3）。

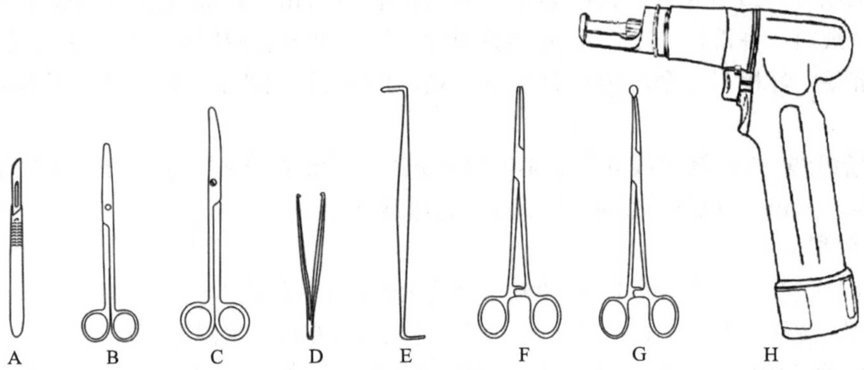

图 6-22-2　开胸阶段器械

A.20 号手术刀；B.组织剪；C.解剖剪；D.有齿镊；E.肺动脉拉钩；F.可可钳；G.“花生米”钝性剥离器；H.胸骨锯

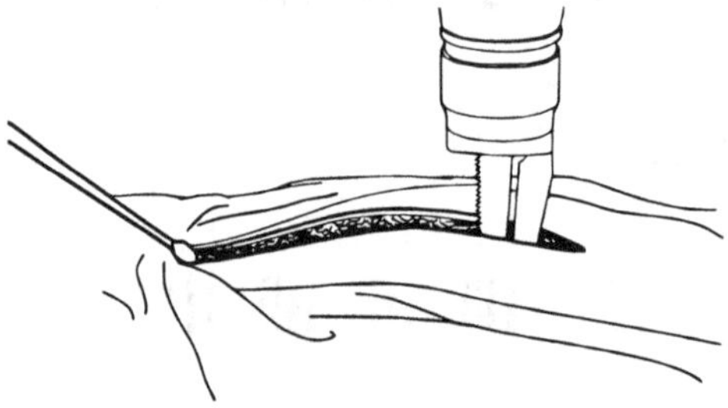

图 6-22-3　切开胸骨

4. 切开心包，暴露心脏　以无名静脉为水平，电刀笔切除患者胸腺，游离心包，解剖剪取部分心包，7mm×20mm 圆针、2-0/T 丝线悬吊心包，胸骨牵开器撑开胸骨，暴露心脏（图 6-22-4，图 6-22-5）。

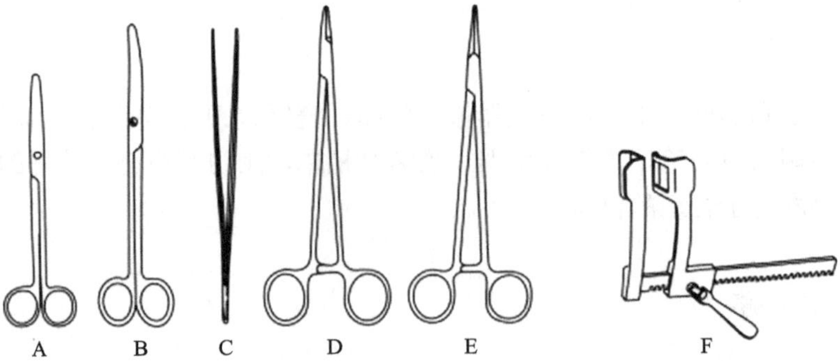

图 6-22-4　暴露心脏阶段器械

A.组织剪；B.解剖剪；C.无损伤镊；D.持针器；E.扁桃体止血钳；F.胸骨牵开器

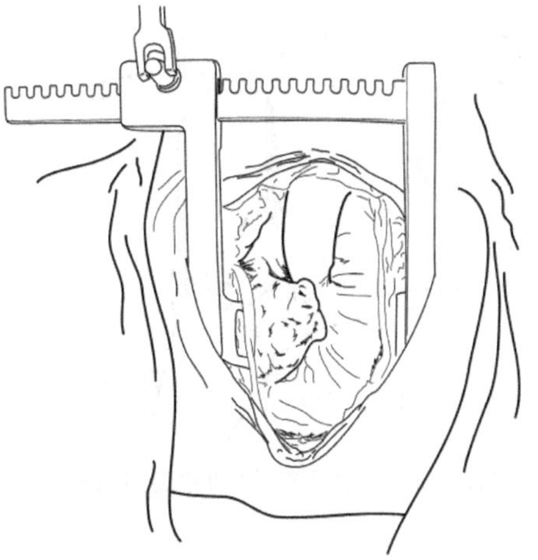

图 6-22-5　暴露心脏

5. 固定心包　器械护士用 10ml 注射器抽取 2%戊二醛 5ml，将取下的自体心包在弯盘内铺平并展开成手术医师需要的形状，用戊二醛固定 5～10min 后，放入盛有常温无菌生理盐水的容器中，摆动清洗 2min，同法清洗 3 次后放于生理盐水中备用。台上清洗液统一倒入手术盆传递给巡回护士，送出手术间按化学废液统一处理，避免手术环境再污染。

6. 探查大动脉和冠状动脉的走向及测压　器械护士选择合适的注射器针头与压力延长管连接，传予手术医师测试心室及肺动脉的压力以确定是否行解剖根治术。

7. 缝合动脉导管，游离主动脉、肺动脉及分支　手术医师用电刀笔（巡回护士将高频电刀的输出频率调至 15W）游离动脉导管，直角钳套 1 号丝线结扎，解剖剪离断动脉导管，用 6-0 血管缝线缝合主动脉端的导管残端。电刀笔游离肺动脉干、左右肺动脉及升主动脉靠近无名动脉起点以上。

（三）建立体外循环

1. 主动脉插管

（1）插管准备：用 2 针 4-0 血管缝线在尽量靠远侧的升主动脉处缝合插管的内外荷包。剪下缝针，缝线分别套入内置钢丝钩的细阻断管（12 号硅胶尿管剪段制成）内，弯蚊式止血钳牵引。

（2）插管：用解剖剪和 11 号手术刀剪去缝线内的主动脉外膜，切出与插管口径相适宜的切口，插入主动脉插管，弯蚊式止血钳收紧荷包线，1 号丝线结扎。

（3）主动脉插管与心肺转流动脉管连接：管道钳阻断心肺转流管，组织剪剪断心肺转流管，将动脉插管与心肺转流管动脉端连接，用组织钳将连接好的动脉管道固定于无菌单上（图 6-22-6）。

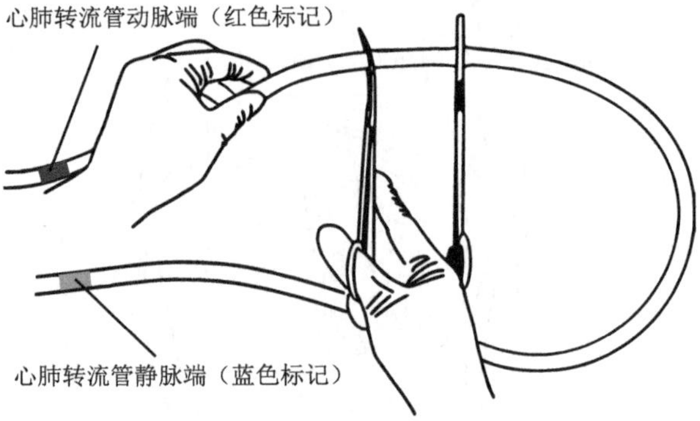

图 6-22-6　心肺转流管动脉连接准备

2. 静脉插管

（1）心肺转流管静脉端连接 Y 形分叉接头，连接延长转流管后接上直型接头备用（图 6-22-7）。

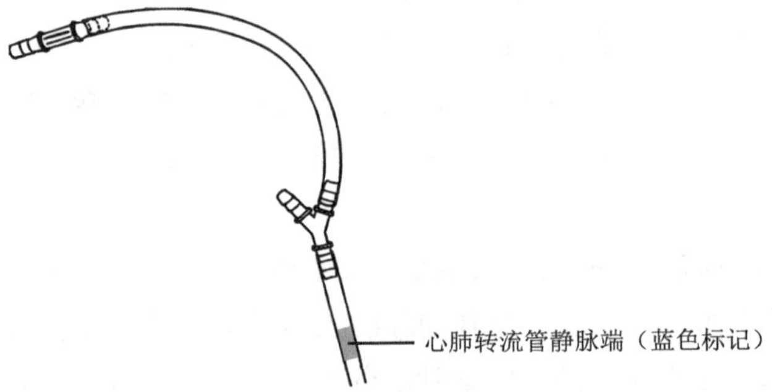

图 6-22-7　心肺转流管静脉连接准备

（2）上腔静脉插管：用 4-0（13mm）血管缝线在上腔静脉缝荷包，剪下缝针，缝线套入内置过线钩的细阻断管内，弯蚊式止血钳牵引。11 号手术刀切开一小口，插入上腔静脉插管，弯蚊式止血钳收紧荷包线，1 号丝线结扎。

（3）下腔静脉插管：用 4-0（13mm）血管缝线在右心房前壁缝另一荷包，剪下缝针，缝线套入内置过线钩的细阻断管内，11 号手术刀做一小切口，插入下腔静脉插管，弯蚊式止血钳收紧荷包线，1 号丝线结扎。

（4）上腔静脉、下腔静脉插管与心肺转流静脉管连接（图 6-22-8，图 6-22-9）。

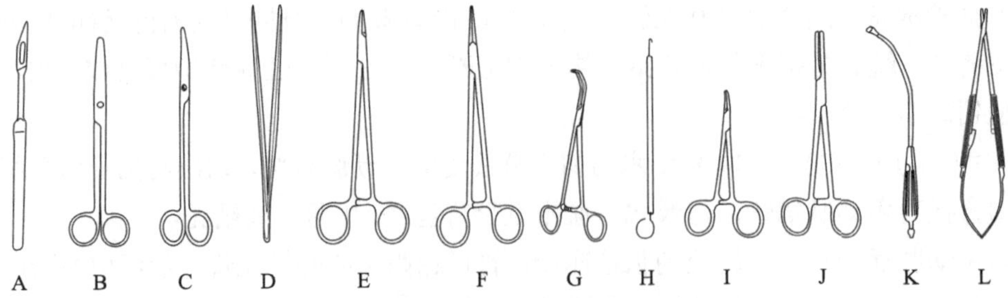

图 6-22-8　体外循环建立阶段器械

A.11 号手术刀；B.组织剪；C.解剖剪；D.无损伤镊；E.持针器；F.扁桃体止血钳；G.肺静脉钳；H.内置过线钩的细阻断管；I.弯蚊式止血钳；J.管道钳；K.吸引器头；L.弹簧持针器

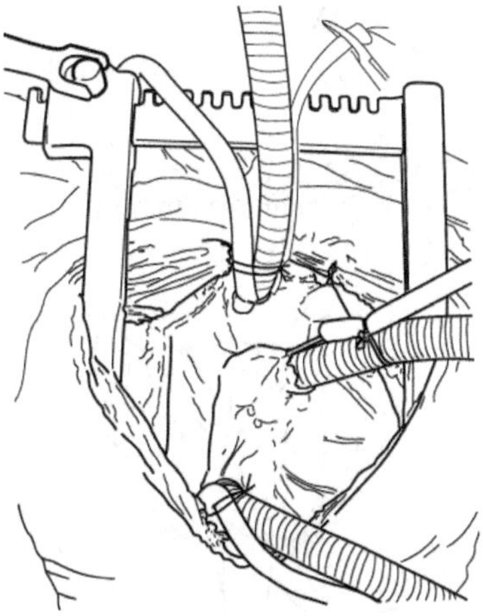

图 6-22-9　体外循环建立

3. 人工心肺转流　手术医师将所有管道钳取下，开始人工心肺转流，巡回护士记录尿量并告知体外循环医师。

4. 预防栓塞　手术医师和器械护士用无菌生理盐水洗手，检查手套有无破损及洗掉手套上的血痂，防止手套破损增加潜在血行感染的机会。

（四）阻断上腔静脉、下腔静脉及主动脉

（1）直角钳和解剖剪分别游离上腔静脉、下腔静脉，直角钳套 1 号丝线，将丝线套入已内置过线钩的粗阻断管（18 号乳胶尿管剪断制成）内，弯蚊式止血钳牵引。弯蚊式止血钳收紧丝线分别阻断上腔静脉、下腔静脉。

（2）动脉阻断钳阻断升主动脉，主动脉根部做一斜形切口，延伸至主动脉瓣的无冠状动脉窦，2 针 3-0 涤纶线牵引，牵开主动脉壁用冠状动脉灌注头行左冠状动脉、右冠状动脉灌注。灌注心脏肌停搏液，心跳停搏后仍需灌注一定的灌注量（图 6-22-10，图 6-22-11）。

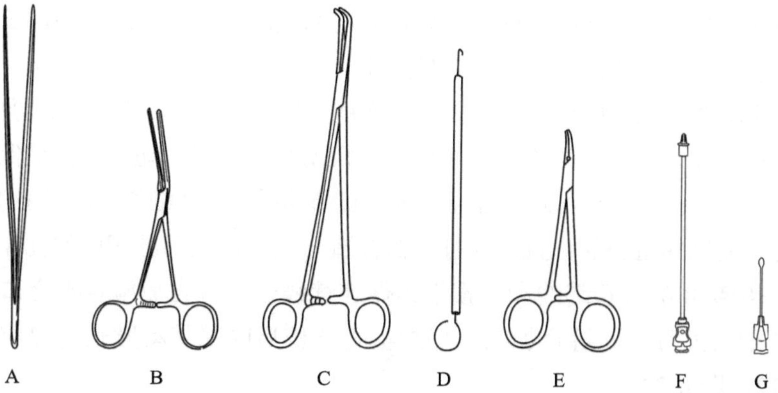

图 6-22-10　阻断灌注阶段器械

A.无损伤镊；B.动脉阻断钳；C.直角钳；D.内置过线钩的粗阻断管；E.弯蚊式止血钳；F.、G.冠状动脉灌注头

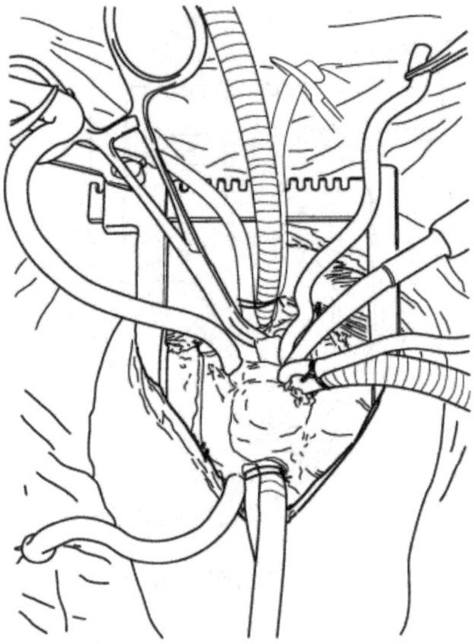

图 6-22-11　主动脉上下腔静脉阻断

（五）心肌保护的措施

（1）巡回护士将室温降至 18℃左右。

（2）体外循环医师进行血液降温，将鼻咽温降至 20~22℃。

（3）手术医师利用 4℃低温心脏停搏液行心肌灌注。

（4）心脏表面冰水或冰屑降温。

（六）明确诊断，行畸形矫治

1. 心房切口及左心房安置左心房引流　11 号手术刀切开右心房，心脏拉钩暴露，检查有无合并房间隔缺损、室间隔缺损，如果合并房间隔缺损或室间隔缺损，予自体心包补片、弹簧持针器、6-0（13mm）血管缝线修补。

2. 肺动脉和冠状动脉吻合　血管剪在距主动脉瓣上 1cm 处用离断升主动脉，冠状动脉探条探查冠状动脉走向，电刀笔充分游离左冠状动脉、右冠状动脉，仔细保护冠状动脉各分支。在左肺动脉、右肺动脉处用血管剪横断肺动脉干，仔细检查肺动脉瓣的完好，在肺动脉的近心端选择适当的位置，用打孔器打造与左右冠状动脉相应的孔作为移植冠状动脉开口。传递 8-0 血管缝线和无损伤镊做连续缝合，缝合后检查吻合口是否有漏血或者可疑的褶皱处可间断缝合加固，仔细检查移植后的冠状动脉是否扭曲、是否通畅（图 6-22-12，图 6-22-13）。

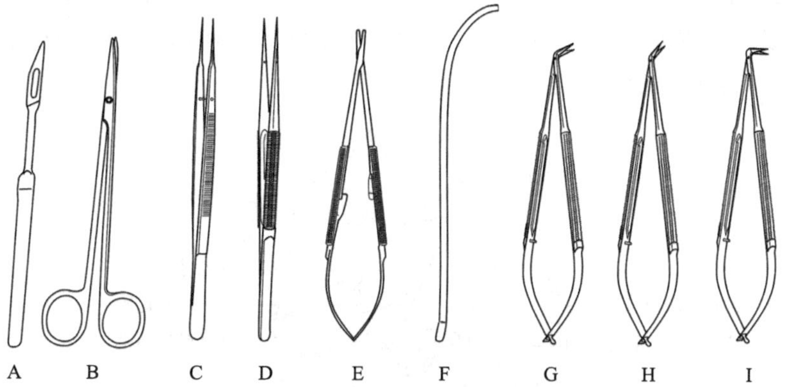

图 6-22-12 心内操作器械

A.11 号手术刀；B.血管剪；C.、D.血管镊；E.弹簧持针器；F.心脏拉钩；G.～I.角度血管剪

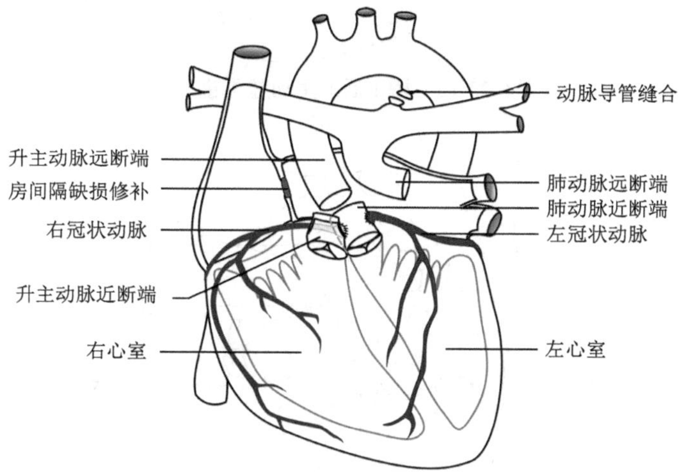

图 6-22-13 肺动脉和冠状动脉吻合

3. 主动脉重建 调转主动脉和肺动脉的前后位置，备用两把阻断钳协助调转操作的完成。用 7-0（6mm）血管缝线将肺动脉根部与主动脉连续吻合，组成新的主动脉，检查吻合口有无漏血（图 6-22-14）。

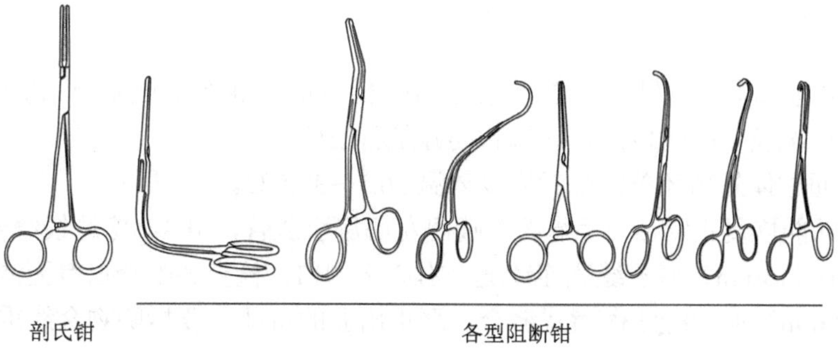

图 6-22-14 剖氏钳和阻断钳

4. 原主动脉根部与肺动脉远端吻合　传递 7-0（6mm）血管缝线和备好的自体心包片将修补后的原主动脉根部与肺动脉远端吻合，组成新的肺动脉干，检查吻合口有无漏血（图 6-22-15，图 6-22-16）。

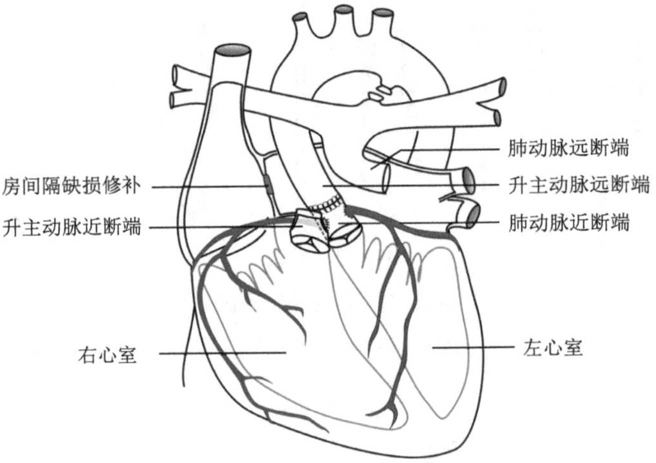

图 6-22-15　矫正后的主动脉重建

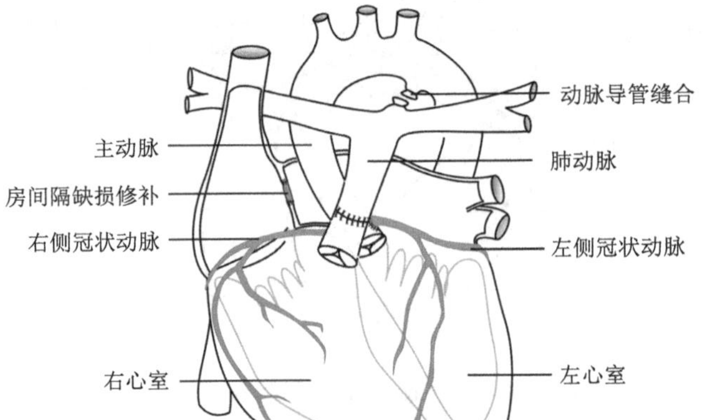

图 6-22-16　矫正后的肺动脉重建

（七）并行循环，恢复心脏功能

（1）主动脉根部插排气针用于逆流排气，开放主动脉阻断钳，恢复全流量体外循环。观察心脏复跳情况及心肌颜色，查看冠状动脉是否扭曲。

（2）同时通过体外循环帮助患者恢复体温 36.5～37.5℃。

（3）心脏功能恢复正常后，手术医师拔出左心房引流管，用 3-0 涤纶线缝合房间隔。

（4）用 6-0（13mm）血管缝线连续缝合右心房切口，检查各吻合口有无渗漏，出血点可用 7-0（6mm）血管缝线做褥式缝合，严重出血的可能需要拆除吻合线重新吻合，以便止血。

（八）停止人工心肺转流，关胸

（1）管道钳钳闭上腔静脉、下腔静脉插管，巡回护士记录尿量并告知体外循环医师。手术医师拔除腔静脉插管，麻醉医师中心静脉用等量鱼精蛋白中和体内的肝素。

（2）手术医师拔除主动脉插管，主动脉插管内外荷包缝线结扎，手术野充分止血。

（3）关闭切口

1）根据患者体重选择不同型号引流管 2 根，分别放置于心包及纵隔。

2）心包缝合：用 7mm×20mm 圆针、2-0/T 丝线。

3）胸骨缝合：用 1 号带针钢丝（图 6-22-17，图 6-22-18）。

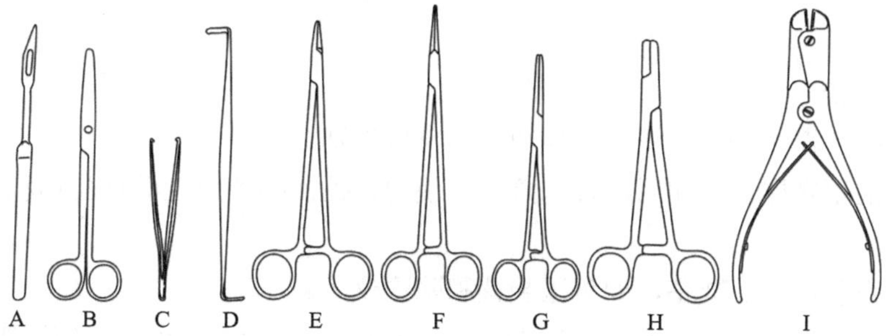

图 6-22-17 关胸阶段器械

A.11 号手术刀；B.组织剪；C.组织镊；D.肺动脉拉钩；E.持针器；F.扁桃体止血钳；G.可可钳；H.钢丝钳；I.钢丝剪

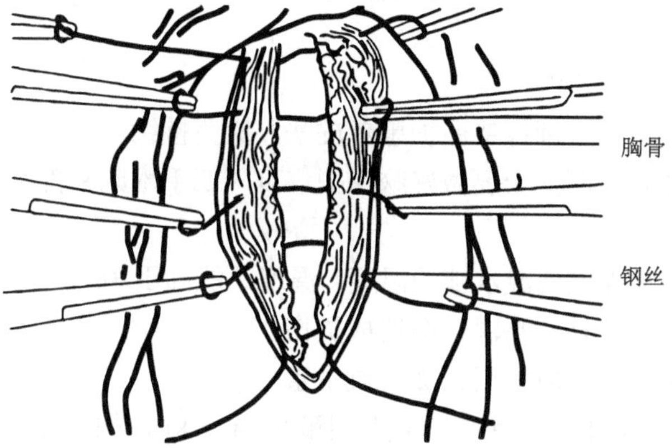

图 6-22-18 关胸

4）肌层缝合

非吸收线：用 13mm×24mm 圆针、0 号丝线。

可吸收线：用圆针 2-0 可吸收线。

5）皮下缝合：用圆针 2-0 可吸收线。

6）皮肤缝合

非吸收线：用三角针 3-0 丝线。

可吸收线：用三角针 4-0 可吸收线。

7）固定引流管：用三角针 2-0/T 丝线。

8）根据伤口的长度选择相应型号无菌粘贴敷料，将引流管与引流器连接，并使之保持负压状态。

9）术后心脏水肿比较厉害无法关闭胸腔的患者，安置引流管后用医用无菌粘贴膜覆盖在胸腔表面，使心包腔与外界完全隔离，待心脏水肿消除后再行关胸术。

（九）归还器械

分类退回清洗间并登记。

五、护理特殊关注点

1. 术前关注点

（1）严格执行查对制度，特别是婴幼儿的身份识别。

（2）药物的正确配置和使用，首剂抗生素使用，提前准备血管活性药物和肝素的配制等。

（3）仪器设备检查及准备，如负压装置和除颤仪等。

（4）协助麻醉医师实施麻醉，注意观察生命体征，哭闹的患者可适当使用镇静药物，预防低氧血症、容量负荷及心力衰竭发作。

（5）检测各心房、心室和大动脉的血氧含量和压力检测。

2. 术中关注点

（1）根据手术进程调节室温。

（2）手术床铺变温水毯上铺棉垫保护患者皮肤，避免持续受压。

（3）深低温停循环时巡回护士要做好脑保护，可降低手术床头部，在头部放置冰袋等措施。

（4）手术过程中注意观察变温水毯的温度，温度不能高于38℃，以防烫伤，患者体温恢复后要注意变温水毯，持续高温也会造成烫伤。

（5）手术超过3小时，及时使用第2剂抗生素。

（6）肝素、鱼精蛋白的正确使用（常规剂量是3mg/kg，根据术中ACT随时调整用量）。

（7）血管活性药物的正确使用。

（8）密切观察生命体征、尿量及颜色。

3. 术后关注点

（1）严格做好清点及查对制度，检查各种记录的准确及完整。

（2）确认气管导管、引流管及导尿管是否通畅，是否妥善放置，搬运时注意观察患者氧饱和度和血压，检查静脉通路，确保容量输注。

（3）检查受压部位皮肤的完整性及时处理并做好交接观察记录，转运过程中注意保暖。

（4）准备患者的用物，手术医师、麻醉医师送患者入监护室，并行详细交班。

（罗红英）

第二十三节　Senning 术手术配合

Senning 手术是采用有活力的自体心房组织以达到心房内静脉调转术。大动脉错位患者如果错过早期行动脉调转手术机会而发生了不可逆的解剖左心室功能退化，患儿只能考虑至后续行心房调转类手术，Senning 术即其中的代表手术。手术死亡率大约为10%，术后有发生腔静脉、肺静脉回流梗阻的可能。心房调转术由于是一种“以错就错”的手术，部分患儿由于形态右心室无法长期接受体循环压力，从而导致三尖瓣（即功能性二尖瓣）关闭不全。因此临床上较少采用此种手术方式。对于先天性矫正型大血管错位的患者，此类手术作为双调转术的一部分，其重要性被重新强调。

一、手术用物准备

（一）常规布类

手术盆 1 个，手术衣 6 件，剖口单 1 张，桌单 4 张，治疗巾 10 张。

（二）手术器械

体外循环普通器械 1 包，体外循环血管盒（小儿）1 包，胸骨锯 1 套（再次手术需准备摆动锯），胸骨牵开器 1 个，显微特殊器械 1 包。

（三）一次性用物

1. 常规物品　一次性桌单 1 张，吸引管 1 根，吸引头 1 根，电刀笔 1 个，电刀清洁片 1 张，手外套针 1 板，骨蜡 1 板，20 号手术刀片 1 张，11 号手术刀片 1 张，涤纶补片或心包补片 1 张，带显影纱布 10~20 张，45cm×45cm 医用粘贴膜 1 张，各型无菌粘贴敷料，冲洗器 1 个，12 号硅胶尿管 3 根，18 号乳胶尿管 1 根，10ml 注射器 1 副，引流管 2 根，灌注针 1 根，冠状动脉灌注头 1 根，灯柄罩 2 个，手套按需准备，1 号带针钢丝 1~2 根，压力延长管 1 根。

2. 血管缝线　3-0 涤纶线 4 根，4-0（13mm）血管缝线 4 根，5-0（13mm）血管缝线 2 根，6-0（13mm）血管缝线 4 根。

3. 其他缝线

（1）非吸收线：1 号丝线 1 包，2-0/T 丝线 1 包，0 号丝线 1 包。

（2）可吸收线：圆针 2-0 可吸收线 1 根，三角针 4-0 可吸收线 1 根。

4. 体外循环用物 各型动脉插管，各型静脉插管，心内吸引管 3 套，心内吸引头 3 套，灌注管 1 根，灌注针 1 根。

二、手 术 体 位

见第六章第一节手术体位。

三、消 毒 铺 巾

见第六章第一节消毒铺巾。

四、器械护士手术配合

（一）开胸

1. 术前准备 器械护士和巡回护士共同清点器械、纱布、纱球、缝针、刀片等所有用物数量。固定并调试电刀笔，连接吸引器，安装灯柄罩，用组织钳将连接好的心内吸引管、动脉灌注管固定于合适的位置。

2. 手术切口 是胸骨正中切口，上缘距胸骨切迹下 2～3cm，下缘至剑突下 2～3cm。

3. 切开皮肤、皮下及骨膜 备 20 号手术刀、组织镊、纱布、电刀笔。

4. 切开胸骨 器械护士调试胸骨锯于功能位，手术医师用直角钳分离胸骨切迹，可可钳夹住剑突，组织剪剪开剑突，“花生米”钝性剥离器分离胸骨与心包壁层间隙，胸骨锯从胸骨正中锯开胸骨，骨蜡止血（剪成长条状）（图 6-23-1，图 6-23-2）。

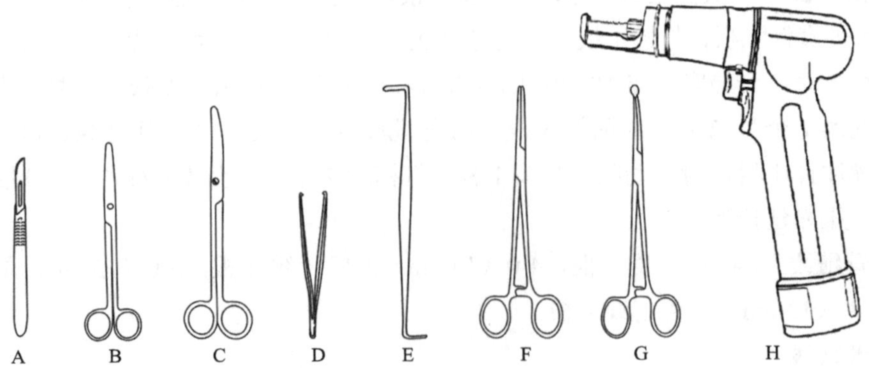

图 6-23-1　开胸阶段器械

A.20 号手术刀；B.组织剪；C.解剖剪；D.有齿镊；E.肺动脉拉钩；F.可可钳；G.“花生米”钝性剥离器；H.胸骨锯

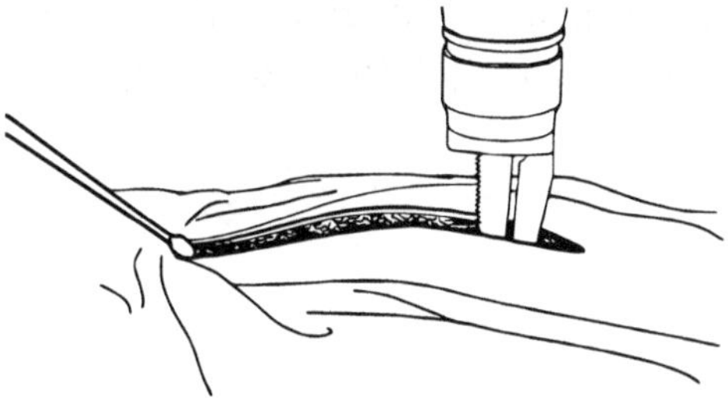

图 6-23-2　切开胸骨

5. 切开心包，暴露心脏　以无名静脉为水平，电刀笔切除患者胸腺，游离心包，解剖剪取部分心包备用，7mm×20mm 圆针、2-0/T 丝线悬吊心包，胸骨牵开器撑开胸骨，暴露心脏（图 6-23-3，图 6-23-4）。

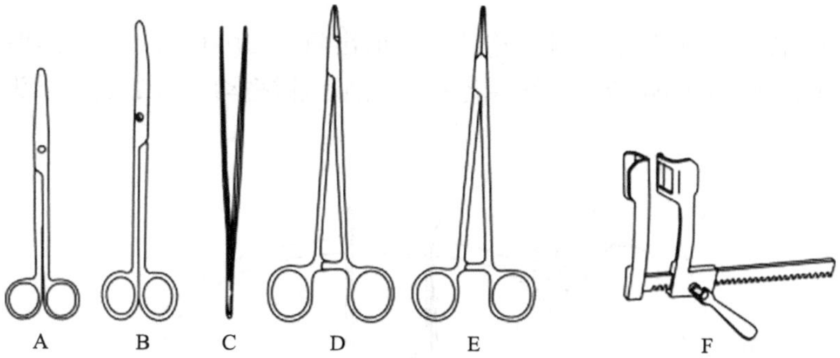

图 6-23-3　暴露心脏阶段器械

A.组织剪；B.解剖剪；C.无损伤镊；D.持针器；E.扁桃体止血钳；F.胸骨牵开器

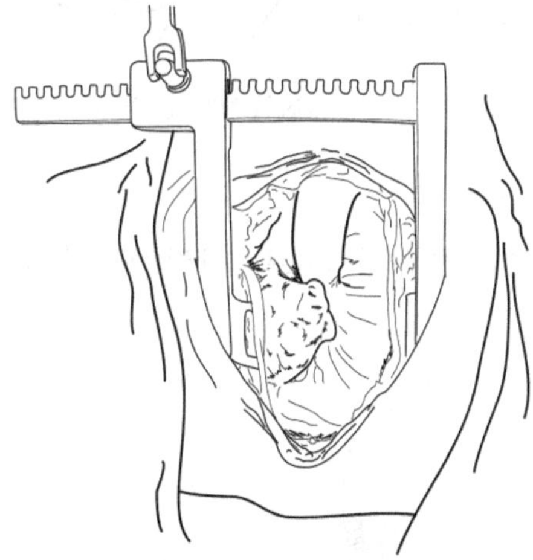

图 6-23-4　暴露心脏

6. 固定心包　器械护士用 10ml 注射器抽取 2%戊二醛 5ml，将取下的自体心包在弯盘内铺平并展开成手术医师需要的形状，用戊二醛固定 5～10min 后，放入盛有常温无菌生理盐水的容器中，摆动清洗 2min，同法清洗 3 次后放于生理盐水中备用。台上清洗液统一倒入手术盆传递给巡回护士，送出手术间按化学废液统一处理，避免手术环境再污染。

（二）建立体外循环

1. 主动脉插管

（1）插管准备：在升主动脉远端用 3-0 涤纶线双针分别缝合主动脉插管的内外荷包，剪下缝针，缝线分别套入内置过线钩的细阻断管（12 号硅胶尿管剪段制成）内，弯蚊式止血钳牵引，备主动脉插管并检查接头是否完好。

（2）插管：解剖剪分离荷包缝线内的主动脉外膜，11 号手术刀切出与插管口径相适宜的切口，插入主动脉插管，弯蚊式止血钳收紧荷包线，1 号丝线结扎管道和荷包线阻断管。

（3）主动脉插管与心肺转流动脉管连接：管道钳阻断心肺转流管，组织剪剪断心肺转流管，主动脉插管与心肺转流管动脉端连接，用组织钳将动脉管道固定于头架的无菌单上（图 6-23-5）。

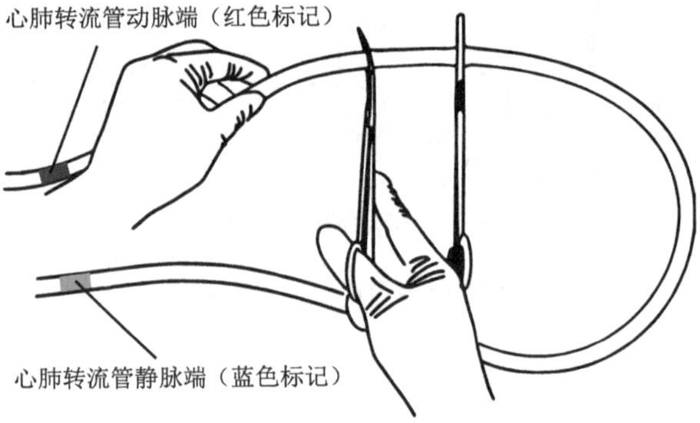

图 6-23-5　心肺转流管动脉连接准备

2. 上腔静脉、下腔静脉插管

（1）心肺转流管静脉端连接 Y 形分叉接头，连接延长转流管后接上直型接头备用（图 6-23-6）。

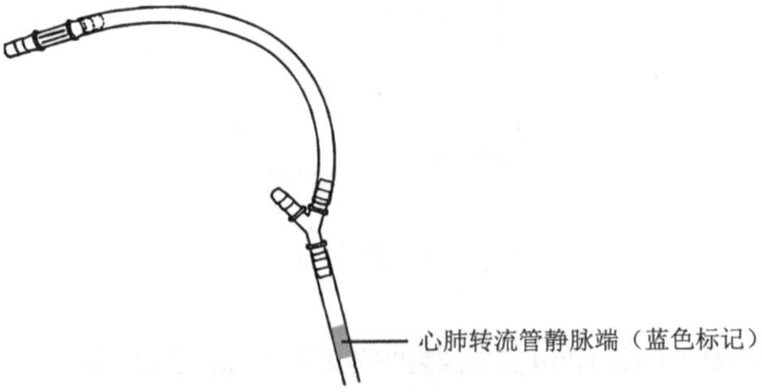

图 6-23-6　心肺转流管静脉连接准备

（2）上腔静脉插管：用 4-0（13mm）血管缝线在上腔静脉缝荷包，剪下缝针，缝线套入内置过线钩的细阻断管内，弯蚊式止血钳牵引。11 号手术刀切开一小口，插入上腔静脉插管，弯蚊式止血钳收紧荷包线，1 号丝线结扎。

（3）下腔静脉插管：用 4-0（13mm）血管缝线在右心房前壁缝另一荷包，剪下缝针，缝线套入内置过线钩的细阻断管内，11 号手术刀做小切口，扁桃体止血钳将小切口撑开，插入下腔静脉插管，弯蚊式止血钳收紧荷包线，1 号丝线结扎。

（4）上腔静脉、下腔静脉插管与准备好的心肺转流静脉管连接（图 6-23-7，图 6-23-8）。

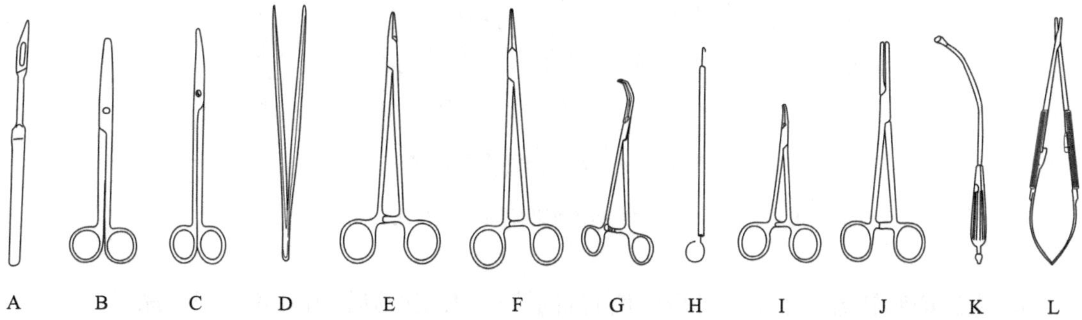

图 6-23-7　体外循环建立阶段器械

A.11 号手术刀；B.组织剪；C.解剖剪；D.无损伤镊；E.持针器；F.扁桃体止血钳；G.肺静脉钳；H.内置过线钩的细阻断管；I.弯蚊式止血钳；J.管道钳；K.吸引器头；L.弹簧持针器

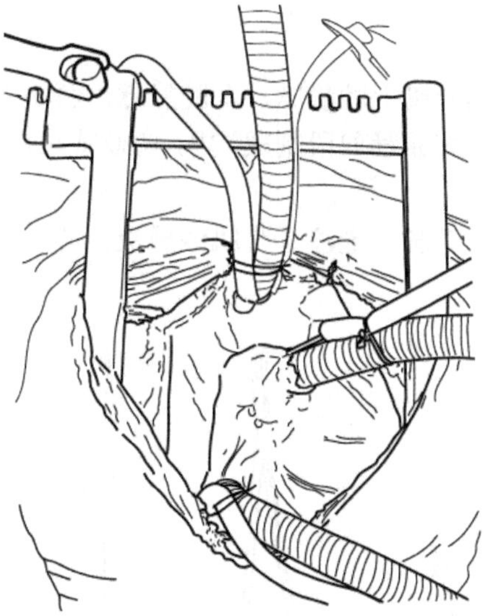

图 6-23-8　体外循环建立

3. 灌注插管　用 3-0 涤纶线在主动脉插管下方缝灌注荷包，剪下缝针，缝线套入内置过线钩的细阻断管内，弯蚊式止血钳牵引。手术医师在缝线荷包中间插入灌注针，弯蚊式止血钳收紧荷包线，1 号丝线结扎，并接好动脉灌注管（图 6-23-9）。

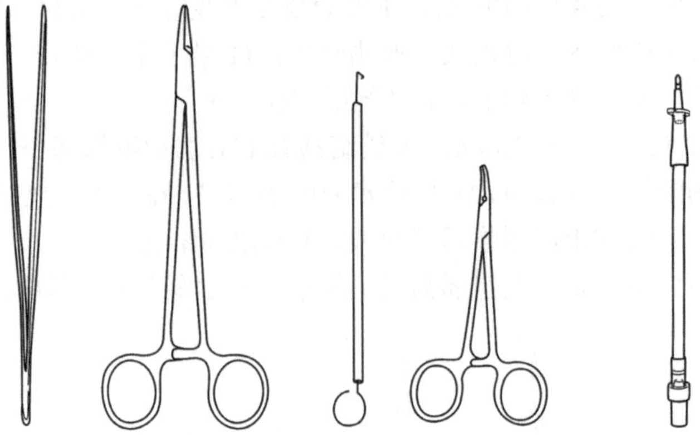

图 6-23-9 灌注插管手术器械

A.无损伤镊；B.持针器；C.内置过线钩的细阻断管；D.弯蚊式止血钳；E.直型灌注针

4. 人工心肺转流 手术医师取下所有管道钳，人工心肺转流开始，记录尿量。

5. 预防栓塞 手术医师和器械护士用无菌生理盐水洗手，检查手套有无破损，以及洗掉手套上的血痂，防止血痂进入体循环，造成栓塞。

（三）阻断上腔静脉、下腔静脉及主动脉，心脏停搏

（1）用直角钳和电刀分别游离上腔静脉、下腔静脉，套 1 号丝线，再将丝线套入内置过线钩的粗阻断管（18 号乳胶尿管剪段制成）内，弯蚊式止血钳牵引并阻断上腔静脉、下腔静脉。

（2）动脉阻断钳阻断升主动脉，灌注心脏肌停搏液，心跳停搏后仍需灌注一定的灌注量（图 6-23-10，图 6-23-11）。

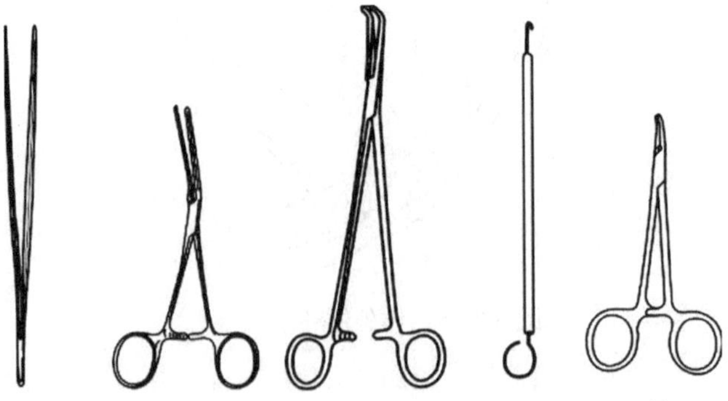

图 6-23-10 阻断阶段器械

A.无损伤镊；B.动脉阻断钳；C.直角钳；D.内置过线钩的粗阻断管；E.弯蚊式止血钳；

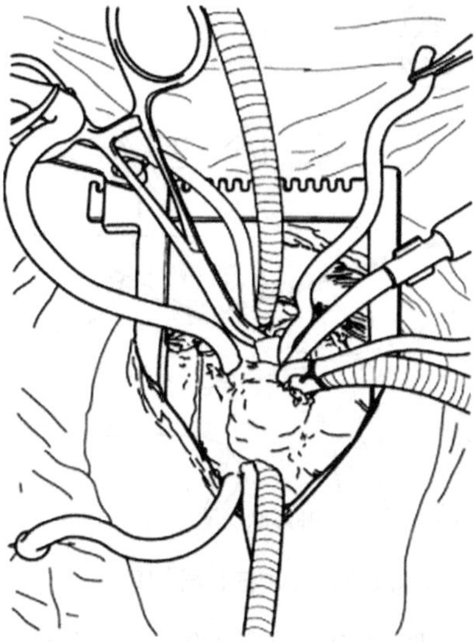

图 6-23-11　主动脉上下腔静脉阻断

（四）心肌保护的措施

（1）巡回护士将室温降至 20℃左右。
（2）体外循环医师进行血液降温，使体温降至 17～27℃。
（3）手术医师利用 4℃低温心脏停搏液行心肌灌注。
（4）心脏表面冰水或冰屑降温

（五）明确诊断，行畸形矫治

1. 右心房切开　11 号手术刀在右心房界嵴前上 1cm 处切开一小口，再用血管剪将切口延伸至下，距离不能超越每个腔静脉，避免引起腔静脉梗阻和扭曲。手术在左心房放入吸引管为左心引流（图 6-23-12，图 6-23-13）。

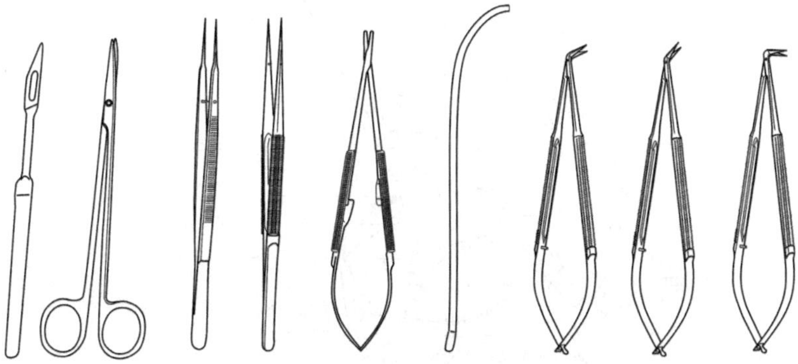

图 6-23-12　心内操作器械

A.11 号手术刀；B.血管剪；C.、D.血管镊；E.弹簧持针器；F.心脏拉钩；G.～I.角度血管剪

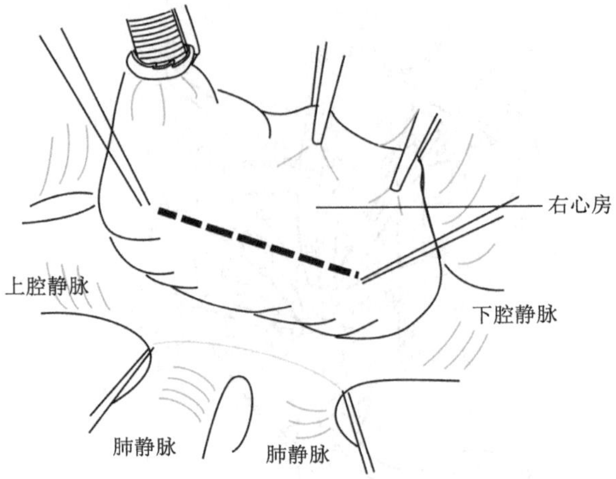

图 6-23-13　右心房切口

2. 制作房间隔瓣片分隔肺静脉开口　血管剪沿卵圆窝边缘将右上肺静脉、下肺静脉开口前方的房间隔剪成一个瓣片，瓣片的右边保持与房间沟相连。传递 6-0（13mm）血管缝线、无损伤镊缝合自体心包补片，修补房间隔瓣片缺损部分，缝合完成后再将房间隔瓣片与左心耳和左肺静脉之间的冠状窦片缝合，分隔肺静脉开口（图 6-23-14，图 6-23-15）。

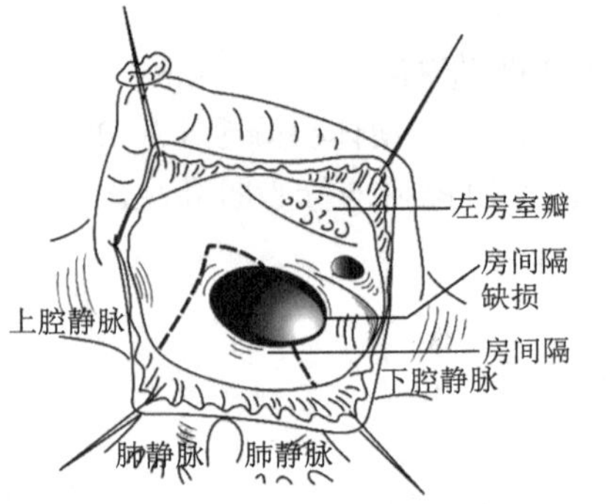

图 6-23-14　房间隔瓣片切口

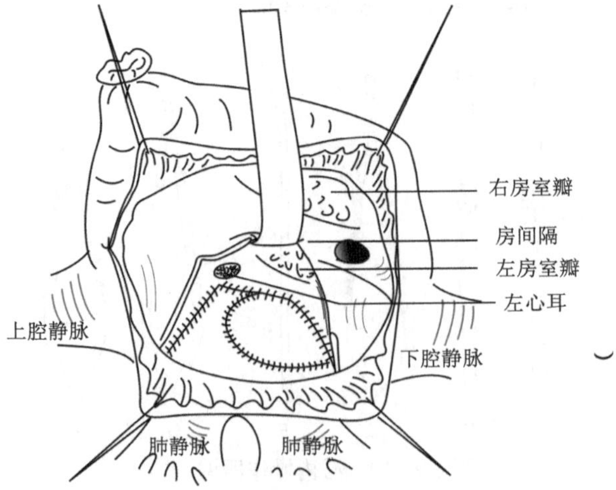

图 6-23-15　分隔肺静脉开口

3. 腔静脉通道建立 用6-0（13mm）血管缝线缝合右心房切口的后缘与房间隔切口缘，重建上下腔静脉回流通道（图6-23-16）。

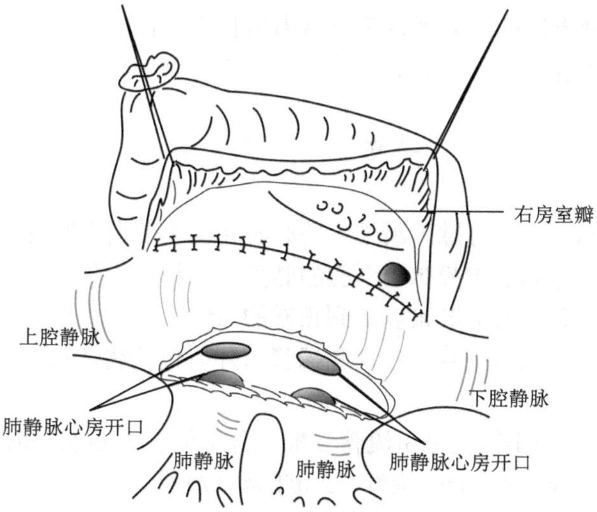

图6-23-16 腔静脉通道缝合

4. 肺静脉通道建立 手术医师拔出左心引流管，血管剪剪开、延伸左心房切口，并用6-0（13mm）血管缝线与右心房前缘吻合，形成新的肺静脉血回流通道。由于右心房组织较少，通常为了避免新的通道受压，手术医师会选择用心包补片扩大重建的肺静脉回流通道（图6-23-17）。

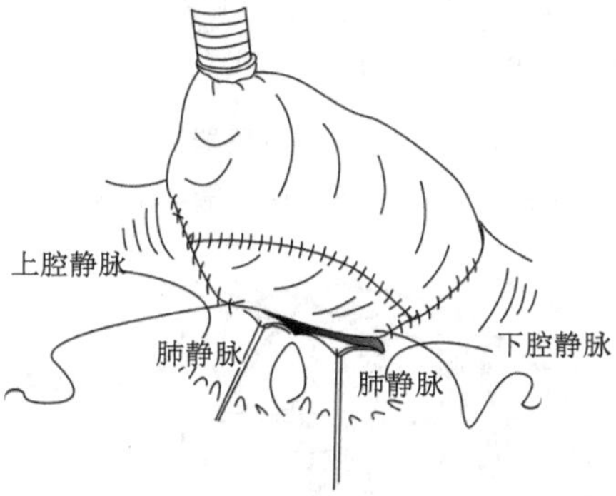

图6-23-17 肺静脉通道建立

（六）并行循环，恢复心脏功能

（1）巡回护士将手术床头部放低，手术医师松开主动脉阻断钳，主动脉根部动脉灌注管逆流排气，恢复全流量体外循环，并行循环恢复心脏功能，观察心脏复跳情况及心肌颜色。连接心内除颤电极备用。

（2）同时通过体外循环辅助，帮助患者恢复体温 36.5~37.5℃，心脏功能逐步恢复。

（3）手术医师检查各吻合口有无出血，器械护士用弹簧持针器夹 5-0（13mm）血管缝线或 6-0（13mm）血管缝线备用。

（4）器械护士选择合适的注射器针头与压力延长管连接，传予手术医师在右心室前壁行肺动脉测压、右上腔静脉与左心房交接处行左心房测压。

（七）停止人工心肺转流，关胸

（1）拔出上腔静脉、下腔静脉阻断带，待心脏完全恢复自主功能后，体外循环医师停止体外循环，管道钳钳闭上腔静脉、下腔静脉插管，拔除腔静脉插管。麻醉医师中心静脉用等量鱼精蛋白中和体内的肝素以达到正常的 ACT。

（2）手术医师拔除主动脉插管，主动脉插管内外荷包缝线结扎，手术野充分止血。

（3）关闭切口

1）根据患者体重选择不同型号引流管 2 根，分别放置于心包及纵隔。

2）心包缝合：用 7mm×20mm 圆针、2-0/T 丝线缝合。

3）胸骨缝合：用 1 号带针钢丝（图 6-23-18，图 6-23-19）。

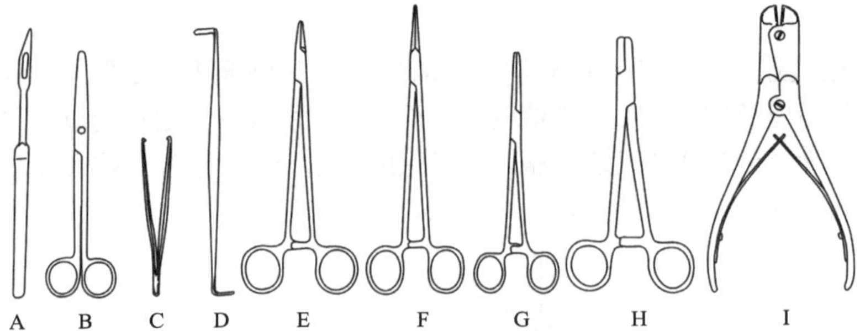

图 6-23-18　关胸阶段器械

A.11 号手术刀；B.组织剪；C.组织镊；D.肺动脉拉钩；E.持针器；F.扁桃体止血钳；G.可可钳；H.钢丝钳；I.钢丝剪

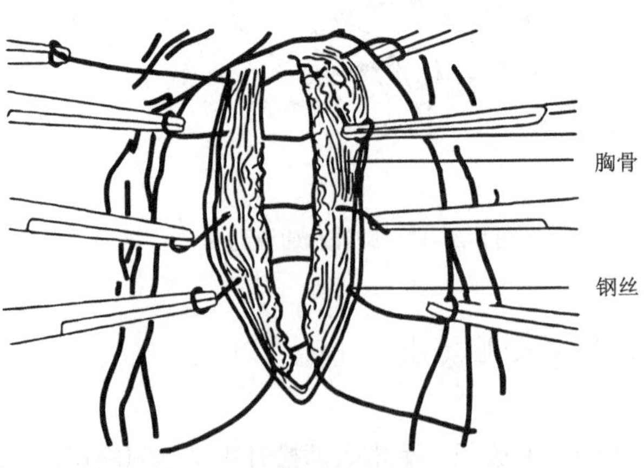

图 6-23-19　关胸

4）肌层缝合：用圆针 2-0 可吸收线。

5）皮下及皮肤缝合：用三角针 4-0 可吸收线。

6）固定引流管：用三角针 2-0/T 丝线。

7）根据伤口的长度选择无菌粘贴敷料，将引流管与引流器连接，并使之保持负压状态，引流器注明安置部位及安置时间。

（八）器械护士归还器械

分类退回清洗间并登记。

五、护理特殊关注点

1. 术前关注点

（1）严格执行查对制度，特别是婴幼儿的身份识别。

（2）药物的正确配置和使用，首剂抗生素使用，提前准备血管活性药物。

（3）仪器设备检查及准备，如负压装置和除颤仪等。

（4）协助麻醉医师实施麻醉，注意观察患者生命体征，哭闹的患者可适当使用镇静药物，预防低氧血症、容量负荷及心力衰竭发作。

（5）检测各心房、心室和大动脉的血氧含量和压力检测。

2. 术中关注点

（1）根据手术进程调节室温。

（2）手术床铺变温水毯上铺棉垫保护患者皮肤，避免持续受压。

（3）深低温停循环时巡回护士要做好脑保护，可降低手术床头部，在头部放置冰袋等措施。

（4）手术过程中注意观察变温水毯的温度，温度不能高于 38℃，以防烫伤，患者体温恢复后要注意变温水毯持续高温也会造成烫伤。

（5）手术超过 3 小时，及时使用第 2 剂抗生素。

（6）肝素、鱼精蛋白的正确使用（常规剂量是 3mg/kg，根据术中 ACT 随时调整用量）。

（7）血管活性药物的正确使用。

（8）密切观察生命体征、尿量及颜色。

3. 术后关注点

（1）严格做好清点及查对制度，检查各种记录的准确及完整。

（2）确认气管导管、引流管及导尿管是否通畅，是否妥善放置，搬运时注意观察患者氧饱和度和血压，检查静脉通路，确保容量输注。

（3）检查受压部位皮肤的完整性并及时处理做好交接观察记录，转运过程中注意保暖。

（4）准备患者的物品，由手术医师、麻醉医师送患者入监护室，并行详细交班。

（罗红英）

第二十四节　Double-Switch 手术配合

纠正性大动脉错位（congenital corrected transposition of the great arteries，ccTGA）是一种心房连接不一致和大动脉连接不一致的复杂心脏畸形（图 6-24-1）。心房可以正位或反位，通常伴发其他畸形，常见房间隔、室间隔缺损，肺动脉或肺动脉瓣下狭窄或闭锁，三尖瓣畸形。经临床诊断明确后，应早期手术，并根据合并的心内畸形决定手术方案，对于无肺动脉狭窄的婴儿，可采用双调转术（Double-Switch 术）。

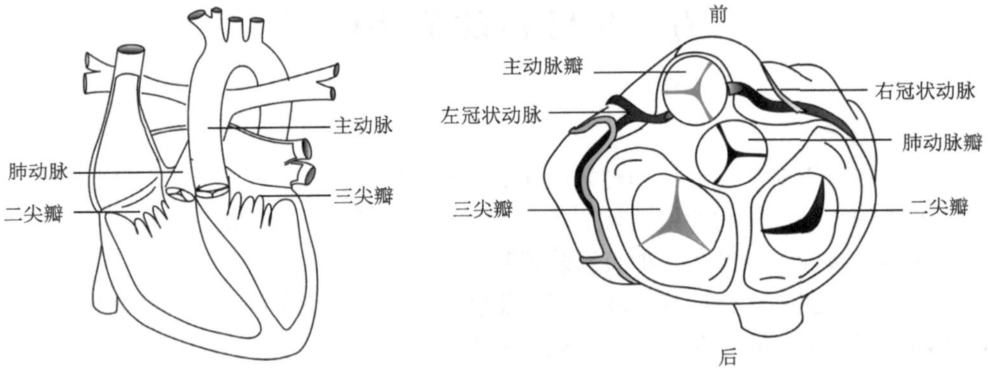

图 6-24-1　纠正性大动脉错位示意图

双调转术手术方法：通过心房内转换 Senning 手术，使解剖右心室和右心房相连接、解剖左心室和左心房相连接，之后再行主动脉和肺动脉的转换术，使主动脉与左心室相连接、肺动脉与右心室相连接，这样从解剖上得到了彻底纠正。

一、手术用物准备

（一）常规布类

手术盆 1 个，手术衣 6 件，剖口单 1 张，桌单 4 张，治疗巾 10 张。

（二）手术器械

体外循环普通器械 1 包，体外循环血管盒（小儿）1 包，胸骨锯 1 套（再次手术需准备摆动锯），胸骨牵开器 1 个，冠状动脉探条 1.0mm 及 1.5mm 各 1 根，显微特殊器械 1 包，打孔器 1 个。

（三）一次性用物

1. 常规用物　一次性桌单 1 个，吸引管 1 根，吸引头 1 根，电刀笔 1 个，电刀清洁片 1 张，手外套针 1 板，骨蜡 1 板，20 号手术刀片 1 张，11 号手术刀片 1 张，前房穿刺刀 1 个，涤纶补片或心包补片，带显影纱布 10~20 张，45cm×45cm 医用粘贴膜 1 张，各型无菌粘贴敷料，冲洗器 1 个，12 号硅胶尿管 3 根，18 号硅胶尿管 1 根，引流管 2 根，手套按需准备，灯柄罩 2 个，1 号带针钢丝 1~2 根，压力延长管 1 根，起搏导线 4 根。

2. 血管缝线　3-0 涤纶线 4 根，4-0（13mm）血管缝线 4 根，6-0（13mm）血管缝线 2 根，6-0（9mm）血管缝线 2 根，7-0（6mm）血管缝线 4 根，8-0 血管缝线 2 根。

3. 其他缝线

非吸收线：1 号丝线 1 包，2-0/T 丝线 1 包，0 号丝线 1 包。

可吸收线：圆针 2-0 可吸收线 1 根，三角针 4-0 可吸收线 1 根。

4. 体外循环用物　各型动脉插管，各型静脉插管，心内吸引管 3 套，心内吸引头 3 套，灌注管 1 根，灌注针 1 根，冠状动脉灌注头 1 根。

二、手 术 体 位

见第六章第一节手术体位。

三、消 毒 铺 巾

见第六章第一节消毒铺巾。

四、器械护士手术配合

（一）术前准备

（1）器械护士和巡回护士共同清点器械、纱布、缝针、刀片等所有手术用物。

（2）固定并调试电刀笔，连接吸引器，安装灯柄罩，用组织钳将连接好的心内吸引管、动脉灌注管固定于合适的位置。

（二）手术入路

1. 手术切口　是胸骨正中切口，上缘距胸骨切迹下 1cm，下缘至剑突下 2cm。

2. 切开皮肤、皮下及骨膜　备 20 号手术刀、组织镊、纱布、电刀笔。

3. 切开胸骨　直角钳分离胸骨切迹，可可钳夹住剑突，组织剪剪开剑突，“花生米”

钝性剥离器分离胸骨与心包壁层间隙，器械护士将胸骨锯调试至功能状态，手术医师沿胸骨正中锯开胸骨，骨蜡止血（剪成长条状）（图 6-24-2，图 6-24-3）。

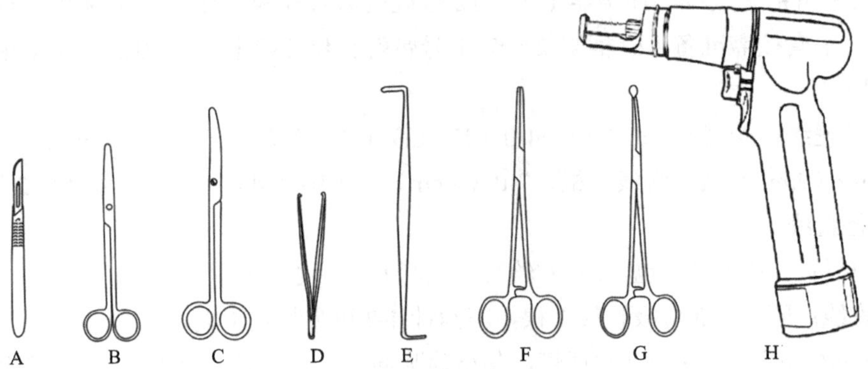

图 6-24-2 开胸阶段器械

A.20 号手术刀；B.组织剪；C.解剖剪；D.有齿镊；E.肺动脉拉钩；F.可可钳；G.“花生米”钝性剥离器；H.胸骨锯

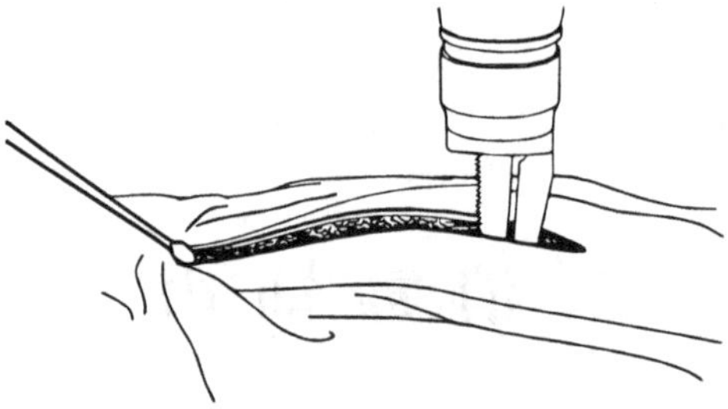
图 6-24-3 切开胸骨

4. 切开心包，暴露心脏 以无名静脉为水平，电刀笔切除患者胸腺，游离心包，解剖剪取部分心包，7mm×20mm 圆针、2-0/T 丝线悬吊心包，胸骨牵开器撑开胸骨，暴露心脏（图 6-24-4，图 6-24-5）。

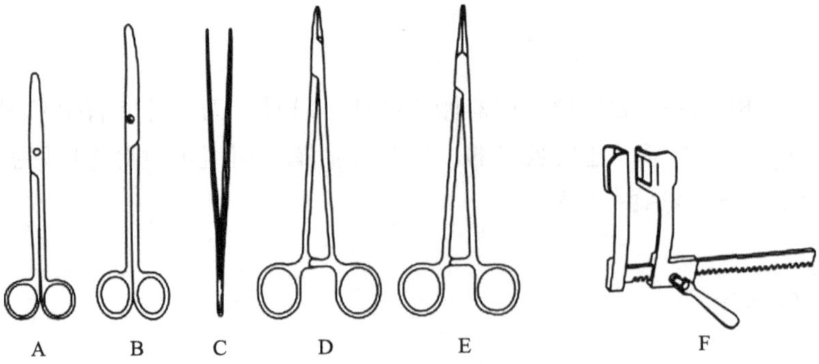

图 6-24-4 暴露心脏阶段器械

A.组织剪；B.解剖剪；C.无损伤镊；D.持针器；E.扁桃体止血钳；F.胸骨牵开器

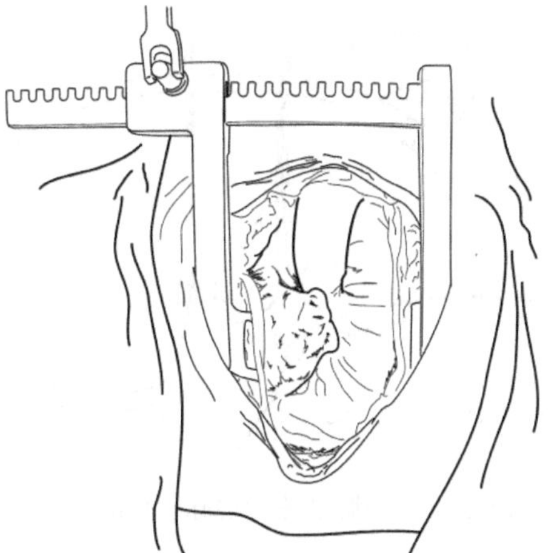

图 6-24-5　暴露心脏

5. 固定心包　器械护士用 10ml 注射器抽取 2%戊二醛 5ml，将取下的自体心包在弯盘内铺平并展开成手术医师需要的形状，用戊二醛固定 5～10min 后，放入盛有常温无菌生理盐水的容器中，摆动清洗 2min，同法清洗 3 次后放于生理盐水中备用。台上清洗液统一倒入手术盆传递给巡回护士，送出手术间按化学废液统一处理，避免手术环境再污染。

6. 手术医师探查大动脉和冠状动脉的走向及测压　器械护士选择合适的注射器针头与压力延长管连接，传予手术医师测试心室及肺动脉的压力以确定是否行解剖根治术。

7. 动脉导管结扎　手术医师用电刀笔（巡回护士将高频电刀的输出频率调至 15W）游离动脉导管，直角钳套 1 号丝线结扎，解剖剪离断动脉导管，6-0 血管缝线缝合动脉导管靠主动脉的残端。

8. 游离左右肺动脉　电刀笔游离肺动脉干、左右肺动脉及升主动脉靠近无名动脉起点以上。左肺动脉、右肺动脉用直角钳套 1 号丝线、弯蚊式止血钳牵引。

（三）建立体外循环

1. 主动脉插管

（1）插管准备：用 2 针 3-0 涤纶线或者 4-0 血管缝线在尽量靠远侧的升主动脉处缝合插管的内外荷包，剪下缝针，缝线分别套入内置钢丝钩的细阻断管（12 号硅胶尿管剪段制成）内，弯蚊式止血钳牵引，按公斤体重备主动脉插管并连接接头。

（2）插管：用解剖剪和 11 号手术刀剪去缝线内的主动脉外膜，切出与插管口径相适宜的切口，插入主动脉插管，弯蚊式止血钳收紧荷包线，1 号丝线结扎。

（3）主动脉插管与心肺转流动脉管连接：管道钳阻断心肺转流管，组织剪剪断心肺转流管，将动脉插管与心肺转流管动脉端连接，用组织钳将连接好的动脉管道固定于无菌单上（图 6-24-6，图 6-24-7）。

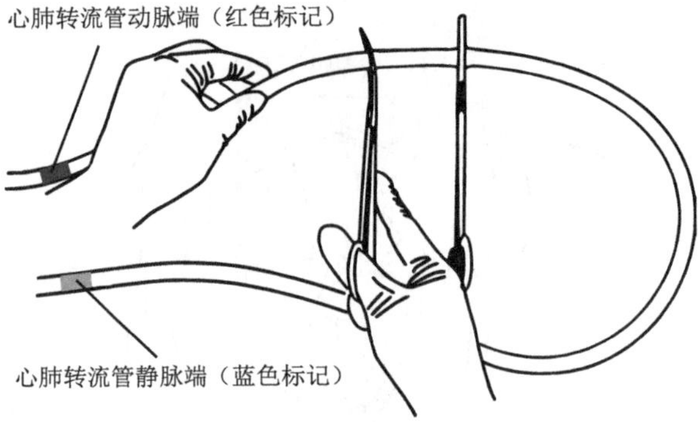

图 6-24-6　心肺转流管动脉连接准备

2. 静脉插管

（1）心肺转流管静脉端连接 Y 形分叉接头，连接延长转流管后接上直型接头备用（图 6-24-7）。

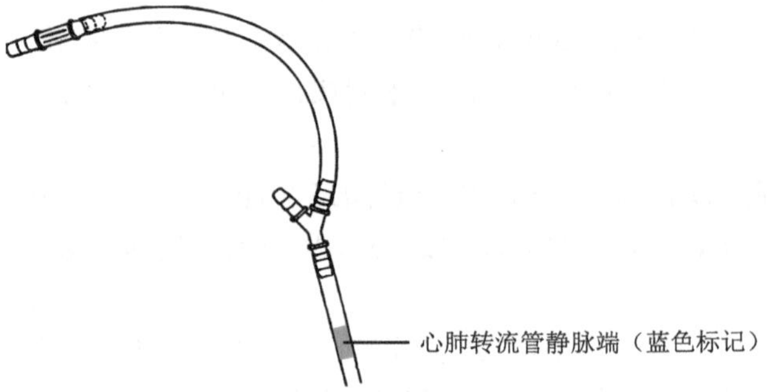

图 6-24-7　心肺转流管静脉连接准备

（2）上腔静脉插管：用 4-0（13mm）血管缝线在上腔静脉缝荷包，剪下缝针，缝线套入内置过线钩的细阻断管内，弯蚊式止血钳牵引。11 号手术刀切开一小口，插入上腔静脉插管，弯蚊式止血钳收紧荷包线，1 号丝线结扎。

（3）下腔静脉插管：用 4-0（13mm）血管缝线在右心房前壁缝另一荷包，剪下缝针，缝线套入内置过线钩的细阻断管内，11 号手术刀做一小切口，插入下腔静脉插管，弯蚊式止血钳收紧荷包线，1 号丝线结扎（上下腔插管尽量远离心脏，以方便实施 Senning 手术）。

（4）上腔静脉、下腔静脉插管与心肺转流静脉管连接（图 6-24-8，图 6-24-9）。

3. 人工心肺转流　手术医师将所有管道钳取下，开始人工心肺转流，巡回护士记录尿量并告知体外循环医师。

4. 预防栓塞　手术医师和器械护士用无菌生理盐水洗手，检查手套有无破损，以及洗掉手套上的血痂，防止血痂掉入体循环造成血栓。

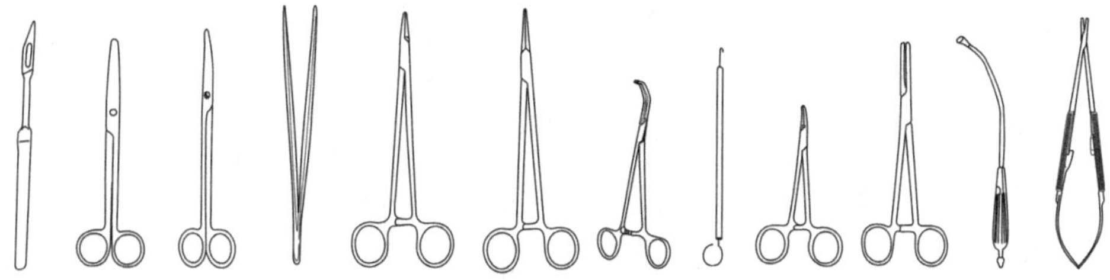

图 6-24-8　体外循环建立阶段器械

A.11 号手术刀；B.组织剪；C.解剖剪；D.无损伤镊；E.持针器；F.扁桃体止血钳；G.肺静脉钳；H.内置过线钩的细阻断管；I.弯蚊式止血钳；J.管道钳；K.吸引器头；L.弹簧持针器

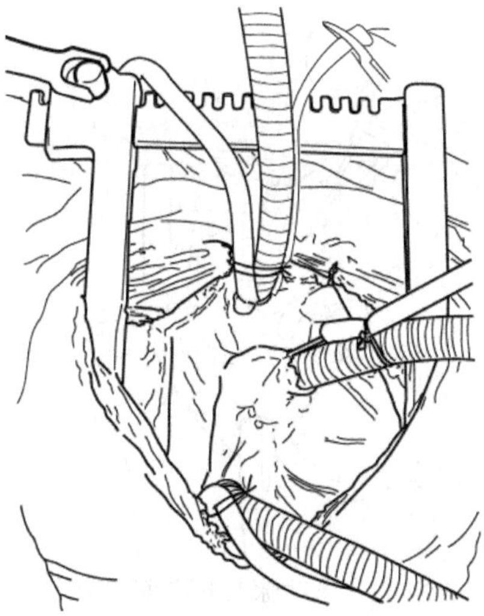

图 6-24-9　体外循环建立

（四）阻断上腔静脉、下腔静脉及主动脉

（1）用直角钳和电刀分别游离上腔静脉、下腔静脉，套 1 号丝线，再将丝线套入内置过线钩的粗阻断管（18 号乳胶尿管剪段制成）内，弯蚊式止血钳牵引并阻断上腔静脉、下腔静脉。

（2）动脉阻断钳阻断升主动脉，主动脉根部做一斜形切口，延伸至主动脉瓣的无冠状动脉窦，用 2 针 3-0 涤纶线牵引，牵开主动脉壁用冠状动脉灌注头行左状动脉、右冠状动脉灌注。灌注心脏肌停搏液，心跳停搏后仍需灌注一定的灌注量（图 6-24-10，图 6-24-11）。

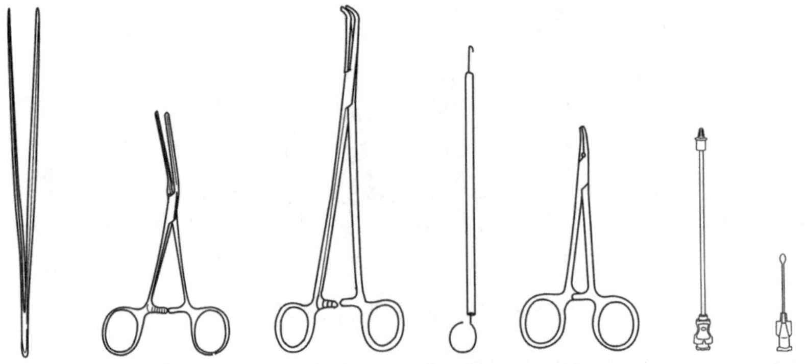

图 6-24-10　阻断灌注阶段器械

A.无损伤镊；B.动脉阻断钳；C.直角钳；D.内置过线钩的粗阻断管；E.弯蚊式止血钳；F.、G.冠状动脉灌注头

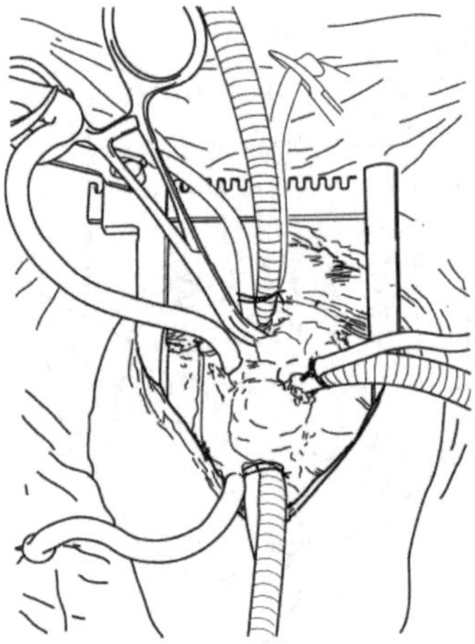

图 6-24-11　主动脉上下腔静脉阻断

（五）心肌保护的措施

（1）巡回护士将室温降至 20℃左右。

（2）体外循环医师进行血液降温，使体温降至 28～32℃。

（3）手术医师利用 4℃低温心脏停搏液行心肌灌注。

（4）心脏表面冰水或冰屑降温

（六）明确诊断，行畸形矫

（1）先行 switch 术。手术方式与房室连接一致的大动脉错位手术方式一样。11 号手术刀在右心房界嵴前上 1cm 处切开一小口，血管剪将切口延伸至下，距离不能超越每个腔静脉，避免引起腔静脉梗阻和扭曲。在左心房处用 11 号手术刀切一小口，放入心内吸引管为左心引流。

（2）用血管剪和无损伤镊在距主动脉瓣上 1cm 处离断升主动脉，用冠状动脉探条探查冠状动脉走向，充分游离左右冠状动脉，在肺动脉的近心端选择适当的位置，用打孔器开与左右冠状动脉相应的孔作为移植冠状动脉开口。用 8-0 血管缝线连续缝合，缝合后检查吻合口是否有漏血或者可疑的褶皱处可间断缝合加固，仔细检查移植后的冠状动脉是否扭曲、是否通畅。

（3）手术医师将主动脉从肺动脉下提起，阻断钳将肺动脉远心端阻断，予涤纶补片、血管滑线 7-0（6mm）连续缝合连接室间隔缺损至主动脉，形成心内隧道，用 7-0（6mm）血管缝线将肺动脉根部与主动脉连续吻合，组成新的主动脉，检查吻合口有无漏血。

（4）备好的自体心包片修补游离冠状动脉后原主动脉的缺损处，7-0（6mm）血管缝线缝合。

（5）用 7-0（6mm）血管缝线将修补后的原主动脉根部与肺动脉远端吻合，组成新的肺动脉干，检查吻合口有无漏血。

（6）手术医师沿卵圆窝边缘切开房间隔组织，用 6-0（13mm）血管缝线缝合自体心包补片分隔肺静脉开口。

（7）用 6-0（13mm）血管滑线缝合右心房切口的后缘与房间隔切口的前端，形成腔静脉通道。手术医师拔出左心引流，血管剪剪开延伸左心房切口，并用 6-0（13mm）血管缝线与右心房前缘吻合，形成新的肺静脉血回流通道（因为右心房组织较少，通常为了避免新的通道受压，可选择用心包补片扩大）（图 6-24-12，图 6-24-13）。

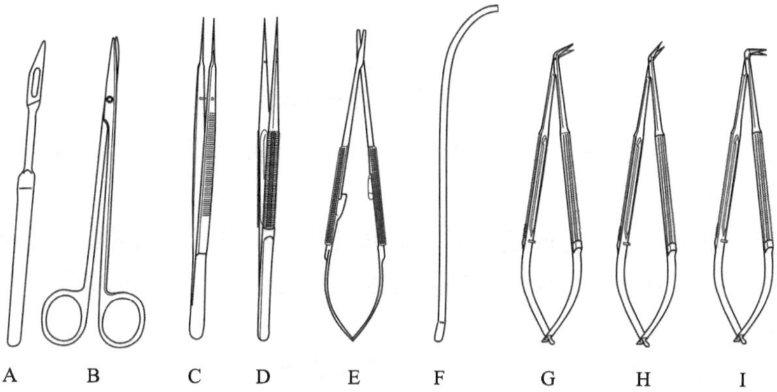

图 6-24-12　心内操作器械

A.11 号手术刀；B.血管剪；C.、D.血管镊；E.弹簧持针器；F.心脏拉钩；G.～I.角度血管剪

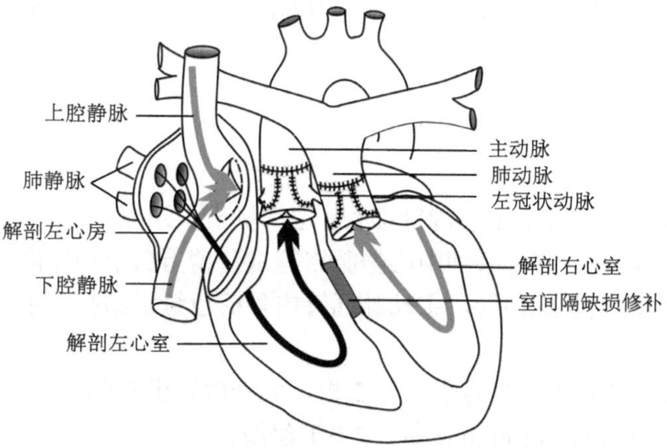

图 6-24-13　Double-switch 术后

（七）并行循环，恢复心脏功能

（1）灌注插管：3-0 涤纶线在主动脉插管下方缝灌注荷包，剪下缝针，缝线套入内置过线钩的细阻断管内，弯蚊式止血钳牵引。手术医师在缝线荷包中间插入灌注针，弯蚊式止血钳收紧荷包线，1 号丝线结扎，并接好动脉灌注管用于主动脉根部逆流排气（图 6-24-14）。

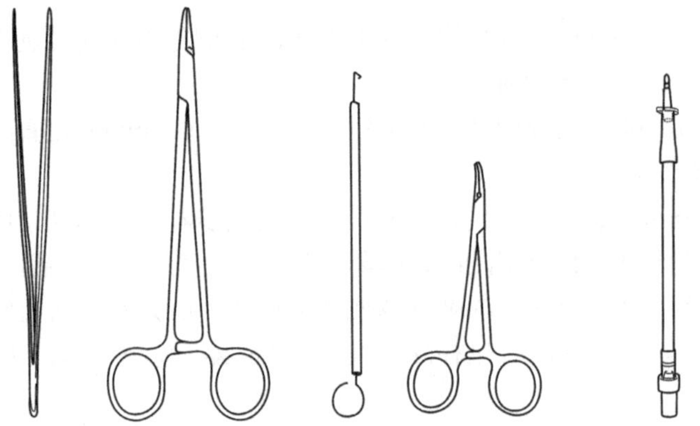

图 6-24-14　灌注插管手术器械

A.无损伤镊；B.持针器；C.内置过线钩的细阻断管；D.弯蚊式止血钳；E.直型灌注针

（2）巡回护士将手术床头部放低，手术医师松开阻断钳开放主动脉，主动脉根部动脉灌注管逆流排气，恢复全流量体外循环，观察心脏复跳情况及心肌颜色，缝合起搏导线。连接心内除颤电极备用。

（3）同时通过体外循环辅助，恢复患者体温至正常，心脏功能逐步恢复。

（4）手术医师检查各吻合口有无出血，器械护士用弹簧持针器夹 5-0（13mm）血管缝线或 6-0（13mm）血管缝线备用。

（5）器械护士选择合适的注射器针头与压力延长管连接，传予手术医师在右心室前壁行肺动脉测压、右上腔静脉与左心房交接处行左心房测压。

（八）停止人工心肺转流，关胸

（1）管道钳钳闭上腔静脉、下腔静脉插管，巡回护士记录尿量并告知体外循环医师。手术医师拔除腔静脉插管，麻醉医师中心静脉用等量鱼精蛋白中和体内的肝素。

（2）手术医师拔除主动脉插管，主动脉插管内外荷包缝线结扎，手术野充分止血。

（3）关闭切口

1）根据患者体重选择不同型号引流管 2 根，分别放置于心包及纵隔。

2）心包缝合：用 7mm×20mm 圆针、2-0/T 丝线。

3）胸骨缝合：用 1 号带针钢丝（图 6-24-15，图 6-24-16）。

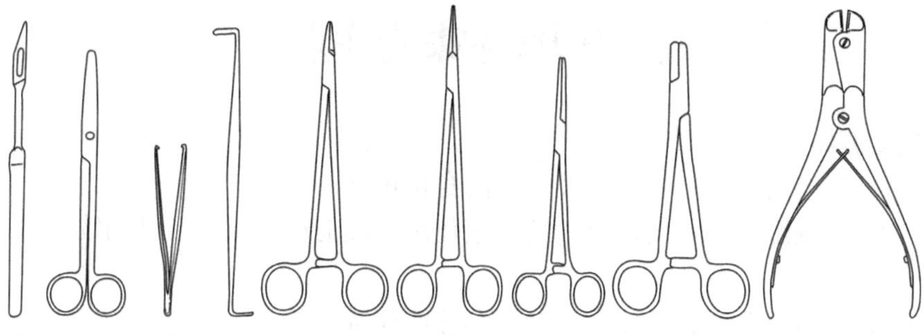

图 6-24-15　关胸阶段器械

A.11 号手术刀；B.组织剪；C.组织镊；D.肺动脉拉钩；E.持针器；F.扁桃体止血钳；G.可可钳；H.钢丝钳；I.钢丝剪

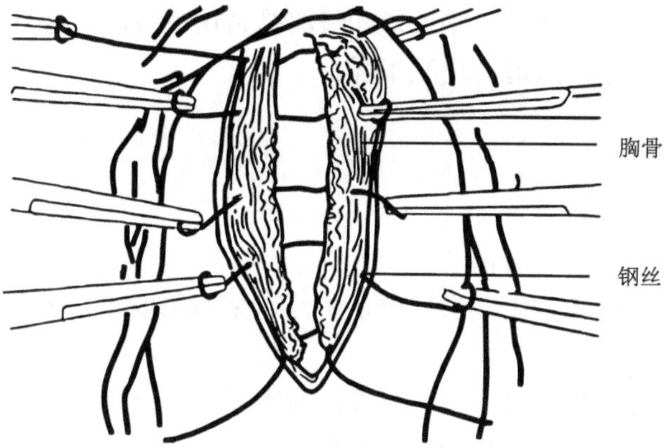

图 6-24-16　关胸

4）肌层缝合

非吸收线：用 13mm×24mm 圆针、0 号丝线。

可吸收线：用圆针 2-0 可吸收线。

5）皮下缝合：用圆针 2-0 可吸收线。

6）皮肤缝合

非吸收线：用三角针 3-0 丝线。

可吸收线：用三角针 4-0 可吸收线。

7）固定引流管：用三角针 2-0/T 丝线。

8）根据伤口的长度选择相应型号敷料，将引流管与引流器连接，并使之保持负压状态。

9）术后心脏水肿比较厉害无法关闭胸腔的患者，安置引流管后用医用无菌粘贴膜覆盖在胸腔表面，使心包腔与外界完全隔离，待心脏水肿消除后再行关胸术。

（九）归还器械

分类退回清洗间并登记。

五、护理特殊关注点

1. 术前关注点

（1）严格执行查对制度，特别是婴幼儿的身份识别。

（2）药物的正确配置和使用，首剂抗生素使用，提前准备血管活性药物和肝素的配制等。

（3）仪器设备检查及准备，如负压装置和除颤仪等。

（4）协助麻醉医师实施麻醉，注意观察生命体征，哭闹的患者可适当使用镇静药物，预防低氧血症、容量负荷及心力衰竭发作。

（5）检测各心房、心室和大动脉的血氧含量和压力检测。

（6）骨突出部及受压皮肤保护。

（7）患者舒适度的调整，注意各路管道和线路是否压迫皮肤。各穿刺点有无渗液，穿刺管道是否通畅，保持患者压迫的皮肤干燥。

（8）促进手术野暴露。

2. 术中关注点

（1）根据手术进程调节室温。

（2）使用变温水毯，注意患者保暖。

（3）深低温停循环时巡回护士要做好脑保护，可采取降低手术床头，在头部放置冰袋等措施。

（4）手术过程中注意观察变温水毯的温度，温度不能高于 38℃，以防烫伤，患者体温复苏后要注意变温水毯持续高温也会造成烫伤。

（5）手术超过 3 小时，及时使用第 2 剂抗生素。

（6）巡回护士根据手术进程及时调整高频电刀的输出频率。

（7）肝素、鱼精蛋白的正确使用（常规剂量是 3mg/kg，根据术中 ACT 随时调整用量）。

（8）血管活性药物的正确使用。

（9）密切观察生命体征、尿量及颜色。

3. 术后关注点

（1）严格做好清点及查对制度，检查各种记录的准确及完整。

（2）确认气管导管、引流管及导尿管是否通畅，是否妥善放置，搬运时注意观察患者氧饱和度和血压，检查静脉通路，确保容量输注。

（3）检查受压部位的完整性并及时做好交接观察记录，转运过程中注意保暖。

（4）准备的一切用物，手术医师、麻醉医师送患者入监护室，并行详细交班。

（罗红英）

第二十五节　Nikaidoh 术手术配合

大动脉移位术（aortic translocation 术）：Nikaidoh 于 1984 年提出了新的手术方式，纠治性大动脉错位伴室间隔缺损和左心室流出道梗阻。连同自体冠状动脉一起进行主动脉换位并重建双心室流出道。

Nikaidoh 手术也称主动脉移位、右心室流出道和左心室重建术，主要应用于室间隔缺损位于流入道，右心室腔较小或冠状动脉畸形跨过右心室流出道等患者。

一、手术用物准备

（一）常规布类

手术盆 1 个，手术衣 6 件，剖口单 1 张，桌单 4 张，治疗巾 10 张。

（二）手术器械

体外循环普通器械 1 包，体外循环血管盒（小儿）1 包，胸骨锯 1 套（再次手术需准备摆动锯），胸骨牵开器 1 个，1.0mm 及 1.5mm 冠状动脉探条各 1 根，前向血管剪 1 把，显微特殊器械 1 包。

（三）一次性用物

1. 常规物品　一次性桌单 1 张，吸引管 1 根，吸引头 1 根，电刀笔 1 个，电刀清洁片 1 张，手外套针 1 板，骨蜡 1 板，20 号手术刀片 1 张，11 号手术刀片 1 张，涤纶补片或心包补片 1 张，带显影纱布 10~20 张，45cm×45cm 医用粘贴膜 1 张，各型无菌粘贴敷料，冲洗器 1 个，12 号硅胶尿管 3 根，18 号乳胶尿管 1 根，引流管 2 根，冠状动脉灌注头 1 根，灯柄罩 2 个，手套按需准备，1 号带针钢丝 1~2 根，压力延长管 1 根。

2. 血管缝线　3-0 涤纶线 4 根，4-0（13mm）血管缝线 4 根，6-0（13mm）血管缝线 4 根，7-0（6mm）血管缝线 2 根。

3. 其他缝线

（1）非吸收线：1 号丝线 1 包，2-0/T 丝线 1 包，0 号丝线 1 包。

（2）可吸收线：圆针 2-0 可吸收线 1 根，三角针 4-0 可吸收线 1 根。

4. 体外循环用物　各型动脉插管，各型静脉插管，心内吸引管 2 套，心内吸引头 2 套，灌注管 1 根，灌注针 1 根。

5. 特殊用物　同种带瓣血管。

二、手 术 体 位

见第六章第一节手术体位。

三、消 毒 铺 巾

见第六章第一节消毒铺巾。

四、器械护士手术配合

（一）术前准备

（1）器械护士和巡回护士共同清点器械、纱布、缝针、刀片等所有手术用物。

（2）固定并调试电刀笔，连接吸引器，安装灯柄罩，用组织钳将连接好的心内吸引管、动脉灌注管固定于合适的位置。

（二）手术入路

1. 手术切口 是胸骨正中切口，上缘距胸骨切迹下 **1**cm，下缘至剑突下 **2**cm。

2. 切开皮肤、皮下及骨膜 备 20 号手术刀、组织镊、纱布、电刀笔。

3. 切开胸骨 用直角钳分离胸骨切迹，可可钳夹住剑突，组织剪剪开剑突，“花生米”钝性剥离器分离胸骨与心包壁层间隙，器械护士将胸骨锯调试至功能状态，手术医师沿胸骨正中锯开胸骨，骨蜡止血（剪成长条状）（图 6-25-1，图 6-25-2）。

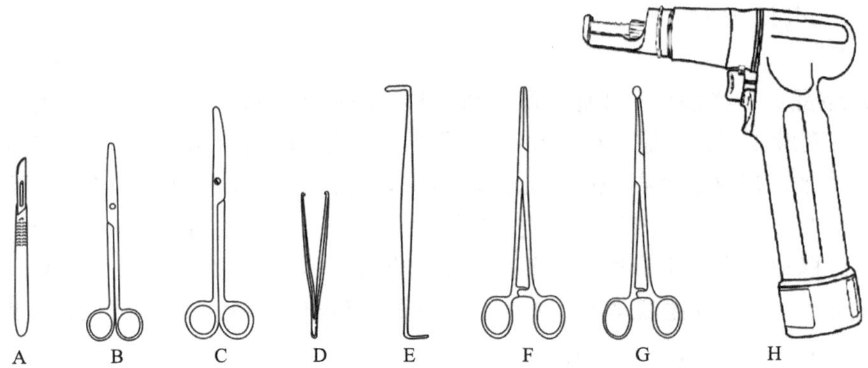

图 6-25-1 开胸阶段器械

A.20 号手术刀；B.组织剪；C.解剖剪；D.有齿镊；E.肺动脉拉钩；F.可可钳；G.“花生米”钝性剥离器；H.胸骨锯

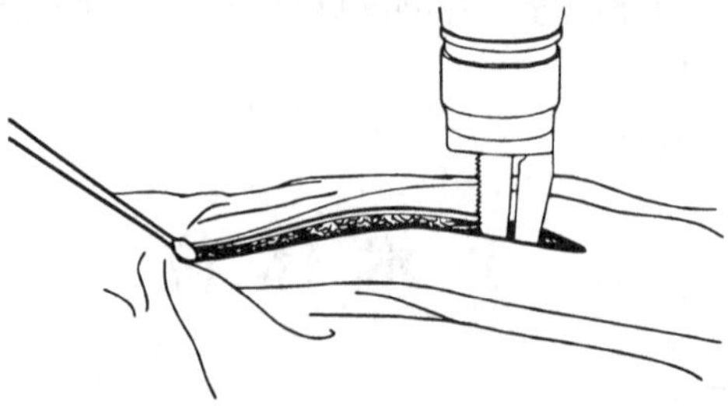

图 6-25-2 切开胸骨

4. 切开心包，暴露心脏 以无名静脉为水平，电刀笔切除患者胸腺，游离心包，解剖剪取部分心包，7mm×20mm 圆针、2-0/T 丝线悬吊心包，胸骨牵开器撑开胸骨，暴露心脏（图 6-25-3，图 6-25-4）。

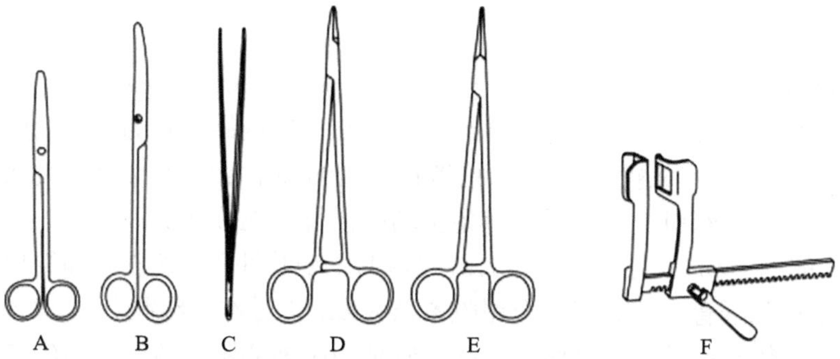

图 6-25-3　暴露心脏阶段器械

A.组织剪；B.解剖剪；C.无损伤镊；D.持针器；E.扁桃体止血钳；F.胸骨牵开器

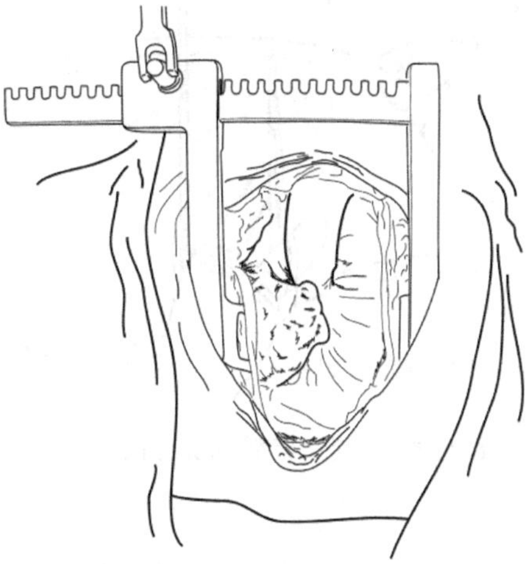

图 6-25-4　暴露心脏

5. 固定心包　器械护士用 10ml 注射器抽取 2%戊二醛 5ml，将取下的自体心包在弯盘内铺平并展开成手术医师需要的形状，用戊二醛固定 5～10min 后，放入盛有常温无菌生理盐水的容器中，摆动清洗 2min，同法清洗 3 次后放于生理盐水中备用。台上清洗液统一倒入手术盆传递给巡回护士，送出手术间按化学废液统一处理，避免手术环境再污染。

6. 手术医师探查大动脉和冠状动脉的走向及测压　器械护士选择合适的注射器针头与压力延长管连接，传予手术医师测试心室及肺动脉的压力以确定是否行解剖根治术。

7. 动脉导管结扎　电刀笔游离动脉导管，直角钳套 1 号丝线结扎，解剖剪离断动脉导管，血管缝线 6-0 缝合动脉导管靠主动脉的残端。

8. 游离左右肺动脉　电刀笔游离肺动脉干、左右肺动脉及升主动脉靠近无名动脉起点以上。左肺动脉、右肺动脉用直角钳套 1 号丝线，弯蚊式止血钳牵引。

（三）建立体外循环

1. 主动脉插管

（1）插管准备：2 针 3-0 涤纶线或者血管缝线 4-0 在尽量靠远侧的升主动脉处缝合插管的内外荷包，剪下缝针，缝线分别套入内置钢丝钩的细阻断管（12 号硅胶尿管剪段制成）内，弯蚊式止血钳牵引，按公斤体重备主动脉插管并连接接头。

（2）插管：解剖剪和 11 号手术刀剪去缝线内的主动脉外膜，切出与插管口径相适宜的切口，插入主动脉插管，弯蚊式止血钳收紧荷包线，1 号丝线结扎。

（3）主动脉插管与心肺转流动脉管连接：管道钳阻断心肺转流管，组织剪剪断心肺转流管，将动脉插管与心肺转流管动脉端连接，用组织钳将连接好的动脉管道固定于头架的无菌单上（图 6-25-5）。

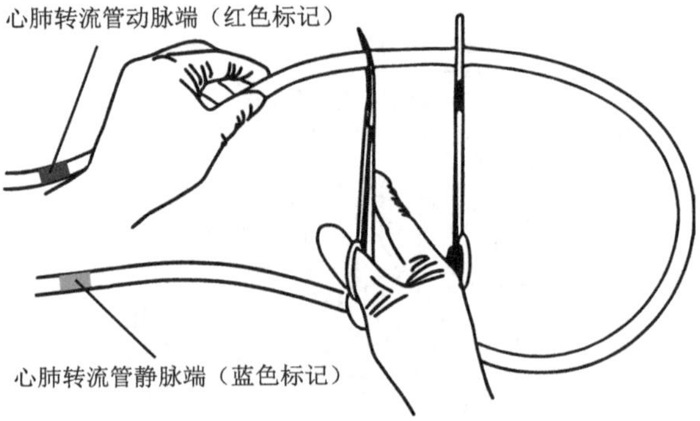

图 6-25-5　心肺转流管动脉连接准备

2. 静脉插管

（1）心肺转流管静脉端连接 Y 形分叉接头，连接延长转流管后接上直型接头备用（图 6-25-6）。

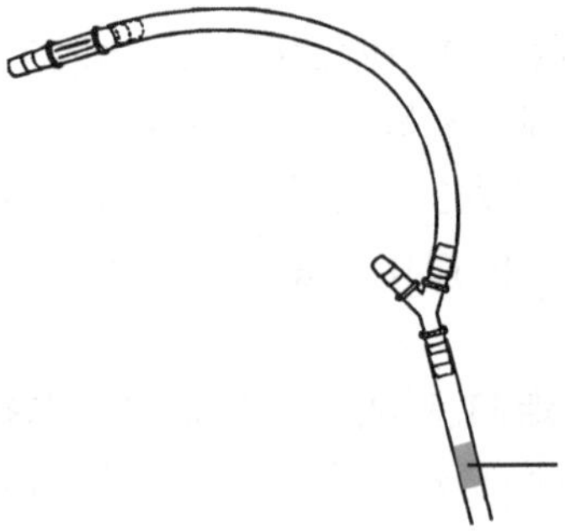

图 6-25-6　心肺转流管静脉连接准备

（2）上腔静脉插管：用 4-0（13mm）血管缝线在上腔静脉缝荷包，剪下缝针，缝线套入内置过线钩的细阻断管内，弯蚊式止血钳牵引。11 号手术刀切开一小口，插入上腔静脉插管，弯蚊式止血钳收紧荷包线，1 号丝线结扎。

（3）下腔静脉插管：用4-0（13mm）血管缝线在右心房前壁缝另一荷包，剪下缝针，缝线套入内置过线钩的细阻断管内，11号手术刀做一小切口，插入下腔静脉插管，弯蚊式止血钳收紧荷包线，1号丝线结扎（上下腔插管尽量远离心脏，以方便实施Senning手术）。

（4）上腔静脉、下腔静脉插管与心肺转流静脉管连接（图6-25-7，图6-25-8）。

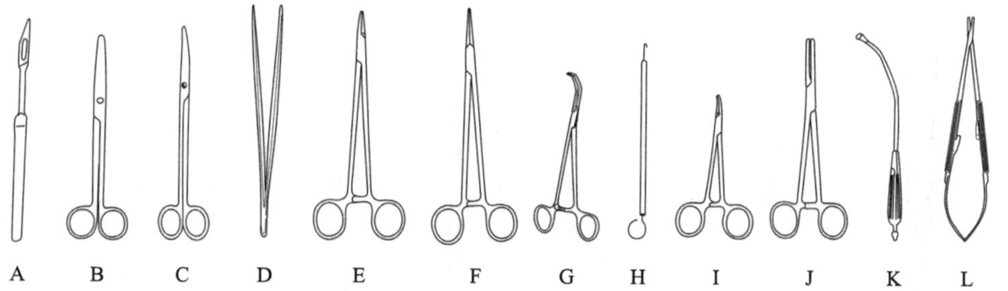

图6-25-7　体外循环建立阶段器械

A.11号手术刀；B.组织剪；C.解剖剪；D.无损伤镊；E.持针器；F.扁桃体止血钳；G.肺静脉钳；H.内置过线钩的细阻断管；I.弯蚊式止血钳；J.管道钳；K.吸引器头；L.弹簧持针器

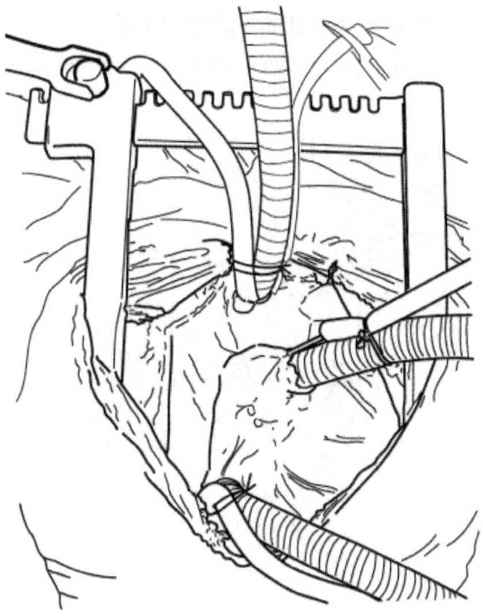

图6-25-8　体外循环建立

3. 人工心肺转流　手术医师将所有管道钳取下，开始人工心肺转流，巡回护士记录尿量并告知体外循环医师。

4. 预防栓塞　手术医师和器械护士用无菌生理盐水洗手，检查手套有无破损，以及洗掉手套上的血痂，防止血痂掉入体循环造成血栓。

（四）阻断上腔静脉、下腔静脉及主动脉

（1）用直角钳和电刀分别游离上腔静脉、下腔静脉，套1号丝线，再将丝线套入内置过线钩的粗阻断管（18号乳胶尿管剪段制成）内，弯蚊式止血钳牵引并阻断上腔静脉、

下腔静脉。

（2）动脉阻断钳阻断升主动脉，主动脉根部做一斜形切口，延伸至主动脉瓣的无冠状动脉窦，2 针 3-0 涤纶线牵引，牵开主动脉壁用冠状动脉灌注头行左冠状动脉、右冠状动脉灌注。灌注心脏肌停搏液，心跳停搏后仍需灌注一定的灌注量（图 6-25-9，图 6-25-10）。

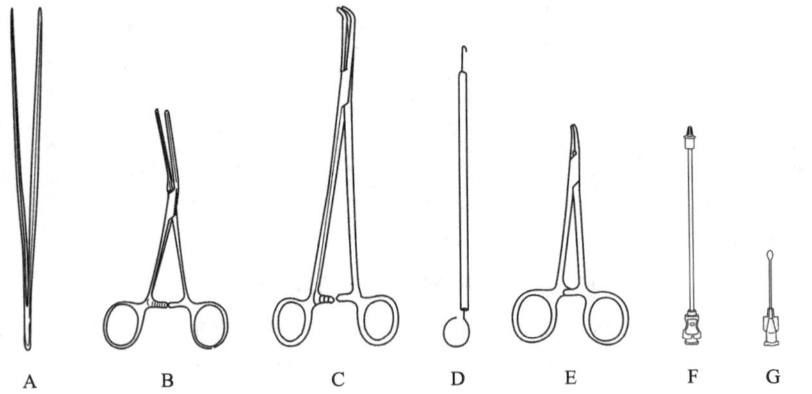

图 6-25-9　阻断灌注阶段器

A.无损伤镊；B.动脉阻断钳；C.直角钳；D.内置过线钩的粗阻断管；E.弯蚊式止血钳；F.、G.冠状动脉灌注头

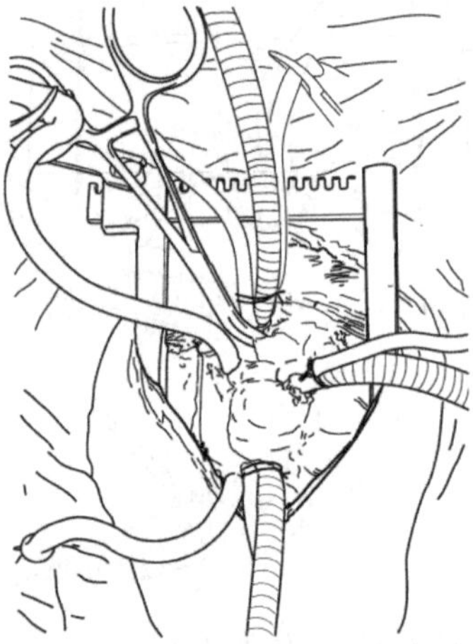

图 6-25-10　主动脉上下腔静脉阻断

（五）心肌保护的措施

（1）巡回护士将室温降至 20℃左右。

（2）体外循环医师进行血液降温，使体温降至 28～32℃。

（3）手术医师利用 4℃低温心脏停搏液行心肌灌注。

（4）心脏表面冰水或冰屑降温

（六）明确诊断，行畸形矫治

（1）手术医师阻断主动脉心脏停搏后，用电刀笔（巡回护士将电刀功率调至 10W）

将左右冠状动脉根部游离约 1cm，然后传递 11 号手术刀在主动脉瓣下 5cm 处切开右心室流出道，小心保留左冠状动脉、右冠状动脉，用血管剪沿流出道两侧将主动脉瓣完全取下，横断肺动脉干，沿右心室流出道方向剪开肺动脉瓣环，直至与室间隔缺损贯通（图 6-25-11，图 6-25-12）。

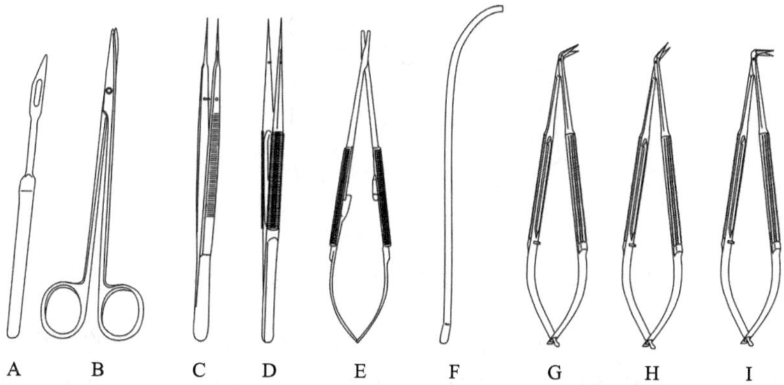

图 6-25-11 心内操作器械

A.11 号手术刀；B.血管剪；C.、D.血管镊；E.弹簧持针器；F.心脏拉钩；G.～I.角度血管剪

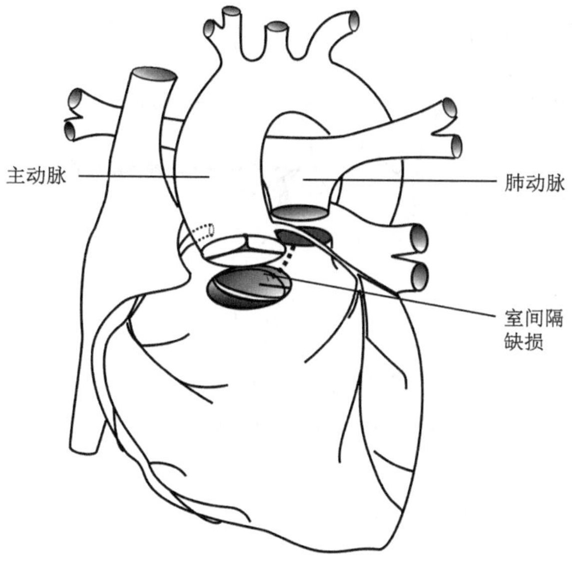

图 6-25-12 带瓣切下主动脉根部，打开左心室至肺动脉瓣环

（2）保留了左冠状动脉、右冠状动脉的主动脉瓣向后移植，用 6-0（13mm）血管缝线将后半部分与原肺动脉瓣环连续缝合，缝合时要注意避免冠状动脉过度牵拉或者扭曲，以免术后引起冠状动脉灌注不足。

（3）用 6-0（13mm）血管缝线将主动脉前半部分与室间隔缺损之间用涤纶补片连续缝合，关闭室间隔缺损的同时即扩大左心室流出道（图 6-25-13）。

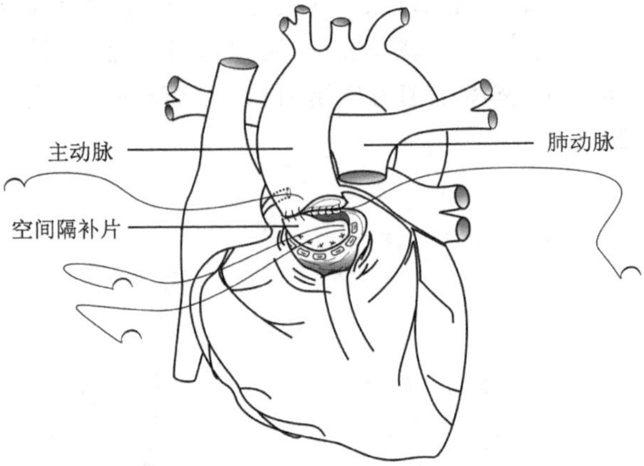

图 6-25-13 主动脉根部再植到左心室流出道

（4）用 6-0（13mm）血管缝线将左右肺动脉的后壁与右心室切口的上缘连续缝合，并将之前准备好的心包补片修剪成适当大小，覆盖在肺动脉和右心室的切口上，连续缝合，必要时同种带瓣血管重建右心室流出道。手术医师检查缝合部位是否漏血，出血较多处可备 7-0（6mm）血管缝线缝合止血（图 6-25-14）。

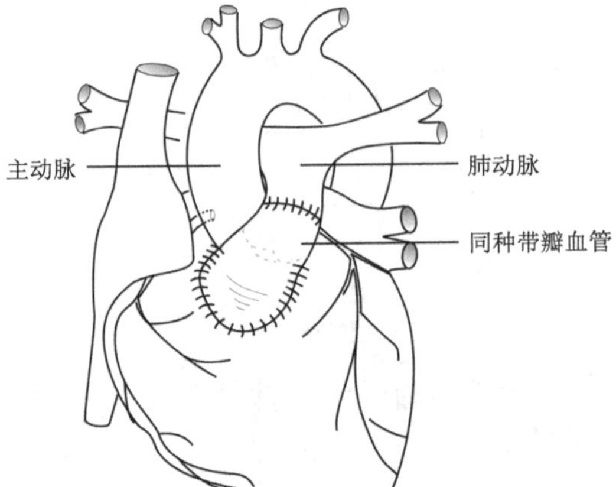

图 6-25-14 重建右心室流出道

（七）并行循环，恢复心脏功能

（1）灌注插管：3-0 涤纶线在主动脉插管下方缝灌注荷包，剪下缝针，缝线套入内置过线钩的细阻断管内，弯蚊式止血钳牵引。手术医师在缝线荷包中间插入灌注针，弯蚊式止血钳收紧荷包线，1 号丝线结扎，并接好动脉灌注管用于主动脉根部逆流排气（图 6-25-15）。

（2）巡回护士将手术床头部放低，手术医师松开阻断钳开放主动脉，主动脉根部动脉灌注管逆流排气，恢复全流量体外循环，观察心脏复跳情况及心肌颜色。连接心内除颤电极备用。

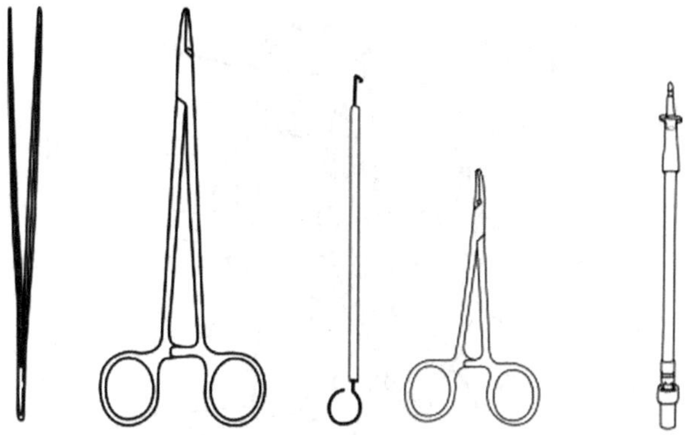

图 6-25-15　灌注插管手术器械

A.无损伤镊；B.持针器；C.内置过线钩的细阻断管；D.弯蚊式止血钳；E.直型灌注针

（3）同时通过体外循环辅助，恢复患者体温至正常，心脏功能逐步恢复。

（4）手术医师检查各吻合口有无出血，器械护士用弹簧持针器夹 5-0（13mm）血管缝线或 6-0（13mm）血管缝线备用。

（5）器械护士选择合适的注射器针头与压力延长管连接，传予手术医师在右心室前壁行肺动脉测压、右上腔静脉与左心房交接处行左心房测压。

（八）停止人工心肺转流，关胸

（1）管道钳钳闭上腔静脉、下腔静脉插管，巡回护士记录尿量并告知体外循环医师。手术医师拔除腔静脉插管，麻醉医师中心静脉用等量鱼精蛋白中和体内的肝素。

（2）手术医师拔除主动脉插管，主动脉插管内外荷包缝线结扎，手术野充分止血。

（3）关闭切口

1）根据患者体重选择不同型号引流管 2 根，分别放置于心包及纵隔。

2）心包缝合：用 7mm×20mm 圆针、2-0/T 丝线。

3）胸骨缝合：用 1 号带针钢丝（图 6-25-16，图 6-25-17）。

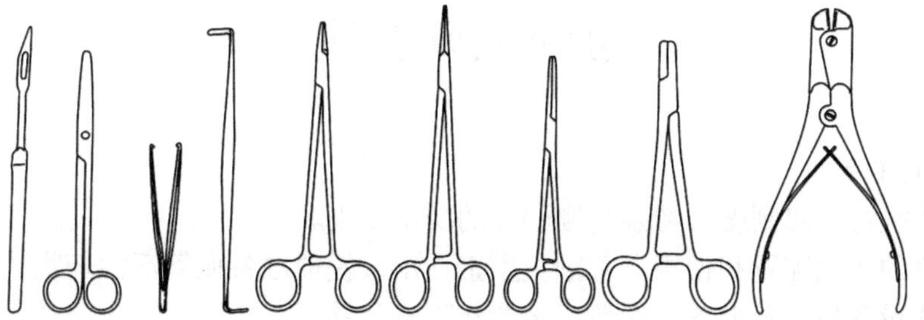

图 6-25-16　关胸阶段器械

A.11 号手术刀；B.组织剪；C.组织镊；D.肺动脉拉钩；E.持针器；F.扁桃体止血钳；G.可可钳；H.钢丝钳；I.钢丝剪

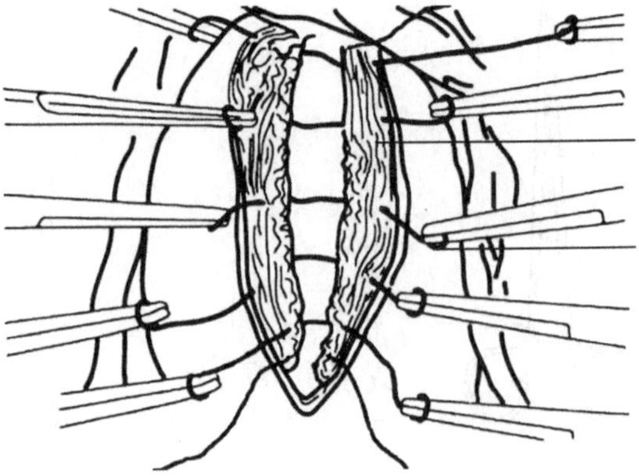

图 6-25-17　关胸

4）肌层缝合

非吸收线：用 13mm×24mm 圆针、0 号丝线。

可吸收线：用圆针 2-0 可吸收线。

5）皮下缝合：用圆针 2-0 可吸收线。

6）皮肤缝合

非吸收线：用三角针 3-0 丝线。

可吸收线：用三角针 4-0 可吸收线。

7）固定引流管：用三角针 2-0/T 丝线。

8）根据伤口的长度选择相应型号无菌粘贴敷料，将引流管与引流器连接，并使之保持负压状态。

9）术后心脏水肿比较厉害无法关闭胸腔的患者，安置引流管后用医用无菌粘贴膜覆盖在胸腔表面，使心包腔与外界完全隔离，待心脏水肿消除后再行关胸术。

（九）归还器械

分类退回清洗间并登记。

五、护理特殊关注点

1. 术前关注点

（1）严格执行查对制度，特别是婴幼儿的身份识别。

（2）药物的正确配置和使用，首剂抗生素使用，提前准备血管活性药物。

（3）仪器设备检查及准备，如负压装置和除颤仪等。

（4）协助麻醉医师实施麻醉，注意观察患者生命体征，哭闹的患者可适当使用镇静药物，预防低氧血症、容量负荷及心力衰竭发作。

（5）检测各心房、心室和大动脉的血氧含量和压力。

2. 术中关注点

（1）根据手术进程调节室温。

（2）手术床铺变温水毯上铺棉垫保护患者皮肤，避免持续受压。

（3）深低温停循环时巡回护士要做好脑保护，可降低手术床头，在头部放置冰袋等措施。

（4）手术过程中注意观察变温水毯的温度，温度不能高于 38℃，以防烫伤，患者体温复苏后要注意变温水毯持续高温也会造成烫伤。

（5）手术超过 3 小时，及时使用第 2 剂抗生素。

（6）肝素、鱼精蛋白的正确使用（常规剂量是 3mg/kg，根据术中 ACT 随时调整用量）。

（7）血管活性药物的正确使用。

（8）密切观察生命体征、尿量及颜色。

3. 术后关注点

（1）严格做好清点及查对制度，检查各种记录的准确及完整性。

（2）确认气管导管、引流管及导尿管是否通畅，是否妥善放置，搬运时注意观察患者氧饱和度和血压，检查静脉通路，确保容量输注。

（3）检查受压部位皮肤的完整性及时处理并做好交接观察记录，转运过程中注意保暖。

（4）准备患者的用物，由手术医师、麻醉医师送患者入胸外 ICU，并行详细交班。

（罗红英）

第二十六节　改良 Fontan 术手术配合

Fontan 手术是将右心房与肺动脉连接的手术方法，由 Francis Fontan 等于 1968 年开创。由于传统的 Fontan 手术患者在手术后右心房压高、远期心律失常多，20 世纪 80 年代后手术逐步发展为将上腔静脉与右肺动脉上缘吻合、将下腔静脉通过人工血管连接到肺动脉称为改良 Fontan。改良 Fontan 术已经成为治疗三尖瓣闭锁和其他类型功能性单心室等复杂先天性心脏病的首选术式。

改良 Fontan 术经历了以下术式：右心房-肺动脉直接吻合术（Kreutzer 式），右心房-右心室吻合术（Bjork 式），全腔静脉-肺动脉连接术（TCPC）等。其中，全腔静脉-肺动脉连接术（TCPC）有心房内隧道、心房内管道、心外隧道和心外管道四种术式，目前临床上最常用的是心房内隧道和心外管道这两种 TCPC 手术方式，本节将主要介绍这两种术式的手术配合。

一、手术用物准备

（一）常规布类

手术盆 1 个，手术衣 4 件，桌单 4 张，剖口单 1 张，治疗巾 10 张。

（二）手术器械

体外循环普通器械 1 包，体外循环血管盒（小儿）1 包，胸骨锯 1 套，胸骨牵开器 1 件，显微特殊器械 1 包。

（三）一次性用物

1. 常规物品　一次性桌单 1 张，吸引管 1 根，吸引头 1 根，电刀笔 1 个，电刀清洁片 1 张，手外套针 1 板，20 号手术刀片 1 张，11 号手术刀片 1 张，骨蜡 1 板，带显影纱布 10~20 张，45cm×45cm 医用粘贴膜 1 张，各型无菌粘贴敷料，冲洗器 1 个，18 号乳胶尿管 1 根，12 号硅胶尿管 2 根，引流管 2 根，灯柄罩 2 个，手套按需准备，1 号带针钢丝 2~3 根，10ml 注射器 1 副。

2. 插管缝线　3-0 涤纶线 4 根，4-0（13mm）血管缝线 2 根。

3. 心内缝线　5-0（17mm）血管缝线，5-0（13mm）血管缝线，6-0（13mm）血管缝线。

4. 关胸缝线

非吸收线：3-0 丝线 1 包，2-0/T 丝线 1 包，0 号丝线 1 包，1 号丝线 1 包。

可吸收线：圆针 2-0 可吸收线 1 根，三角针 4-0 可吸收线 1 根。

5. 体外循环用物　各型动脉插管，各型腔静脉插管，心内吸引管道 2 套，心内吸引头 1 根，灌注管 1 根，灌注针 1 根。

6. 特殊用物　涤纶补片，同种带瓣血管。

二、手术体位

见第六章第一节手术体位。

三、消毒铺巾

见第六章第一节消毒铺巾。

四、器械护士手术配合

（一）开胸

1. 术前准备　器械护士和巡回护士共同清点器械、纱布、纱球、缝针、刀片等所有用物数量，固定并调试电刀笔，连接吸引器，安装灯柄，用组织钳将连接好的心内吸引管、灌注管固定于合适的位置。

2. 手术切口　是胸骨正中切口，上缘距胸骨切迹下 2～3cm，下缘至剑突下 2～3cm。

3. 切开皮肤、皮下及骨膜　备组织剪、20 号手术刀，纱布，电刀笔。20 号手术刀切开皮肤，电刀切开皮下并止血。

4. 切开胸骨　器械护士调试胸骨锯于功能位，手术医师用直角钳分离胸骨切迹，可可钳夹住剑突，组织剪剪开剑突，“花生米”钝性剥离器分离胸骨与心包壁层间隙，胸骨锯从胸骨正中锯开胸骨，骨蜡止血（剪成长条状）（图 6-26-1，图 6-26-2）。

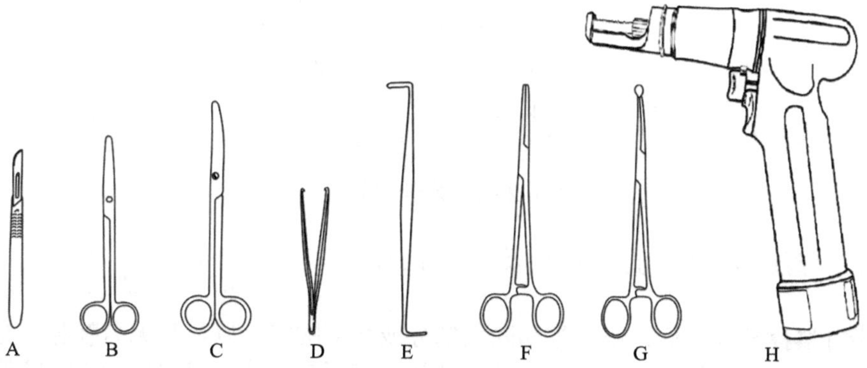

图 6-26-1　开胸阶段器械

A.20 号手术刀；B.组织剪；C.解剖剪；D.有齿镊；E.肺动脉拉钩；F.可可钳；G.“花生米”钝性剥离器；H.胸骨锯

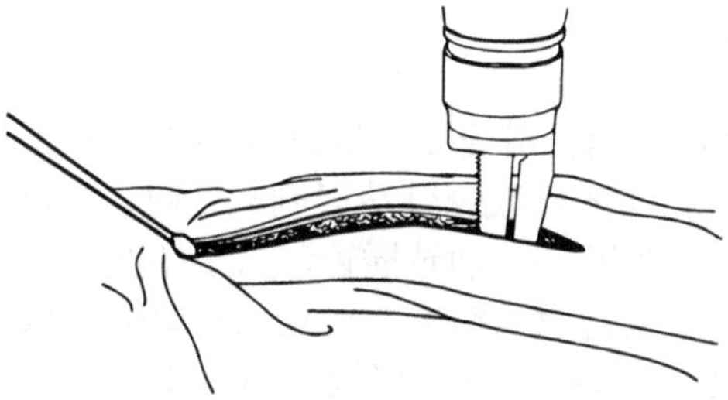

图 6-26-2　切开胸骨

5. 切开心包，暴露心脏　电刀笔切开心包，7mm×20mm 圆针、2-0/T 丝线悬吊心包，胸骨牵开器撑开胸骨，暴露心脏（图 6-26-3，图 6-26-4）。

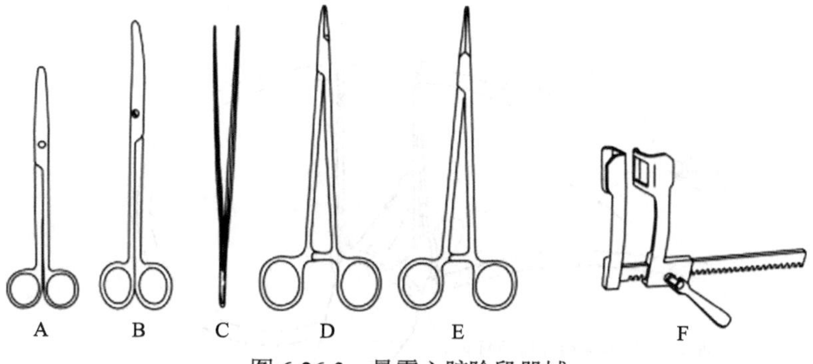

图 6-26-3　暴露心脏阶段器械

A.组织剪；B.解剖剪；C.无损伤镊；D.持针器；E.扁桃体止血钳；F.胸骨牵开器

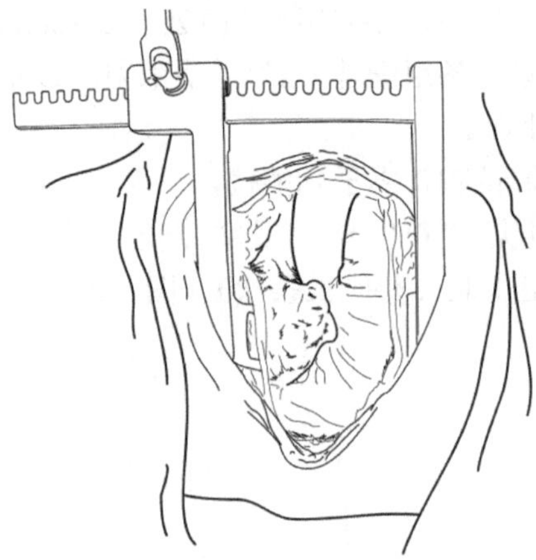

图 6-26-4 暴露心脏

（二）游离肺动脉、上腔静脉及分支血管

胸骨牵开器撑开胸骨后，电刀笔切除大部分或全部胸腺，以显露无名静脉。充分游离上腔静脉，注意勿损伤膈神经。1 号丝线结扎、切断奇静脉，以保证术后上腔静脉有足够的分流压力，充分游离主肺动脉和右肺动脉。

（三）建立体外循环

1. 主动脉插管

（1）插管准备：3-0 涤纶线两针缝合主动脉插管的内外荷包，剪下缝针，缝线分别套入内置过线钩的细阻断管（12 号硅胶尿管剪段制成）内，弯蚊式止血钳牵引。根据患者的公斤体重协助体外循环医师准备主动脉插管，大于 20kg 的患者选择 18～24Fr 的主动脉插管。选定的主动脉插管用管道钳钳夹，检查主动脉插管接头是否完好。

（2）插管：解剖剪剪去缝线内的主动脉外膜，11 号手术刀切出与插管口径相适宜的切口，插入主动脉插管，弯蚊式止血钳收紧荷包线，1 号丝线结扎主动脉插管根部的管道和荷包线阻断管。

（3）主动脉插管与心肺转流动脉管连接：管道钳阻断心肺转流管，组织剪剪断动静脉连接处，主动脉插管与心肺转流管动脉端连接，动脉插管排气后，用组织钳将动脉管道固定于头架的无菌单上（图 6-26-5）。

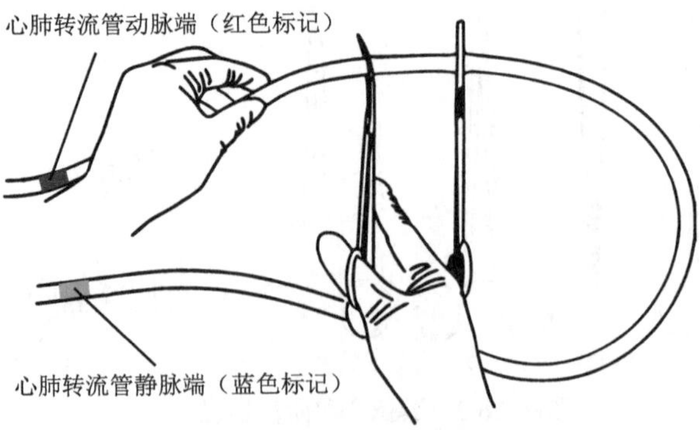

图 6-26-5 心肺转流管动脉连接准备

2. 上腔静脉、下腔静脉插管

（1）心肺转流管静脉端连接 Y 形分叉接头，连接延长转流管后接上直型接头备用（图 6-26-6）。

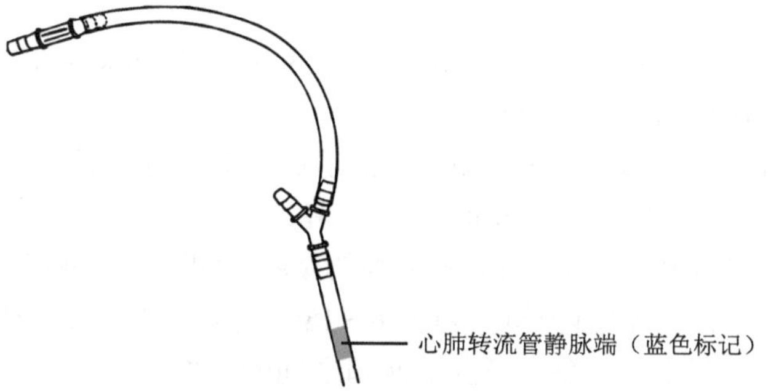

图 6-26-6　心肺转流管静脉连接准备

（2）上腔静脉插管：4-0（13mm）血管缝线在上腔静脉近无名静脉处缝荷包，剪下缝针，缝线套入内置过线钩的细阻断管（12 号乳胶尿管剪段制成）内，弯蚊式止血钳牵引。11 号手术刀切出与插管口径相适宜的切口插入直角金属头上腔静脉插管，弯蚊式止血钳收紧荷包线，1 号丝线结扎上腔静脉插管根部的管道和荷包线阻断管。

（3）下腔静脉插管：4-0（13mm）血管缝线在右心房前壁缝另一荷包，剪下缝针，缝线套入内置过线钩的细阻断管（12 号硅胶尿管剪段制成）内，11 号手术刀做小切口，扁桃体止血钳将小切口撑开，插入下腔静脉插管，弯蚊式止血钳收紧荷包线，1 号丝线结扎下腔静脉插管根部的管道和荷包线阻断管。

（4）上腔静脉、下腔静脉插管与心肺转流静脉管连接（图 6-26-7）。

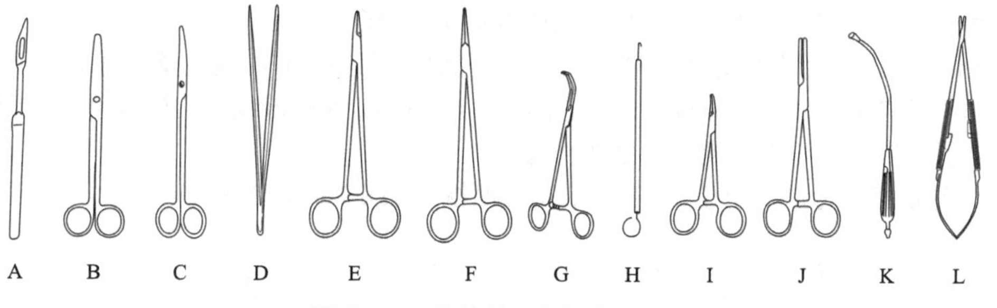

图 6-26-7　体外循环建立阶段器械

A.11 号手术刀；B.组织剪；C.解剖剪；D.无损伤镊；E.持针器；F.扁桃体止血钳；G.肺静脉钳；H.内置过线钩的细阻断管；I.弯蚊式止血钳；J.管道钳；K.吸引器头；L.弹簧持针器

3. 人工心肺转流　人工心肺转流开始，血液降温至 32～33℃。

4. 预防栓塞　手术医师和器械护士用无菌生理盐水洗手，检查手套有无破损，以及洗掉手套上的血痂，防止血痂进入体循环，造成栓塞。

（四）全腔静脉-肺动脉连接术

包括上腔静脉-肺动脉连接和下腔静脉-肺动脉连接。前者即双向 Glenn 术，前文已有叙述。下腔静脉-肺动脉连接主要介绍心房内隧道法和心外管道法两种术式。

1. 心房内隧道法全腔静脉-肺动脉连接术

（1）在体外循环、心脏搏动下完成双向 Glenn 手术（第二十六章第二十一节），完成上腔静脉-肺动脉连接。

（2）阻断主动脉，心脏停搏：血液降温至 28～30℃，主动脉阻断钳阻断升主动脉，灌注心脏停搏液，无菌冰屑心脏表面降温。

（3）阻断下腔静脉：直角钳和电刀游离下腔静脉，套 1 号丝线，再将丝线套入内置过线钩的粗阻断管（18 号乳胶尿管剪段制成）内，弯蚊式止血钳牵引并阻断下腔静脉。解剖剪在右心房平行房室间沟的位置切开，心脏拉钩暴露房间隔，解剖剪扩大房间隔缺损。

（4）血管补片制作：手术医师选取内径 16～18mm 人工血管纵行剖开，两端剪成半圆形，其长度约等于患者上腔静脉、下腔静脉口之间的距离。

（5）弹簧持针器夹 5-0（17mm）血管缝线将血管补片连续缝合至右心房侧壁连接上下腔静脉，形成心房内侧的隧道。

（6）传递血管剪纵行切开上腔静脉近端后外侧，用心包片扩大其开口。切开右肺动脉下缘，并向右下延伸至心包出口。用血管缝线 5-0 将右肺动脉下缘切口与扩大后的上腔静脉近端吻合。

（7）心内隧道开窗：用打孔器（直径 4～5mm）在血管片上打孔开窗，降低术后腔静脉压力并增加左心房的充盈，避免低心排血量综合征和体腔渗液。

（8）5-0（13mm）血管缝线连续缝合右心房切口。

2. 心外管道法全腔静脉-肺动脉连接术

（1）在体外循环、心脏搏动下完成双向 Glenn 手术，完成上腔静脉-肺动脉连接。

（2）在下腔静脉与右心房连接处稍上方钳闭右心房底部并切断。

（3）将 16～22mm 内径的人工血管一端剪成斜面，用血管缝线 5-0 与下腔静脉远心端连续吻合，另一端与右侧右肺动脉下缘切口做端侧吻合。

（4）用打孔器在心外管道的侧壁开孔，用侧壁阻断器钳夹右心房侧壁，用 11 号手术刀做一与心外管道开孔大小相近的切口，用 5-0（13mm）血管缝线与心外管道做侧侧吻合，以降低静脉系统压力，使循环更加平稳。

（5）用血管缝线 5-0 缝闭下腔静脉心房侧断端（图 6-26-8，图 6-26-9）。

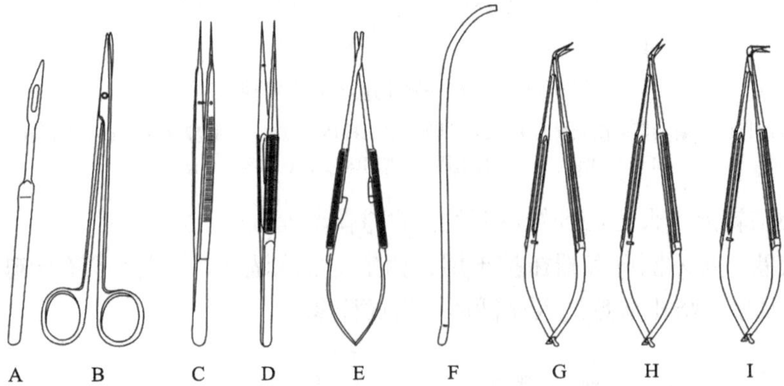

图 6-26-8 心内操作器械

A.11 号手术刀；B.血管剪；C.、D.血管镊；E.弹簧持针器；F.心脏拉钩；G.～I.角度血管剪

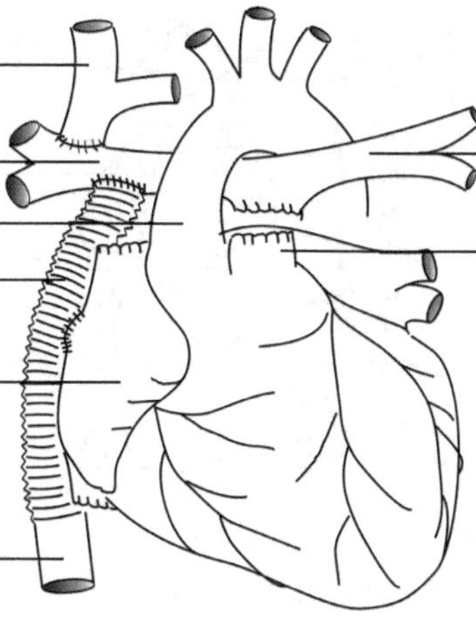

图 6-26-9　心外管道法全腔静脉-肺动脉连接术

（五）并行循环，恢复心脏功能

（1）巡回护士将手术床头部放低，手术医师松开阻断钳开放主动脉，主动脉根部动脉灌注管逆流排气，恢复全流量体外循环，观察心脏复跳情况及心肌颜色。连接心内除颤电极备用。

（2）同时通过体外循环辅助，患者体温恢复至正常，心脏功能逐步恢复。

（3）检查各吻合口有无渗漏，器械护士用弹簧持针器夹 6-0（13mm）血管缝线备用。

（六）停止人工心肺转流，关胸

（1）管道钳钳闭上腔静脉、下腔静脉插管，巡回护士记录尿量并告知体外循环医师。手术医师拔除腔静脉插管，麻醉医师中心静脉用等量鱼精蛋白中和体内的肝素。

（2）手术医师拔除主动脉插管，主动脉插管内外荷包缝线结扎，手术野充分止血。

（3）关闭切口

1）根据患者体重选择不同型号引流管 2 根，分别放置于心包及纵隔。

2）心包缝合：用 7mm×20mm 圆针、2-0/T 丝线。

3）胸骨缝合：用 1 号带针钢丝（图 6-26-10，图 6-26-11）。

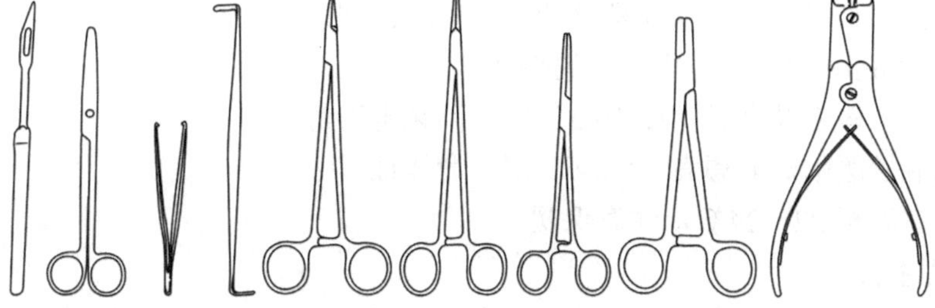

图 6-26-10　关胸阶段器械

A.11 号手术刀；B.组织剪；C.组织镊；D.肺动脉拉钩；E.持针器；F.扁桃体止血钳；G.可可钳；H.钢丝钳；I.钢丝剪

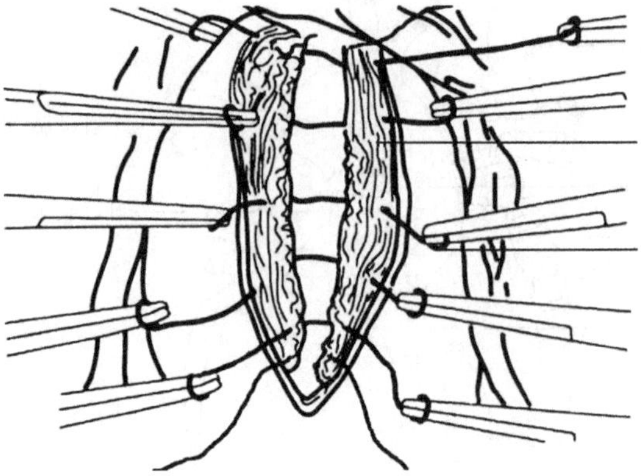

图 6-26-11 关胸

4）肌层缝合

非吸收线：用 13mm×24mm 圆针、0 号丝线。

可吸收线：用圆针 2-0 可吸收线。

5）皮下缝合：用圆针 2-0 可吸收线。

6）皮肤缝合

非吸收线：用三角针 3-0 丝线。

可吸收线：用三角针 4-0 可吸收线。

7）固定引流管：用三角针 2-0/T 丝线。

8）根据伤口的长度选择相应型号敷料，将引流管与引流器连接，并使之保持负压状态。

（七）归还器械

分类退回清洗间并登记。

五、护理特殊关注点

1. 术前关注点

（1）严格执行查对制度，特别是婴幼儿身份的识别。

（2）术前 30min～2h 首剂抗生素的使用。

（3）仪器设备检查及准备，如中心负压、高频电刀等。

（4）协助麻醉医师麻醉患者，注意观察生命体征。

（5）提升室温至 22～24℃，注意保暖。

2. 术中关注点

（1）手术过程中注意观察变温水毯的温度，低于 38℃，以防烫伤患者。

（2）密切配合麻醉医师观察血压、脉搏、中心静脉压、血氧饱和度的情况。

（3）手术难度大时间长，严格执行无菌操作原则，预防院内感染。

（4）保护受压部位，预防压疮。

（5）肝素、鱼精蛋白的正确使用（常规剂量是3mg/kg，根据术中ACT随时调整用量）。

（6）血管活性药物的正确使用。

3. 术后关注点

（1）检查各种记录的准确及完整。

（2）在条件允许的情况下，给患者穿好衣服，保护患者的隐私。

（3）检查受压部位是否有压红、水泡、被水毯等烫伤并及时记录。

（4）准备患者的一切用物，手术医师、麻醉医师送患者入监护室，并行详细交班。

（徐　莉）

第二十七节　右心室双出口矫治术手术配合

右心室双出口（DORV）是一组较常见的心脏畸形，主要特点是两大动脉完全或几乎完全起自右心室。由于胚胎发育时大动脉下的圆锥未能进行正常的吸收和扭转，主动脉和肺动脉都未和左心室及二尖瓣完全连接。

右心室双出口患者的分型包括以下内容：

（1）右心室双出口合并主动脉瓣下室间隔缺损（图6-27-1）。

（2）无肺动脉狭窄的。

（3）有肺动脉狭窄的。

（4）右心室双出口合并肺动脉瓣下室间隔缺损（图6-27-2）。

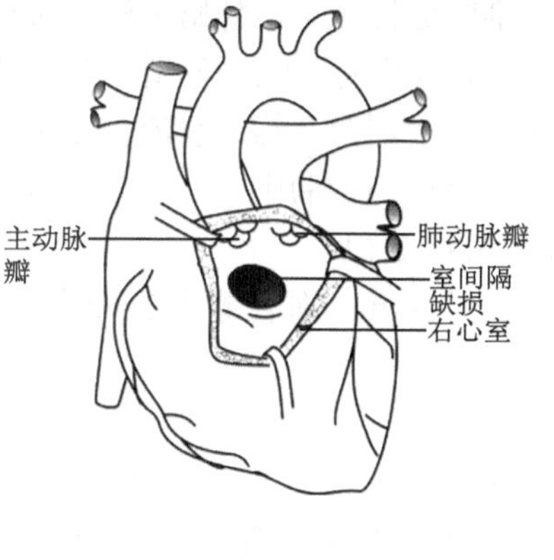

图6-27-1　右心室双出口合并主动脉瓣下室间隔缺损（1）

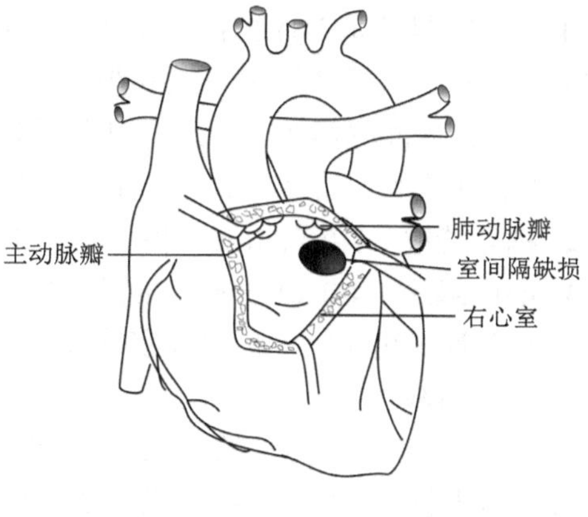

图6-27-2　右心室双出口合并肺动脉瓣下室间隔缺损（2）

根据畸形的类型总结了以下四种手术方式及每种手术方式的适应证。

1. 心室内隧道修复的适应证　此手术适用于右心室双出口伴主动脉瓣下或靠近两大动脉室间隔缺损无肺动脉瓣狭窄的病例。

2. 心室内隧道和右心室流出道重建适应证　此手术适用于右心室双出口伴主动脉

下或靠近两大动脉室间隔缺损合并肺动脉狭窄，以及肺动脉下和远离两大动脉室间隔缺损和（或）合并肺动脉狭窄。

3. REV 手术适应证 此手术是将肺动脉干放于升主动脉前方直接与右心室切口缝合。适用于婴幼儿右心室双出口主动脉位于肺动脉右前或主动脉、肺动脉呈前后关系者。

4. Damus-Kaye-Stansel 手术适应证 此手术适用于右心室双出口肺动脉下室间隔缺损合并明显主动脉瓣口和瓣下狭窄或主动脉近端缩窄的病例。

一、手术用物准备

（一）常规布类

手术盆1个，手术衣6件，剖口单1张，桌单6张，治疗巾10张。

（二）手术器械

体外循环普通器械1包，体外循环血管盒（小儿）1包，胸骨锯1套，胸骨牵开器1件，肺动脉探条1包。

（三）一次性用物

1. 常规用物品 一次性桌单1张，吸引管1根，吸引头1根，电刀笔1个，电刀清洁片1张，20号手术刀片2张，11号手术刀片1张，剖腹套针1板，骨蜡1板，涤纶补片或心包补片，带显影纱布10~20张，45cm×45cm医用粘贴膜1张，各型无菌粘贴敷料，一次性使用冲洗器2个，18号乳胶尿管1根，12号硅胶尿管2根，引流管2根，灯柄罩2个，手套按需准备，1号带针钢丝1~2根，起搏导线2根备用。

2. 插管缝线 3-0涤纶线4根，4-0（13mm）血管缝线2根。

3. 心内缝线 4-0（17mm）血管缝线3～5根，6-0（13mm）血管缝线3～5根，5-0（13mm）血管缝线3～5根，4-0室缺线3～5根。

4. 关胸缝线

（1）非吸收线：1号丝线1包，0号丝线1包，2-0/T丝线1包，3-0丝线1包。

（2）可吸收线：圆针2-0可吸收线1根，三角针4-0可吸收线1根。

5. 体外循环用物 各型动脉插管，各型腔静脉插管，心内吸引管道2～3套，心内吸引头1根，灌注管1根，灌注针1根。

6. 特殊用物 人工血管，同种带瓣血管。

二、手 术 体 位

见第六章第一节手术体位。

三、消毒铺巾

见第六章第一节消毒铺巾。

四、器械护士手术配合

（一）经胸部入路

1. 术前准备　器械护士和巡回护士共同清点器械、纱布、纱球、缝针、刀片等所有用物数量。固定并调试电刀笔，连接吸引器，安装灯柄罩，用组织钳将连接好的心内吸引管、动脉灌注管固定于合适的位置。

2. 手术切口　是胸骨正中切口，上缘距胸骨切迹下 2～3cm，下缘至剑突下 2～3cm。

3. 切开皮肤、皮下及骨膜　备 20 号手术刀、组织镊、纱布、电刀笔。

4. 切开胸骨　直角钳分离胸骨切迹，可可钳夹住剑突，组织剪剪开剑突，“花生米”钝性剥离器分离胸骨与心包壁层间隙，胸骨锯从胸骨正中锯开胸骨，骨蜡止血（剪成长条状）（图 6-27-3，图 6-27-4）。

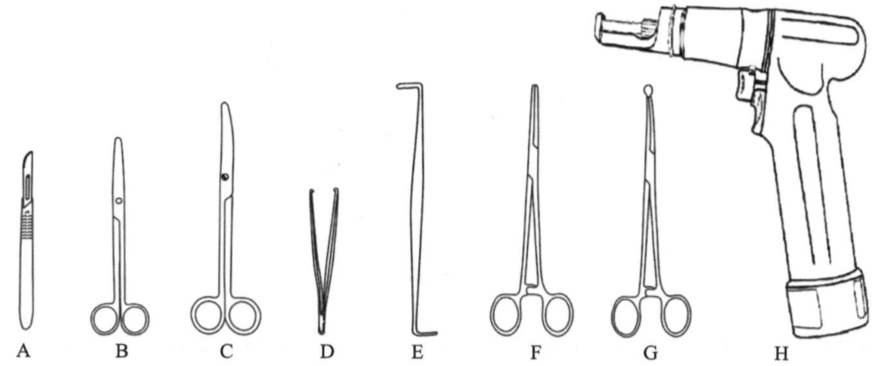

图 6-27-3　开胸阶段器械

A.20 号手术刀；B.组织剪；C.解剖剪；D.有齿镊；E.肺动脉拉钩；F.可可钳；G.“花生米”钝性剥离器；H.胸骨锯

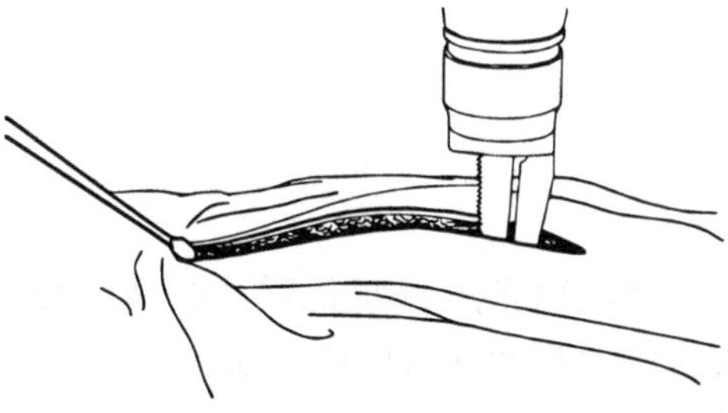

图 6-27-4　切开胸骨

5. 切开心包，暴露心脏 电刀笔切除患者胸腺，游离心包，解剖剪取部分心包，7mm×20mm 圆针、2-0/T 丝线悬吊心包，胸骨牵开器撑开胸骨，暴露心脏（图 6-27-5，图 6-27-6）。

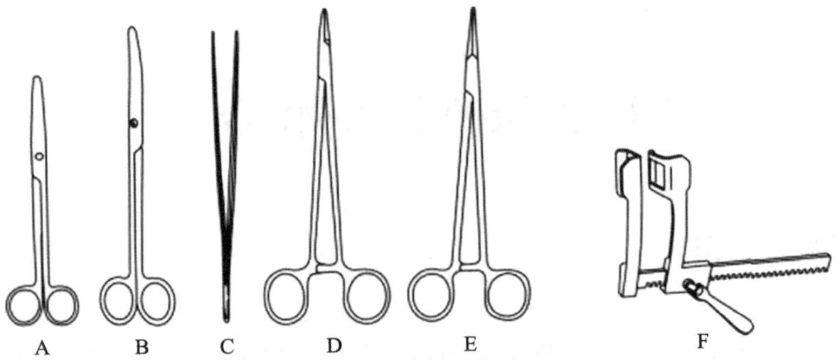

图 6-27-5 暴露心脏阶段器械

A.组织剪；B.解剖剪；C.无损伤镊；D.持针器；E.扁桃体止血钳；F.胸骨牵开器

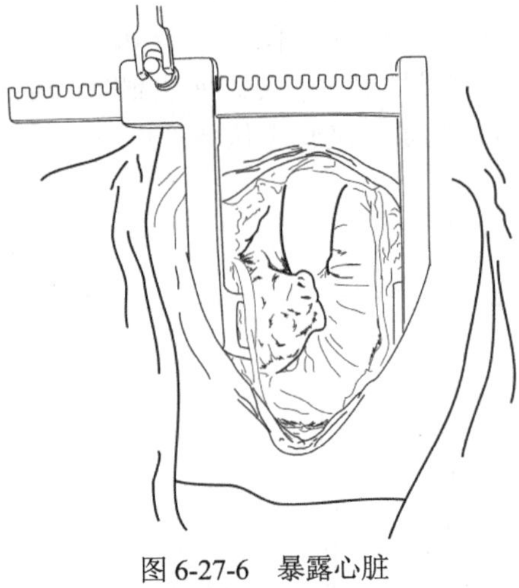

图 6-27-6 暴露心脏

6. 固定心包 器械护士用 10ml 注射器抽取 2%戊二醛 5ml，将取下的自体心包在弯盘内铺平并展开成手术医师需要的形状，用戊二醛固定 5～10min 后，放入盛有常温无菌生理盐水的容器中，摆动清洗 2min，同法清洗 3 次后放于生理盐水中备用。台上清洗液统一倒入手术盆传递给巡回护士，送出手术间按化学废液统一处理，避免手术环境再污染。

（二）建立体外循环

1. 主动脉插管

（1）插管准备：2 针 3-0 涤纶线缝合主动脉插管的内外荷包，剪下缝针，缝线分别套入内置过线钩的细阻断管（12 号硅胶尿管剪段制成）内，弯蚊式止血钳牵引，按公斤体重备主动脉插管并检查接头是否完好。

（2）插管：解剖剪剪去缝线内的主动脉外膜，11 号手术刀切出与插管口径相适宜的切口，插入主动脉插管，弯蚊式止血钳收紧荷包线，1 号丝线结扎。主动脉插管与心肺转流动脉管连接好，可可钳将管道固定于头架的无菌单上（图 6-27-7）。

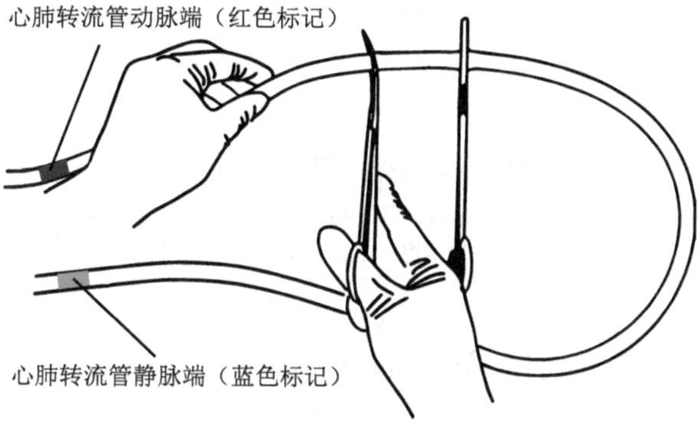

图 6-27-7　心肺转流管动脉连接准备

2. 静脉插管

（1）心肺转流管静脉端连接 Y 形分叉接头，连接延长转流管后接上直型接头备用（图 6-27-8）。

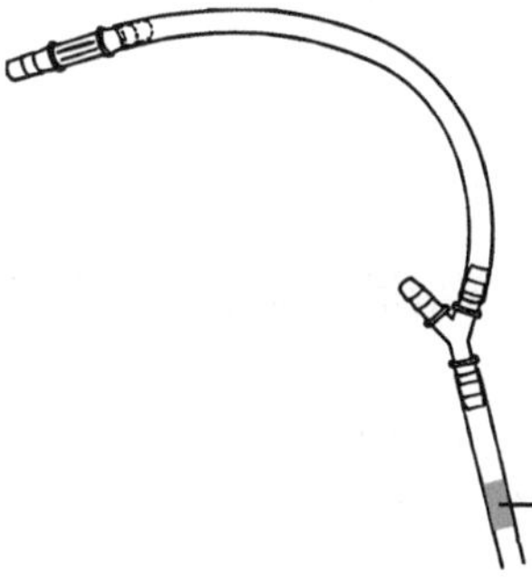

图 6-27-8　心肺转流管静脉连接准备

（2）上腔静脉插管：4-0（13mm）血管缝线做上腔静脉荷包，剪下缝针，缝线套入内置过线钩的细阻断管内，弯蚊式止血钳牵引。11 号手术刀切出与插管口径相适宜的切口，扁桃体止血钳将小切口撑开，插入上腔静脉插管，弯蚊式止血钳收紧荷包线，1 号丝线结扎。

（3）下腔静脉插管：4-0（13mm）血管缝线做下腔静脉另一荷包，剪下缝针，缝线套入内置过线钩的细阻断管内，11 号手术刀做小切口，扁桃体止血钳将小切口撑开，插入下腔静脉插管，弯蚊式止血钳收紧荷包线，1 号丝线结扎。

（4）上腔静脉、下腔静脉插管与心肺转流静脉管连接（图 6-27-9，图 6-27-10）。

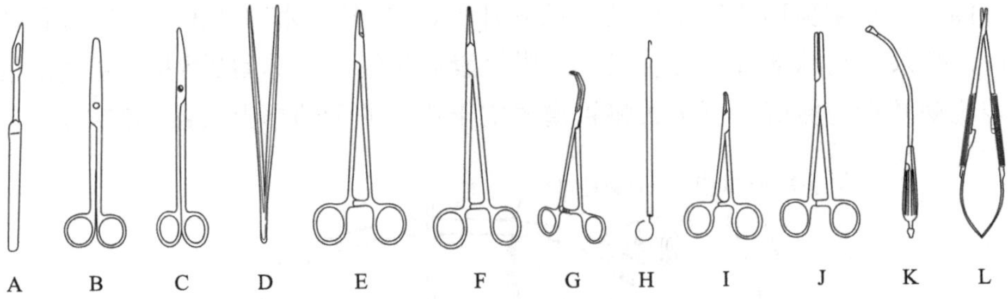

图 6-27-9　体外循环建立阶段器械

A.11 号手术刀；B.组织剪；C.解剖剪；D.无损伤镊；E.持针器；F.扁桃体止血钳；G.肺静脉钳；H.内置过线钩的细阻断管；I.弯蚊式止血钳；J.管道钳；K.吸引器头；L.弹簧持针器

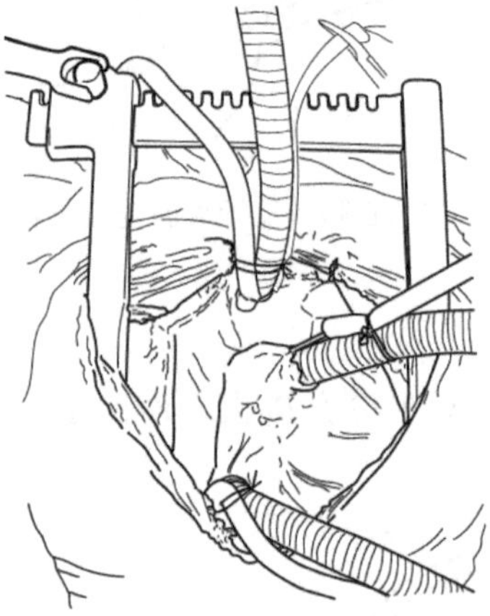

图 6-27-10　体外循环建立

3. 灌注插管

（1）插管准备：3-0 涤纶线在主动脉插管下方缝灌注荷包，剪下缝针，缝线套入内置过线钩的细阻断管内，弯蚊式止血钳牵引。

（2）插管：手术医师在荷包中间插入灌注针，弯蚊式止血钳收紧荷包线，1 号丝线结扎，体外循环医师用停搏液进行管道的排气，并接好灌注管（图 6-27-11，图 6-27-12）。

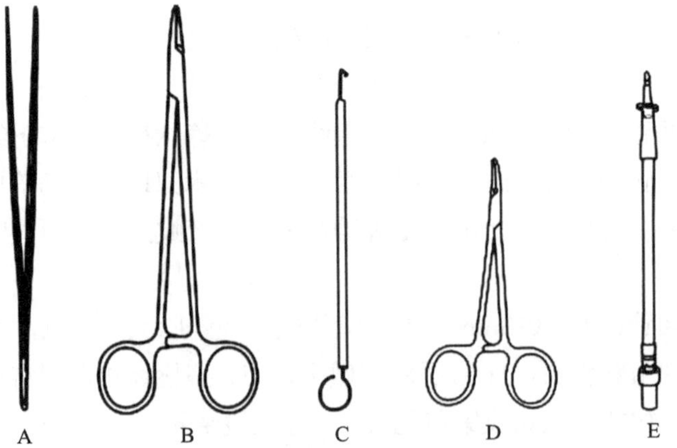

图 6-27-11　灌注阶段手术器械

A.无损伤镊；B.持针器；C.内置过线钩的细阻断管；D.弯蚊式止血钳；E.直型灌注针

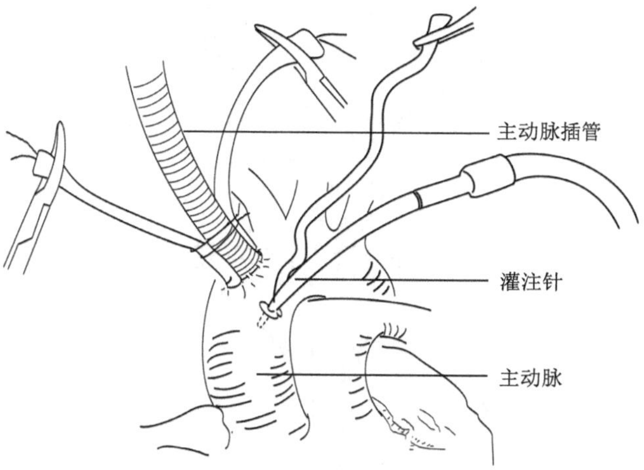

图 6-27-12　灌注插管

4. 人工心肺转流　人工心肺转流开始，巡回护士记录尿量。

5. 预防栓塞　手术医师和器械护士用无菌生理盐水洗手，检查手套有无破损，以及洗掉手套上的血痂，防止血痂进入体循环，造成栓塞。

（三）阻断上腔静脉、下腔静脉及主动脉

（1）解剖剪游离上腔静脉，直角钳套 1 号丝线，丝线再套入内置钢丝钩的粗阻断管（18 号乳胶尿管剪段制成）内，弯蚊式止血钳牵引，同法解剖剪游离下腔静脉并套线、套管。分别阻断上腔静脉、下腔静脉。

（2）动脉阻断钳阻断升主动脉，主动脉根部灌注心脏停搏液。心跳停搏后仍需灌注一定的灌注量，心脏表面冰盐水降温（图 6-27-13，图 6-27-14）。

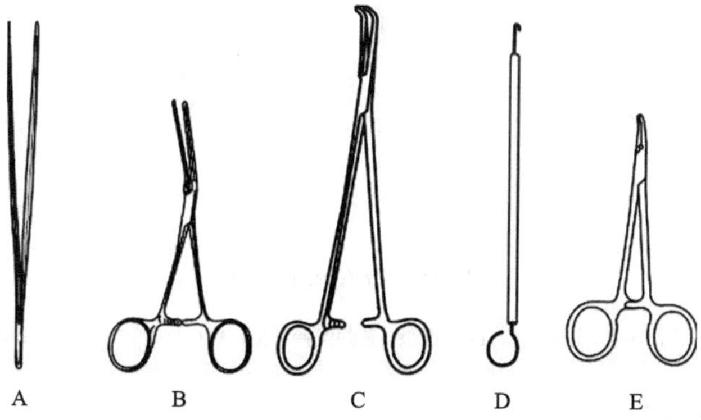

图 6-27-13　阻断阶段器械

A.无损伤镊；B.动脉阻断钳；C.直角钳；D.内置过线钩的粗阻断管；E.弯蚊式止血钳

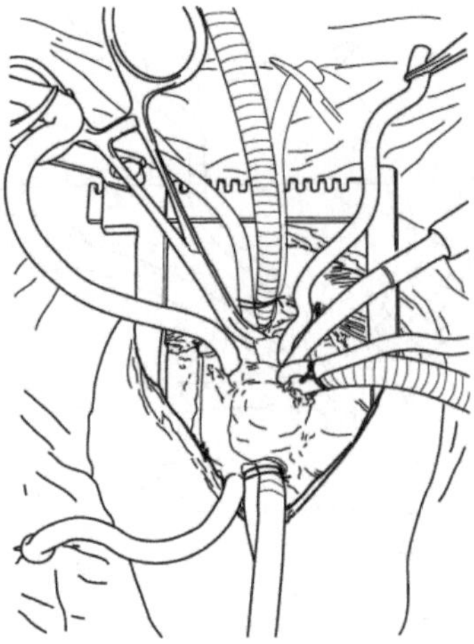

图 6-27-14　主动脉上下腔静脉阻断

（四）心肌保护的措施

（1）巡回护士将室温降至 20℃左右。

（2）体外循环医师进行血液降温，使体温降至 28～32℃。

（3）手术医师利用 4℃低温心脏停搏液行心肌灌注。

（4）心脏表面冰水或冰屑降温。

（五）心内畸形矫治（图 6-27-15）

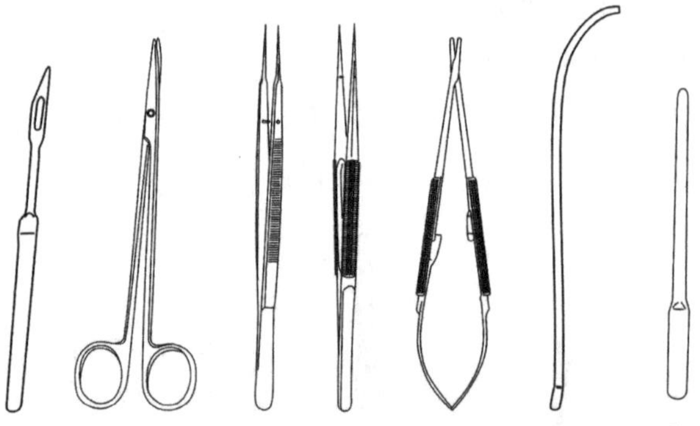

图 6-27-15　心内操作器械

A.11 号手术刀；B.血管剪；C.、D.血管镊；E.弹簧持针器；F.心脏拉钩；G.肺动脉探条

1. 心室内隧道的修复

（1）手术医师观察冠状动脉走行，11 号手术刀做右心室横行切口或纵行切口（图 6-27-16），传递血管剪、心脏拉钩、肺动脉探条，探查室间隔缺损的部位和大小及两大动脉开口的关系，室间隔缺损较小时，予以扩大。

（2）用组织剪裁剪人工血管 1/2 或 2/3，两端剪成半圆形，长度约等于主动脉口上缘至室间隔缺损下缘。室间隔缺损线 4-0 或 5-0（13mm）血管缝线带涤纶扣将人工血管缝合于主动脉口与室间隔缺损之间，构建左心室到主动脉的心内隧道（图 6-27-17）。

（3）手术医师探查心室内隧道膨出有无阻塞右心室流出道，无阻塞可用 5-0（13mm）血管缝线做右心室切口的缝合，否则需用自体心包作补片扩大右心室流出道。少数情况下，三尖瓣腱索可附着于圆锥间隔，占据内隧道置入空间，术中可能行腱索及乳头肌切除，待心内隧道补片完成后再重新固定缝合，准备冲洗器盛满生理盐水，做冲洗注水实验。

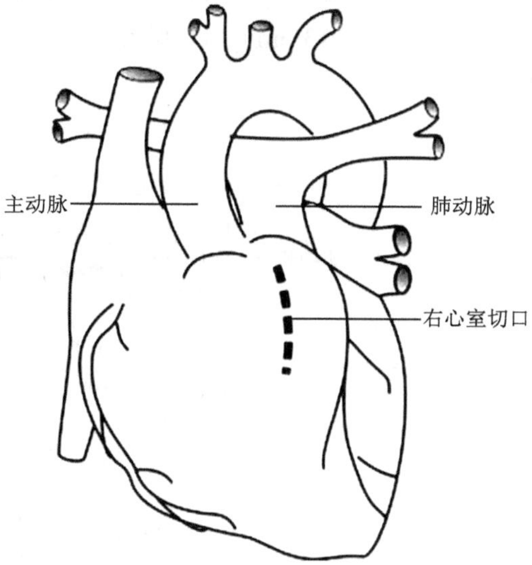

图 6-27-16　右心室切口

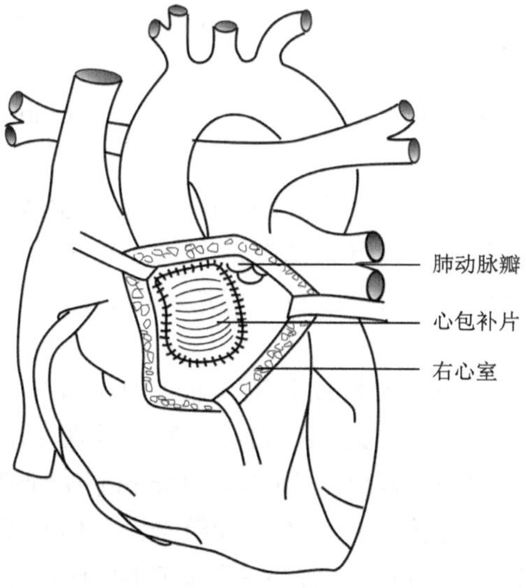

图 6-27-17　构建心内隧道

2. 心室内隧道和心室外管道（Rastelli 手术）

（1）用 11 号手术刀和血管剪做右心室纵行切口，其上端指向肺动脉干，用 2-0 涤纶线悬吊右心室壁，用血管剪充分切除肥厚的隔束和壁束，暴露主动脉口和室间隔缺损的全貌。

（2）手术医师构建左心室到主动脉的心内隧道。

（3）传递自体心包和 5-0（13mm）血管缝线做右心室流出道补片。

（4）若有粗的冠状动脉分支横跨右心室流出道或肺动脉干狭窄，传递剖氏血管钳和血管剪夹闭肺动脉干，横断肺动脉干，用 5-0（13mm）血管缝线或 6-0（13mm）血管缝线缝闭其近端，6-0（13mm）血管缝线端端吻合同种带瓣血管的远端与主肺动脉远端，传递血管缝线。用 5-0（13mm）或 6-0（13mm）血管缝线吻合带瓣血管近端用自体心包与右心室切口（图 6-27-18）。

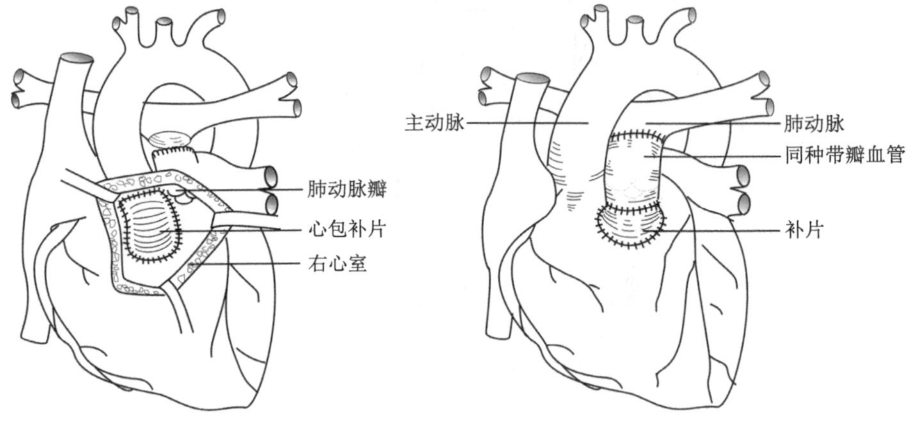

图 6-27-18　心室内隧道和心室外管道

A.构建左心室到主动脉的内隧道；B.心室外管道重建右心室流出道

3. 心室内隧道和肺动脉易位术（REV 手术，包括以 Lecompte 操作为核心的一系列技术）

（1）传递血管剪及无损伤镊广泛游离肺动脉干和两侧肺动脉至心包出口处，直角钳 10 号带线结扎、切断未闭动脉导管或导管韧带。

（2）传递 11 号手术刀和血管剪，经右心室切口做心内隧道使左心室与主动脉瓣口连接。

（3）动脉阻断钳阻断升主动脉和肺动脉干，血管剪切断升主动脉和肺动脉干，用 5-0（13mm）血管缝线缝闭肺动脉干近端，将肺动脉干放在主动脉前方，并做升主动脉远近端吻合（图 6-27-19，图 6-27-20）。用 5-0（13mm）血管缝线或 6-0（13mm）血管缝线将肺动脉远端后缘与右心室切口上部连续缝合，并做肺动脉干前面的纵行切口（图 6-27-21）。用自体制备心包片覆盖于右心室和肺动脉切口上，5-0（13mm）血管缝线缝合（图 6-27-22）。

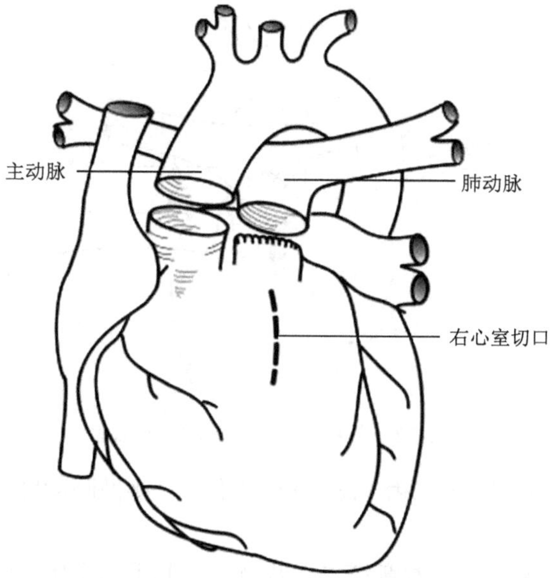

图 6-27-19　离断主动脉与肺动脉

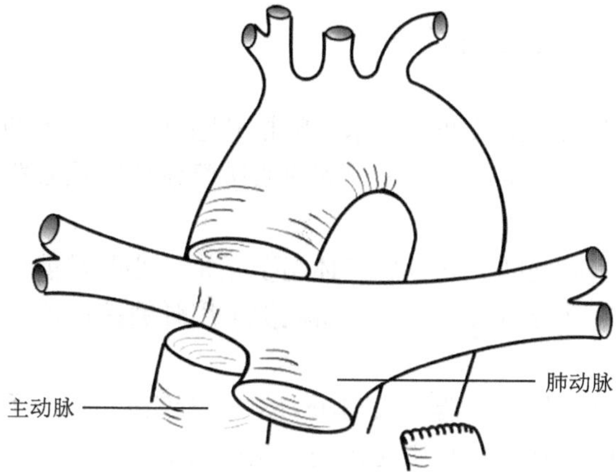

图 6-27-20　缝合肺动脉近端

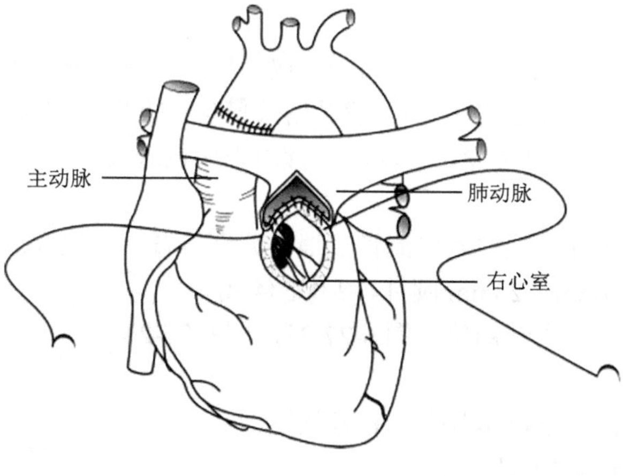

图 6-27-21　心内隧道

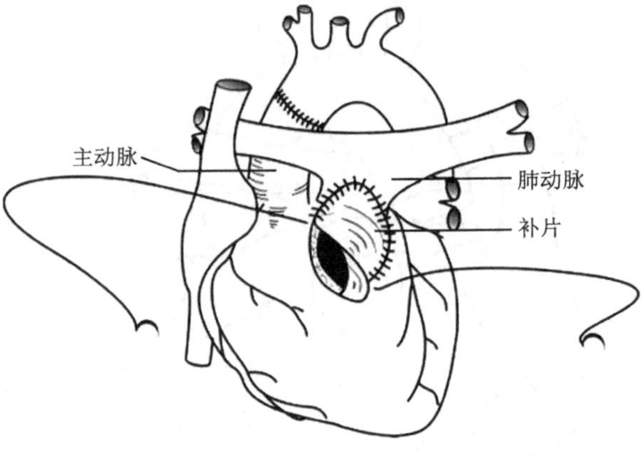

图 6-27-22 补片吻合主肺动脉与右心室

两大动脉呈并列关系者，不需做 Lecompte 操作，直接做肺动脉远端与右心室切口上缘缝合。

4. Damus-Kaye-Stansel（见本章第二十八节） 此手术适用于右心室双出口肺动脉下室间隔缺损合并明显主动脉瓣口和瓣下狭窄或主动脉近端缩窄的病例。

（六）并行循环，恢复心脏的功能

（1）巡回护士将手术床头部放低，手术医师松开阻断钳开放主动脉，主动脉根部动脉灌注管逆流排气，恢复全流量体外循环，观察心脏复跳情况及心肌颜色。连接心内除颤电极备用。

（2）同时通过体外循环辅助，恢复患者体温至正常，心脏功能逐步恢复。

（3）手术医师检查各吻合口有无出血，器械护士用弹簧持针器夹 5-0（13mm）血管缝线备用。

（4）器械护士选择合适的注射器针头与压力延长管连接，传予手术医师在右心室前壁行肺动脉测压、右上腔静脉与左心房交接处行左心房测压。

（七）停止人工心肺转流，关胸

（1）管道钳钳闭上腔静脉、下腔静脉插管，巡回护士记录尿量并告知体外循环医师。手术医师拔除腔静脉插管，麻醉医师中心静脉用等量鱼精蛋白中和体内的肝素。

（2）手术医师拔除主动脉插管，主动脉插管内外荷包缝线结扎，手术野充分止血。

（3）关闭切口

1）根据患者体重选择不同型号引流管 2 根，分别放置于心包及纵隔。

2）心包缝合：用 7mm×20mm 圆针、2-0/T 丝线。

3）胸骨缝合：用 1 号带针钢丝（图 6-27-23，图 6-27-24）。

4）肌层缝合

非吸收线：用 13mm×24mm 圆针、0 号丝线。

可吸收线：用圆针 2-0 可吸收线。

5）皮下缝合：用 13mm×24mm 圆针 2-0 可吸收线。

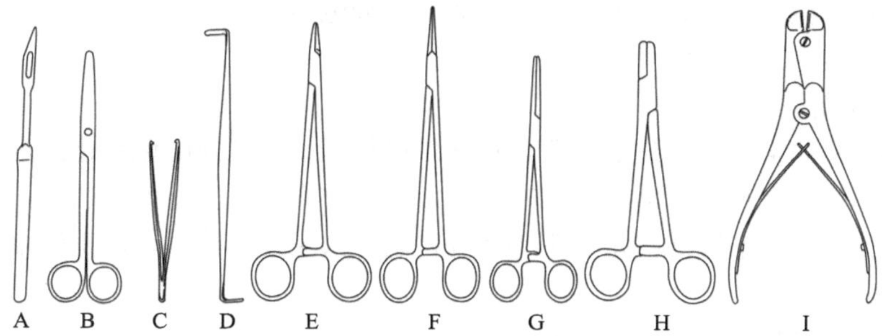

图 6-27-23　关胸阶段器械

A.11 号手术刀；B.组织剪；C.组织镊；D.肺动脉拉钩；E.持针器；F.扁桃体止血钳；G.可可钳；H.钢丝钳；I.钢丝剪

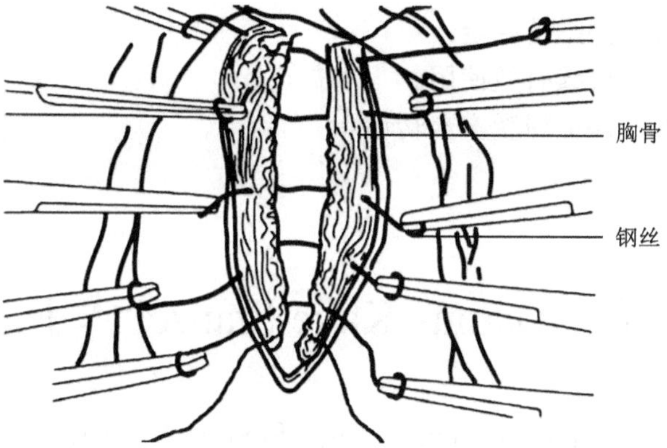

图 6-27-24　关胸

6）皮肤缝合

非吸收线：用三角针 3-0 丝线。

可吸收线：用三角针 4-0 可吸收线。

7）固定引流管：用三角针 2-0/T 丝线。

8）根据伤口的长度选择相应型号敷料，将引流管与引流器连接，并使之保持负压状态。

（八）归还器械

分类退回清洗间并登记。

五、护理特殊关注点

1. 术前关注点

（1）严格执行查对制度：包括患者信息、术前准备是否完善、手术用物清点等。

（2）术前 30min～2h 首剂抗生素的使用。

（3）仪器设备检查及准备，如中心负压等、高频电刀。

（4）患者保暖。

2. 术中关注点

（1）密切观察病情及手术进展程度，观察生命体征、尿量及颜色变化。

（2）体外循环建立前患者 ACT＞480s。

（3）缝合人工血管的缝线一定要带小垫片，防止人工血管撕脱，产生残余的左向右分流。

（4）手术过程中随时准备测量右心室及肺动脉压力。

（5）肝素、鱼精蛋白的正确使用（常规剂量是 3mg/kg，根据术中 ACT 随时调整用量）。

（6）血管活性药物的正确使用。

（7）注意鱼精蛋白的配制和使用时间。

3. 术后关注点

（1）生命体征的观察并维持稳定。

（2）血管活性药物的持续有效使用。

（3）生命通道通畅，保证患者安全转运。

（邱姝婷）

第二十八节　Damus-Kaye-Stansel 术手术配合

Damus-Kaye-Stansel 手术是由 Damus、Kaye 和 Stansel 在 1970 年各自独立提出的一种用于矫治合并室间隔大动脉错位的手术方法。当时对于究竟谁是原创者有过一些争论，故现在同时用这三个姓氏命名这种手术，而通常使用其字母缩拼词 DKS。

DKS 适用于右心室双出口肺动脉下 VSD 合并明显主动脉瓣口和瓣下狭窄或主动脉近端狭窄的病例，以及左心室型心室双入口伴左侧残留右心室和心室与大动脉连接不一致合并主动脉下狭窄者。

手术时机的选择取决于患者症状的严重程度和是否合并其他心脏畸形。合理地选择手术年龄很重要，年龄太小体内无法进行管道的安置；年龄较大容易出现肺血管不可逆病变，2 岁以上的患者应尽早进行根治手术。

一、手术用物准备

（一）常规布类

手术盆 1 个，手术衣 6 件，桌单 4 张，剖口单 1 张，治疗巾 20 张。

（二）手术器械

体外循环普通器械 1 包，体外循环血管盒（小儿）1 包，胸骨锯 1 套，胸骨牵开器

1 个，肺动脉探条（直径 4～18mm）1 包，剖氏血管钳，显微特殊器械 1 包。

（三）一次性用物

1. 常规物品 一次性桌单 1 张，20 号手术刀片 1 张，11 号手术刀片 1 张，带显影纱布 10～20 张，电刀笔 1 个，电刀清洁片 1 张，灯柄罩 2 个，冲洗器 1 个，手外套针 1 板，2-0/T 丝线 2 包，0 号丝线 1 包，1 号丝线 1 包，骨蜡 1 板，手套按需准备，10ml 注射器 1 副，12 号硅胶尿管 2 根，18 号乳胶尿管 1 根，各型引流管，45cm×45cm 医用粘贴膜 1 张，1 号带针钢丝 2 根，各型无菌粘贴敷料，压力延长管 1 根。

2. 插管缝线 3-0 涤纶线 4 根，4-0（13mm）血管缝线 2 根。

3. 心内缝线 5-0（13mm）血管缝线 2 根，6-0（13mm）血管缝线 2 根，6-0（9mm）血管缝线 2 根。

4. 关胸缝线

（1）非吸收线：3-0 丝线 1 包，2-0/T 丝线 1 包，0 号丝线 1 包，1 号丝线 1 包。

（2）可吸收线：圆针 2-0 可吸收线 1 根，三角针 4-0 可吸收线 1 根。

5. 体外循环用物（以体重小于 10kg 为例） 主动脉插管 8～12Fr 1 根，上腔静脉插管 12～14Fr 1 根，下腔静脉插管 14～16Fr 1 根，心内吸引管道 3 套，心内吸引头 1 根，动脉灌注管 1 根，灌注针 1 根，冠状动脉灌注头 1 个。

6. 特殊用物 涤纶补片，同种带瓣血管。

二、手术体位

见第六章第一节手术体位。

三、消毒铺巾

见第六章第一节消毒铺巾。

四、器械护士手术配合

（一）开胸

1. 术前准备 器械护士和巡回护士共同清点器械、纱布、纱球、缝针、刀片等所有用物数量。固定并调试电刀笔，连接吸引器，安装灯柄罩，用组织钳将连接好的心内吸引管、动脉灌注管固定于合适的位置。

2. 手术切口 是胸骨正中切口，上缘距胸骨切迹下 2～3cm，下缘至剑突下 2～3cm。

3. 切开皮肤、皮下及骨膜 备 20 号手术刀、组织镊、纱布、电刀笔。

4. 切开胸骨　器械护士调试胸骨锯于功能位，手术医师用直角钳分离胸骨切迹，可可钳夹住剑突，组织剪剪开剑突，“花生米”钝性剥离器分离胸骨与心包壁层间隙，胸骨锯从胸骨正中锯开胸骨，骨蜡止血（剪成长条状）（图 6-28-1，图 6-28-2）。

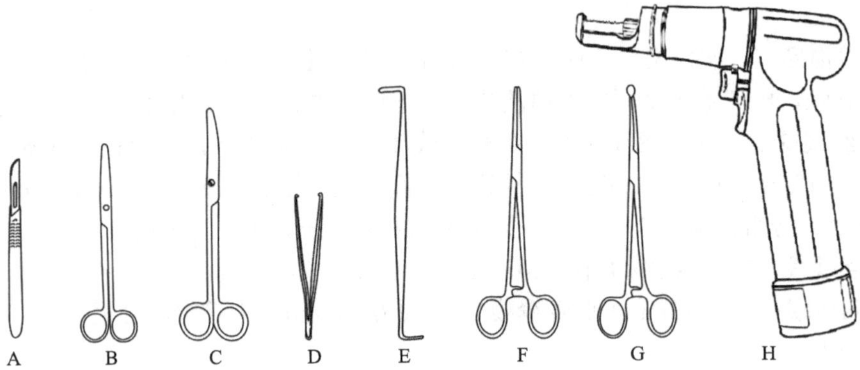

图 6-28-1　开胸阶段器械

A.20 号手术刀；B.组织剪；C.解剖剪；D.有齿镊；E.肺动脉拉钩；F.可可钳；G.“花生米”钝性剥离器；H.胸骨锯

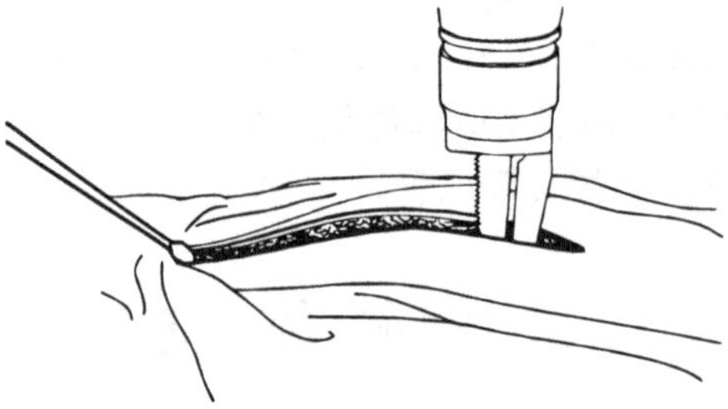

图 6-28-2　切开胸骨

5. 切开心包，暴露心脏　以无名静脉为水平，电刀笔切除患者胸腺，游离心包，解剖剪取部分心包，7mm×20mm 圆针、2-0/T 丝线悬吊心包，胸骨牵开器撑开胸骨，暴露心脏（图 6-28-3，图 6-28-4）。

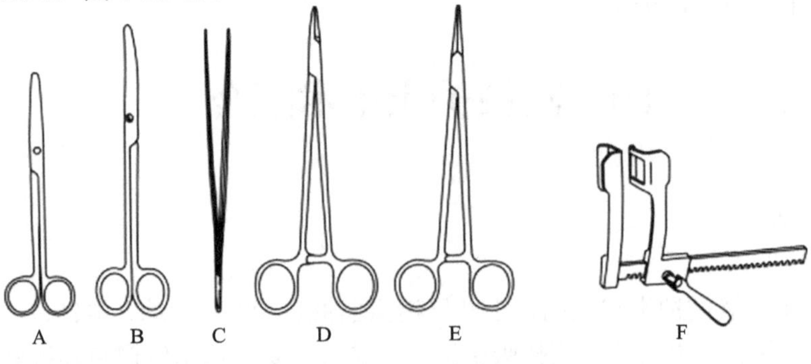

图 6-28-3　暴露心脏阶段器械

A.组织剪；B.解剖剪；C.无损伤镊；D.持针器；E.扁桃体止血钳；F.胸骨牵开器

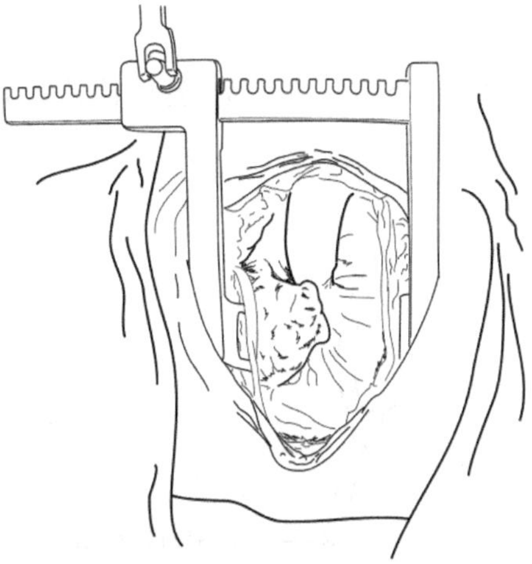

图 6-28-4 暴露心脏

6. 固定心包 器械护士用10ml 注射器抽取2%戊二醛5ml，将取下的自体心包在弯盘内铺平并展开成手术医师需要的形状，用戊二醛固定5～10min 后，放入盛有常温无菌生理盐水的容器中，摆动清洗2min，同法清洗3次后放于生理盐水中备用。台上清洗液统一倒入手术盆传递给巡回护士，送出手术间按化学废液统一处理，避免手术环境再污染。

（二）建立体外循环（以体重小于 10kg 患者为例）

1. 主动脉插管

（1）插管准备：在远离主-肺动脉窗较远处升主动脉远端用 3-0 涤纶线双针分别缝合主动脉插管的内外荷包，剪下缝针，缝线分别套入内置过线钩的细阻断管（乳胶尿管 12 号剪段制成）内，弯蚊式止血钳牵引，备 12Fr 主动脉插管并检查接头是否完好。

（2）插管：解剖剪分离荷包缝线内的主动脉外膜，11 号手术刀切出与插管口径相适宜的切口，插入主动脉插管，弯蚊式止血钳收紧荷包线，1 号丝线结扎管道和荷包线阻断管。

（3）主动脉插管与心肺转流动脉管连接：管道钳阻断心肺转流管，组织剪剪断心肺转流管，主动脉插管与心肺转流管动脉端连接，组织钳将动脉管道固定于头架的无菌单上（图 6-28-5）。

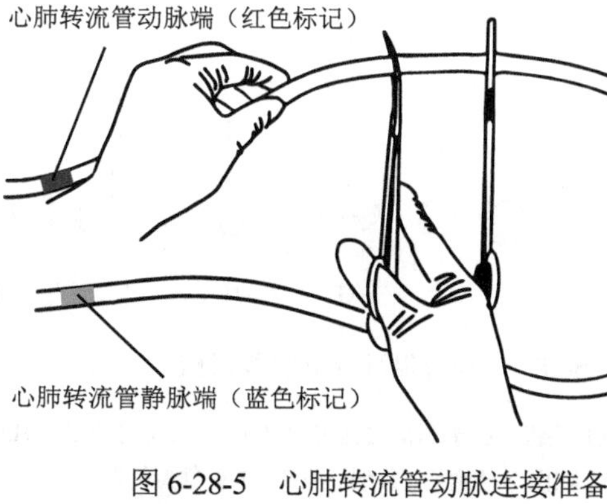

图 6-28-5 心肺转流管动脉连接准备

2. 上腔静脉、下腔静脉插管

（1）转流管静脉端连接 Y 形分叉接头，连接延长转流管后接上直型接头备用（图 6-28-6）。

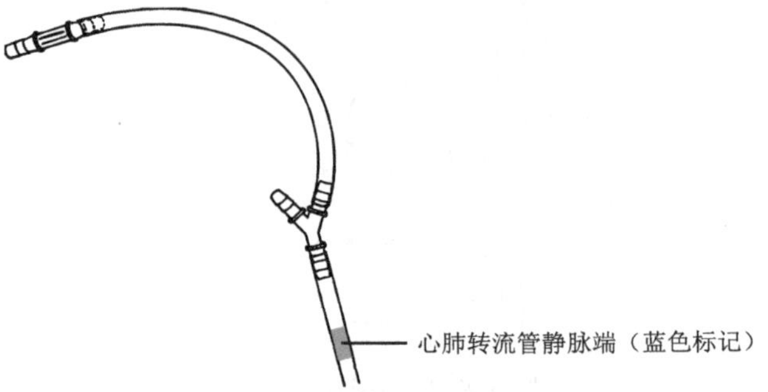

图 6-28-6 心肺转流管静脉连接准备

（2）上腔静脉插管：肺静脉钳夹住右心耳尖部，弹簧持针器夹 4-0（13mm）血管缝线缝荷包，剪下缝针，缝线套入内置过线钩的细阻断管内，弯蚊式止血钳牵引。剪去部分心耳尖、分离心耳组织后，插入上腔静脉插管，弯蚊式止血钳收紧荷包线，1 号丝线结扎。

（3）下腔静脉插管：4-0（13mm）血管缝线在右心房前壁缝另一荷包，剪下缝针，缝线套入内置过线钩的细阻断管内，11 号手术刀做小切口，扁桃体止血钳将小切口撑开，插入下腔静脉插管，弯蚊式止血钳收紧荷包线，1 号丝线结扎。

（4）左心房安置左心房引流：传递弹簧持针器夹 4-0（13mm）血管缝线在右上肺静脉上缝荷包，剪下缝针，缝线套入内置过线钩的细阻断管内，弯蚊式止血钳牵引。11 号手术刀在荷包中做一小切口，扁桃体止血钳扩大切口后插入心内吸引管，弯蚊式止血钳收紧荷包并告知体外循环医师。

（5）上腔静脉、下腔静脉插管与准备好的心肺转流静脉管连接（图 6-28-7，图 6-28-8）。

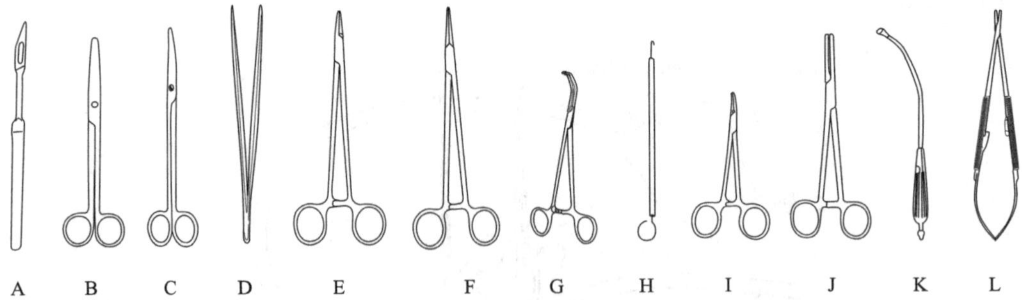

图 6-28-7 体外循环建立阶段器械

A.11 号手术刀；B.组织剪；C.解剖剪；D.无损伤镊；E.持针器；F.扁桃体止血钳；G.肺静脉钳；H.内置过线钩的细阻断管；I.弯蚊式止血钳；J.管道钳；K.吸引器头；L.弹簧持针器

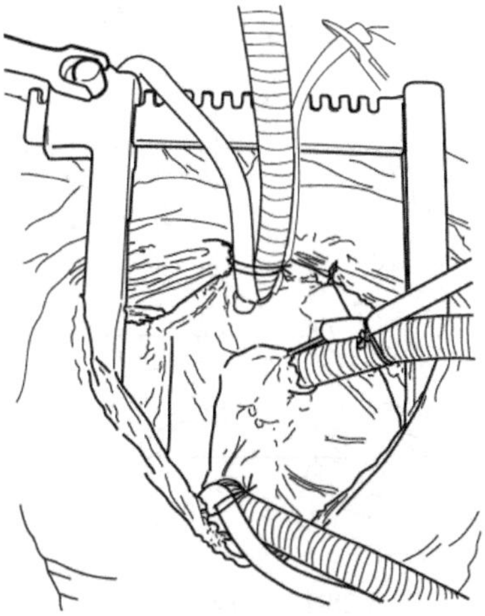

图 6-28-8　体外循环建立

3. 灌注插管

（1）插管准备：3-0 涤纶线在主动脉插管下方缝灌注荷包，剪下缝针，缝线套入内置过线钩的细阻断管内，弯蚊式止血钳牵引。

（2）插管：手术医师在缝线荷包中间插入灌注针，弯蚊式止血钳收紧荷包线，1 号丝线结扎，体外循环医师用停搏液进行管道的排气，并接好动脉灌注管（图 6-28-9，图 6-28-10）。

4. 人工心肺转流　手术医师取下所有管道钳，人工心肺转流开始，记录尿量。

5. 预防栓塞　手术医师和器械护士用无菌生理盐水洗手，检查手套有无破损，以及洗掉手套上的血痂，防止血痂进入体循环，造成栓塞。

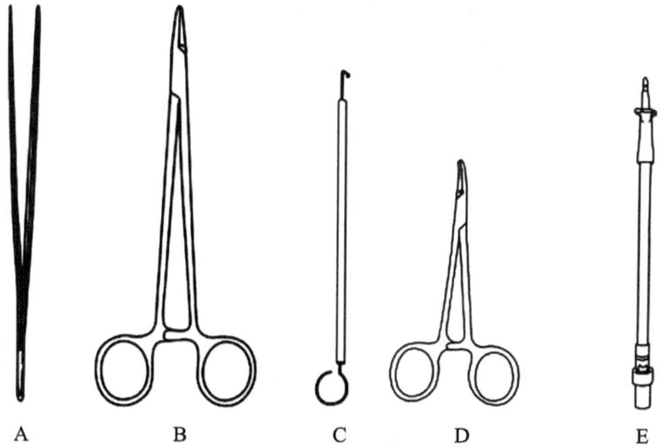

图 6-28-9　灌注阶段手术器械

A.无损伤镊；B.持针器；C.内置过线钩的细阻断管；D.弯蚊式止血钳；E.直型灌注针

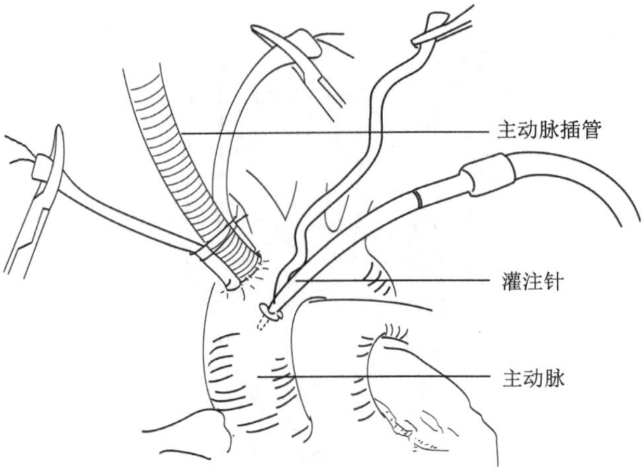

图 6-28-10　灌注插管

（三）阻断上腔静脉、下腔静脉及主动脉，心脏停搏

（1）用直角钳和电刀分别游离上腔静脉、下腔静脉，套 1 号丝线，再将丝线套入内置过线钩的粗阻断管（18 号乳胶尿管剪段制成）内，弯蚊式止血钳牵引并阻断上腔静脉、下腔静脉。

（2）动脉阻断钳阻断升主动脉，灌注心脏肌停搏液，心跳停搏后切开主动脉，左右冠状动脉继续灌注一定量的灌注液（图 6-28-11，图 6-28-12）。

（四）心肌保护的措施

（1）巡回护士将室温降至 20℃左右。

（2）体外循环医师进行血液降温，使体温降至 28～32℃。

（3）手术医师利用 4℃低温心脏停搏液行心肌灌注。

（4）心脏表面冰水或冰屑降温。

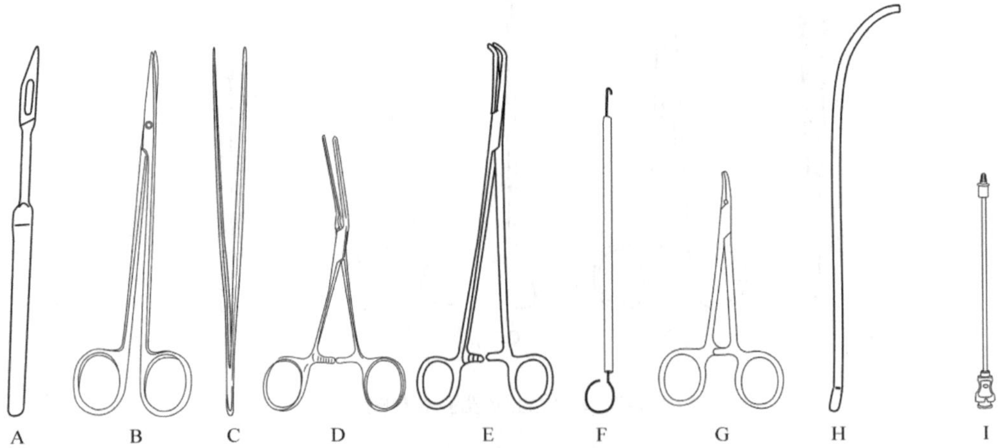

图 6-28-11　阻断阶段器械

A.11 号手术刀；B.解剖剪；C.无损伤镊；D.动脉阻断钳；E.直角钳；F.内置过线钩的细阻断管；G.弯蚊式止血钳；H.心脏拉钩；I.冠状动脉灌注头

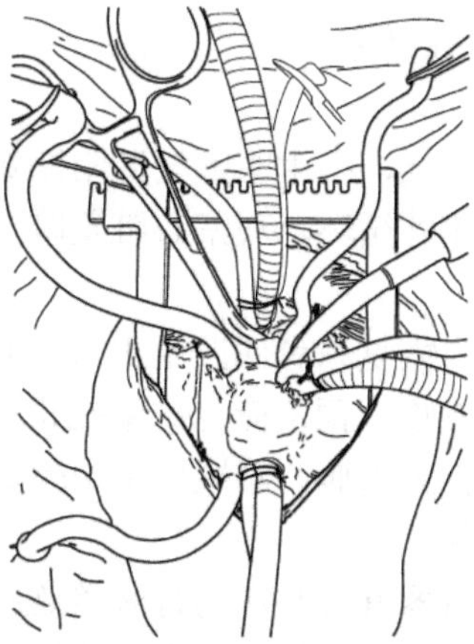

图 6-28-12　主动脉上下腔静脉阻断

（五）使用 DKS 手术方式修复 VSD 位于肺动脉瓣下型的右心室双出口

（1）VSD修补：用 11 号手术刀在右心室做纵行切口，心脏拉钩暴露VSD。由医师根据VSD大小剪裁自体心包补片或涤纶补片，并用弯蚊式止血钳固定于手术切口左侧治疗巾上，弹簧持针器夹 6-0（9mm）血管缝线带心包扣间断缝合VSD同时把左心室的血液引入肺动脉。

（2）横断主肺动脉，升主动脉-主肺动脉近心端端侧吻合：传递血管剪、无损伤镊横断主肺动脉，11 号手术刀在主动脉左下方切一小口，解剖剪扩大切口并修剪成椭圆形，使其直径等于肺动脉直径，用 5-0（13mm）血管缝线或 6-0（13mm）血管缝线进行肺动脉近端-主动脉切口的吻合。

（3）使用同种带瓣血管连接右心室与肺动脉，管道近心端的一半要同右心室上部缝合，之后用 5-0（13mm）血管缝线或 6-0（13mm）血管缝线将自体心包片或管道材料缝合覆盖右心室和管道之间的空缺（图 6-28-13）。

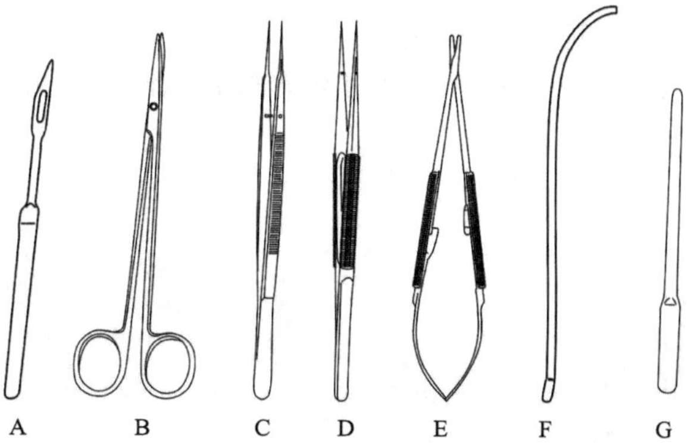

图 6-28-13　心内操作器械

A.11 号手术刀；B.血管剪；C.、D.血管镊；E.弹簧持针器；F.心脏拉钩；G.肺动脉探条

（六）并行循环，恢复心脏功能

（1）巡回护士将手术床头部放低，手术医师松开阻断钳开放主动脉，主动脉根部动脉灌注管逆流排气，恢复全流量体外循环，观察心脏复跳情况及心肌颜色。连接心内除颤电极备用。

（2）同时通过体外循环辅助，恢复患者体温至正常，心脏功能逐步恢复。

（3）手术医师拔出左心房引流管，预留荷包线结扎止血，组织剪剪线。

（4）手术医师检查各吻合口有无出血，器械护士用弹簧持针器夹 5-0（13mm）血管缝线或 6-0（13mm）血管缝线备用。

（5）器械护士选择合适的注射器针头与压力延长管连接，传予手术医师在右心室前壁行肺动脉测压、右上腔静脉与左心房交接处行左心房测压。

（七）停止人工心肺转流，关胸

（1）管道钳钳闭上腔静脉、下腔静脉插管，巡回护士记录尿量并告知体外循环医师。手术医师拔除腔静脉插管，麻醉医师中心静脉用等量鱼精蛋白中和体内的肝素。

（2）手术医师拔除主动脉插管，主动脉插管内外荷包缝线结扎，手术野充分止血。

（3）关闭切口

1）根据患者体重选择不同型号引流管 2 根，分别放置于心包及纵隔。

2）心包缝合：用 7mm×20mm 圆针、2-0/T 丝线。

3）胸骨缝合：用 1 号带针钢丝（图 6-28-14，图 6-28-15）。

4）肌层缝合

非吸收线：用 13mm×24mm 圆针、0 号丝线。

可吸收线：用圆针 2-0 可吸收线。

5）皮下缝合：用圆针 2-0 可吸收线。

6）皮肤缝合

非吸收线：用三角针 3-0 丝线。

可吸收线：用三角针 4-0 可吸收线。

7）固定引流管：用三角针 2-0/T 丝线。

8）根据伤口的长度选择相应型号敷料，将引流管与引流器连接，并使之保持负压状态。

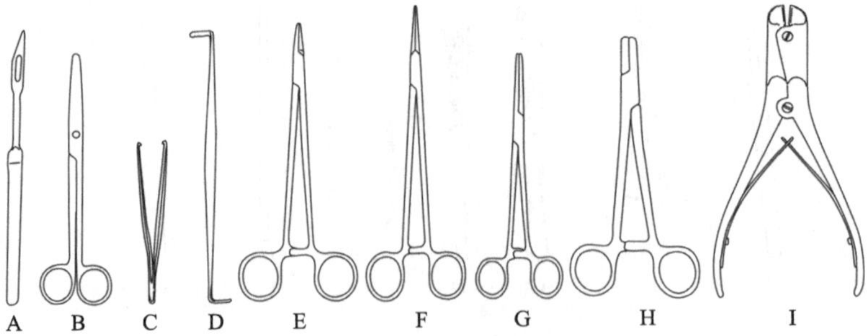

图 6-28-14 关胸阶段器械

A.11 号手术刀；B.组织剪；C.组织镊；D.肺动脉拉钩；E.持针器；F.扁桃体止血钳；G.可可钳；H.钢丝钳；I.钢丝剪

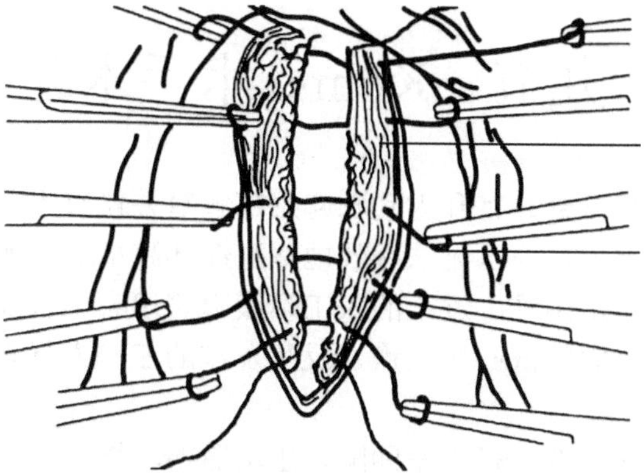

图 6-28-15　关胸

（八）归还器械

分类退回清洗间并登记。

五、护理特殊关注点

1. 术前关注点

（1）严格执行查对制度，特别是婴幼儿身份的识别。

（2）术前 30min～2h 首剂抗生素的使用。

（3）仪器设备检查及准备，如中心负压、高频电刀等。

（4）协助麻醉医师麻醉患者，注意观察生命体征。

2. 术中关注点

（1）骨突出部及受压皮肤保护。

（2）根据手术进程调节室温，防止患者低体温的发生。

（3）手术过程中注意观察变温水毯的温度，温度不能高于 38℃，以防烫伤患者。

（4）肝素、鱼精蛋白的正确使用（常规剂量是 3mg/kg，根据术中 ACT 随时调整用量）。

（5）血管活性药物的正确使用。

（6）密切观察生命体征、尿量及颜色。

3. 术后关注点

（1）生命体征的观察。

（2）各生命通道的通畅。

（3）血管活性药物的持续有效使用。

（4）与转运科室间的有效沟通。

（5）检查受压部位的完整性，发现问题及时处理问题。

（吕　璟）

第二十九节　Konno 术手术配合

先天性的主动脉瓣狭窄可合并有升主动脉起始部狭窄并伴有主动脉瓣环发育不全及左心室流出道狭窄。主动脉瓣置换术无法有效地解决瓣环狭窄的问题，同时儿童升主动脉细小置入人工心脏瓣膜非常困难，过小的人工瓣膜随着患者生长发育会出现血流动力学障碍，以至于出现难以克服的低心排血量、反复发作的左心力衰竭等一系列并发症，面临再次手术的风险。

Konno 手术是用人工血管补片扩大室间隔，主动脉瓣环置入人工心脏瓣膜，再用同一人工血管补片扩大升主动脉，最后另取一人工血管补片扩大右心室流出道。

Konno 手术是解决此问题较为理想的一种手术方式。

一、手术用物准备

（一）常规布类

手术盆 1 个，手术衣 8 件，剖口单 2 张，桌单 6 张，治疗巾 10 张。

（二）手术器械

体外循环普通器械 1 包，体外循环血管盒（小儿）1 包，胸骨锯 1 套，胸骨牵开器 1 件，显微特殊器械 1 包。

（三）一次性用物

1. 常规物品　吸引管 1 根，吸引头 1 根，一次性桌单 1 张，20 号手术刀片 1 张，11 号手术刀片 1 张，带显影纱布 10～20 张，电刀笔 1 个，电刀清洁片 1 张，灯柄罩 2 个，冲洗器 1 个，手外套针 1 板，2-0/T 丝线 2 包，0 号丝线 1 包，1 号丝线 1 包，骨蜡 1 板，手套按需准备，10ml 注射器 1 副，12 号硅胶尿管 2 根，18 号乳胶尿管 1 根，各型引流管，45cm×45cm 医用粘贴膜 1 张，1 号带针钢丝 2 根，各型无菌粘贴敷料，压力延长管 1 根。

2. 插管缝线　3-0 涤纶线 4 根，4-0（13mm）血管缝线 2 根。

3. 心内缝线　4-0（13mm）血管缝线 3 根，5-0（13mm）血管缝线 1 根，2-0 编织涤纶带扣线（后简称：2-0 换瓣线）10～12 根，具体根据手术需要而定。

4. 关胸缝线

（1）非吸收线：3-0 丝线 1 包，2-0/T 丝线 1 包，0 号丝线 1 包，1 号丝线 1 包。

（2）可吸收线：圆针 2-0 可吸收线 1 根，三角针 4-0 可吸收线 1 根。

5. 体外循环用物　各型动脉插管，各型腔静脉插管，心内吸引管道 2 套，心内吸引头 1 根，动脉灌注管 1 根，冠状动脉灌注头 1 根。

6. 特殊用物　涤纶人工血管，涤纶补片或外科生物补片。

二、手 术 体 位

见第六章第一节手术体位。

三、消 毒 铺 巾

见第六章第一节消毒铺巾。

四、器械护士手术配合

（一）开胸

1. 术前准备　器械护士和巡回护士共同清点器械、纱布、纱球、缝针、刀片等所有用物数量。固定并调试电刀笔，连接吸引器，安装灯柄罩，用组织钳将连接好的心内吸引管、动脉灌注管固定于合适的位置。

2. 手术切口　胸骨正中切口，上缘距胸骨切迹下2～3cm，下缘至剑突下2～3cm。

3. 切开皮肤、皮下及骨膜　备20号手术刀、组织镊、纱布、电刀笔。此阶段中心静脉使用肝素，用量为3mg/kg，使患者在动脉插管前激活ACT＞480s，必要时增加肝素用量。

4. 切开胸骨　器械护士调试胸骨锯于功能位，手术医师用直角钳分离胸骨切迹，可可钳夹住剑突，组织剪剪开剑突，“花生米”钝性剥离器分离胸骨与心包壁层间隙，胸骨锯从胸骨正中锯开胸骨，骨蜡止血（剪成长条状）（图6-29-1，图6-29-2）。

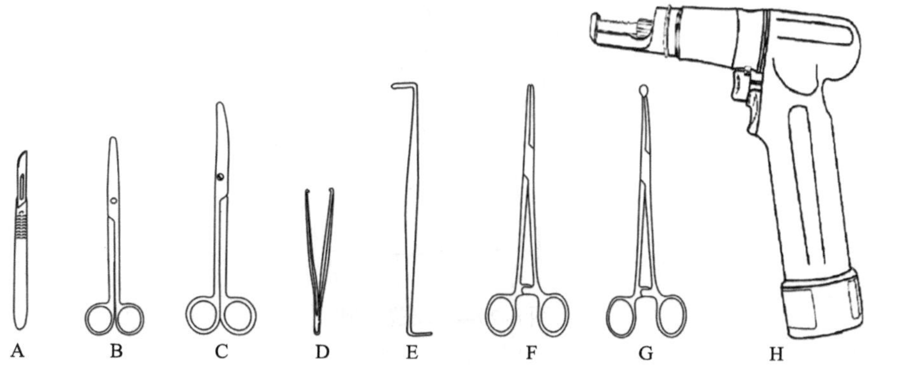

图6-29-1　开胸阶段器械

A.20号手术刀；B.组织剪；C.解剖剪；D.有齿镊；E.肺动脉拉钩；F.可可钳；G.“花生米”钝性剥离器；H.胸骨锯

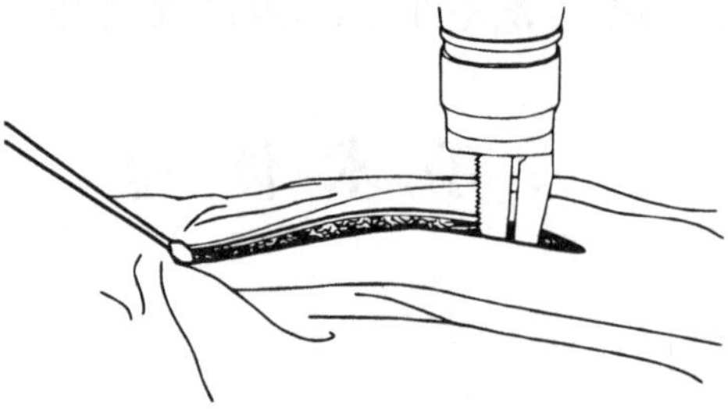

图 6-29-2 切开胸骨

5. 切开心包，暴露心脏 电刀笔切除患者胸腺，游离心包，解剖剪取部分心包，7mm×20mm 圆针、2-0/T 丝线悬吊心包，胸骨牵开器撑开胸骨，暴露心脏（图 6-29-3，图 6-29-4）。

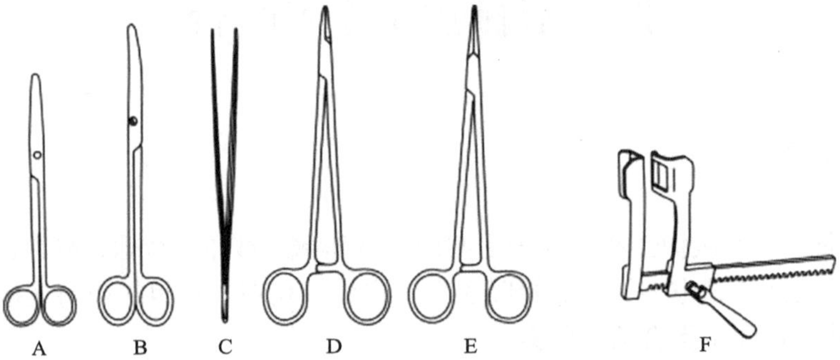

图 6-29-3 暴露心脏阶段器械

A.组织剪；B.解剖剪；C.无损伤镊；D.持针器；E.扁桃体止血钳；F.胸骨牵开器

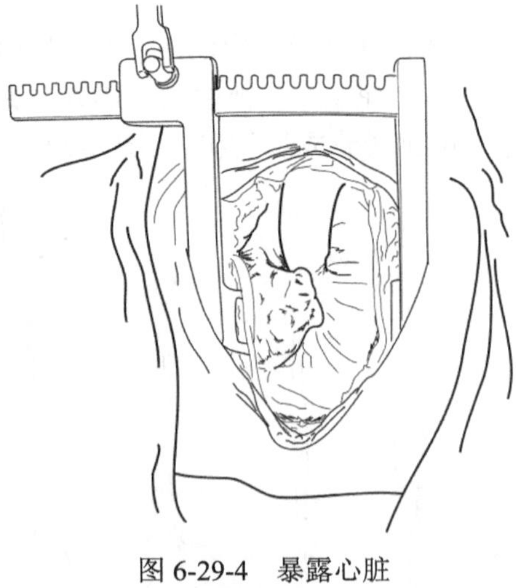

图 6-29-4 暴露心脏

6. 固定心包 器械护士用 10ml 注射器抽取 2%戊二醛 5ml，将取下的自体心包在弯盘内铺平并展开成手术医师需要的形状，用戊二醛固定 5～10min 后，放入盛有常温无菌生理盐水的容器中，摆动清洗 2min，同法清洗 3 次后放于生理盐水中备用。台上清洗液统一倒入手术盆传递给巡回护士，送出手术间按化学废液统一处理，避免手术环境再污染。

（二）建立体外循环

1. 主动脉插管

（1）插管准备：手术医师在升主动脉远端用 3-0 涤纶线双针分别缝合主动脉插管的内外荷包，剪下缝针，缝线分别套入内置过线钩的细阻断管（12 号硅胶尿管剪段制成）内，弯蚊式止血钳牵引，备主动脉插管并检查接头是否完好。

（2）插管：解剖剪分离荷包缝线内的主动脉外膜，11 号手术刀切出与插管口径相适宜的切口，插入主动脉插管，弯蚊式止血钳收紧荷包线，1 号丝线结扎管道和荷包线阻断管。

（3）主动脉插管与心肺转流动脉管连接：管道钳阻断心肺转流管，组织剪剪断心肺转流管，主动脉插管与心肺转流管动脉端连接，组织钳将动脉管道固定于头架的无菌单上（图 6-29-5）。

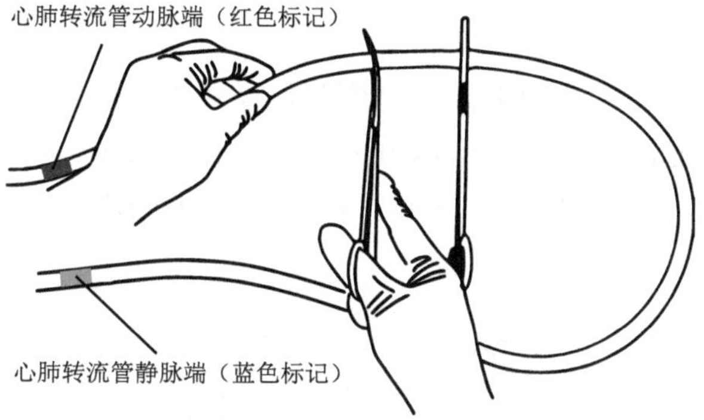

图 6-29-5　心肺转流管动脉连接准备

2. 上腔静脉、下腔静脉插管

（1）心肺转流管静脉端连接 Y 形分叉接头，连接延长转流管后接上直型接头备用（图 6-29-6）。

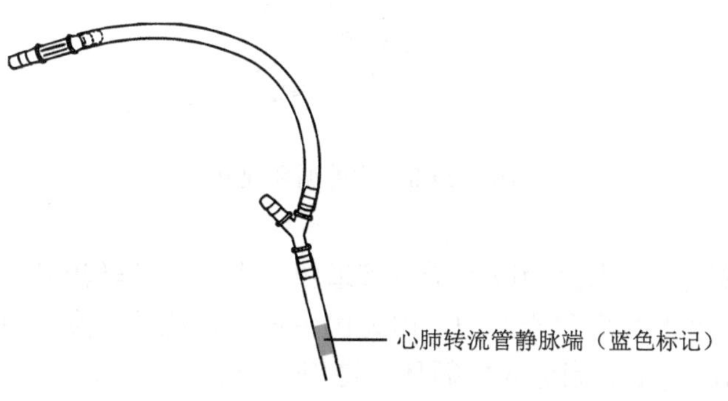

图 6-29-6　心肺转流管静脉连接准备

（2）上腔静脉插管：弹簧持针器夹 4-0（13mm）血管缝线在上腔静脉处缝荷包，剪下缝针，缝线套入内置过线钩的细阻断管内，弯蚊式止血钳牵引。11 号手术刀做切口插入上腔静脉直角插管，弯蚊式止血钳收紧荷包线，1 号丝线结扎。

（3）下腔静脉插管：弹簧持针器夹 4-0（13mm）血管缝线在右心房前壁缝另一荷包，剪下缝针，缝线套入内置过线钩的细阻断管内，11 号手术刀做小切口，再用扁桃体止血钳将小切口撑开，插入下腔静脉插管，弯蚊式止血钳收紧荷包线，1 号丝线结扎。

（4）左心房安置左心房引流管：弹簧持针器夹 4-0（13mm）血管缝线在右上肺静脉上缝荷包，剪下缝针，缝线套入内置过线钩的细阻断管内，弯蚊式止血钳牵引。11 号手术刀在荷包中做一小切口，扁桃体止血钳扩大切口后插入心内吸引管，弯蚊式止血钳收紧荷包并告知体外循环医师。

（5）上腔静脉、下腔静脉插管与准备好的心肺转流静脉管连接（图 6-29-7，图 6-29-8）。

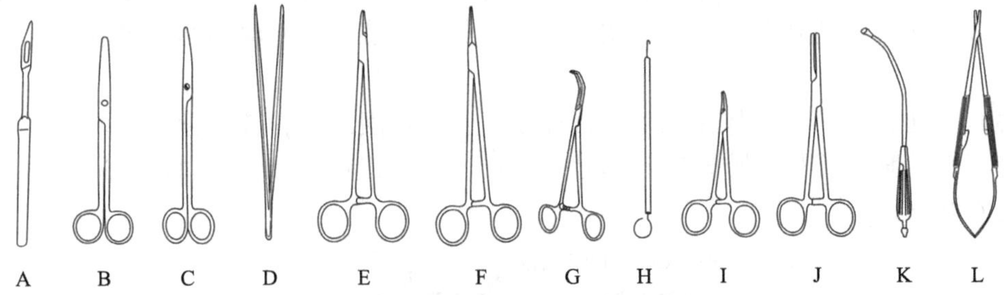

图 6-29-7　体外循环建立阶段器械

A.11 号手术刀；B.组织剪；C.解剖剪；D.无损伤镊；E.持针器；F.扁桃体止血钳；G.肺静脉钳；H.内置过线钩的细阻断管；I.弯蚊式止血钳；J.管道钳；K.吸引器头；L.弹簧持针器

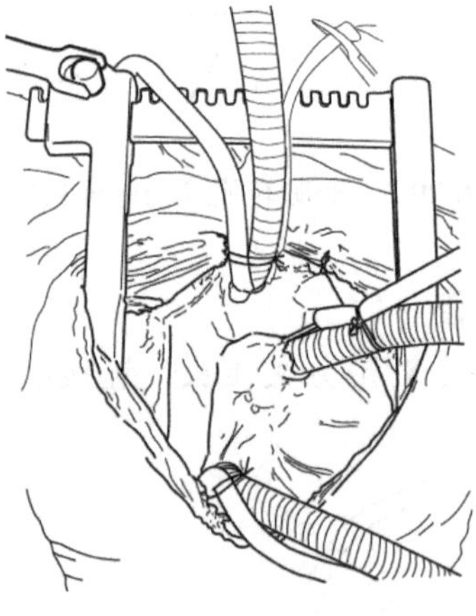

图 6-29-8　体外循环建立

3. 人工心肺转流　手术医师取下所有管道钳，人工心肺转流开始，记录尿量。

4. 预防栓塞　手术医师和器械护士用无菌生理盐水洗手，检查手套有无破损，以及洗掉手套上的血痂，防止血痂进入体循环，造成栓塞。

（三）阻断上腔静脉、下腔静脉及主动脉，心脏停搏

（1）传递直角钳和电刀分别游离上腔静脉、下腔静脉，套 1 号丝线，再将丝线套入内置过线钩的细阻断管（18 号乳胶尿管剪段制成）内，弯蚊式止血钳牵引并阻断上腔静脉、下腔静脉（图 6-29-9）。

（2）动脉阻断钳阻断升主动脉，主动脉根部做一斜形切口，延伸至主动脉瓣的无冠状动脉窦处，2 针 3-0 涤纶线牵引，牵开主动脉壁用冠状动脉灌注头行左冠状动脉、右冠状动脉灌注。灌注心肌停搏液，心脏停搏后仍需灌注一定的灌注量（图 6-29-10）。

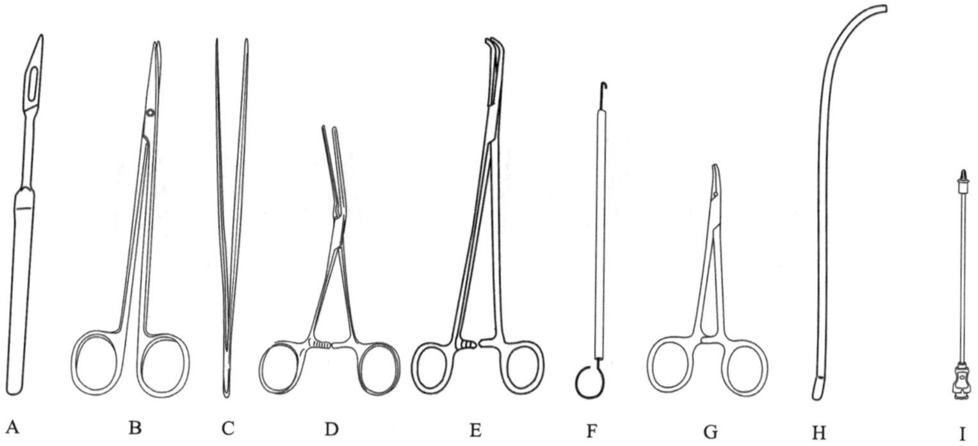

图 6-29-9　阻断灌注阶段器械

A.11 号手术刀；B.解剖剪；C.无损伤镊；D.动脉阻断钳；E.直角钳；F.内置过线钩的细阻断管；G.弯蚊式止血钳；H.心脏拉钩；I.冠状动脉灌注头

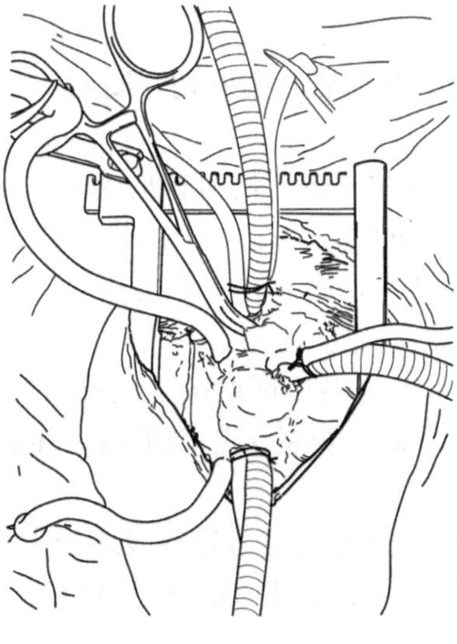

图 6-29-10　主动脉上下腔静脉阻断

（四）心肌保护的措施

（1）巡回护士将室温降至20℃左右。

（2）体外循环医师进行血液降温，使体温降至28～32℃。

（3）手术医师利用4℃低温心脏停搏液行心肌灌注。

（4）心脏表面冰水或冰屑降温。

（五）明确诊断，矫治畸形（图6-29-11）

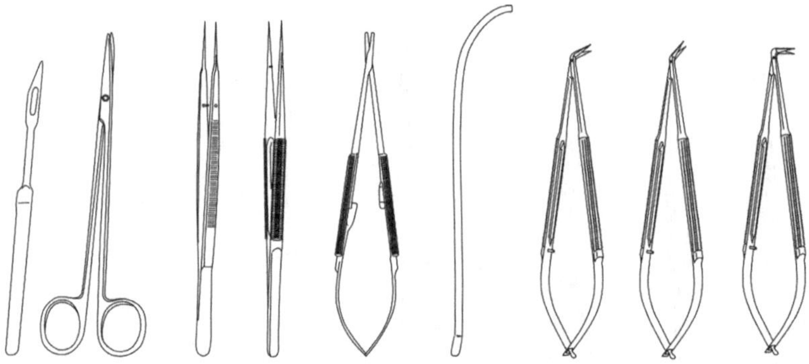

图6-29-11　心内操作器械

A.11号手术刀；B.血管剪；C.、D.血管镊；E.弹簧持针器；F.心脏拉钩；G.～I.角度血管剪

1. 游离升主动脉根部　用血管剪及血管镊，沿主肺动脉间隔解剖升主动脉根部表面的脂肪组织，避免损伤右冠状动脉，将其脂肪组织牵向右侧，以便暴露升主动脉根部。

2. 升主动脉切口　用血管剪沿升主动脉下端做纵行切口，先切开一小口后，3-0涤纶线缝于切口两边做牵引，探查右侧冠状动脉开口位置后，11号手术刀沿右侧冠状动脉开口与左冠状动脉瓣、右冠状动脉瓣联合之间切开瓣环，保持距右侧冠状动脉开口5～7mm。

3. 加宽主动脉根部和左心室流出道　用血管剪沿升主动脉左侧切开主动脉瓣环，继续向下分别切开右心室前壁及室间隔上份，3-0涤纶线牵引右心室切口，将血管剪的一叶经主动脉瓣口放于左心室，另一叶放入右心室切口，在位于右冠瓣基部左侧切开室间隔，充分地加宽主动脉根部和左心室流出道。

4. 主动脉瓣膜置换　用血管剪沿瓣环切除主动脉瓣膜，用瓣膜测量器测量瓣环大小，以便选择合适的人工瓣膜。将选好的人工瓣膜缝合环的后部用2-0换瓣线间断缝合于主动脉瓣环上。

5. 室间隔成形　手术医师将涤纶人工血管剪成适当大小的菱形，用4-0（13mm）血管缝线带垫片间断或连续缝合补片下端以加宽室间隔切口，直达主动脉瓣环水平，完成室间隔成形。

6. 缝合主动脉切口　2-0换瓣线将人工瓣膜前方的缝合环直接缝于涤纶补片上，用4-0

（13mm）血管缝线将该补片的余下部分缝于准备扩大的主动脉根部以闭合主动脉切口。

7. 扩大右心室流出道　手术医师另取一块三角形自体心包补片用 4-0（13mm）血管缝线将补片的底端重叠缝合于扩大的瓣环部分，再将三角形补片向下翻转，以闭合加宽右心室流出道，补片下方用 5-0（13mm）血管缝线连续缝合于右心室切口缘（图 6-29-12～图 6-29-15）。

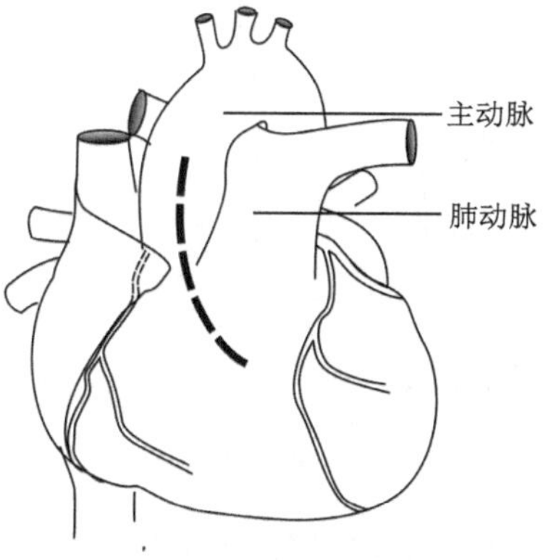

图 6-29-12　手术切口

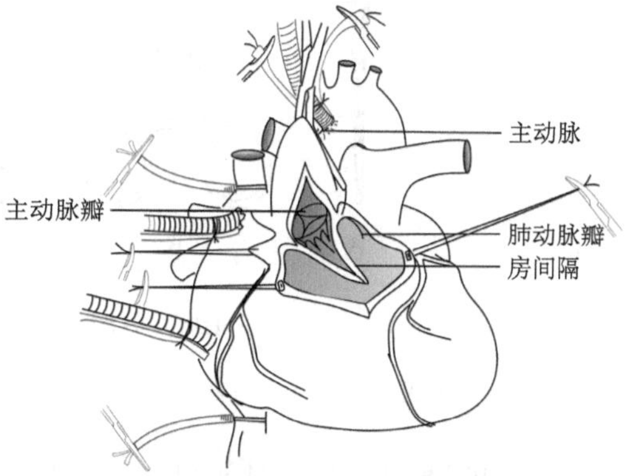

图 6-29-13　主动脉根部、主动脉瓣环及房间隔切口

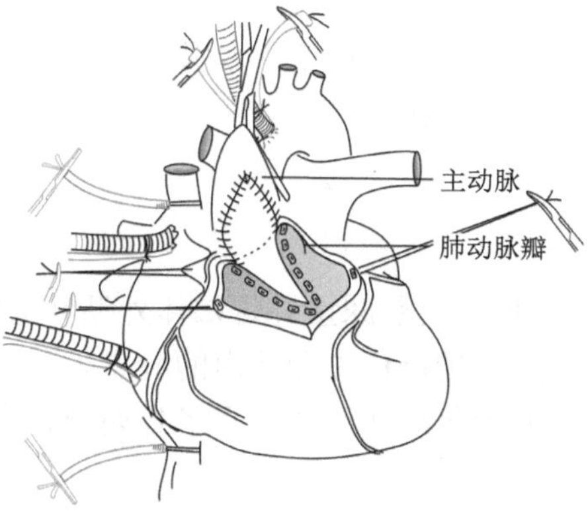

图 6-29-14　加宽主动脉根部和左心室流出道，室间隔成形

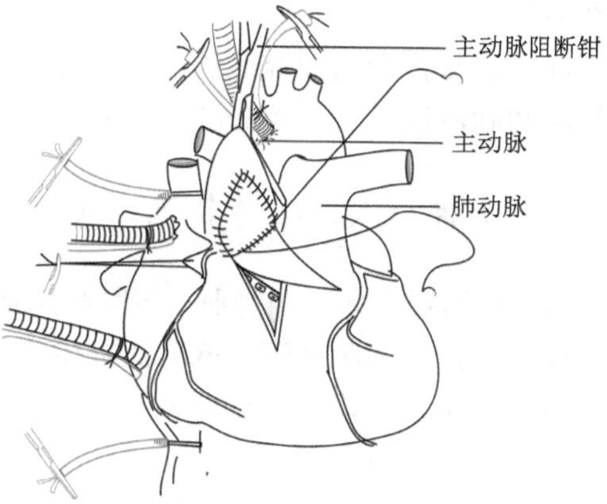

图 6-29-15　扩大右心室流出道

（六）并行循环，恢复心脏功能

（1）灌注插管：传递 3-0 涤纶线在主动脉插管下方缝灌注荷包，剪下缝针，缝线套入内置过线钩的细阻断管内，弯蚊式止血钳牵引。手术医师在缝线荷包中间插入灌注针，弯蚊式止血钳收紧荷包线，1 号丝线结扎，并接好动脉灌注管用于主动脉根逆流排气（图 6-29-16）。

（2）巡回护士将手术床头部放低，手术医师松开阻断钳开放主动脉，主动脉根部动脉灌注管逆流排气，恢复全流量体外循环，观察心脏复跳情况及心肌颜色。连接心内除颤电极备用。

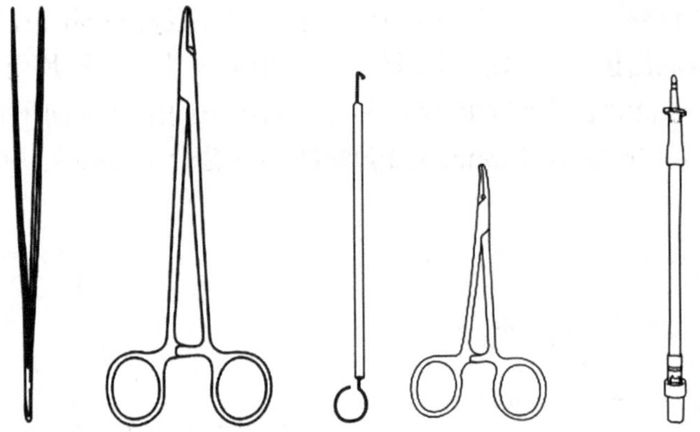

图 6-29-16　灌注插管阶段手术器械

A.无损伤镊；B.持针器；C.内置过线钩的细阻断管；D.弯蚊式止血钳；E.直型灌注针

（3）同时通过体外循环辅助，恢复患者体温至正常，心脏功能逐步恢复。

（4）手术医师拔出左心房引流管，预留荷包线结扎止血，组织剪剪线。

（5）手术医师检查各吻合口有无出血，器械护士用弹簧持针器夹 5-0（13mm）血管缝线备用。

（6）器械护士选择合适的注射器针头与压力延长管连接，传予手术医师在右心室前壁行肺动脉测压、右上腔静脉与左心房交接处行左心房测压。

（七）停止人工心肺转流，关胸

（1）管道钳钳闭上腔静脉、下腔静脉插管，巡回护士记录尿量并告知体外循环医师。手术医师拔除腔静脉插管，麻醉医师中心静脉用等量鱼精蛋白中和体内的肝素。

（2）手术医师拔除主动脉插管，主动脉插管内外荷包缝线结扎，手术野充分止血。

（3）关闭切口

1）根据患者体重选择不同型号引流管 2 根，分别放置于心包及纵隔。

2）心包缝合：用 7mm×20mm 圆针、2-0/T 丝线。

3）胸骨缝合：用 1 号带针钢丝（图 6-29-17，图 6-29-18）。

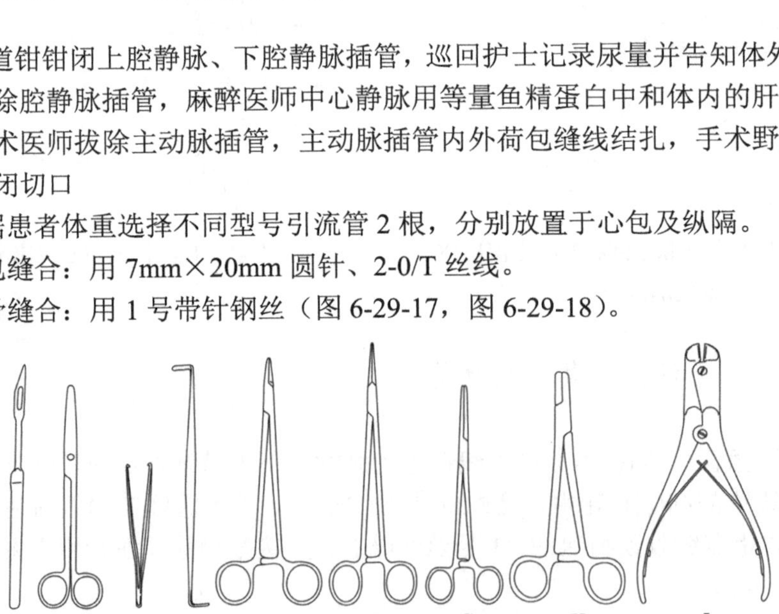

图 6-29-17　关胸阶段器械

A.11 号手术刀；B.组织剪；C.组织镊；D.肺动脉拉钩；E.持针器；F.扁桃体止血钳；G.可可钳；H.钢丝钳；I.钢丝剪

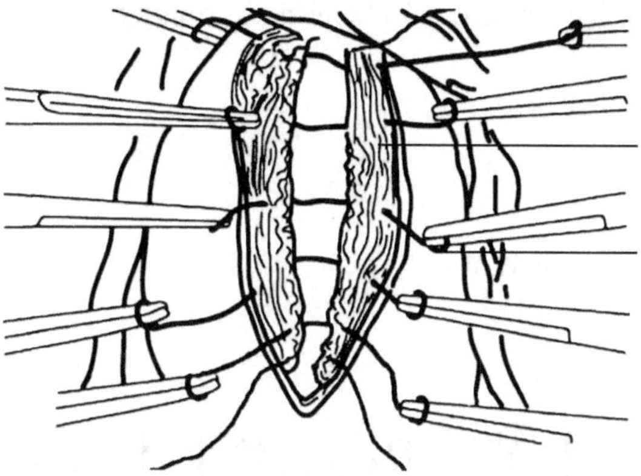

图 6-29-18　关胸

4）肌层缝合

非吸收线：用 13mm×24mm 圆针、0 号丝线。

可吸收线：用圆针 2-0 可吸收线。

5）皮下缝合：用圆针 2-0 可吸收线。

6）皮肤缝合

非吸收线：用三角针 3-0 丝线。

可吸收线：用三角针 4-0 可吸收线。

7）固定引流管：用三角针 2-0/T 丝线。

8）根据伤口的长度选择相应型号敷料，将引流管与引流器连接，并使之保持负压状态。

（八）归还器械

分类退回清洗间并登记。

五、护理特殊关注点

1. 术前关注点

（1）严格执行查对制度。

（2）术前 30min～2h 首剂抗生素的使用。

（3）仪器设备检查及准备，如中心负压、高频电刀等。

2. 术中关注点

（1）密切配合麻醉医师观察血压、脉搏、中心静脉压、血氧饱和度的情况。

（2）注意观察尿量和颜色。

（3）手术难度大、时间长，严格执行无菌操作原则，预防院内感染。

（4）预防术中低体温准备。

（5）用物清点与维护。

（6）肝素、鱼精蛋白的正确使用（常规剂量是 3mg/kg，根据术中 ACT 随时调整用量）。

（7）血管活性药物的正确使用。

3. 术后关注点

（1）注意患者的保温。

（2）注意术后皮肤完整性的观察。

（3）注意患者的安全。

（陈 芳）

第三十节 Ross 术手术配合

Ross 手术又称为自体肺动脉瓣移植手术，它是心脏瓣膜置换的一种。对于生长发育阶段的低龄患者，用自身健康的肺动脉瓣代替病变的主动脉瓣，而肺动脉瓣用来自供体的健康瓣膜代替，避免患者术后随着心脏的生长受到人工植入物的影响。

正常的肺动脉瓣与主动脉结构相似、瓣环径接近，而且承受的最大撕伤拉力基本相同，可以满足体循环系统的压力要求。肺动脉瓣移植在主动脉的根部后肺动脉瓣暴露在含氧丰富的动脉血环境里，可以存活基本不会发生变性。术后不会出现狭窄和梗阻，可以随着机体的发育而生长。肺动脉瓣是自体组织，替换肺动脉瓣的是异体生物组织，手术后不需要抗凝，减少了血栓和出血的危险，大大地提高了患者的生活质量。

一、手术用物准备

（一）常规布类

手术盆 1 个，手术衣 8 件，剖口单 2 张，桌单 6 张，治疗巾 10 张。

（二）手术器械

体外循环普通器械 1 包，体外循环血管盒（小儿）1 包，胸骨锯 1 套，胸骨牵开器 1 件，显微特殊器械 1 包，备各种型号剖氏血管钳。

（三）一次性用物

1. 常规物品 一次性桌单 1 张，20 号手术刀片 1 张，11 号手术刀片 1 张，带显影纱布 10～20 张，电刀笔 1 个，电刀清洁片 1 张，灯柄罩 2 个，冲洗器 1 个，手外套针 1 板，2-0/T 丝线 2 包，0 号丝线 1 包，1 号丝线 1 包，骨蜡 1 板，手套按需准备，10ml 注射器 1 副，12 号硅胶尿管 2 根，18 号乳胶尿管 1 根，各型引流管，45cm×45cm 医用粘贴膜 1 张，1 号带针钢丝 2 根，各型无菌粘贴敷料，压力延长管 1 根，打孔器 1 个。

2. 插管缝线 3-0 涤纶线 4 根，4-0（13mm）血管缝线 3 根。

3. 心内缝线 4-0 涤纶线 2 根，4-0（17mm）血管缝线 1 根，5-0（13mm）血管缝

线或 6-0（9mm）血管缝线 7 根，7-0（9mm）血管缝线 4 根，具体根据手术需要而定。

4. 关胸缝线

（1）非吸收线：3-0 丝线 1 包，2-0/T 丝线 1 包，0 号丝线 1 包，1 号丝线 1 包。

（2）可吸收线：圆针 2-0 可吸收线 1 根，三角针 4-0 可吸收线 1 根。

5. 体外循环用物　各型动脉插管，各型腔静脉插管，心内吸引管道 2 套，心内吸引头 1 根，动脉灌注管 1 根，冠状动脉灌注头 1 根。

6. 特殊用物　同种带瓣血管。

二、手 术 体 位

见第六章第一节手术体位。

三、消 毒 铺 巾

见第六章第一节消毒铺巾。

四、器械护士手术配合

（一）开胸

1. 术前准备　器械护士和巡回护士共同清点器械、纱布、纱球、缝针、刀片等所有用物数量。固定并调试电刀笔，连接吸引器，安装灯柄罩，用组织钳将连接好的心内吸引管、动脉灌注管固定于合适的位置。

2. 手术切口　胸骨正中切口，上缘距胸骨切迹下 2～3cm，下缘至剑突下 2～3cm。

3. 切开皮肤、皮下及骨膜　备 20 号手术刀、组织镊、纱布、电刀笔。

4. 切开胸骨　器械护士调试胸骨锯于功能位，手术医师用直角钳分离胸骨切迹，可可钳夹住剑突，组织剪剪开剑突，“花生米”钝性剥离器分离胸骨与心包壁层间隙，胸骨锯从胸骨正中锯开胸骨，骨蜡止血（剪成长条状）（图 6-30-1，图 6-30-2）。

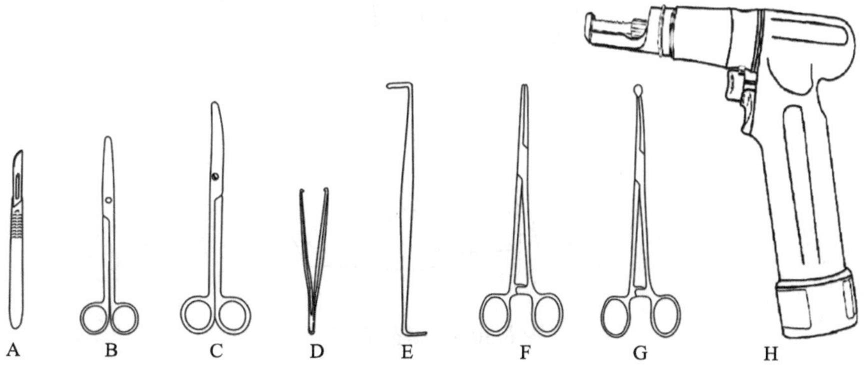

图 6-30-1　开胸阶段器械

A.20 号手术刀；B.组织剪；C.解剖剪；D.有齿镊；E.肺动脉拉钩；F.可可钳；G.“花生米”钝性剥离器；H.胸骨锯

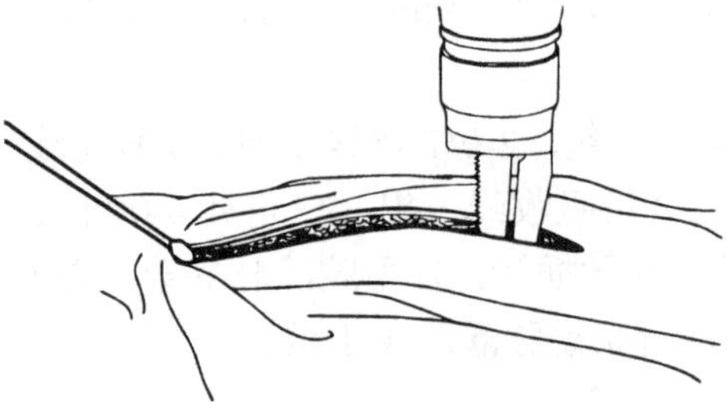

图 6-30-2 切开胸骨

5. 切开心包，暴露心脏 电刀笔切除患者胸腺，游离心包，7mm×20mm 圆针、2-0/T 丝线悬吊心包，胸骨牵开器撑开胸骨，暴露心脏（图 6-30-3，图 6-30-4）。

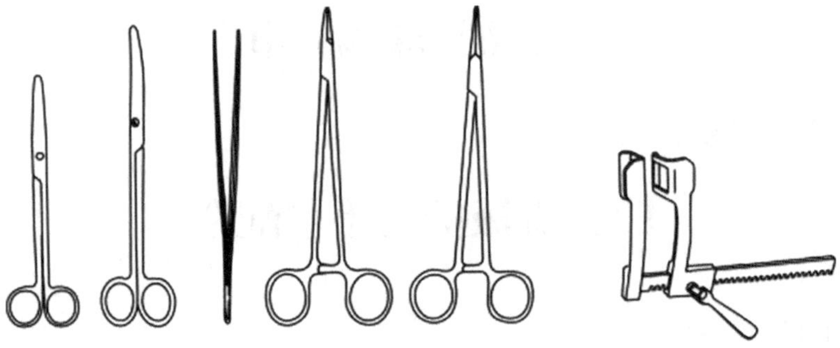

A B C D E F

图 6-30-3 暴露心脏阶段器械

A.组织剪；B.解剖剪；C.无损伤镊；D.持针器；E.扁桃体止血钳；F.胸骨牵开器

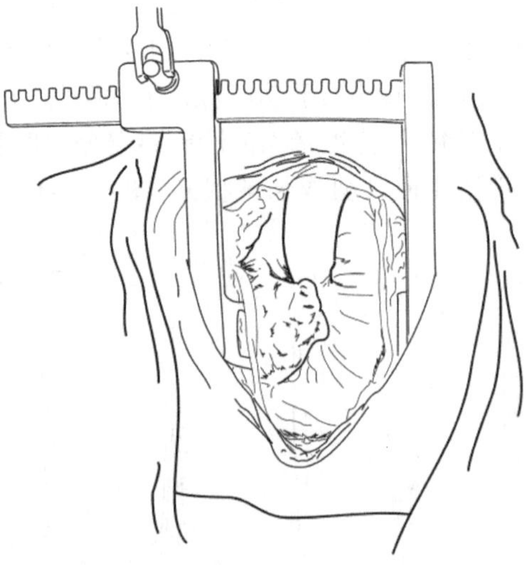

图 6-30-4 暴露心脏

（二）建立体外循环

1. 主动脉插管

（1）插管准备：手术医师用 3-0 涤纶线双针在升主动脉远端分别缝合主动脉插管的内外荷包，剪下缝针，缝线分别套入内置过线钩的细阻断管（12 号乳胶尿管剪段制成）内，弯蚊式止血钳牵引，备主动脉插管并检查接头是否完好。

（2）插管：解剖剪分离荷包缝线内的主动脉外膜，11 号手术刀切出与插管口径相适宜的切口，插入主动脉插管，弯蚊式止血钳收紧荷包线，1 号丝线结扎管道和荷包线阻断管。

（3）主动脉插管与心肺转流动脉管连接：手术医师用管道钳阻断心肺转流管，组织剪剪断心肺转流管，主动脉插管与心肺转流管动脉端连接，组织钳将动脉管道固定于头架的无菌单上（图 6-30-5）。

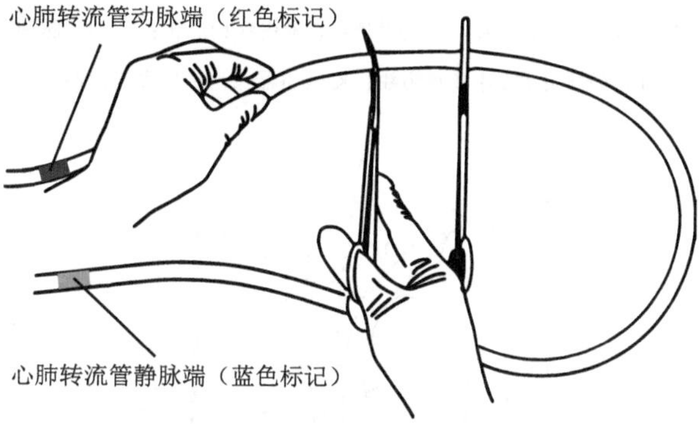

图 6-30-5　心肺转流管动脉连接准备

2. 上腔静脉、下腔静脉插管

（1）心肺转流管静脉端连接 Y 形分叉接头，连接延长转流管后接上直型接头备用（图 6-30-6）。

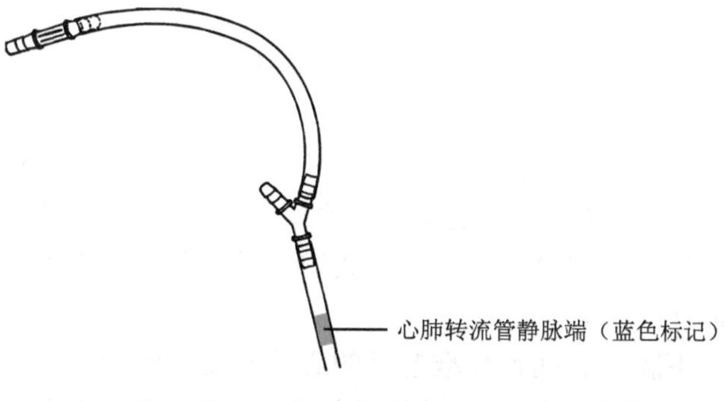

图 6-30-6　心肺转流管静脉连接准备

（2）上腔静脉插管：弹簧持针器夹 4-0（13mm）血管缝线在上腔静脉位置缝荷包，剪下缝针，缝线套入内置过线钩的细阻断管内，弯蚊式止血钳牵引。11 号手术刀做切口插入上腔静脉插管，弯蚊式止血钳收紧荷包线，1 号丝线结扎。

（3）下腔静脉插管：弹簧持针器夹 4-0（13mm）血管缝线在右心房前壁缝另一荷包，剪下缝针，缝线套入内置过线钩的细阻断管内，11 号手术刀做小切口，再用扁桃体止血钳将小切口撑开，插入下腔静脉插管，弯蚊式止血钳收紧荷包线，1 号丝线结扎（图 6-30-7，图 6-30-8）。

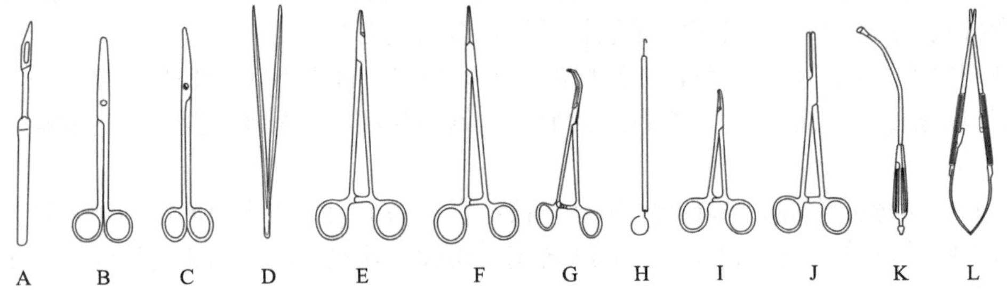

图 6-30-7　体外循环建立阶段器械

A.11 号手术刀；B.组织剪；C.解剖剪；D.无损伤镊；E.持针器；F.扁桃体止血钳；G.肺静脉钳；H.内置过线钩的细阻断管；I.弯蚊式止血钳；J.管道钳；K.吸引器头；L.弹簧持针器

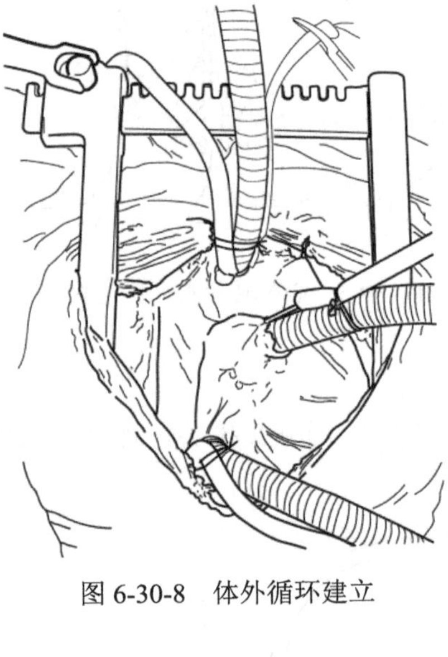

图 6-30-8　体外循环建立

（4）左心房安置左心房引流管：弹簧持针器夹 4-0（13mm）血管缝线在右上肺静脉上缝荷包，剪下缝针，缝线套入内置过线钩的细阻断管内，弯蚊式止血钳牵引。11 号手术刀在荷包中做一小切口，扁桃体止血钳扩大切口后插入心内吸引管，弯蚊式止血钳收紧荷包并告知体外循环医师。

（5）上腔静脉、下腔静脉插管与准备好的心肺转流静脉管连接。

3. 人工心肺转流　手术医师取下所有管道钳，人工心肺转流开始，记录尿量。

4. 预防栓塞　手术医师和器械护士用无菌生理盐水洗手，检查手套有无破损，以及洗掉手套上的血痂，防止血痂进入体循环，造成栓塞。

（三）阻断上腔静脉、下腔静脉及主动脉，心脏停搏

（1）用直角钳和电刀分别游离上腔静脉、下腔静脉，套 1 号丝线，再将丝线套入内置过线钩的细阻断管（18 号乳胶尿管剪段制成）内，弯蚊式止血钳牵引并阻断上腔静脉、下腔静脉。

（2）动脉阻断钳阻断升主动脉，主动脉根部做一斜形切口，延伸至主动脉瓣的无冠状动脉窦，2 针 3-0 涤纶线牵引，牵开主动脉壁用冠状动脉灌注头行左冠状动脉、右冠状动脉灌注。灌注心肌停搏液，心脏停搏后仍需灌注一定的灌注量（图 6-30-9，图 6-30-10）。

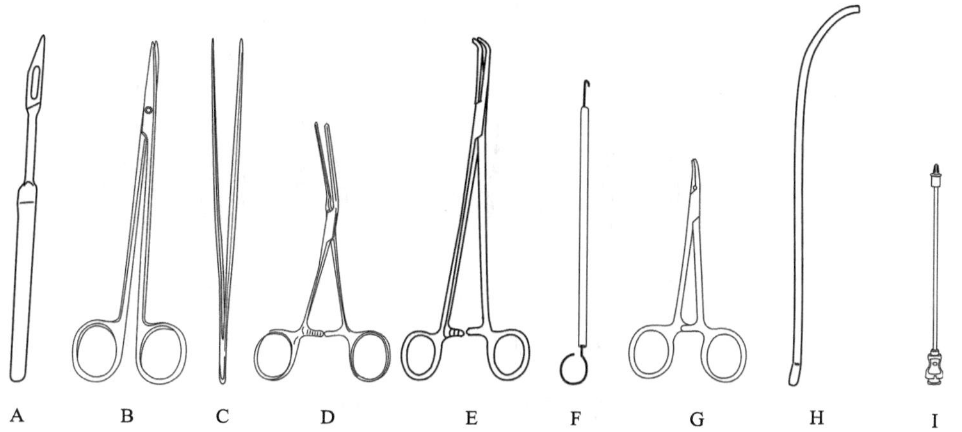

图 6-30-9 阻断阶段器械

A.11 号手术刀；B.解剖剪；C.无损伤镊；D.动脉阻断钳；E.直角钳；F.内置过线钩的细阻断管；G.弯蚊式止血钳；H.心脏拉钩；I.冠状动脉灌注头

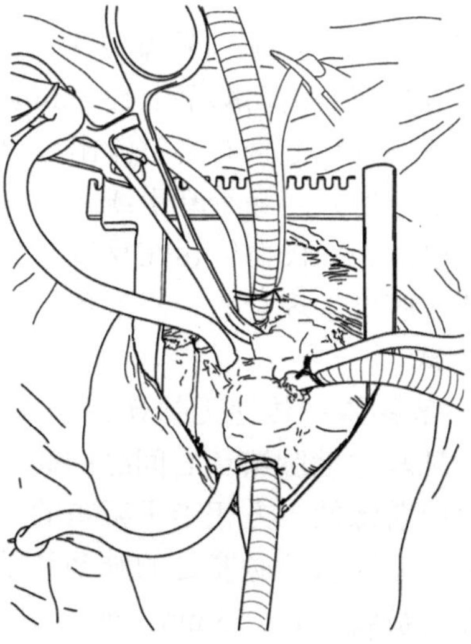

图 6-30-10 主动脉上下腔静脉阻断

（四）心肌保护的措施

（1）巡回护士将室温降至 20℃左右。
（2）体外循环医师进行血液降温，使体温降至 28～32℃。
（3）手术医师利用 4℃低温心脏停搏液行心肌灌注。
（4）心脏表面冰水或冰屑降温。

（五）明确诊断，矫治畸形（图 6-30-11）

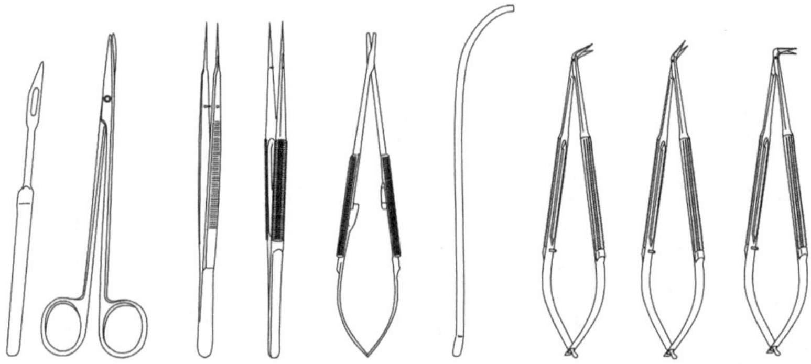

图 6-30-11　心内操作器械

A.11 号手术刀；B.血管剪；C.、D.血管镊；E.弹簧持针器；F.心脏拉钩；G.～I.角度血管剪

1. 游离主动脉、肺动脉、左右肺动脉及左右冠状动脉　手术医师用电刀分别游离主动脉、肺动脉、左右肺动脉并分别套 1 号丝线，弯蚊式止血钳牵引。传递无损伤血管镊及血管剪，游离左右冠状动脉。

2. 主动脉瓣及部分升主动脉切除　心脏拉钩暴露主动脉瓣，探查主动脉瓣、瓣环及左右冠状动脉开口位置关系。血管剪沿主动脉瓣上约 3cm 游离并切下左右冠状动脉。

3. 肺动脉瓣切取　2 针涤纶线 4-0 缝合右心室流出道前壁，弯蚊式止血钳牵引。用 11 号手术刀在肺动脉瓣下 1cm 处切开两涤纶牵引线之间右心室流出道前壁。传递弹簧剪，游离并切断肺动脉瓣下流出道。剖氏血管钳在靠近左右肺动脉分叉处阻断肺动脉，血管剪摘取自体肺动脉，并置入肝素生理盐水中浸泡备用。

4. 主动脉瓣置换分三种方式

（1）自体肺动脉主动脉根部移植：传递无损伤镊和血管缝线 5-0（13mm）或 6-0（9mm），先于自体肺动脉瓣环与主动脉瓣环之间缝间断缝线，使左冠状动脉、右冠状动脉开口位于自体肺动脉瓣叶附着缘的上方相当于瓣窦的位置。手术医师下瓣打结后，用血管剪将位于左冠状动脉窦、右冠状动脉窦处的肺动脉壁剪除，保留无冠状动脉窦处肺动脉壁。传递无损伤镊和血管缝线 5-0（13mm）或 6-0（9mm）将自身肺动脉瓣上缘与主动脉壁连续缝合，血管缝线 5-0（13mm）关闭主动脉切口。

（2）保留主动脉外壁的根部移植：对主动脉瓣环径大于肺动脉瓣环径的患者，血管剪剪除主动脉瓣及主动脉根部，保留完整的主动脉壁，左冠状动脉口、右冠状动脉口周围 3～5mm 的主动脉壁按钮扣状剪下，充分游离冠状动脉以保证吻合时无张力。传递无损伤镊、5-0（13mm）血管缝线或 6-0（9mm）行主动脉瓣环-肺动脉瓣近心端吻合。传递尖刀、打孔器 2.5mm，在相当于左灌状动脉窦、右灌状动脉窦位置的肺动脉壁上打两个圆形孔，7-0（9mm）血管缝线行左右冠状动脉-肺动脉吻合。传递 5-0（13mm）血管缝线或 6-0（9mm）行肺动脉端-主动脉远端吻合。

（3）根部置换：血管剪剪除主动脉瓣及主动脉根部。传递 5-0（13mm）血管缝线或 6-0（9mm）和无损伤镊将带瓣肺动脉近端与主动脉瓣环吻合。传递 7-0（9mm）血管缝线和无损伤镊，将左冠状动脉、右冠状动脉移植到肺动脉壁上。传递 5-0（13mm）血管缝线或 6-0（9mm）和无损伤镊，吻合肺动脉远端和主动脉段端（图 6-30-12～图 6-30-15）。

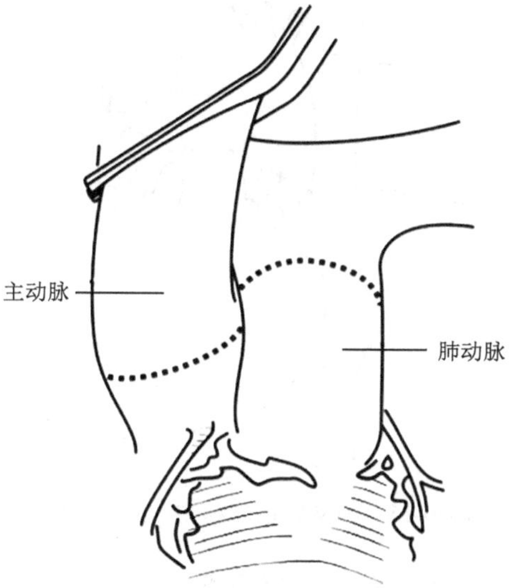

图 6-30-12　手术切口

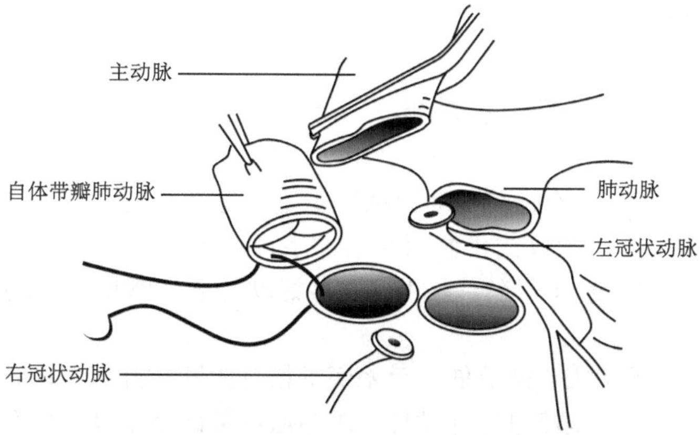

图 6-30-13　带瓣肺动脉近端与主动脉瓣环吻合

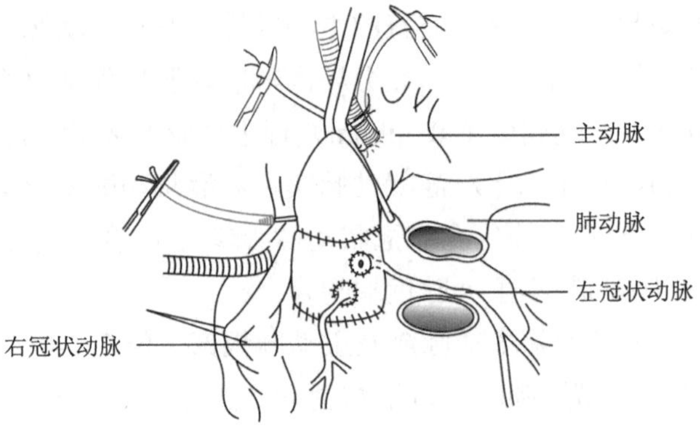

图 6-30-14　左右冠状动脉移植

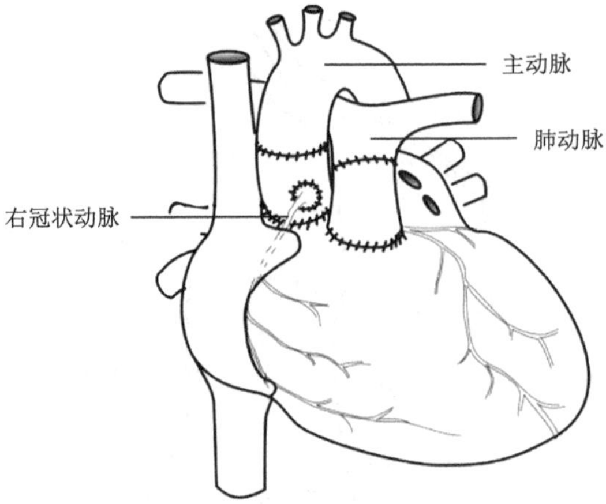

图 6-30-15　肺动脉远端和主动脉段端吻合

血管剪修剪同种带瓣血管多余组织。传递 5-0（13mm）血管缝线或 6-0（9mm）和无损伤镊，将同种带瓣血管远心端和肺动脉吻合。用 4-0（17mm）血管缝线或 5-0（13mm）将同种带瓣血管近心端和右心室流出道吻合。吻合最后几针时手术医师开放阻断的主动脉排出右心室流出道的气体。

（六）并行循环，恢复心脏功能

（1）灌注插管：3-0 涤纶线在主动脉插管下方缝灌注荷包，剪下缝针，缝线套入内置过线钩的细阻断管内，弯蚊式止血钳牵引。手术医师在缝线荷包中间插入灌注针，弯蚊式止血钳收紧荷包线，1 号丝线结扎，并接好动脉灌注管用于主动脉根部逆流排气（图 6-30-16）。

（2）巡回护士将手术床头部放低，手术医师松开阻断钳开放主动脉，主动脉根部动脉灌注管逆流排气，恢复全流量体外循环，观察心脏复跳情况及心肌颜色。连接心内除颤电极备用。

（3）同时通过体外循环辅助，恢复患者体温至正常，心脏功能逐步恢复。

（4）手术医师拔出左心房引流管，预留荷包线结扎止血，组织剪剪线。

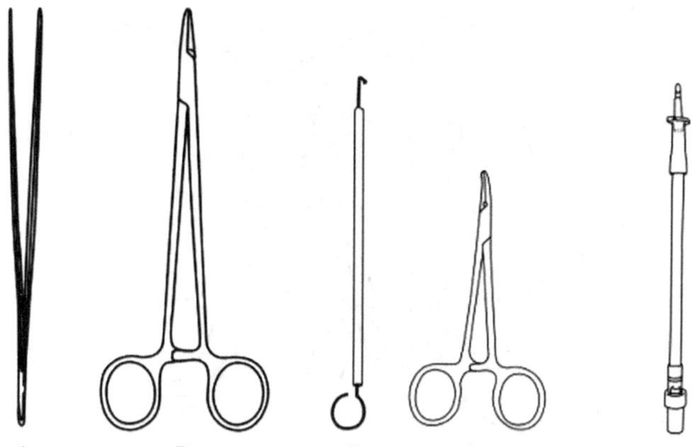

图 6-30-16　灌注插管阶段手术器械

A.无损伤镊；B.持针器；C.内置过线钩的细阻断管；D.弯蚊式止血钳；E.直型灌注针

（5）手术医师检查各吻合口有无出血，器械护士用弹簧持针器夹 5-0（13mm）血管缝线备用。

（七）停止人工心肺转流，关胸

（1）管道钳钳闭上腔静脉、下腔静脉插管，器械护士选择合适的注射器针头与压力延长管连接，传予手术医师在右心室前壁行肺动脉测压、右上腔静脉与左心房交接处行左心房测压。巡回护士记录尿量并告知体外循环医师。手术医师拔除腔静脉插管，麻醉医师中心静脉用等量鱼精蛋白中和体内的肝素。

（2）手术医师拔除主动脉插管，主动脉插管内外荷包缝线结扎，手术野充分止血。

（3）关闭切口

1）根据患者体重选择不同型号引流管 2 根，分别放置于心包及纵隔。

2）心包缝合：用 7mm×20mm 圆针、2-0/T 丝线。

3）胸骨缝合：用 1 号带针钢丝（图 6-30-17，图 6-30-18）。

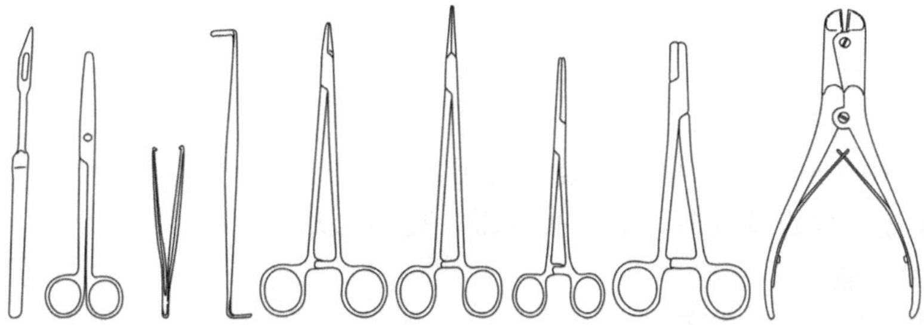

图 6-30-17　关胸阶段器械

A.11 号手术刀；B.组织剪；C.组织镊；D.肺动脉拉钩；E.持针器；F.扁桃体止血钳；G.可可钳；H.钢丝钳；I.钢丝剪

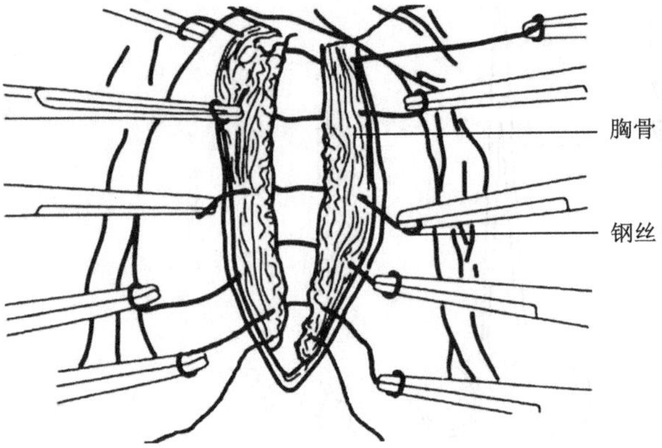

图 6-30-18　关胸

4）肌层缝合

非吸收线：用 13mm×24mm 圆针、0 号丝线。

可吸收线：用圆针 2-0 可吸收线。

5）皮下缝合：用圆针 2-0 可吸收线

6）皮肤缝合

非吸收线：用三角针 3-0 丝线。

可吸收线：用三角针 4-0 可吸收线。

7）固定引流管：用三角针 2-0/T 丝线。

8）根据伤口的长度选择相应型号敷料，将引流管与引流器连接，并使之保持负压状态。

（八）归还器械

分类退回清洗间并登记。

五、护理特殊关注点

1. 术前关注点

（1）严格执行查对制度。

（2）术前 30min～2h 首剂抗生素的使用。

（3）仪器设备检查及准备，如中心负压、高频电刀等。

2. 术中关注点

（1）预防术中低体温准备。

（2）肝素、鱼精蛋白的正确使用（常规剂量是 3mg/kg，根据术中 ACT 随时调整用量）。

（3）血管活性药物的正确使用。

（4）密切观察生命体征、尿量及颜色。

3. 术后关注点

（1）注意检查各种记录的准确及完整。

（2）注意患者的保温。

（3）注意术后皮肤完整性的观察。

（4）注意患者的安全。

（陈　芳）

第三十一节　Ebstein 心脏畸形矫治术手术配合

三尖瓣下移畸形（Ebstein's anomaly of the tricuspia valve）是在 1866 年首先由 Withelm Ebstein 报道，所以称 Ebstein 畸形，它是一种罕见的先天性心脏病，发病率占先天性心脏病的 0.5%～1.0%。其特征性改变是三尖瓣后瓣和隔瓣下移到三尖瓣真环处以下，右心室被下移的三尖瓣分隔成房化右心室和功能右心室，三尖瓣有不同程度的关闭不全（图 6-31-1）。

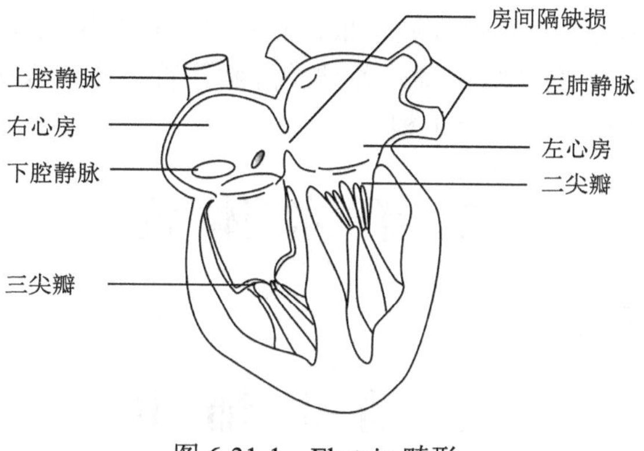

图 6-31-1　Ebstein 畸形

手术适应证：III～Ⅳ级 Ebstein 心脏畸形；心功能 I ～ II 级仍有发绀或心脏明显扩大，反复发作预激综合征应尽早进行手术治疗。

手术方式：三尖瓣修复或者置换，修补房间隔缺损，房化心室折叠。

一、手术用物准备

（一）常规布类

手术盆 1 个，手术衣 6 件，剖口单 1 张，桌单 6 张，治疗巾 10 张。

（二）手术器械

体外循环普通器械 1 包，体外循环血管盒（小儿）1 包，胸骨锯 1 套，胸骨牵开器 1 件，显微特殊器械 1 包。

（三）一次性用物

1. 常规物品　一次性桌单 1 张，吸引管 1 根，吸引头 1 根，电刀笔 1 个，电刀清洁片 1 张，20 号手术刀片 2 张，11 号手术刀片 1 张，剖腹套针 1 板，骨蜡 1 板，涤纶补片或心包补片，带显影纱布 10～20 张，45cm×45cm 医用粘贴膜 1 张，各型无菌粘贴敷料，冲洗器 2 个，18 号乳胶尿管 3 根，12 号硅胶尿管 2 根，引流管 2 根，灯柄罩 2 个，手套按需准备，1 号钢丝线 2 根，起搏导线 2 根备用。

2. 插管缝线　3-0 涤纶线 4 根，4-0（13mm）血管缝线 3 根。

3. 心内缝线　3-0（26mm）血管缝线 1 根，5-0（13mm）血管缝线 5～10 根，6-0（13mm）血管缝线 5～10 根，4-0（17mm）血管缝线 4 根。

4. 关胸缝线

（1）非吸收线：1 号丝线 1 包，0 号丝线 1 包，2-0/T 丝线 1 包，3-0 丝线 1 包。

（2）可吸收线：圆针 2-0 可吸收线 1 根，三角针 4-0 可吸收线 1 根。

5. 体外循环用物　各型动脉插管，各型腔静脉插管，心内吸引管道 2～3 套，心内吸引头 1 根，灌注管 1 根，灌注针 1 根。

二、手 术 体 位

见第六章第一节手术体位。

三、消 毒 铺 巾

见第六章第一节消毒铺巾。

四、器械护士手术配合

（一）经胸部入路

1. 术前准备　器械护士和巡回护士共同清点器械、纱布、纱球、缝针、刀片等所有用物数量。固定并调试电刀笔，连接吸引器，安装灯柄罩，用组织钳将连接好的心内吸引管、动脉灌注管固定于合适的位置。

2. 手术切口　胸骨正中切口，上缘距胸骨切迹下 2～3cm，下缘至剑突下 2～3cm。

3. 切开皮肤、皮下及骨膜　备 20 号手术刀、组织镊、纱布、电刀笔。

4. 切开胸骨　直角钳分离胸骨切迹，可可钳夹住剑突，组织剪剪开剑突，“花生米”

钝性剥离器分离胸骨与心包壁层间隙，胸骨锯从胸骨正中锯开胸骨，骨蜡止血（剪成长条状）（图 6-31-2，图 6-31-3）。

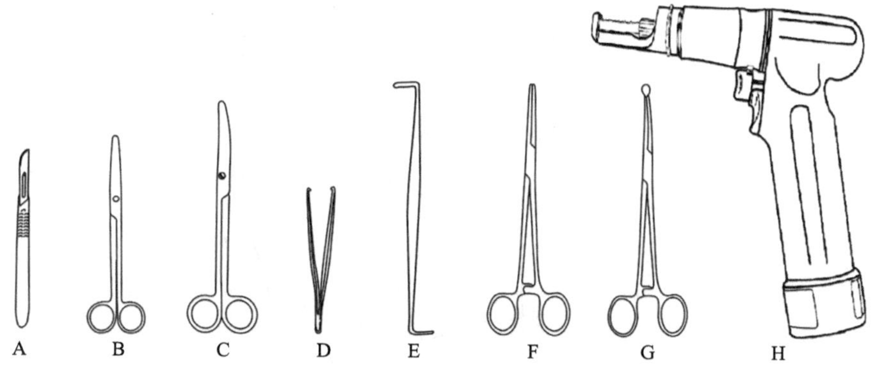

图 6-31-2　开胸阶段器械

A.20 号手术刀；B.组织剪；C.解剖剪；D.有齿镊；E.肺动脉拉钩；F.可可钳；G.“花生米”钝性剥离器；H.胸骨锯

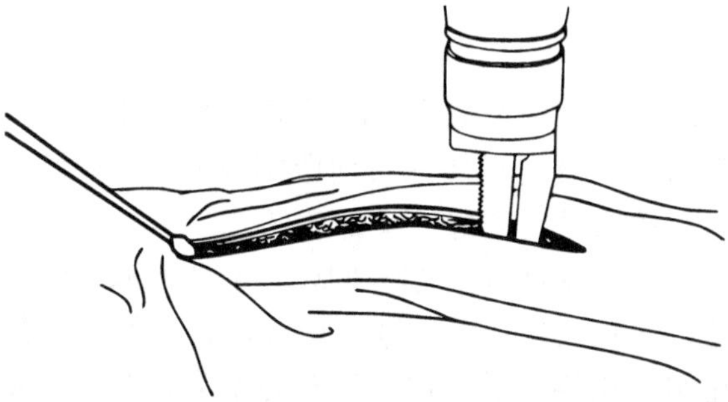

图 6-31-3　切开胸骨

5. 切开心包，暴露心脏　电刀笔切开心包，7mm×20mm 圆针、2-0/T 丝线悬吊心包，胸骨牵开器撑开胸骨，暴露心脏（图 6-31-4，图 6-31-5）。

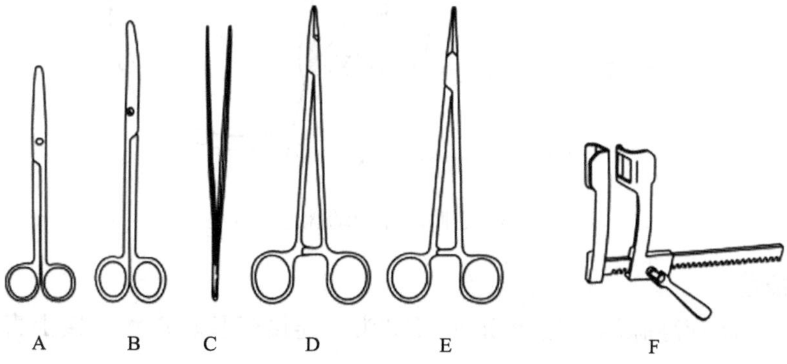

图 6-31-4　暴露心脏阶段器械

A.组织剪；B.解剖剪；C.无损伤镊；D.持针器；E.扁桃体止血钳；F.胸骨牵开器

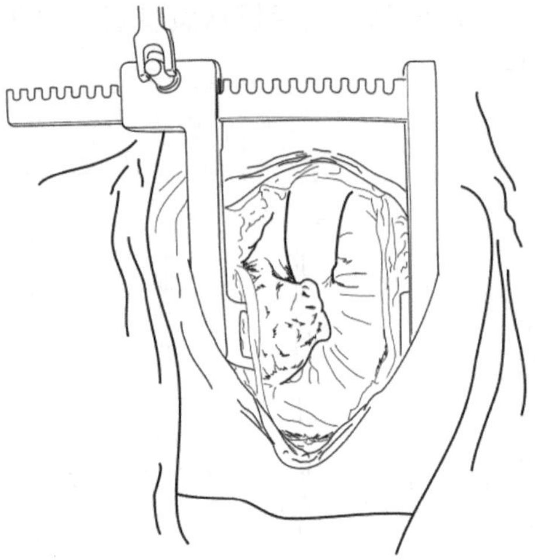

图 6-31-5 暴露心脏

（二）建立体外循环

1. 主动脉插管

（1）插管准备：2 针 3-0 涤纶线缝合主动脉插管的内外荷包，剪下缝针，缝线分别套入内置过线钩的细阻断管（12 号硅胶尿管剪段制成）内，弯蚊式止血钳牵引，按公斤体重备主动脉插管并检查接头是否完好，头部放低。

（2）插管：解剖剪剪去缝线内的主动脉外膜，11 号手术刀切出与插管口径相适宜的切口，插入主动脉插管，弯蚊式止血钳收紧荷包线，1 号丝线结扎。主动脉插管与心肺转流动脉管连接好，用组织钳将管道固定于头架的无菌单上（图 6-31-6）。

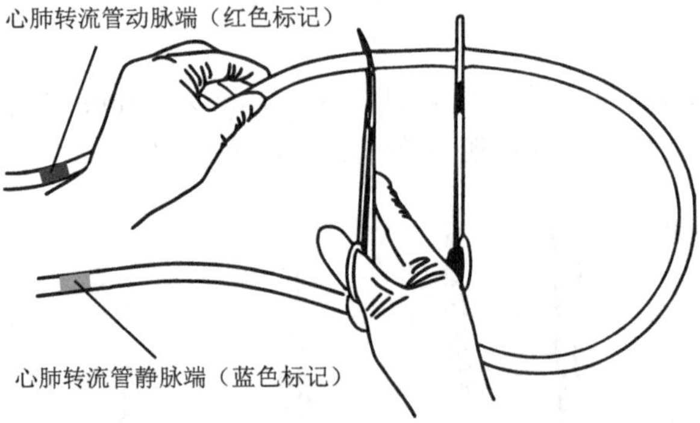

图 6-31-6 心肺转流管动脉连接准备

2. 静脉插管

（1）心肺转流管静脉端连接 Y 形分叉接头，连接延长转流管后接上直型接头备用（图 6-31-7）。

（2）上腔静脉插管：肺静脉钳夹住右心耳尖部用 4-0（13mm）血管缝线缝荷包，剪下缝针，缝线套入内置过线钩的细阻断管内，弯蚊式止血钳牵引。剪去部分心耳尖、分离心耳组织后，插入上腔静脉插管，弯蚊式止血钳收紧荷包线，1 号丝线结扎。

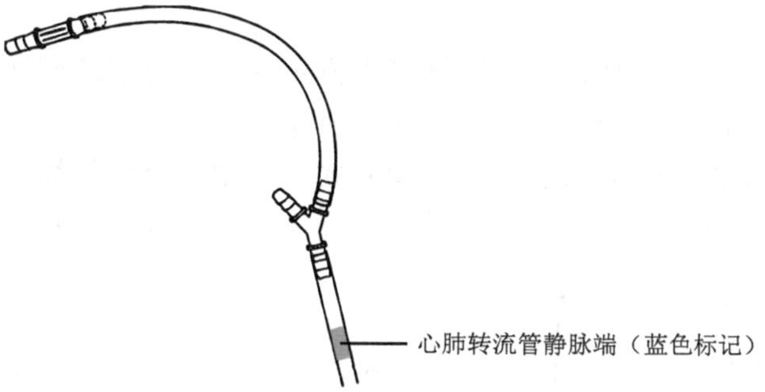

图 6-31-7　心肺转流管静脉连接准备

（3）下腔静脉插管：4-0（13mm）血管缝线在右心房前壁缝另一荷包，剪下缝针，缝线套入内置过线钩的细阻断管内，11 号手术刀做小切口，再用扁桃体止血钳将小切口撑开，插入下腔静脉插管，弯蚊式止血钳收紧荷包线，1 号丝线结扎。

（4）左心房安置左心房引流管：4-0（13mm）血管缝线在右上肺静脉上缝荷包，剪下缝针，缝线套入内置过线钩的细阻断管内，弯蚊式止血钳牵引。11 号手术刀在荷包中做一小切口，扁桃体止血钳扩大切口后插入心内吸引管，弯蚊式止血钳收紧荷包并告知体外循环医师。

（5）上腔静脉、下腔静脉插管与心肺转流静脉管连接（图 6-31-8，图 6-31-9）。

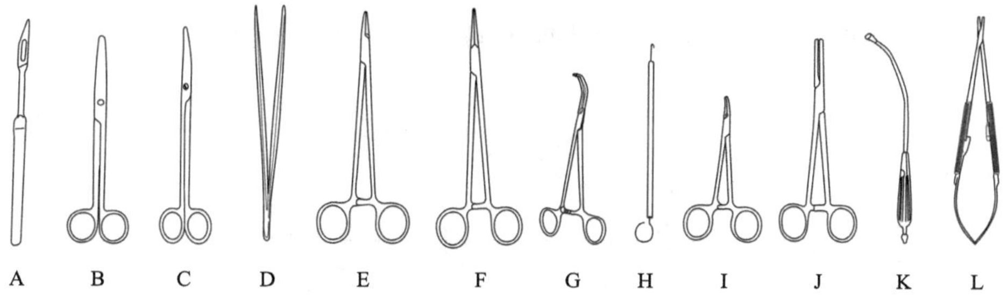

图 6-31-8　体外循环建立阶段器械

A.11 号手术刀；B.组织剪；C.解剖剪；D.无损伤镊；E.持针器；F.扁桃体止血钳；G.肺静脉钳；H.内置过线钩的细阻断管；I.弯蚊式止血钳；J.管道钳；K.吸引器头；L.弹簧持针器

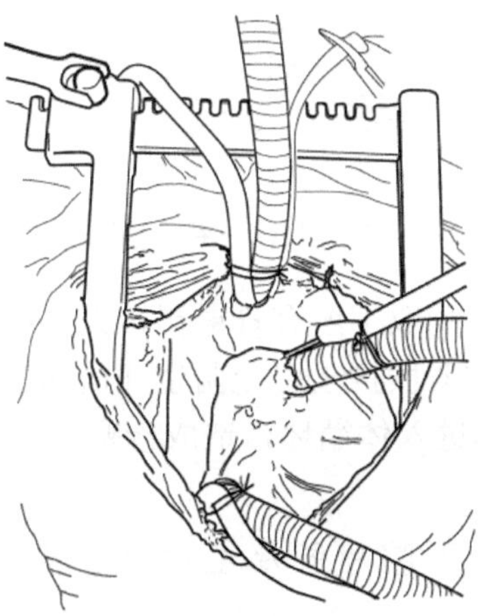

图 6-31-9　体外循环建立

3. 灌注插管

（1）插管准备：手术医师在主动脉插管下方用 3-0 涤纶线缝灌注荷包，剪下缝针，缝线套入内置过线钩的细阻断管内，弯蚊式止血钳牵引。

（2）插管：在荷包中间插入灌注针，弯蚊式止血钳收紧荷包线，1 号丝线结扎，体外循环医师用停搏液进行管道的排气，并接好灌注管（图 6-31-10，图 6-31-11）。

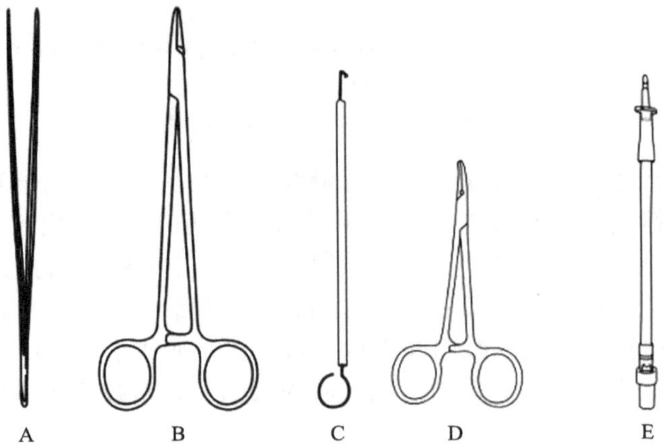

图 6-31-10　灌注阶段手术器械

A.无损伤镊；B.持针器；C.内置过线钩的细阻断管；D.弯蚊式止血钳；E.直型灌注针

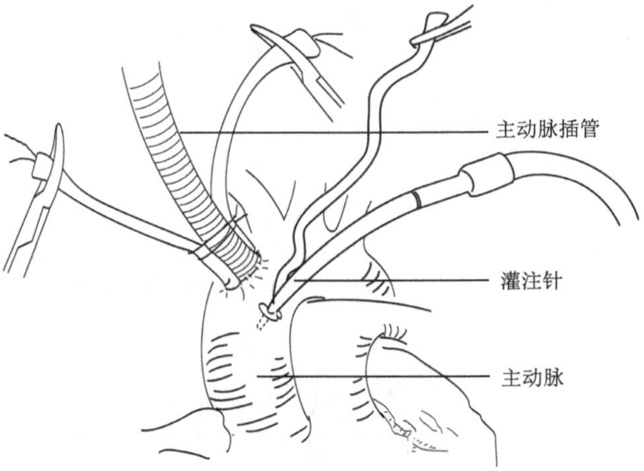

图 6-31-11　灌注插管

4. 人工心肺转流　手术医师取下所有管道钳，人工心肺转流开始，记录尿量。

5. 预防栓塞　手术医师和器械护士用无菌生理盐水洗手，检查手套有无破损，以及洗掉手套上的血痂，防止血痂进入体循环，造成栓塞。

（三）阻断上腔静脉、下腔静脉及主动脉，心脏停搏

（1）用直角钳和电刀笔分别游离上腔静脉、下腔静脉，套 1 号丝线，再将丝线套入

内置过线钩的粗阻断管（18 号乳胶尿管剪段制成）内，弯蚊式止血钳牵引并阻断上腔静脉、下腔静脉。

（2）动脉阻断钳阻断升主动脉，灌注心肌停搏液，心脏停搏后仍需灌注一定的灌注量（图 6-31-12，图 6-31-13）。

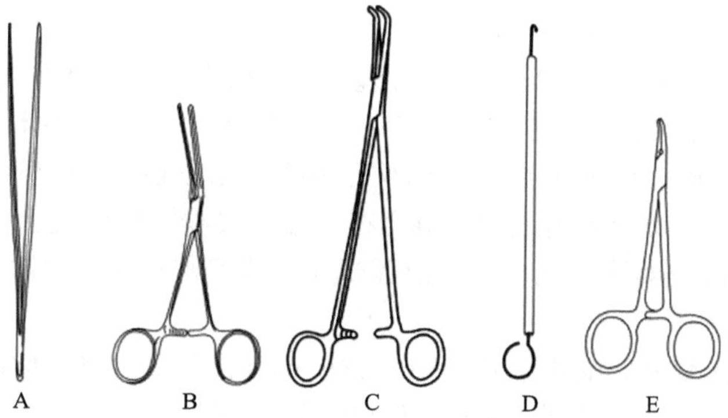

图 6-31-12　阻断阶段器械

A.无损伤镊；B.动脉阻断钳；C.直角钳；D.内置过线钩的粗阻断管；E.弯蚊式止血钳

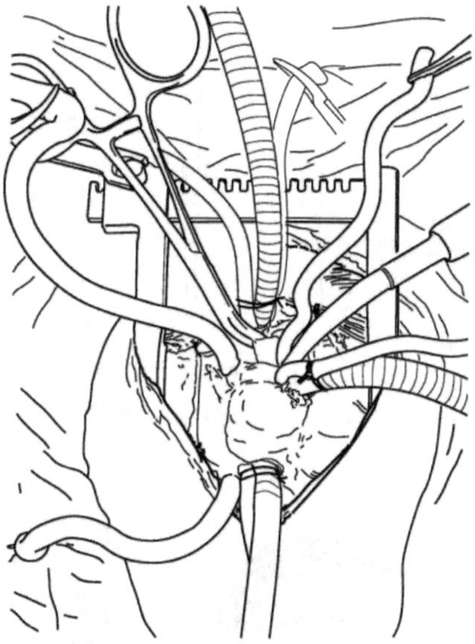

图 6-31-13　主动脉上下腔静脉阻断

（四）心肌保护的措施

（1）巡回护士将室温降至 20℃左右。

（2）体外循环医师进行血液降温，使体温降至 30～32℃。

（3）手术医师利用 4℃低温心脏停搏液行心肌灌注。

（4）心脏表面冰水或冰屑降温。

（五）明确诊断，矫治畸形

以三尖瓣锥形成形术为例。

（1）探查三尖瓣及瓣下结构：11 号手术刀切开右心房，心脏拉钩、直角钳、无损伤镊显露三尖瓣，探查三尖瓣及瓣下结构。

（2）房化心室折叠：5-0（13mm）血管缝线双针带自体心包垫片褥式缝合房化心室，3-0（26mm）血管缝线带自体心包垫片环缩三尖瓣瓣环。用 11 号手术刀和组织剪切开前瓣、后瓣及隔瓣，3-0（26mm）血管缝线纵行折叠房化右心室，血管缝线 5-0（17mm）将重新调整的前瓣、后瓣及隔瓣三尖瓣缝合在正常三尖瓣瓣环位置上，缝瓣膜间裂口处。最后向瓣膜下放入冲洗器注水无反流，前瓣飘起时能严密对合三尖瓣口，房化心室反常运动消失。

（3）房间隔缺损修补：缺损小者，5-0（13mm）血管缝线直接缝合。缺损直径＞2cm 者用 5-0（13mm）血管缝线和自体心包缝合房间隔缺损。

（4）心房切口缝合：5-0（13mm）血管缝线连续缝合右心房切口。

通常 Ebstein 畸形行瓣膜置换采用生物瓣，其手术方式及准备与三尖瓣置换术类似（图 6-31-14，图 6-31-15）。

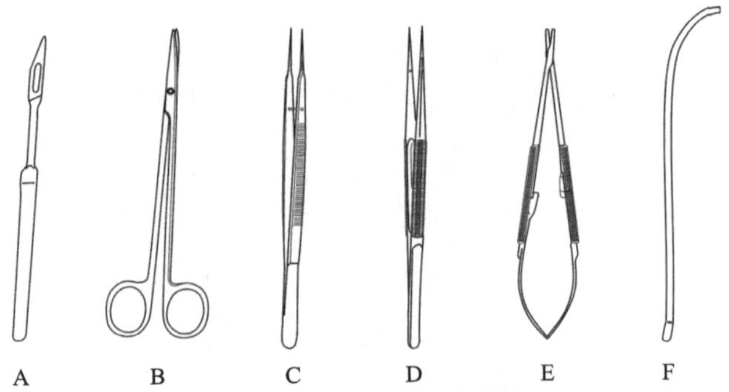

图 6-31-14　心内操作器械

A.11 号手术刀；B.血管剪；C.、D.血管镊；E.弹簧持针器；F.心脏拉钩

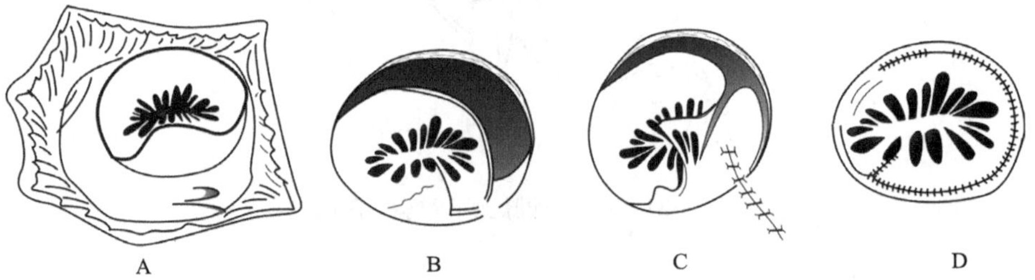

图 6-31-15　三尖瓣锥形成形术

A.Ebstein 畸形心内结构；B.游离三尖瓣瓣环；C.折叠房化心室；D.将三尖瓣缝合于正常三尖瓣瓣环

（六）并行循环，恢复心脏的功能

（1）巡回护士将手术床头部放低，手术医师松开阻断钳开放主动脉，主动脉根部动

脉灌注管逆流排气，恢复全流量体外循环，观察心脏复跳情况及心肌颜色。

（2）麻醉医师将血管活性药物用经微泵中心静脉泵入，如盐酸肾上腺素、硝酸甘油等。

（3）通过体外循环辅助，恢复患者体温至正常，心脏功能逐步恢复。

（4）器械护士选择合适的注射器针头与压力延长管连接，传予手术医师在右心室前壁行肺动脉测压、右上腔静脉与左心房交接处行左心房测压。

（5）心功能恢复正常后，手术医师拔出左心房引流管，预留荷包线结扎止血，组织剪剪线。

（6）手术医师检查各吻合口有无出血，器械护士用弹簧持针器夹 5-0（13mm）血管缝线备用。

（七）停止人工心肺转流，关胸

（1）管道钳钳闭上腔静脉、下腔静脉插管，巡回护士记录尿量并告知体外循环医师。手术医师拔除腔静脉插管，麻醉医师中心静脉用等量鱼精蛋白中和体内的肝素。

（2）手术医师拔除主动脉插管，主动脉插管内外荷包缝线结扎，手术野充分止血。

（3）关闭切口

1）根据患者体重选择不同型号引流管 2 根，分别放置于心包及纵隔。

2）心包缝合：用 7mm×20mm 圆针、2-0/T 丝线。

3）胸骨缝合：用 1 号带针钢丝（图 6-31-16，图 6-31-17）。

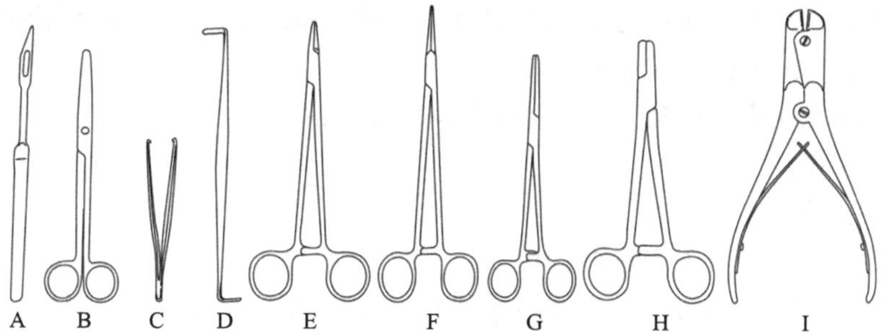

图 6-31-16　关胸阶段器械

A.11 号手术刀；B.组织剪；C.组织镊；D.肺动脉拉钩；E.持针器；F.扁桃体止血钳；G.可可钳；H.钢丝钳；I.钢丝剪

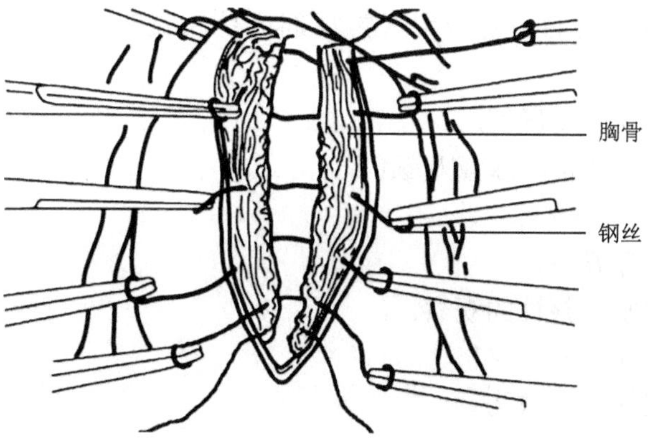

图 6-31-17　关胸

4）肌层缝合

非吸收线：用 13mm×24mm 圆针、0 号丝线。

可吸收线：用圆针 2-0 可吸收线。

5）皮下缝合：用圆针 2-0 可吸收线。

6）皮肤缝合

非吸收线：用三角针 3-0 丝线。

可吸收线：用三角针 4-0 可吸收线。

7）固定引流管：用三角针 2-0/T 丝线。

8）根据伤口的长度选择相应型号敷料，将引流管与引流器连接，并使之保持负压状态。

（八）归还器械

分类退回清洗间并登记。

五、护理特殊关注点

1. 术前关注点

（1）严格执行查对制度：包括患者信息，术前准备是否完善，手术用物清点等。

（2）术前 30min～2h 首剂抗生素的使用。

（3）仪器设备检查及准备，如中心负压、高频电刀等。

（4）患者保暖。

2. 术中关注点

（1）密切观察病情及手术进展程度。

（2）缝合人工血管的缝线一定要带小垫片，防止人工血管撕脱，产生残余的左向右分流。

（3）手术过程中随时准备测量右心室及肺动脉压力。

（4）控制输液速度，维持出入水量平衡。

（5）肝素、鱼精蛋白的正确使用（常规剂量是 3mg/kg，根据术中 ACT 随时调整用量）。

（6）血管活性药物的正确使用。

（7）密切观察生命体征、尿量及颜色。

3. 术后关注点

（1）注意患者的保温。

（2）注意术后皮肤完整性的观察。

（3）注意患者的安全。

（4）与转运科室间的有效沟通。

（邱姝婷）

第三十二节 Rastelli 术手术配合

Rastelli 手术适用于有高位而较大室间隔缺损的 II 型大动脉错位患者和合并有左心室流出道狭窄或肺动脉发育不全的 II 型、IV 型的大动脉错位患者。一般在 4 岁以后做此手术；年龄过小者右心室腔太小，手术死亡率高。

手术方式：应用心室内隧道心外管道治疗完全性大动脉转位合并左心室流出道梗阻和室间隔缺损，使左心室的血流经室间隔缺损和心内隧道流至主动脉，右心室的血流通过心外管道流至肺动脉。

一、手术用物准备

（一）常规布类

手术盆 1 个，手术衣 6 件，剖口单 1 张，桌单 6 张，治疗巾 10 张。

（二）手术器械

体外循环普通器械 1 包，体外循环血管盒（小儿）1 包，胸骨锯 1 套，胸骨牵开器 1 件。

（三）一次性用物

1. 常规物品 一次性桌单 1 张，吸引管 1 根，吸引头 1 根，电刀笔 1 个，电刀清洁片 1 张，20 号手术刀片 2 张，11 号手术刀片 1 张，剖腹套针 1 板，骨蜡 1 板，涤纶补片或心包补片，带显影纱布 10~20 张，45cm×45cm 医用粘贴膜 1 张，各型无菌粘贴敷料，冲洗器 2 个，12 号硅胶尿管 3 根，18 号乳胶尿管 1 根，引流管 2 根，灯柄罩 2 个，手套按需准备，1 号带针钢丝 1~2 根，起搏导线 2 根备用。

2. 插管缝线 3-0 涤纶线 4 根，4-0（13mm）血管缝线 2 根。

3. 心内缝线 6-0（13mm）血管缝线 4～6 根，5-0（13mm）血管缝线 4～6 根。

4. 关胸缝线

（1）非吸收线：1 号丝线 1 包、0 号丝线 1 包、2-0/T 丝线 1 包、3-0 丝线 1 包。

（2）可吸收线：圆针 2-0 可吸收线 1 根，三角针 4-0 可吸收线 1 根。

5. 体外循环用物 各型动脉插管，各型腔静脉插管，心内吸引管道 2～3 套，心内吸引头 1 根，灌注管 1 根，灌注针 1 根。

6. 特殊用物 同种带瓣血管。

二、手 术 体 位

见第六章第一节手术体位。

三、消 毒 铺 巾

见第六章第一节消毒铺巾。

四、器械护士手术配合

（一）经胸部入路

1. 术前准备　器械护士和巡回护士共同清点器械、纱布、纱球、缝针、刀片等所有用物数量。固定并调试电刀笔，连接吸引器，安装灯柄罩，用组织钳将连接好的心内吸引管、动脉灌注管固定于合适的位置。

2. 手术切口　胸骨正中切口，上缘距胸骨切迹下 2～3cm，下缘至剑突下 2～3cm。

3. 切开皮肤、皮下及骨膜　备 20 号手术刀、组织镊、带显影纱布、电刀笔。

4. 切开胸骨　直角钳分离胸骨切迹，可可钳夹住剑突，组织剪剪开剑突，“花生米”钝性剥离器分离胸骨与心包壁层间隙，胸骨锯从胸骨正中锯开胸骨，骨蜡止血（剪成长条状）（图 6-32-1，图 6-32-2）。

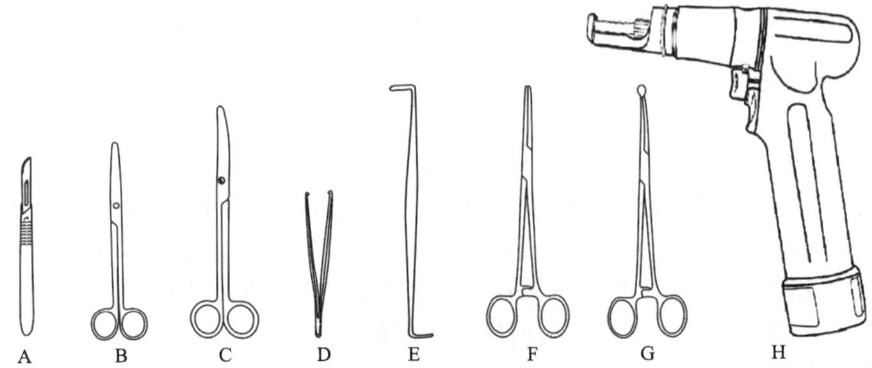

图 6-32-1　开胸阶段器械

A.20 号手术刀；B.组织剪；C.解剖剪；D.有齿镊；E.肺动脉拉钩；F.可可钳；G.“花生米”钝性剥离器；H.胸骨锯

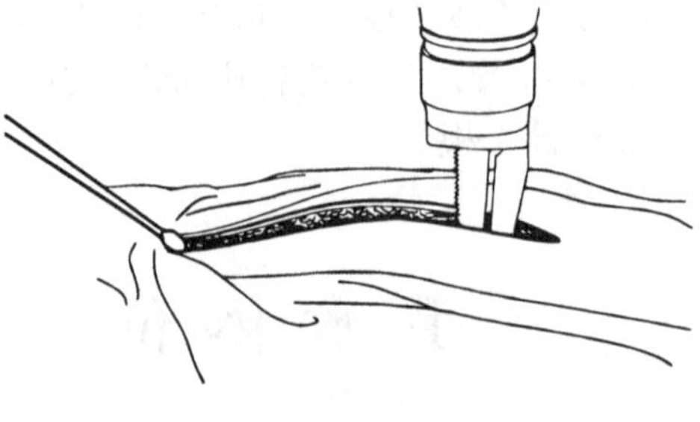

图 6-32-2　切开胸骨

5. 切开心包，暴露心脏 电刀笔切除患者胸腺，游离心包，靠右侧切开心包，以便保留较多的心包用于补片，解剖剪取部分心包，7mm×20mm 圆针、2-0/T 丝线悬吊心包，胸骨牵开器撑开胸骨，暴露心脏（图 6-32-3，图 6-32-4）。

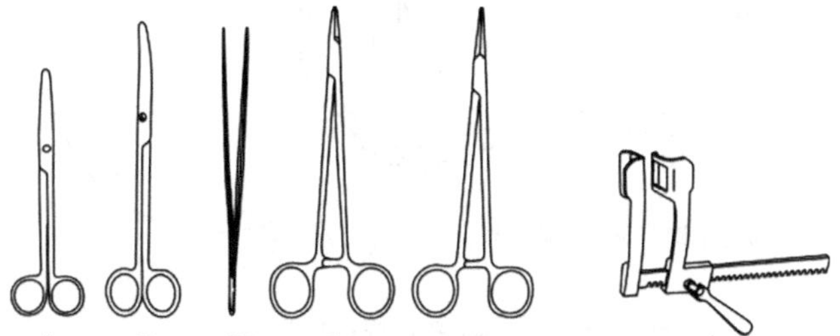

图 6-32-3 暴露心脏阶段器械

A.组织剪；B.解剖剪；C.无损伤镊；D.持针器；E.扁桃体止血钳；F.胸骨牵开器

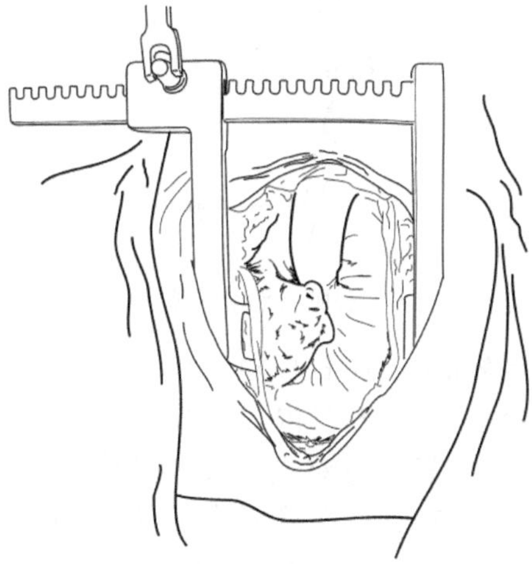

图 6-32-4 暴露心脏

（二）建立体外循环

1. 主动脉插管

（1）插管准备：2 针 3-0 涤纶线缝合主动脉插管的内外荷包，剪下缝针，缝线分别套入内置过线钩的细阻断管（12 号硅胶尿管剪段制成）内，弯蚊式止血钳牵引，按公斤体重备主动脉插管并检查接头是否完好，头部放低。

（2）插管：解剖剪剪去缝线内的主动脉外膜，11 号手术刀切出与插管口径相适宜的切口，插入主动脉插管，弯蚊式止血钳收紧荷包线，1 号丝线结扎。主动脉插管与心肺转流动脉管连接好，用组织钳将管道固定于头架的无菌单上（图 6-32-5）。

2. 静脉插管

（1）心肺转流管静脉端连接 Y 形分叉接头，连接延长转流管后接上直型接头备用（图 6-32-6）。

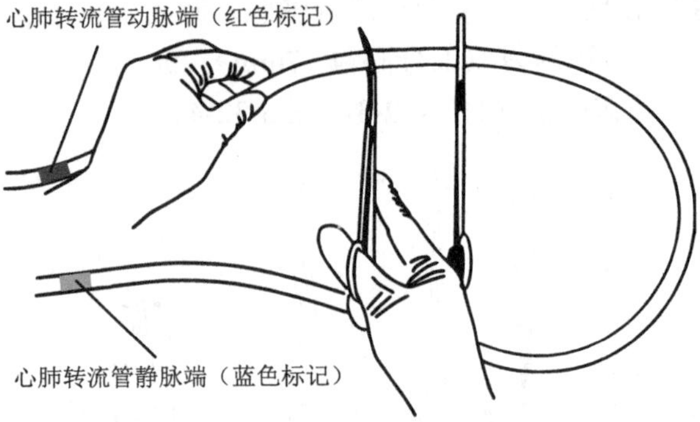

图 6-32-5 心肺转流管动脉连接准备

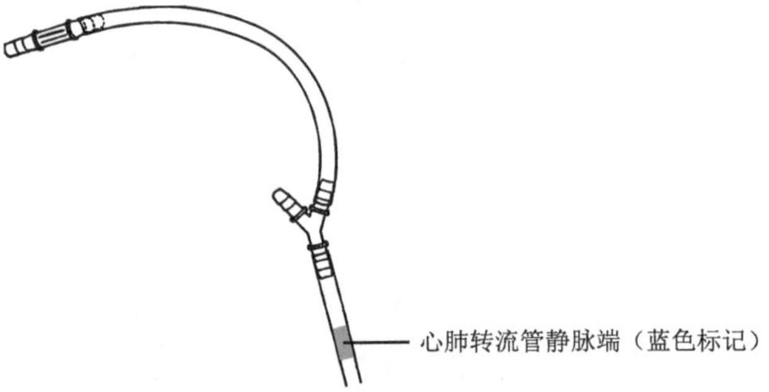

图 6-32-6 心肺转流管静脉连接准备

（2）上腔静脉插管：肺静脉钳夹住右心耳尖部用 4-0（13mm）血管缝线缝荷包，剪下缝针，缝线套入内置过线钩的细阻断管内，弯蚊式止血钳牵引。剪去部分心耳尖、分离心耳组织后，插入上腔静脉插管，弯蚊式止血钳收紧荷包线，1 号丝线结扎。

（3）下腔静脉插管：4-0（13mm）血管缝线在右心房前壁缝另一荷包，剪下缝针，缝线套入内置过线钩的细阻断管内，11 号手术刀做小切口，扁桃体止血钳将小切口撑开，插入下腔静脉插管，弯蚊式止血钳收紧荷包线，1 号丝线结扎。

（4）上腔静脉、下腔静脉插管与心肺转流静脉管连接（图 6-32-7，图 6-32-8）。

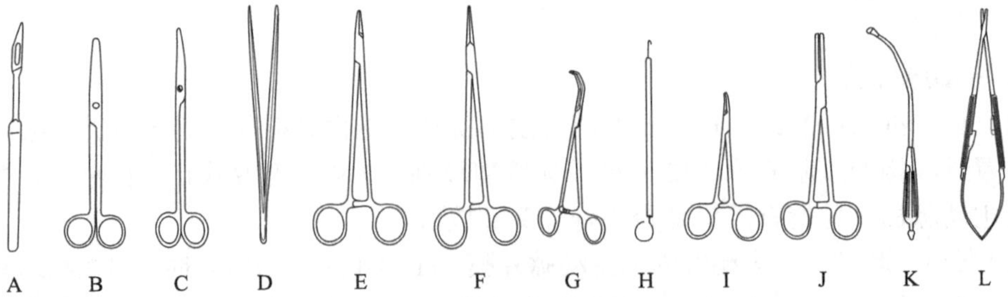

图 6-32-7 体外循环建立阶段器械

A.11 号手术刀；B.组织剪；C.解剖剪；D.无损伤镊；E.持针器；F.扁桃体止血钳；G.肺静脉钳；H.内置过线钩的细阻断管；I.弯蚊式止血钳；J.管道钳；K.吸引器头；L.弹簧持针器

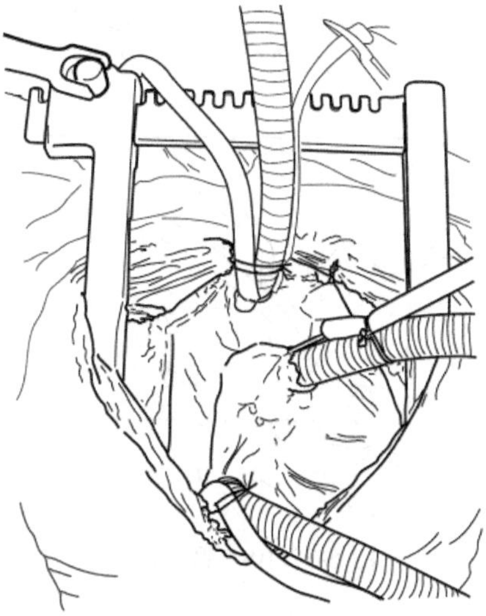

图 6-32-8　体外循环建立

3. 灌注插管

（1）插管准备：在主动脉插管下方用 3-0 涤纶线缝灌注荷包，剪下缝针，缝线套入内置钢丝钩的细阻断管内，弯蚊式止血钳牵引。

（2）插管：手术医师在荷包中间插入灌注针，弯蚊式止血钳收紧荷包线，1 号丝线结扎，体外循环医师用停搏液进行管道的排气，手术医师连接好灌注管（图 6-32-9，图 6-32-10）。

4. 人工心肺转流　人工心肺转流开始，记录尿量。

5. 预防栓塞　手术医生和器械护士用无菌生理盐水洗手，检查手套有无破损，以及洗掉手套上的血痂，防止血痂进入体循环，造成栓塞。

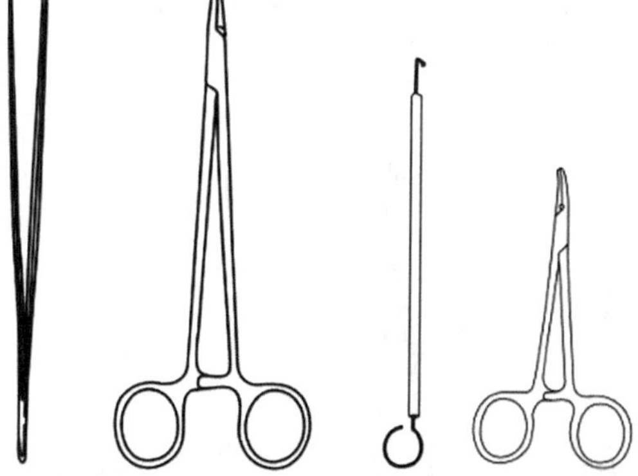

A　B　C　D　E

图 6-32-9　灌注阶段手术器械

A.无损伤镊；B.持针器；C.内置过线钩的细阻断管；D.弯蚊式止血钳；E.直型灌注针

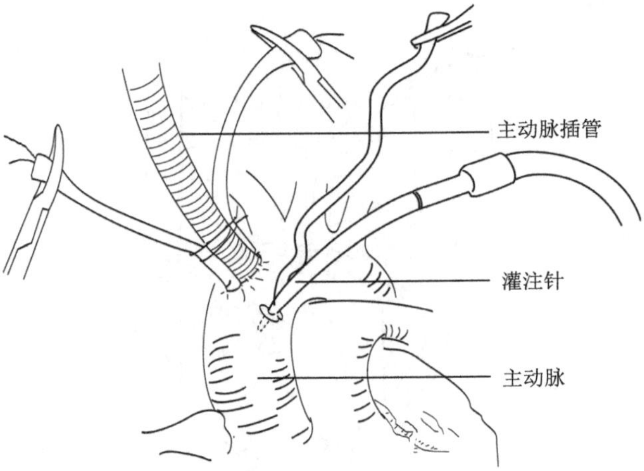

图 6-32-10 灌注插管

（三）阻断上腔静脉、下腔静脉及主动脉

（1）解剖剪游离上腔静脉，直角钳套 1 号丝线，丝线再套入内置过线钩的粗阻断管（18 号乳胶尿管剪段制成）内，弯蚊式止血钳牵引，同法解剖剪游离下腔静脉并套线、套管。分别阻断上腔静脉、下腔静脉。

（2）动脉阻断钳阻断升主动脉，主动脉根部灌注心肌停搏液。经卵圆孔或房间隔缺损置入左心房引流管，心脏表面冰生理盐水降温（图 6-32-11，图 6-32-12）。

（四）心肌保护的措施

（1）巡回护士将室温降至 20℃左右。

（2）体外循环医师进行血液降温，手术于低温 20℃体外循环下完成，此温度能提供一定的心肌保护，如果手术需要可能降低灌注流量甚至停循环。

（3）手术医师利用 4℃低温心脏停搏液行心肌灌注。

（4）心脏表面冰水或冰屑降温。

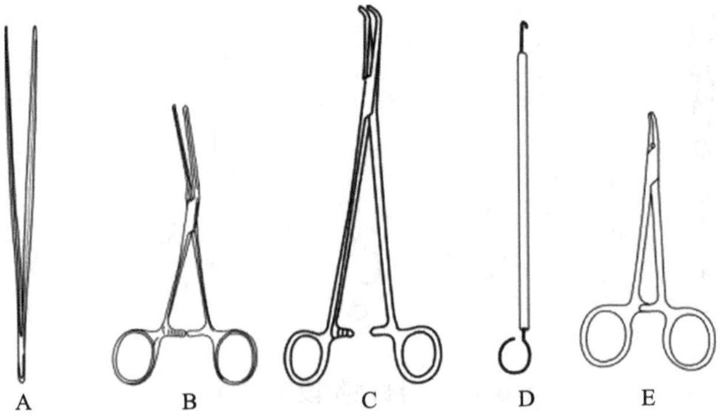

图 6-32-11 阻断阶段器械

A.无损伤镊；B.动脉阻断钳；C.直角钳；D.内置过线钩的粗阻断管；E.弯蚊式止血钳

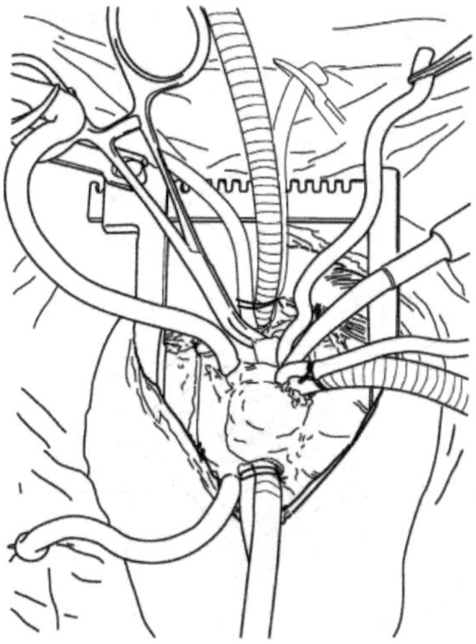

图 6-32-12　主动脉上下腔静脉阻断

（五）明确诊断，矫治畸形（图 6-32-13）

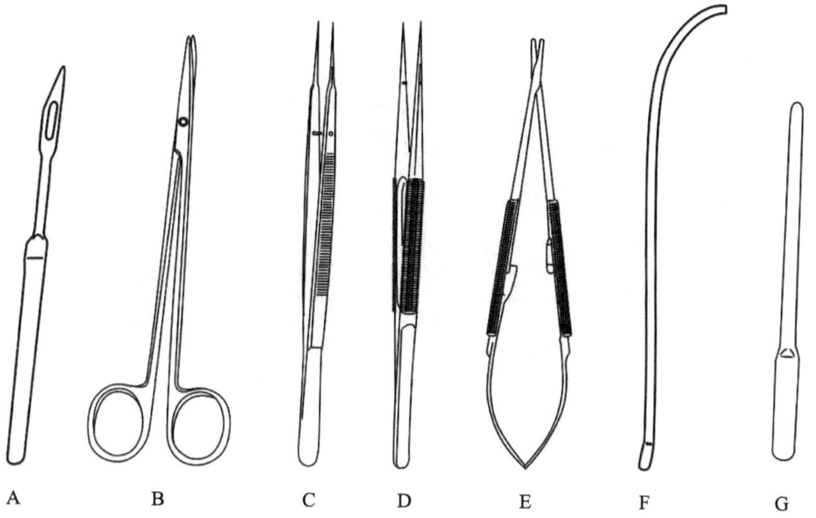

图 6-32-13　心内操作器械

A.11 号手术刀；B.血管剪；C.、D.血管镊；E.弹簧持针器；F.心脏拉钩；G.肺动脉探条

（1）血管剪切开右心房，传递无损伤镊和 5-0（13mm）血管缝线修补房间隔缺损或未闭卵圆孔。

（2）手术医师经右心房及三尖瓣口检查室间隔缺损的部位和具体解剖关系。传递血管剪和无损伤镊在偏向肺动脉处切开右心室，测量室间隔缺损及主动脉瓣环的口径，若室间隔缺损口径较小，则应扩大其口径，使左心室血流能通畅地经室间隔缺损处流入主动脉。

（3）用 4-0（13mm）血管缝线将肺动脉瓣口缝闭，并在肺动脉根部行双重结扎术。

（4）传递绦纶补片和 5-0（13mm）血管缝线，修补室间隔缺损，将主动脉隔至左心室，使左心室直接与主动脉连接。

（5）取相应大小的同种带瓣血管，远端与肺动脉分叉开口吻合，近端缝合于右心室流出道上缘，用 1 张心包补片修复同种瓣与右心室之间的切口（图 6-32-14～图 6-32-16）。

（6）右心房切口用 5-0（13mm）血管缝线连续缝合。

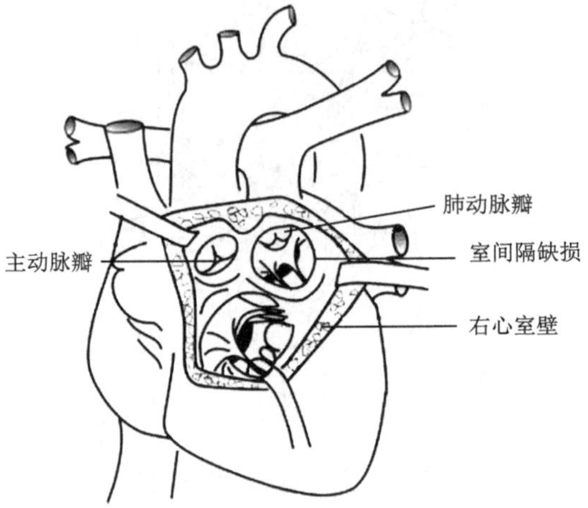

图 6-32-14　右心室大切口仅用于展示解剖结构

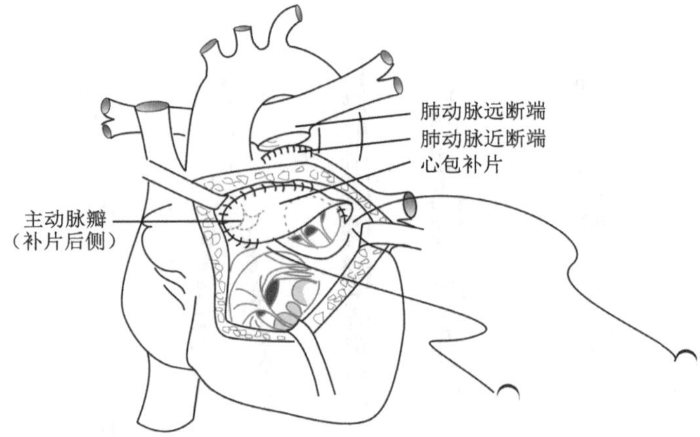

图 6-32-15　室间隔缺损修补

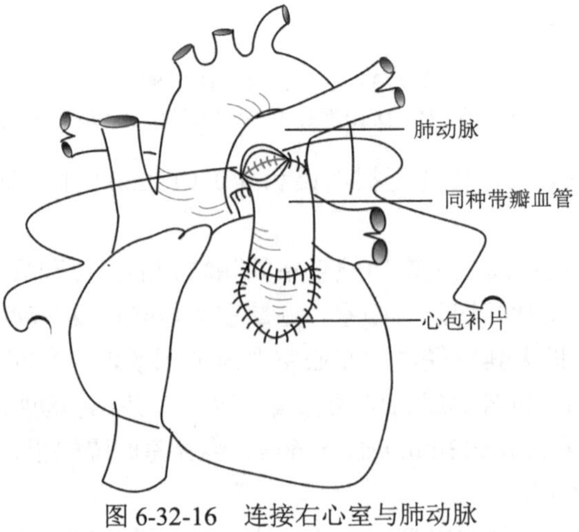

图 6-32-16　连接右心室与肺动脉

（六）并行循环，恢复心脏的功能

（1）巡回护士将手术床头部放低，手术医师开放主动脉，灌注管逆流主动脉根部排气。

（2）血管活性药物经微泵中心静脉泵入，如盐酸肾上腺素、硝酸甘油等。

（3）通过体外循环辅助，恢复患者体温至正常。

（4）器械护士选择合适的注射器针头与压力延长管连接，传予手术医师在右心室前壁行肺动脉测压、右上腔静脉与左心房交接处行左心房测压。

（5）心功能恢复正常后，拔出左心房引流管。

（七）并行循环，恢复心脏功能

（1）巡回护士将手术床头部放低，手术医师松开阻断钳开放主动脉，主动脉根部动脉灌注管逆流排气，恢复全流量体外循环，观察心脏复跳情况及心肌颜色。连接心内除颤电极备用。

（2）同时通过体外循环辅助，恢复患者体温至正常，心脏功能逐步恢复。

（3）手术医师拔出左心房引流管，预留荷包线结扎止血，组织剪剪线。

（4）手术医师检查各吻合口有无出血，器械护士用弹簧持针器夹 5-0（13mm）血管缝线备用。

（5）器械护士选择合适的注射器针头与压力延长管连接，传予手术医师在右心室前壁行肺动脉测压、右上腔静脉与左心房交接处行左心房测压。

（八）停止人工心肺转流，关胸

（1）管道钳钳闭上腔静脉、下腔静脉插管，巡回护士记录尿量并告知体外循环医师。手术医师拔除腔静脉插管，麻醉医师中心静脉用等量鱼精蛋白中和体内的肝素。

（2）手术医师拔除主动脉插管，主动脉插管内外荷包缝线结扎，手术野充分止血。

（3）关闭切口

1）根据患者体重选择不同型号引流管 2 根，分别放置于心包及纵隔。

2）心包缝合：用 7mm×20mm 圆针、2-0/T 丝线。

3）胸骨缝合：用 1 号带针钢丝（图 6-32-17，图 6-32-18）。

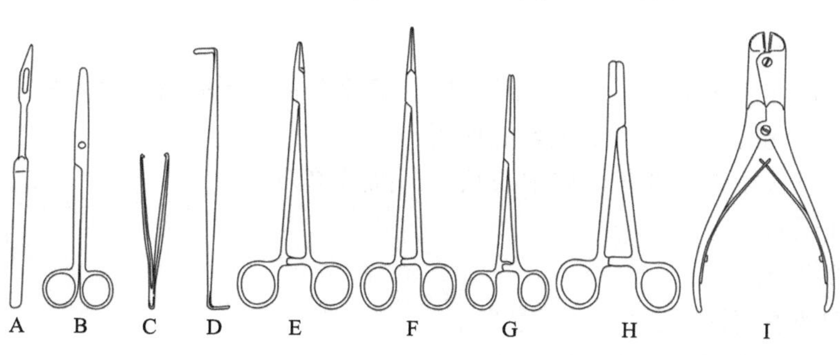

图 6-32-17　关胸阶段器械

A.11 号手术刀；B.组织剪；C.组织镊；D.肺动脉拉钩；E.持针器；F.扁桃体止血钳；G.可可钳；H.钢丝钳；I.钢丝剪

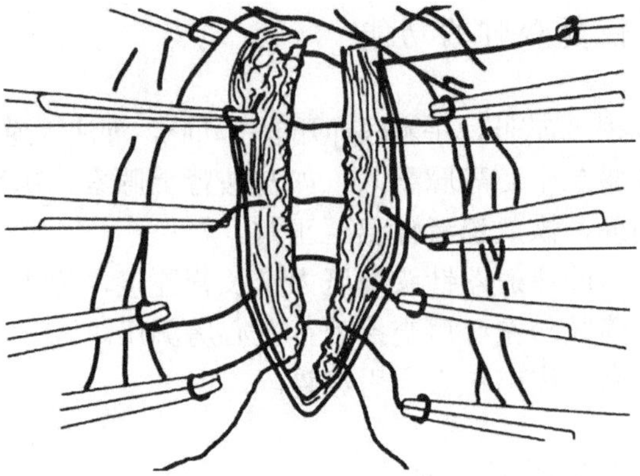

图 6-32-18　关胸

4）肌层缝合

非吸收线：用 13mm×24mm 圆针、0 号丝线。

可吸收线：用圆针 2-0 可吸收线。

5）皮下缝合：用圆针 2-0 可吸收线。

6）皮肤缝合

非吸收线：用三角针 3-0 丝线。

可吸收线：用三角针 4-0 可吸收线。

7）固定引流管：用三角针 2-0/T 丝线。

8）根据伤口的长度选择相应型号敷料，将引流管与引流器连接，并使之保持负压状态。

（九）归还器械

分类退回清洗间并登记。

五、护理特殊关注点

1. 术前关注点

（1）严格执行查对制度：包括患者信息、术前准备是否完善、手术用物清点等。

（2）术前 30min～2h 首剂抗生素的使用。

（3）仪器设备检查及准备，如中心负压、高频电刀等。

（4）患儿保暖。

2. 术中关注点

（1）密切观察病情及手术进展程度。

（2）体外循环建立前患者 ACT＞480s。

（3）缝合同种带瓣血管的缝线一定要带小垫片，防止同种带瓣血管撕脱，产生残余的左向右分流。

（4）手术过程中随时准备测量右心室及肺动脉压力。

（5）肝素、鱼精蛋白的正确使用（常规剂量是3mg/kg，根据术中ACT随时调整用量）。

（6）血管活性药物的正确使用。

（7）密切观察生命体征、尿量及颜色。

3. 术后关注点

（1）生命体征的观察并维持稳定。

（2）血管活性药物的持续有效使用。

（3）各生命通道的通畅如气道、动静脉、伤口引流等。

（4）与转运科室间的有效沟通。

（邱姝婷）

参考文献

陈张根．2010．现代心脏外科手术学．北京：中国医药科技出版社，299～305
程华，郑静，徐莉，等．2013．神经外科杂交手术的护理配合．华西医学，（4）：585～588
池一凡，孙忠东，徐慧．2010．现代心脏外科手术学．北京：中国医药科技出版社，311～344
郭兰敏，邹承伟，王洲，等．2004．胸心外科手术规范及典型病例点评．济南：山东科学技术出版社，322～325，352～354
顾恺时．2003．胸心外科手术学．上海：上海科学技术出版社，1072～1078，1166～1175
高长清．2005．心血管外科疾病病案分析．北京：科学出版社，250～260
胡盛寿，王水云．2010．阜外心血管外科手册．北京：人民卫生出版社，100
李德才．2004．胸心外科手术规范及典型病例点评．济南：山东科学技术出版社，293～297
罗春生．2006．ROSS 手术的临床应用进展．中华小儿外科杂志，27（11）：598～600
马黎明，褚衍林，程前进，等．2012．小儿主动脉缩窄或主动脉离断合并心内畸形的诊断与外科治疗．中国胸心血管外科临床杂志，19（5）：563，564
马维国，张怀军，朱晓东．2009．先天性心脏病外科学．第 3 版．北京：人民卫生出版社，417～422，440～441
邵彩霞，申玲玲，张杨．2009．主动脉缩窄矫治术的手术配合及危险因素防范措施．中国现代药物应用，3（22）：138
孙建良．2001．国外医学．麻醉与复苏分册，94～97
王果，李振东．2000．小儿外科手术学．北京：人民卫生出版社，327～330
王治平．2011．先天性心脏病外科治疗关键技术．北京：科学技术文献出版社，162～164，177～183
吴清玉．2008．黄家驷外科学．第 7 版．北京：人民卫生出版社，2202～2204，2212～2214
汪曾炜，刘维永，张宝仁．2005．心血管外科手术学．第 2 版．北京：人民军医出版社
徐志伟，李仲智．2009．小儿先天性心脏病诊治手册．人民卫生出版社，329，357
徐志伟．2006．小儿心脏手术学．北京：人民军医出版社，31～461，613～615，847
杨苏民．2010．现代心脏外科手术学．北京：中国医药科技出版社，280～285
杨美高．2001．成人肺动脉狭窄的手术方法探讨．温州医学院学报，31（2）：96，97
朱晓东，张宝仁．2007．心脏外科学．北京：人民卫生出版社，525～532，544～548
张昆，谢宁．2003．同种异体带瓣大动脉的术中复温处理．中华护理杂志，38（1）：48，49
张祥蓉，杨立惠，倪禾丰，等．2008．32 例婴儿法洛氏四联症根治术的围手术护理．现代预防医学，2391，2392
张健群．2006．ROSS 手术的进展．继续医学教育，20（10）：39～41
张善通．1987．小儿法洛四联症的外科治疗．中华外科杂志，25（11）：637，638
郑青榕．2010．主动脉缩窄矫治术的手术配合及术后护理．福建医药杂志，32（5）：149
翟晓红．2002．ROSS 手术的进展．国外医学心血管疾病分册，29（1）：24，25
Park，MK．2009．实用小儿心脏病学．第 5 版．桂永浩，刘芳，译．北京：人民军医出版社，146～148